简明生态毒理学

王方海 编著

科 学 出 版 社
北 京

内 容 简 介

本书首先介绍生态毒理学的发展史、研究意义和主要研究方法，然后从环境污染物种类、暴露途径及毒性作用机制、毒激活及其影响因素、生态毒理效应（从分子、细胞、个体、种群、群落、生态系统、景观，直至全球水平）等方面着重阐明生态毒理学的基本知识，最后介绍了部分常见污染物（铅、农药、硫氧化物）的生态毒理学，以及环境毒物污染生态风险评价体系和生态风险管理。通篇注重基本概念清晰、基本原理透彻，力求简洁明了，避免篇章结构庞杂。章后附练习题，方便复习思考和总结，有利于把握该章知识要点。

本书可作为高等院校生物学、生态学、环境科学、医学、农学等相关专业的教材，也可作为普通民众的科普读物，增加对生态毒理学的理解和认识，强化环境保护意识。

图书在版编目（CIP）数据

简明生态毒理学 / 王方海编著. —北京：科学出版社，2022.12
ISBN 978-7-03-073595-9

Ⅰ.①简… Ⅱ.①王… Ⅲ.①环境毒理学–教材 Ⅳ.①R994.6

中国版本图书馆 CIP 数据核字（2022）第 198902 号

责任编辑：刘 畅／责任校对：张小霞
责任印制：张 伟／封面设计：迷底书装

科 学 出 版 社 出版

北京东黄城根北街 16 号
邮政编码：100717
http://www.sciencep.com

北京建宏印刷有限公司 印刷
科学出版社发行 各地新华书店经销
*
2022 年 12 月第 一 版 开本：787×1092 1/16
2024 年 1 月第二次印刷 印张：16 3/4
字数：428 800

定价：69.80 元
（如有印装质量问题，我社负责调换）

前　言

　　生态毒理学是研究有毒、有害物质的暴露和摄取途径，及其对生物个体、种群、群落和生态系统所产生的毒性效应与调控的一门综合性科学。它结合生态学、毒理学、化学、医学、数学和生物技术等多学科理论，主要揭示生态系统中污染物的暴露风险及对生态系统的影响，也是解决环境问题的一种有力工具，还可为环境政策、法律、标准和污染控制方法等提供科学依据和技术支撑。2004 年中山大学生命科学学院在本科教学中开设了这门课程，2011 年生态毒理学被中山大学设立为全校本科生核心通识课，分别在南校区和东校区开设，选修人数每年有 300 多人，得到学校领导和学生的高度重视。根据教学效果和学生每年反馈的意见，编者在每年教学过程中对讲义不断修改和完善，考虑到目前有关生态毒理学的高校教材极少，且没有比较适合大学生进行通识教育的简明生态毒理学教材，因此拟对讲义进行梳理，编写简明生态毒理学教材，服务于大学通识教育和全民的生态文明普及教育。

　　全书共 8 章，具体包括绪论，生态毒理学研究方法，环境污染物与危害，污染物暴露途径及毒性作用机制，有毒污染物的毒激活及其影响因素，环境污染物的生态毒理效应，常见污染物的生态毒理学，污染生态风险评价。本书可供高等院校生物学、生态学、环境科学、医学、农学等相关专业师生和科研技术人员作为教材或参考书，也可作为普通民众的科普读物，增加对生态毒理学的理解和认识，强化环境保护意识。

　　本教材在编写和出版过程中得到了中山大学生命科学学院崔隽副院长和科学出版社刘畅编辑的大力支持和帮助，同时本教材还得到了"中山大学品牌专业建设项目——生物科学大类"的经费资助，在此，一并致以最诚挚的感谢！由于本书涉及的内容较为广泛和跨界多学科，加上编者水平有限，难免有些知识点和内容的编写处理存有不合理或谬误的地方，敬请各位读者不吝赐教，给予批评指正，编者将万分感谢。

编　者

2022 年 8 月

目　　录

前言

第1章　绪论 ·· 1

1.1　毒物及毒理学 ··· 1

1.1.1　毒物的定义及分类 ······································· 1

1.1.2　毒理学及其发展 ·· 3

1.2　生态毒理学的形成与发展 ····································· 6

1.2.1　生态毒理学的定义 ·· 6

1.2.2　学科起源和发展 ·· 6

1.3　生态毒理学研究的意义 ·· 10

1.3.1　为环境管理提供科学依据 ····························· 10

1.3.2　为环境污染控制提供科学依据和具体方法 ······ 11

1.3.3　帮助和促进绿色 GDP 的增长 ······················ 11

问题与思考 ··· 11

主要参考文献 ··· 11

第2章　生态毒理学研究方法 ··································· 13

2.1　常规毒性试验 ·· 13

2.1.1　急性毒性试验 ··· 13

2.1.2　蓄积毒性试验 ··· 17

2.1.3　亚慢性和慢性毒性试验 ·································· 18

2.2　微宇宙毒性试验 ··· 20

2.2.1　标准化水生微宇宙 ·· 20

2.2.2　室外水生微宇宙 ·· 21

2.2.3　陆地土芯微宇宙 ·· 21

2.3　生化、细胞和分子生物学毒性试验 ······················ 21

2.3.1　解毒酶系的活性测定 ····································· 21

2.3.2　与抗氧化防御系统相关的酶的活性测定 ········· 22

2.3.3 乙酰胆碱酯酶活性测定 ∙∙∙ 23

2.3.4 热休克蛋白生物标记法 ∙∙∙ 24

2.3.5 微核试验 ∙∙ 24

2.3.6 单细胞凝胶电泳技术 ∙∙∙ 25

2.3.7 PCR-SSCP 技术 ∙∙∙ 26

2.3.8 荧光原位杂交技术 ∙∙∙ 27

2.3.9 基因芯片技术 ∙∙ 27

2.3.10 基于环境 DNA 技术的野外群落调查 ∙∙∙∙∙∙∙∙∙∙∙∙∙∙∙∙∙∙∙∙∙∙∙∙∙∙∙∙∙∙∙∙∙ 29

2.3.11 宏转录组学技术在生态毒理学研究中的应用 ∙∙∙∙∙∙∙∙∙∙∙∙∙∙∙∙∙∙ 30

2.3.12 蛋白质组学技术在生态毒理学研究中的应用 ∙∙∙∙∙∙∙∙∙∙∙∙∙∙∙∙∙∙ 31

2.3.13 代谢组学技术在生态毒理学研究中的应用 ∙∙∙∙∙∙∙∙∙∙∙∙∙∙∙∙∙∙∙∙∙∙ 32

2.3.14 表观遗传组学技术在生态毒理学研究中的应用 ∙∙∙∙∙∙∙∙∙∙∙∙ 33

问题与思考 ∙∙ 34

主要参考文献 ∙∙ 34

第 3 章 环境污染物与危害 ∙∙∙ 39

3.1 环境污染与环境污染物 ∙∙∙ 39

3.1.1 大气污染与大气污染物 ∙∙∙ 39

3.1.2 水体污染与水环境污染物 ∙∙∙ 44

3.1.3 土壤污染与土壤污染物 ∙∙∙ 46

3.2 环境污染物对生态系统的危害 ∙∙∙ 50

3.2.1 大气污染物对生态系统的危害 ∙∙ 50

3.2.2 水体污染物对生态系统的危害 ∙∙ 51

3.2.3 土壤污染物对生态系统的危害 ∙∙ 53

3.3 环境污染物的人体健康效应 ∙∙∙ 57

3.3.1 大气污染物的人体健康效应 ∙∙∙ 57

3.3.2 水体污染物的人体健康效应 ∙∙∙ 58

3.3.3 土壤污染物的人体健康效应 ∙∙∙ 59

问题与思考 ∙∙ 60

主要参考文献 ∙∙ 61

第 4 章 污染物暴露途径及毒性作用机制 ∙∙ 62

4.1 污染物暴露的类型 ∙∙∙ 62

4.2 污染物暴露途径 ∙∙∙ 62

4.2.1 皮肤、黏膜接触吸收暴露 ∙∙∙ 62

4.2.2 消化道摄入暴露 ∙∙ 62

4.2.3 呼吸道吸入暴露 ∙∙ 63

4.3　毒效应谱和毒作用类型 ···64
　　4.3.1　毒效应谱 ···64
　　4.3.2　毒作用类型 ···64
4.4　毒性作用机制 ···65
　　4.4.1　导致变态反应 ···65
　　4.4.2　细胞结构受损 ···65
　　4.4.3　与细胞组分的化学结合 ··66
　　4.4.4　影响酶活性 ···67
　　4.4.5　遗传物质损伤 ···67
　　4.4.6　干扰内分泌系统 ···68
4.5　污染物毒性作用的一般模式 ··71
　　4.5.1　污染物的转运 ···72
　　4.5.2　有毒污染物对靶分子的作用 ···75
　　4.5.3　毒性产生与表现过程 ···77
问题与思考 ···79
主要参考文献 ··80

第 5 章　有毒污染物的毒激活及其影响因素 ···81
5.1　有毒污染物的生物转化 ···81
　　5.1.1　第一阶段反应 ···82
　　5.1.2　第二阶段反应 ···83
　　5.1.3　污染物的生物有效性 ···85
5.2　污染物的毒激活过程 ··85
　　5.2.1　毒激活的机理 ···85
　　5.2.2　致癌物在体内的激活方式 ···86
　　5.2.3　几种常见化学致癌物和汞的代谢活化 ··86
5.3　影响毒性作用的因素 ··87
　　5.3.1　污染物因素 ···87
　　5.3.2　机体因素 ··90
　　5.3.3　环境因素 ··93
　　5.3.4　多因子的联合作用 ···95
　　5.3.5　有毒污染物的联合作用 ··97
问题与思考 ··100
主要参考文献 ···101

第 6 章　环境污染物的生态毒理效应 ··103
6.1　分子水平的生态毒理效应与生物标志物 ···103

6.1.1 概述 ……………………………………………………………………… 103

6.1.2 酶效应 ……………………………………………………………… 104

6.1.3 金属硫蛋白 ………………………………………………………… 109

6.1.4 应激蛋白 …………………………………………………………… 111

6.1.5 氧化应激和抗氧化反应 …………………………………………… 112

6.1.6 DNA 损伤与修饰 ………………………………………………… 117

6.1.7 对卟啉合成的影响 ………………………………………………… 118

6.1.8 生物标志物 ………………………………………………………… 119

6.2 细胞和组织器官水平上的影响 ……………………………………………… 120

6.2.1 对细胞的影响 ……………………………………………………… 120

6.2.2 对组织器官的影响 ………………………………………………… 131

6.3 对个体的亚致死效应 ………………………………………………………… 132

6.3.1 Selye 应激 …………………………………………………………… 132

6.3.2 对生长的影响 ……………………………………………………… 133

6.3.3 对发育的影响 ……………………………………………………… 133

6.3.4 生殖毒性 …………………………………………………………… 135

6.3.5 对生理的影响 ……………………………………………………… 136

6.3.6 对行为的影响 ……………………………………………………… 137

6.4 个体的急性和慢性致死效应 ………………………………………………… 138

6.4.1 急性、慢性和特定生命阶段的致死效应 ………………………… 138

6.4.2 影响致死效应的因素 ……………………………………………… 139

6.5 对种群的毒理效应 …………………………………………………………… 139

6.5.1 对种群密度的影响 ………………………………………………… 140

6.5.2 对种群遗传特征的影响 …………………………………………… 141

6.5.3 污染对种群毒性的评价方法与应用 ……………………………… 141

6.5.4 种群分析常用的生物结构化模型 ………………………………… 144

6.5.5 污染的种群毒性评价与应用 ……………………………………… 147

6.6 对群落的毒理效应 …………………………………………………………… 148

6.6.1 对优势种的影响 …………………………………………………… 149

6.6.2 对群落中种群的组成和结构的影响 ……………………………… 149

6.6.3 对物种多样性的影响 ……………………………………………… 150

6.7 对生态系统的毒理效应 ……………………………………………………… 150

6.7.1 污染物对生态系统的影响 ………………………………………… 150

6.7.2 生态系统模型 ……………………………………………………… 152

6.8 景观到全球水平的毒理效应 ………………………………………………… 158

6.8.1 景观水平的生态毒理效应与研究 ………………………………… 159

6.8.2 大陆和半球范围的生态毒理效应 ………………………………… 164

　　　　6.8.3　生物圈水平的生态毒理学效应 ················· 165

　　问题与思考 ······················· 167

　　主要参考文献 ······················· 168

第7章　常见污染物的生态毒理学 ················· 174

　　7.1　铅 ························· 174

　　　　7.1.1　暴露途径 ····················· 174

　　　　7.1.2　代谢过程 ····················· 179

　　　　7.1.3　生态毒理效应 ··················· 180

　　　　7.1.4　毒性作用机理 ··················· 183

　　　　7.1.5　生态毒性诊断 ··················· 186

　　　　7.1.6　调控措施 ····················· 192

　　7.2　农药 ························ 197

　　　　7.2.1　农药的分类 ···················· 198

　　　　7.2.2　农药的环境残留与污染 ··············· 201

　　　　7.2.3　农药污染的危害 ·················· 204

　　　　7.2.4　毒性作用机理 ··················· 207

　　　　7.2.5　调控措施 ····················· 216

　　7.3　硫氧化物 ······················ 222

　　　　7.3.1　环境污染源 ···················· 222

　　　　7.3.2　吸收、分布和排泄 ················· 223

　　　　7.3.3　污染作用机理 ··················· 223

　　　　7.3.4　毒理效应 ····················· 224

　　　　7.3.5　酸雨的形成及危害 ················· 228

　　　　7.3.6　调控措施 ····················· 228

　　问题与思考 ······················· 230

　　主要参考文献 ······················· 231

第8章　污染生态风险评价 ·················· 236

　　8.1　环境污染与生态风险 ················· 236

　　8.2　生态风险评价 ···················· 237

　　　　8.2.1　概述 ······················· 237

　　　　8.2.2　发展史 ······················ 238

　　　　8.2.3　对环境决策的作用 ················· 240

　　　　8.2.4　法律基础 ····················· 240

　　　　8.2.5　生态风险评价程序 ················· 240

　　8.3　生态风险评价实例 ·················· 252

8.3.1 三氯乙酸环境风险评价 ·· 252

8.3.2 工业混合物排放对河流中鱼类致死的风险评价 ················ 254

8.4 生态风险管理 ·· 256

8.4.1 生态风险管理的定义 ·· 256

8.4.2 生态风险管理与生态风险评价的关系 ································ 256

问题与思考 ·· 257

主要参考文献 ·· 257

第 1 章 绪 论

1.1 毒物及毒理学

1.1.1 毒物的定义及分类

毒物，指在一定条件下，那些以相对较小的剂量就能导致生物受害或严重的细胞功能损伤，从而扰乱生物体的正常功能，或诱发组织结构的病理改变，甚至危害生命的各类物质。广义地讲，自然界存在的所有物质都具有潜在的毒性，因为只要随着它们对生物体的过多暴露，都能或多或少地对生物体产生某些伤害。表 1-1 列出了部分化学物质的急性半数致死剂量（LD_{50}），如肉毒杆菌毒素 LD_{50} 仅为 0.000 01 mg/kg，微量毒素即可导致机体肌肉麻痹窒息死亡；而氯化钠，即平常人们都食用的食盐，假如人体一次摄入量达 200～250 g，则会发生电解质紊乱而死亡的中毒事件。因此任何化学物质如果达到足够的量都会对生物造成某种损害。习惯上，人们常将较小剂量就能引起生物体损害的化学物质称作毒物。另外，接触途径也是使化学物质成为毒物的条件之一，如少量食盐经口摄入绝不会有不良作用发生，但同量食盐如接触眼结膜、角膜或鼻黏膜等部位，就会产生不良的刺激作用，甚至引起溃疡。故通常意义上的毒物是指那些平时可能接触到的途径和剂量即能引起机体损伤的物质。因此，日常生活中经常食用的油、盐、糖、醋、酒等就不能称作毒物。

表 1-1 一些常见化学物质的急性 LD_{50}（引自裴秋玲，2008；源于 Klaassen，2001）

化学物质	LD_{50}(mg/kg)
乙醇	10 000
氯化钠	4 000
硫酸亚铁	1 500
硫酸吗啡	900
苯巴比妥钠	150
印防己毒素（苦味毒）	5
硫酸士的宁（番木鳖碱）	2
尼古丁	1
简箭毒碱	0.5
密胆碱	0.2
河豚毒素	0.1
二噁英	0.001
肉毒杆菌毒素	0.000 01

毒物在英文中有 3 个对应的词："toxin"，是指由生物体产生的有毒物质，如植物毒素、

动物毒素和细菌毒素等；"poison"，是指人为制造或合成的有毒物质；"toxicant"，是指导致产生各种中毒症状的物质，既包括天然存在的，也包括工农业生产中广为使用的合成化学品。另外还有 2 个相关的英文单词："venom"，可译为毒物或毒液，特指蜘蛛、蜜蜂和蛇等动物分泌的有毒物质；"xenobiotic"，可译为异生物质，指那些并非由自然界生物体内产生的有毒物质。

自然界存在许多毒物，很难用一个单一的分类系统就能够完全区分所有已知的毒物。目前根据目的和需要有多种分类方法。表 1-2 列出了部分经常采用的毒物分类方法。

表 1-2 毒物分类通常采用的一些方法（引自周启星等，2004）

分类	范畴
物理状态	气体、液体、固体、尘
用途	农药、溶剂、添加剂
化学结构	芳香胺类、脂肪族类、酞酸酯
一般作用	大气污染物、慢性毒物、工业毒品
效应	致癌物质、致突变物质、致畸物质
目标器官	神经毒素、肝毒素、肾毒素
作用机制	刺激剂、抑制剂、阻碍剂
毒作用潜力	轻度毒性物质、中度毒性物质、超毒性物质
标签需要	氧化剂、酸、爆炸物质
一般分类	塑料、有机化学品、重金属

如按用途及分布范围分类，具体可将常见的外源化学物质分为 9 类：工业化学物（原料、辅助剂、副产品、成品等）、农用化学物（化肥、农药、保鲜剂等）、环境污染物（废水、废气、废渣中的各种化学物等）、食品添加剂（糖精、香精、食用色素、防腐剂等）、日用化学品（洗涤剂、染发剂、驱蚊剂等）、医用药物（各种人类用药和兽医用药等）、生物毒素（如蛇毒、蘑菇毒素、细菌毒素等）、军事毒物（沙林、芥子气等军用毒剂）、放射性核素。

若按急性毒性大小可分为剧毒、高毒、中等毒、低毒和微毒等，其主要依据是 LD_{50}，目前各国际组织及各个国家制定的分级标准并不统一，世界卫生组织化学物质急性毒性分级标准见表 1-3，我国消毒剂急性毒性分级标准见表 1-4。

表 1-3 化学物质急性毒性分级（WHO）（引自孟紫强，2009）

毒性分级	大鼠一次经口 LD_{50} $(mg \cdot kg^{-1})$	6 只大鼠吸入 4 h，死亡 2～4 只的剂量 $(mg \cdot kg^{-1})$	兔经皮 LD_{50} $(mg \cdot kg^{-1})$	对人可能致死的估计量	
				剂量 $(mg \cdot kg^{-1})$	总量 $[g \cdot (60\ kg)^{-1}]$
剧毒	<1	<10	<5	<0.05	0.1
高毒	1～50	10～100	5～43	0.05～0.5	3
中等毒	51～500	101～1 000	44～349	0.6～5	30
低毒	501～5 000	1 001～10 000	350～2 179	6～15	250
微毒	>5 000	>10 000	>2 180	>15	>1 000

表 1-4 中国消毒剂急性毒性分级标准（2002）（引自孟紫强，2009）

级别	大鼠或小鼠经口 LD_{50} $(mg \cdot kg^{-1})$	大鼠或小鼠 LC_{50} $(mg \cdot m^{-3})$
剧毒	<1	<10
高毒	1～50	10～100

级别	大鼠或小鼠经口 LD_{50}（$mg \cdot kg^{-1}$）	大鼠或小鼠 LC_{50}（$mg \cdot m^{-3}$）
中等毒	51～500	101～1 000
低毒	501～5 000	1 001～10 000
无毒	>5 000	>10 000

注：LC_{50} 为半致死浓度

1.1.2 毒理学及其发展

毒理学（toxicology）一词由希腊文 toxikon 和 logos 两词组合演变而来，意指描述毒物的科学。毒理学随着人类社会的产生而产生，其迅速发展源于人们对日常生活中接触各种化学物质后是否引起健康损害的担忧。由于着重对人类影响的考虑，毒理学常以实验动物为研究对象，研究实验动物接触化学物质后发生的中毒症状和机制，并预测、外推这些化学物质对人的影响，从而可以制定一些措施，达到保护人类健康的目的。因此，毒理学可定义为：研究化学物质对生物体的毒性和作用机制，了解化学物质与生物体之间的相互作用关系，阐明化学物质对生物体引起的有害效应性质和剂量—反应（效应）关系，确定化学物质对生物体引起有害效应的能力，为指导化学物质的安全使用和中毒防治提供依据。

1.1.2.1 古代毒理学

考古学和人类文明史的研究表明，在与自然斗争中，人们逐渐认识了某些动物分泌的毒液和部分植物产生的毒素，积累了有关毒蛇咬伤、误食有毒植物引起的中毒等治疗方法，并学会了将这些毒物应用在打猎、谋杀或战争等过程中。至今，仍然有一些土著居民在打猎与医护过程中采用这些动植物毒素。

西方有关毒物最早的文字记载，可追溯到公元前 1900～前 1200 年。其中，最为有名的是大约公元前 1500 年的一个系列的 8 本埃及纸草文"书籍"，书中描绘了 800 多个医药和毒药处方的收集、制备与管理，部分内容具有明显的医学价值，如鸦片可以止痛等。此外，希腊、罗马和阿拉伯在公元前都有与毒物相关的文字记载，如古希腊名医希波克拉底（Hippocrates）在他的医学著作中介绍到了很多毒物。直到 12 世纪末迈蒙尼提斯（Maimonides，1135～1204）发表了《毒物及其解毒药》，这是世界上第一本有关毒物的专著。

古代中国也有很多有关毒物的文字记载。古籍书《淮南子》的"修务训"中记有"一日而遇七十毒"，《周礼·天官》中称胆矾、丹砂、雄黄、一石和磁石为"五毒"。到了隋朝大业六年（公元 610 年），巢元方著有《诸病源候论》，又称《诸病源候总论》或《巢氏病源》。其中已有毒物中毒概念和鉴别毒物的方法。唐代王焘所著《外台秘要》（公元 752 年）引"小品方"，提到可采用动物进行有毒物质的毒性试验，认为："若有毒其物即死"。特别是宋代宋慈所著《洗冤集录》（公元 1247 年），书中记载了服毒、解毒和验毒方法，这是世界上第一部法医毒理学著作，奠定了现代法医毒理学的发展基础。李时珍编制的《本草纲目》（公元 1593 年）一书中详细记载和描述了可用作药物和毒物的许多植物、动物和矿物，至今仍有重要参考价值。书中还注意到工业毒物和职业中毒，指出"铅生山穴石间，……其气毒人，若连月不出，则皮肤萎黄，腹胀不能食，多疾病而死"，这应是最早对铅的职业中毒所进行的记载和描述。此后，宋应星的《天工开物》（公元 1637 年）中，则较为详细地记载了职业性汞中毒的预防方法。

公元 9～15 世纪的中世纪，有关毒理学的研究主要是基于教条和经验，而不是实验证据。直到欧洲文艺复兴时期，瑞士医生帕拉塞尔苏斯（Paracelsus，公元 1493～1541 年），强调实验的作用，明确提出剂量概念，他指出："世界上什么东西都是毒物，又没有什么东西是绝对的毒物。只是其剂量决定了它是否为毒物。"这一早期的贡献为现代毒理学的发展打下了基础。

1.1.2.2 现代毒理学的开端和发展

随着社会的进步，特别是工业的不断发展，因恶劣的生产环境造成工人中毒种类和频率不断增加，引起社会的广泛关注。这一现象给当时的医生提供了大量与环境毒物接触所获得的各种疾病素材。为了了解这些疾病成因和最佳治疗对策，许多医生进行了大量的科学研究和探索，从而使毒物化学、毒物分析、毒作用模式以及中毒治疗等得到了一定程度的发展，为现代毒理学的开端提供了基础。

早在 1713 年，意大利医生拉马齐尼（Ramazzini）出版了《工人的疾病》一书，系统地介绍了在工作场所或工厂劳动时工人因暴露于有毒化学品而导致的各种疾病。1775 年，英国外科医生波特（Pott，1714～1788）首次描述了煤烟与阴囊癌之间的因果关系，明确阐述了多环芳烃的致癌作用。但现代毒理学的开端，通常追溯到西班牙人奥菲拉（Orfila，1787～1853 年）的工作。1815 年他出版的专著《毒理学概要，或从矿物、植物和动物王国提取毒药的论述，考虑它们与生理学、病理学和医药法学的关系》中，采用动物实验观察和分析化学物品与生物体间的关系，探讨了许多有关毒理学的问题，如体内存在的化学品与表现出的中毒症状之间的关系、化学品从体内排除的途径和机制，及使用解毒剂治疗中毒等，提出了测试毒物的具体方法。因此，Orfila 被认为是世界上第一位从事化学品对生物有害效应研究的毒理学家，为创建现代毒理学做出了巨大贡献。

随后的一百多年中，毒理学研究常作为药理学的部分内容，故毒理学被认为最早是从药理学发展分化而来的，其与药理学的主要差别在于：药理学着重研究药物对生物体的有益作用和寻找药物防治疾病的有效剂量；毒理学则主要研究化学物对生物体的有害作用和对生物体不造成健康损害的安全剂量。伴随着生物学、化学、生态学的发展，毒理学也在不断前行，特别是现代化学分析技术的快速发展，为毒物及其代谢产物的鉴定和分析提供了极其灵敏的手段和方法，大大加速了现代毒理学的发展。

1.1.2.3 毒理学近期发展

19 世纪末，各种有机化学物质，特别是苯、甲苯、二甲苯的大量生产和广泛应用，中毒现象时有发生，为了解决工人健康和产品的安全性问题，美国部分化学物质生产企业开始建立毒理学研究实验室。20 世纪初期，法国科学家居里等发现放射性元素，为物理学、生物学、医学和毒理学开辟了新的研究领域。青霉素、链霉素、四环素等抗生素的发现和应用，促进采用大规模的生物试验测试它们对动物的有益和有害作用。

20 世纪 20 年代，部分事件促使毒理学拓宽了许多新的研究领域。如砷化物用于治疗梅毒使患者出现了急性和慢性中毒现象。对首批确定为神经毒物的三邻甲苯磷酸酯、甲醇和铅的毒性研究可看作神经毒理学发展的初级阶段。滴滴涕、六氯苯、六氯环己烷等杀虫剂的广泛应用，使得杀虫剂也成了毒理学的一类研究对象。在雌激素和雄激素结构与活性关系的研究基础上，科学家成功合成出活性更高的类激素己烯雌酚。1930 年第一本实验毒理学杂志 *Archiv Für Toxicologie* 创刊。同年美国国立卫生研究院（National Institutes of Health，NIH）成立。1937 年，美国一家公司为使小儿服用方便，在磺胺类药物制剂中用二甘醇代替酒精做溶媒而配制成的口服液体制剂，称为磺胺酏剂，未做动物实验，即投产并进入市场，用于治疗感染性疾病，致使多人用药后因二甘醇的代谢产物草酸、羧基乙酸和磺胺在肾小管形成结晶引起肾衰竭的症状，死亡 107 人（多数为儿童），促使美国政府成立了食品和药品管理局（Food and Drug Administration，FDA），专门从事食品和药品的登记管理工作。

20 世纪 40 年代开始，化学合成和相关工业的飞跃发展，塑料、合成纤维、合成橡胶、合成农药等各种形式和用途的化学产品相继问世和大量生产使用，接触化学毒物的工人数猛增，职业中毒事故频发，促进了工业毒理学的发展。1947 年，美国首次颁布农药法《联邦杀虫剂、杀菌剂、杀鼠剂法》，首次提出农药要进行登记，用作农药的化学成分必须安全有效。1955 年，莱曼（Lehman）及其同事共同出版了《食品、药品和化妆品中化学物的安全性评价》，这是首次通过 FDA 为化学物的毒性研究及安全性评价提供了具体指南。

20 世纪 50 年代随着人类社会的不断发展，毒理学的研究对象已从化学物扩展到物理因素（核素、微波、磁场等）、某些生物因素和粉尘（矿尘、石棉、木尘）等。60 年代初期，手脚异常的畸形婴儿在多个国家暴发，这种婴儿手脚比正常人短，甚至根本没有手脚，其病因是妊娠的母亲为治疗阻止怀孕早期呕吐反应服用的一种药物"反应停"所造成，从而促进了畸胎学和发育毒理学的发展。1962 年，美国科普作家出版了《寂静的春天》，标志着人类对农药环境污染严重性的关注。沙门氏菌回复突变试验（亦称 Ames 试验）的建立则标志着细胞毒理学和分子毒理学分支的形成。

70 年代期间，化学物的致畸、致突变和致癌性的研究，促使遗传毒理学的分支形成。为了加强各类化学物的管理，多国政府制定了一系列的有关化学物管理控制的法规条文，新的毒理学分支（管理毒理学）应运而生，对化学物的危险性评价显得更为系统全面。90 年代起，环境内分泌干扰物、环境与致癌、环境与衰老等更深层次的环境污染问题成为当前毒理学研究的重要课题。

20 世纪初毒理学主要是依附在药理学、法医学、职业医学等学科的范畴内不断发展。自 1950 年以后，毒理学逐渐形成一门独立的学科，并在近几十年内迅速发展成众多分支学科。随着人类的发展和需求的增加，毒理学将面临更多新的挑战和机遇。

1.1.2.4 我国毒理学的发展

我国近代毒理学的研究始于 20 世纪 20~30 年代，法医工作者开始进行毒物鉴定。新中国成立初期，主要进行化学品毒性测试和毒性分级的研究。50 年代，中国预防医学科学院劳动卫生研究所建立了毒理研究室，许多医学院相继开展了工业毒理、环境毒理和食品毒理的研究工作。60 年代，我国毒理学专业队伍已逐渐形成，研究内容从重金属、农药扩大到丙烯腈、乙腈、氯乙烯、氯丙烯、有机氟类等多种工业毒物的毒理和解毒治疗，为急性中毒控制和卫生标准的研制提供了科学依据。70 年代后期出版了《工业毒理学》和《工业毒理学实验方法》等专著，特别是《工业毒理学》填补了我国化学物毒性实用工具书的空白。1978 年，原上海第一医学院卫生系首次招收卫生毒理专业本科生。1981 年卫生部决定在预防医学专业教学计划内正式设置毒理学课程。目前我国除了医科、药科、中医药大学为本科生、研究生提供毒理学课程外,其他各领域的高校也纷纷开设了毒理学或内容相近名称不同的课程。同年,《中国医学百科全书》中首次编纂了毒理学分册,系统介绍了毒理学的一些基本概念。1985 年,中华医学会卫生学专业委员会成立卫生毒理学组,标志着全国性毒理学学术机构的诞生。1987 年,《卫生毒理学杂志》创刊,现名《毒理学杂志》。《毒理学进展》和《卫生毒理学基础》等专著出版。在此时期,为了加强化学品的安全管理,我国先后颁布了农药、化妆品毒性测试、食品毒理规范等法规。开展了化学物致癌、致畸、致突变研究,出版了《环境化学物致突变、致畸、致癌实验方法》和《遗传毒理学原理》等专著。1993 年,中国毒理学会成立,目前下设工业毒理、食品毒理、药物依赖性毒理、临床毒理、生化与分子毒理、饲料毒理、遗传毒理、免疫毒理、生殖毒理、环境与生态毒理、生物毒素毒理、分析毒理、兽医毒理、灾害与应急毒理、放射毒理、毒理学史、管理毒理与风险评估、中毒与救治、药物毒理与安全性评价、毒理研究质量保证、神经毒理、纳米毒理、毒理学替代法与转化毒理学、毒性病理、中药与天然药物毒理共 25 个专业委员会,并出版了《中国药理学与毒理学杂志》《中国药物依赖性杂志》《中国毒理学通讯》等刊物。

1.2　生态毒理学的形成与发展

1.2.1　生态毒理学的定义

法国学者萨豪特(Truhaut R)于 1969 年提出生态毒理学这一术语,但随着学科的不断发展,关于生态毒理学的学科定义与内涵也在不断变化,出现了多种解释,早期认为生态毒理学主要是研究环境污染物在整体水平上对生态系统中的生物(包括人类)所造成的影响和机理,目的是更好地认识环境污染物对人体健康和人类可持续发展的影响。后来有多个学者对生态毒理学进行了重新定义,侧重点各有不同,如认为生态毒理学是研究毒物对个体生物的作用及其生态效应(Moriarty,1983);寻求预测化学物对生态系统影响的科学(Levin等,1989);是有关生态系统中毒物的归趋和效应的研究(Cairns 和 Mount,1990);是有关环境中有毒物质及其对生物影响的科学(Jørgensen,1990);污染物对生物(不包括人类)个体、种群和群落的有毒效应的研究(Shane,1994);将化学污染物对种群、群落和生态系统的生态学和毒理学效应与其在环境中归趋相结合的研究领域(Forbes 和 Forbes,1994);预测潜在的毒物对自然生态系统和非靶标物种的效应的科学(Hoffman 等,1995);有关化学物质的暴露和摄取途径及其对生物个体、种群、群落和生态系统的效应的研究(Connell等,1999);化学物质对生态系统有害效应的研究(Walker,2001)。

目前普遍认为生态毒理学是研究有毒、有害因素的暴露和摄取途径,及其对生物个体、种群、群落和生态系统所产生的毒性效应与调控的一门综合性科学。因此,生态毒理学主要是研究已知或可疑有害物质,特别是环境中的污染物质,对动物、植物和微生物在不同生命层次的危害作用及其机制。

1.2.2　学科起源和发展

1.2.2.1　生态学的兴起

生态学是研究生物与环境之间相互关系及其作用机理的科学,作为专门的学科是从 17

世纪和 18 世纪的自然史或博物学研究算起，经历了萌芽时期（公元前 5000 年～19 世纪中期）、建立时期（19 世纪中期～20 世纪 40 年代）、发展时期（20 世纪 40～50 年代）。20 世纪 60 年代以后，人类面临生态系统退化、生物多样性丧失、环境污染、气候变暖等一系列挑战性的问题，生态学获得了快速发展机遇，进入到现代生态学时期，特别是 60 年代由国际科联发起的国际生物学计划和 70 年代联合国教科文组织开展的人与生物圈计划将生态学研究推向了一个崭新的阶段。

生态学的研究范围非常广泛，从生物大分子、基因、细胞、个体、种群、群落、生态系统、景观直至生物圈。相应地，可将生态学划分为：分子生态学、个体生态学或生理生态学、种群生态学、群落生态学、生态系统生态学、景观生态学、区域生态学和全球生态学等。

由于引用数学、统计学、化学、物理学等基础学科的理论，至今，生态学已经形成了许多分支学科。如数学生态学、统计生态学、化学生态学、物理生态学等，这些学科将有助于生物与环境相互作用机理基础理论的深入探索与定量研究的发展；而与应用科学相结合所形成的污染生态学、城市生态学、农业生态学、森林生态学、草地生态学、湿地生态学和经济生态学等，则是生态安全的需要，也是适应工农业生产，促进经济与社会发展的需要。

生态系统中各种生物按其食物关系排列的链状顺序即为食物链，通常一种生物同时属于数条食物链，而不是固定在一条食物链上。生态系统中，各种食物链相互交错，形成复杂的网状结构，即食物网。在早期的生态学研究中，食物链和食物网成为关键的核心问题，得到人们的高度关注，近几十年来，有关食物链和食物网的研究，已取得了重要进展，认识到：食物网很少是环状的；食物链平均为 4 节；顶极种、中位种、底基种的比例相当稳定；各类链节的相对比例，以及链节数/物种数比值也相当稳定。食物网理论可以应用在：引种和有害生物防治结果的预测和估算；自然保护区的生态设计；有毒物质沿食物链的积累与放大；人在自然界的地位和作用等各个方面，具有重要指导价值。同时，也为生态毒理学研究奠定了重要的工作基础。

水循环是地球上各种物质循环的中心循环，通过降水和蒸发两种形式使地球水分达到平衡状态。具体地说，太阳辐射可使地表水蒸发并进入大气，遇冷后可凝结成雨、雪等降落到地面上；降到地面的水一部分流入江河湖泊，最后汇入海洋；另一部分渗入地下，成为地下水，部分被植物吸收截留，而被植物吸收截留的水大部分可通过蒸腾作用返回到大气。水循环有如下 3 个主要特点：生物，特别是植物在水循环中发挥了巨大作用；水的时空分布是不均匀的，如赤道低纬度地区是地球上最大的降水区；地球上各种水体的周转期不同，如大气和河川中水的周转期一般在两周以内，而地下水一般在地表以下停留 10～100 年。水循环的研究成果和理论将有助于理解生态毒理学中的一些基本问题，具有重要的科学意义。

1.2.2.2 生态毒理学的兴起

20 世纪 60 年代，由于有关 DDT、多氯联苯、重金属等污染事件频频发生，引起人们高度重视和社会普遍关注，为了解决这些问题，生态学获得了快速发展的机遇，同时诞生出新的学科——生态毒理学。生态毒理学建立初期的终极目标就是确定所有受到人们关心的环境污染物在自然界中的所有转移和转化过程，事实上这是很难做到的，人们转而借助于各种模型来研究环境污染物及其转化的细节。20 世纪 70 年代早期，环境生态治理模型普遍得到认可。70 年代后期，出现了环境治理的生态毒理学模型。80 年代初期，生态毒理学模型的第一次国际会议在哥本哈根召开，且在扩散性环境污染物的治理中，生态毒理学模型很快成为最重要的工具之一。20世纪80年代以来，生态毒理学出现了三个标志性的研究：①生态风险度评估的发展，从根本上改变了环境治理的策略；②环境污染物的生态毒理学性质评估，通过建立模型等方法，对环境污染物和一些尚不能测量的化学物的许多性质做出合理评估；③生态系统生态毒理学的研究，最近20年来，人们多数从生态系统水平的层次来研究生态毒理学问题，使我们对有毒有害因素的生态毒理学效应有了更准确的认识。

由此可见，生态毒理学是生态学和现代毒理学相互融合而成的交叉科学，是新发展起来的边缘学科。除了这两大母体学科外，许多其他学科也从以下三个不同层次水平上对生态毒理学的形成与分支学科的发展起到了重要的推动作用：如化学、数学和医学等学科是生态毒理学形成和发展的基石；而植物学、动物学、微生物学、土壤学、大气科学、水文学、海洋生物学等学科则为生态毒理学向广度发展提供了理论基础；另外，生理学、遗传学、细胞学、分子生物学、基因组学、代谢组学等学科为生态毒理学向深度发展提供了方法基础。

随着科技的进步和发展，加上世界各国环境保护力度的不断加强，纷纷采取了污染排放总量和浓度控制的基本策略，进入环境系统的污染物在浓度上得到了一定程度的控制，环境污染出现了许多新的发展特点，目前生态毒理学的发展趋势主要有如下几个特点。

1）研究的毒物种类不断增多，不但包括工业与环境污染物、农用和日用化学品、各类生物性毒物、还包括药品（中药、西药）及食品与食品添加剂等。

2）随着毒物种类的不断增加，除了单一污染研究之外，多种环境毒物作用于机体或生态系统的复合污染生态毒理效应及其机理得到更多的关注和重视。

3）各种环境污染物在环境因素影响下单方面或相互反应形成的各种环境次生毒物的产生过程、生态毒理效应和机理，及新、老污染联合胁迫的生物学变化与反应等方面的研究也将受到更多的关注和重视。

4）不但要深入研究环境毒物的化学结构、不同浓度组合同它们的生态毒性之间的关系，认清环境毒物的多水平、长时间暴露的生态毒理过程规律，且低水平毒物长期暴露的生态效应也已成为研究重点。

5）生态毒理效应的研究已从生物个体水平上，扩展到种群、群落、生态系统水平上，甚至扩展到景观、生态区、大洲、半球、生物圈等更大尺度的层次上。

6）随着细胞生物学、分子生物学、基因组学和蛋白组学的快速发展，生态毒理学研究已迈入分子水平。由于排放到环境中的污染物浓度在逐渐下降，致使污染物的环境暴露浓度也在不断降低，寻找更为敏感的新的生物标志物成为当前迫切的任务和前沿性研究领域。

1.2.2.3　生态毒理学的分支学科

生态学和毒理学庞大的学科体系，带动、促进了生态毒理学从不同层次和不同方面形成越来越多的分支学科。从学科知识结构整体体系来看，生态毒理学可划分为理论生态毒理学、实验生态毒理学和应用生态毒理学。理论生态毒理学在吸收如数学、物理、化学等现代基础学科和计算机科学及统计科学等技术学科的基础上，主要研究有关概念、定义、基本原理、基本模型等生态毒理学的各种基础理论问题；实验生态毒理学采用室内外各种实验方法与手段来研究和揭示各种生态毒理学规律，从中获取新的理论和知识，也属于基础理论研究的范畴；应用生态毒理学主要是运用生态毒理学的基本理论和方法来研究如何防止或减少各种污染物所造成的不良效应或损害，达到保护生态系统的目的，属于应用研究的范畴。

根据生物种类和对生物研究的不同层面上可将生态毒理学划分为植物生态毒理学、动物生态毒理学（还可细分为：昆虫生态毒理学、鱼类生态毒理学、鸟类生态毒理学等）、微生物生态毒理学、细胞生态毒理学和分子生态毒理学等。

从应用行业的不同以及特殊区域的污染问题来看，生态毒理学可以划分为工业生态毒理学、农业生态毒理学（还可细分为：农药生态毒理学、作物生态毒理学、设施农业生态毒理学等）、城市生态毒理学、矿区生态毒理学和交通生态毒理学等。

根据环境介质的不同，生态毒理学可以简单分为大气生态毒理学、陆生生态毒理学和水生生态毒理学。其中，陆生生态毒理学可细分为：土壤生态毒理学、地下水生态毒理学和蚯蚓生态毒理学等；而水生生态毒理学则可细分为：湿地生态毒理学、淡水生态毒理学、河口生态毒理学、海洋生态毒理学和沉积物生态毒理学等。

今后，随着生态毒理学的进一步发展，将会加深与其他各种行业、领域和学科的联系和合作，势必促进更多分支学科的出现和发展。

1.2.2.4 与环境毒理学和毒理生态学的关系

（1）环境毒理学

环境毒理学主要是利用毒理学方法，重点研究环境中有害因素对人体和生物体健康的影响及其机理的学科。它是环境医学的一个组成部分，也是毒理学的一个分支。

环境中有害因素主要指各种污染物质，按其性质可划分为环境物理污染（如噪声、光、辐射等污染）、环境化学污染（与工农业和日用相关的化学品等）、环境生物污染（包括细菌和病毒等污染）。目前登记在册的化学品有 700 多万种，常用的有 7 万种，且每年约有一万种新的化学物质被发现，由于许多化学物质的毒性效应并不清楚，故很难判断当其释放到环境中到底存在什么样的潜在风险。环境毒理学的主要研究对象就是针对环境化学污染物的，着重研究其在环境中的降解和转化产物在生物体内的吸收、分布、排泄等转运和转化过程，阐明环境污染物对人体和生物机体毒作用的发生、发展和消除的各种条件和机理。相应地，这一学科的主要内容包括：①环境污染物及其在环境中的转化产物对机体产生的生物效应及其毒性产生的机制；②环境污染物对机体健康早期损害的判断和观察指标，即采用灵敏的检测技术和方法，找出环境污染物作用于机体后最初出现的生物学变化，及早发现机体对污染物毒性的应激反应及其细微变化的环节，建立起可靠的检测指标，以便进行风险评价和预报，并设法排除。污染物对机体的最早作用一定是从个体的分子水平开始，然后逐步展现在细胞、组织、器官等更高层次的水平上。故近年来，作为污染物暴露和毒性效应的早期预警指标，分子水平上的生物标志物发展很快，因其不但反映了污染物与生物机体最初的相互作用，也反映出该作用导致的微观毒性机制；③环境污染物对机体毒性的定量评定及其环境风险评价，环境污染物对机体毒作用的评定，主要是通过急性毒性试验、亚急性毒性试验和慢性毒性试验等几种动物实验方法进行的，探明其剂量与效应的关系，为制定环境卫生标准提供依据。

总之，早期环境毒理学侧重于研究环境污染物对人体健康的影响及其机理，而生态毒理学主要关注的是生态系统健康的问题，由此可见，环境毒理学与生态毒理学是两个各自相对独立的不同学科。但美国北卡大学 Hodgson 编写的《现代毒理学》中，则认为环境毒理学包括环境健康毒理学和生态毒理学，这样看来，生态毒理学就隶属于环境毒理学了。事实上，很多环境毒理学书籍或多或少都包含了生态毒理学的内容，也充分说明两者联系非常密切。

（2）毒理生态学

毒理生态学主要采用生态学原理和方法来研究和阐明环境毒物对生态系统及其组分的影响及其机理，属于生态学的分支学科；而生态毒理学则主要偏重于毒理学问题的研究，可归为现代毒理学的范畴。

由于两者有许多共性以及国内外对毒理生态学尚未作出合理的解释以及明确的科学定义，多数学者认同把它们归为同一学科，并指出：如果划入生态学的范畴，可采用"毒理生态学"这一名称；如果看作毒理学的分支学科，则用"生态毒理学"的名称更合适，也更合乎逻辑。甚至有人反对"毒理生态学"的提法，认为毒理生态学就是生态毒理学，两者是一回事，应该合并。事实上，国际上通用的提法就是"生态毒理学"。但有些人坚持认为毒理生态学与生态毒理学是有区别的，认为前者主要研究污染环境与生物之间相互作用条件下环境毒物对植物、动物和微生物等生物个体、种群或群落以及生态系统构成的不良效应及其机理，而后者不一定强调这一相互作用关系。然而，在开展具体研究时，很难区别这种微妙的差异。

还有人认为，如果生态学中真要专门设立"毒理生态学"这一分支学科的话，不如直接把这部分研究内容归入"污染生态学"，即用"污染生态学"代替"毒理生态学"这一分支学科，从而避免与"生态毒理学"相混淆。

污染生态学是一门研究生态系统与被污染的环境系统之间的相互作用规律及采用生态学原理和方法对污染环境进行控制和修复的科学。主要内涵有两个方面：①生态系统中污染物的输入及其对生物系统的作用过程和对污染物的反应及适应性，即污染生态过程；②人类有意识地主动对污染生态系统进行控制、改造和修复的过程，即污染控制与污染修复生态工程。由此可见生态毒理学、毒理生态学和污染生态学关系比较密切，十分接近。

1.3　生态毒理学研究的意义

生态毒理学是历史的需要，也是当今社会发展的需要，是随着生态环境问题的日益突出而产生的新兴学科，其核心内容是生态毒理效应，即有毒、有害物质对生命有机体危害的程度与范围的研究以及剂量-效应关系的确定。它结合生态学、毒理学、化学、医学、数学和生物技术等多学科理论，主要揭示生态系统中污染物的暴露风险及对生态系统的影响，也是解决环境问题的一种有力工具，可为环境政策、法律、标准和污染控制方法等提供科学依据和技术支撑。

1.3.1　为环境管理提供科学依据

生态毒理学中有关环境污染物与生态效应之间的关系研究，一旦弄清了具体的剂量-效应关系，则可为环境管理制定具体的技术标准和准则，用以支持环境政策和法律法规。如在海洋生态毒理学的研究中，可获得海洋污染物与海洋生物及海洋生态系统间相互关系的详细数据，从而为海洋环境管理的具体技术标准和准则的制定提供参考和依据。特别是污染物的生态风险评价，为化学品的正确管理提供了科学参考依据和技术框架。20 世纪 80 年代以来，欧美各国出台的化学品和污染物排放的安全性评价、化学品生物降解能力测试、生物技术产品的管理评估等几乎所有环境管理技术政策与法律法规，都离不开生态毒理学研究成果的具体应用。

1.3.2　为环境污染控制提供科学依据和具体方法

环境污染治理是一个非常复杂和困难的问题，起初常用的化学治理不但费用非常昂贵，且往往带来二次污染。随着生态毒理学对环境污染物在生态系统中归趋的研究逐步深入，掌握了部分生物种类对污染物在生态系统中的归趋发挥着一定作用及其机理，导致环境污染物生物治理方法的产生，且逐渐被接受和重视。另外，污染物的生物和生态监测、化学物生物积累和降解效率的测定、环境污染治理效果评价等有关生态毒理学的研究和应用，都可为环境污染控制提供科学依据和技术支撑。

1.3.3　帮助和促进绿色 GDP 的增长

生态毒理学理论和技术所支持的各种管理体系、法规与法律，不仅是环境管理与生态保护的科学依据和技术支撑，也是各种产业和环境保护之间相互联系和交织在一起的纽带。其在外贸、绿色产品认定、城市供水、城镇建设与房地产开发、新兴产业布局等与国民经济密切相关的工农商等各个领域中都起着关键作用，尤其对于拉动绿色 GDP 的增长，具有重要的现实意义。例如，新修铁路和公路、新建水库和油库、工厂和民居的大规模新建，以及生态农业、生态工业等，都需要进行生态风险评价，而这种评价主要是建立在生态毒理学研究所获得的认知和背景资料基础之上的；再如，要确定某一流域的河水能否作为饮用水，就要弄清楚这河水是否达到城市居民饮用供水的标准，是否符合人体健康的要求，这就需要利用生态毒理学技术对河水进行生态毒性的测试。

问题与思考

1. 简述毒物的含义及分类方法。
2. 简述现代毒理学的开端和发展。
3. 简述我国毒理学的发展历程。
4. 简述生态毒理学的定义。
5. 生态毒理学的发展趋势主要有哪些特点？
6. 生态毒理学有哪些分支学科？
7. 试述环境毒理学和毒理生态学的关系。
8. 试述研究生态毒理学的主要意义。

主要参考文献

曹佳，郑玉新，周宗灿，等. 2011. 毒理学研究进展及热点. 中国科学基金，3：138-142

胡荣桂. 2012. 环境生态学. 武汉：华中科技大学出版社

江泉观. 2000. 我国卫生毒理学五十年回眸. 中国工业医学杂志，13（2）：107-108

孟紫强. 2009. 生态毒理学. 北京：高等教育出版社

裴秋玲. 2008. 现代毒理学基础. 北京：中国协和医科大学出版社

申哲民. 2014. 环境毒理学. 上海：上海交通大学出版社

孙铁珩，周启星，李培军. 2001. 污染生态学. 北京：科学出版社

张润杰，张古忍，杨廷宝，等. 2015. 生态学基础. 北京：科学出版社

周启星，孔敏翔，朱琳. 2004. 生态毒理学. 北京：科学出版社

周志俊. 2021. 基础毒理学. 3 版. 上海：复旦大学出版社

Newman MC，Unger MA. 2007. 生态毒理学原理. 赵园，王太平译. 北京：化学工业出版社

Cairns J，Mount DI. 1990. Aquatic toxicology. Environ Sci Technol，24：154-161

Connell D，Lam P，Richardson B，et al. 1999. Introduction to Ecotoxicology. Oxford：Blackwell Science

Forbes VE，Forbes TL. 1994. Ecotoxicology in Theory and Practice. London：Chapman & Hall

Hodgson E. 2010. A Textbook of Modern Toxicology. 4th Edition. Hoboken，New Jersey：John Wiley & Sons，Inc.

Hoffman DJ，Rattner BA，Burton Jr. GA，et al. 1995. Handbook of Ecotoxicology. Boca Raton，FL：CRC Press

Jørgensen SE. 1990. Modelling in Ecotoxicology. New York：Elsevier

Klaassen CD. 2001. Casarett and Doull's Toxicology.The Basic Science of Poison.6th ed.New York：McGraw Hill

Levin SA，Harwell MA，Kelly JR，et al. 1989. Ecotoxicology：Problems and Approaches. New York：Springe-Verlag

Moriarty F. 1983. Ecotoxicology：The Study of Pollutants in Ecosystems. London：Academic Press

Shane BS. 1994. Introduction to ecotoxicology，in Basic Environmental Toxicology. Cockerham LG，Shane BS，Eds，Boca Raton，FL：CRC Press

Suter II GW. 1993. Ecological Risk Assessment. Boca Raton，FL：Lewis Publishers

Walker CH，Hopkin SP，Sibly RM，et al. 2001. Principles of Ecotoxicology. 2nd ed. London：Taylor & Francis

第2章 生态毒理学研究方法

2.1 常规毒性试验

2.1.1 急性毒性试验

急性毒性（acute toxicity）是指机体在极短的时间内（通常小于 24h 内），1 次接触或多次接触毒物后，所产生的毒性效应。通常急性毒性突然发作，中毒症状也迅速显示；与急性毒性有关的细胞损伤及病态症状，一般是可逆的，中毒的生物体可以从不良效应的状态恢复到正常状态。

急性毒性试验（acute toxicity test）是研究毒性化学物一次性染毒或 24h 内多次染毒后，被试生物所引起的毒性试验。目的是确定化学物的毒性大小、毒效应的特征及剂量–反应关系。设计合理的急性毒性试验，可以计算得出试验用化学物的半数致死剂量（half lethal dose，LD_{50}），据此可对该化学物进行急性毒性分级；此外，急性毒性试验可为进一步开展亚慢性和慢性毒性试验，以及其他相关毒性试验提供理论依据。

半数致死剂量，又称致死中量（median lethal dose），是指在特定的试验条件下，一个种群的生物暴露在单一毒物的情况下，其个体出现 50% 的死亡率时所需毒物的剂量，通常是根据实验数据进行统计分析，推导而得到的期望剂量，通常用 LD_{50} 表示。它是衡量各种毒物毒性大小的重要参数。由于不可用人直接做毒性试验，故有关人群的多数毒物的 LD_{50} 是通过对哺乳动物实验研究外推所获得，或对事故性或自杀性毒物暴露人群观察、统计分析所得的推论。

半数致死浓度（median lethal concentration）是一个与半数致死剂量相对应的概念，指在急性毒性试验中，能使受试生物个体 50% 死亡所需的毒物浓度，通常用 LC_{50} 表示，毒物浓度单位一般写成 mg/m^3（空气）或 mg/L（水）。由于毒物的致死效应与受试生物的暴露时间有着密切的相关性，故多用 LC_{50} 来表示引起生物个体半数死亡的浓度与暴露时间的乘积，时间（t）常用分钟表示。

半数效应剂量（median effective dose）是指在试验系统中 50% 的受试生物可观察到有效反应或不良效应时所需毒物的剂量，用 ED_{50} 表示。如以具体的酶的活性作为观察指标，与正常个体相比，设定该酶活性下降大于 30% 为具体的有效反应个体，则 ED_{50} 是指受试生物出现 50% 这样的个体（酶的活性下降大于 30%）所需要的毒物剂量。

2.1.1.1 水生生物急性毒性试验

（1）鱼类急性毒性试验

广泛应用于水域环境污染监测工作中，为水生生态风险评估与风险管理提供基础。对控制工业废水排放，保护水环境，制定渔业水质指标，发展渔业生产等均具有重要意义。

试验用鱼，应采用普遍可用及有足够背景信息的鱼类，便于饲养，且对被测试毒物的敏感度和行为历史已知，一般首先考虑本地和有代表性的鱼类。选择行动活泼、逆水性强、鱼鳍舒展完整、体色光泽、健康的当年鱼种，实验前驯养一段时间（通常一周左右），并测量鱼的体重和体长。目前国际上常用的生态毒性测试鱼类包括斑马鱼 *Danio rerio*（国际常用鱼种）、青鳉鱼 *Oryzias latipes*（东亚常用鱼种）、黑头软口鲦 *Pimephales promelas*（北美常用鱼种）等。我国环境保护部 2010 年发布的 7 号令《新化学物质管理办法》中推荐稀有鮈鲫 *Gobiocypris rarus* 作为中国本土生物在水生毒性测试中使用的鱼种。

采用玻璃缸或白搪瓷桶等作为试验容器，根据具体实验用鱼的个体大小和生活习性，选择合适的水环境，通常水的 pH 为 6.5～8.0，溶解氧不能低于 4 mg/L，冷水温度为 12～18℃，温水温度为 20～28℃。

首先查阅文献资料，初步估计出被测试毒物的使用浓度范围，通过预备试验，找出 24h 实验鱼全部死亡的最低浓度和不引起死亡的最大浓度，然后根据此浓度范围，参照等对数间距浓度表，直接确定 5～6 个浓度组，并设空白对照组，每组用鱼 10～20 尾，染毒实验时间至少进行 48 h，最好 96 h。实验开始后应连续观察 2～8 h，以后可选几个时间点（如 24 h、48 h、72 h、96 h）作定期观察，详细记录实验鱼的中毒症状和死亡时间。应立即取出死亡鱼，并进行剖检。鱼死亡判定方法：如果实验鱼没有任何肉眼可见的运动，如鳃的扇动，用玻璃棒轻击尾柄部，5 min 内仍无反应，即可确定为死亡。根据 24 h、48 h、96 h 各实验组鱼的死亡数，一般采用直线内插法求出相应时间的半数致死浓度（LC_{50}）。具体实验方法参照中华人民共和国卫生部和中国国家标准化管理委员会发布的化学品鱼类急性毒性试验方法 GB/T 27861—2011。

（2）水蚤类急性毒性试验

水蚤是淡水生物的重要类群，类属于节肢动物门，甲壳纲，鳃足亚纲，双甲目，枝角亚目，水蚤科。体小，长仅 1～3 mm，卵圆形，左右侧扁。春夏季节通常仅能见到雌性个体，所产的卵无须受精就能直接发育为雌成虫，再进行孤雌生殖，短时间内能够大量增殖，呈现出一片红色，俗称红虫。秋季来临时，水蚤部分卵可孵化出雄性个体，行两性生殖，所产的卵渡过严寒或干燥环境，于次年春季气温增高时发育为新的雌体。由于水蚤世代周期短，易培养，产卵量较多，对水环境的变化反应十分灵敏，当水体中的污染物达到一定浓度时，就会对其产生毒性作用，抑制其生长繁殖，甚至死亡，故在水域环境污染研究和监测工作中得到广泛应用。一般采用水蚤属中个体较大的大型水蚤 *Daphnia magna* Straus 孤雌生殖产出的新生幼蚤（6～24 h）作为试验用水蚤。具体实验方法参照中华人民共和国卫生部和中国国家标准化管理委员会发布的大型溞急性毒性实验方法 GB/T 16125—2012。

（3）藻类急性毒性试验

藻类具有叶绿素，能进行光合作用，营光能自养型生活，是一类无根茎叶分化、无维管束、无胚的低等叶状体生物。藻类对环境条件要求较低，适应性较强，分布范围极广，不仅能生长在江河、湖泊、溪流，也能生长在短暂积水或潮湿的地方，是水体的初级生产者，其种类的多样性和生产量可直接影响水生生态系统的结构和功能。藻类具有个体小、繁殖快、对毒物敏感等特点，在水生毒理学研究中得到了广泛的应用。通过测定藻类的生物量，能知晓被测试化合物对藻类生长的影响，从而可进一步评价被测试化合物对水体中初级生产营养级的影响以及对整个水生生态系统的可能综合环境效应。

在藻类毒性试验中，应定时取样测定藻类的生长情况，一般为 24h 或 48h 取样一次。在 72h 和 96h 取样测定毒物对藻类影响的 EC_{50} 值（与对照相比，生长率下降 50% 的毒物浓度）。确定藻类生长的常用测试指标有：①光密度，在波长 600～750 nm 处使用分光光度计或比色仪测定藻类的吸光率，也可用荧光光度计测定；②细胞数，使用血球计数板或浮游植物计数框在显微镜下直接计数；③叶绿素含量，样品经离心或过滤后，再用丙酮、乙醇或其他溶剂萃取出叶绿素，然后使用分光光度法在 663 nm 和 645 nm 波长处进行分光测定，也可用荧光光度计测定；④细胞干重：通过离心或过滤等方法收集藻类样品，烘干后称重。其中细胞数和光密度的指标测定简便，重复性好，应用较为普遍，是藻类毒性试验中最主要的测试指标。具体实验方法参照中华人民共和国国家质量监督检验检疫总局和中国国家标准化管理委员会发布的化学品藻类生长抑制试验 GB/T 21805—2008。

2.1.1.2　陆生生物急性毒性试验

大气和土壤污染都能对陆地生态系统造成一定程度的影响和破坏，利用动、植物对污染的生态反应和生理生化反应等可以评定生态系统被污染和受到毒害的状况。下面主要介绍目前已建立的几种常用的急性毒性试验方法：植物种子发芽和根伸长的急性毒性试验、植物生长急性毒性试验、蚯蚓急性毒性试验和哺乳动物急性毒性试验。

（1）植物种子发芽和根伸长的急性毒性试验

由于陆生植物种子萌芽和根部伸长是植物生长周期中最为关键的阶段，也是对周围环境变化最为敏感的时期，本方法可用于测定受试物对陆生植物种子萌发和根部伸长的抑制作用，以评定受试物对陆生植物胚胎发育的影响。主要原理是让种子在含一定浓度受试物的基质中发芽，当对照组种子发芽率在 65% 以上，根长达 2 mm 时，试验结束，测定经不同受试物浓度处理过的种子发芽率和根伸长抑制率。试验材料可选用当地易得的农作物种子，如小麦、水稻、玉米、小白菜、大白菜、番茄、黄瓜、绿豆、大豆、莴苣、棉花等。当放置种子于培养皿内基质上时，应保持种子胚根末端和生长方向呈一直线。实验结束时应从位于胚轴和根的转换点到根尖末端测定计算所测试种子的根长。初生根长度达 5 mm 或以上时则可作为测试种子发芽的标志。具体试验方法可参照美国 OPPTS 850.4200 Seed germination/root elongation toxicity test 标准测试方法。

（2）植物生长急性毒性试验

该测试可直接观察和分析受试物对植物生长及生产力的影响，且能进一步评定受试物对陆生植物毒性大小及可能引发的生态效应。其原理就是将植物幼苗生长在一定浓度的受试物基质中 14d 左右，观察中毒症状和测定各项生长指标，并与对照的相应参数加以比较和统计分析。植物材料选用小麦、水稻、玉米、小白菜、大白菜、番茄、黄瓜、大豆、绿豆、甘蓝、棉花、生菜、莴苣、芝麻、胡萝卜等常见的农作物种子。可选用石英砂、玻璃球或土壤作为栽培植物的支持基质。实验条件：CO_2（350±50）μg/L；光、暗周期期间的相对湿度分别为（70±5）% 和（90±5）%；光照强度 ≥4000 lx；昼/夜温度（25/20±3）℃。先要进行预实验确定受试物的正式试验的浓度范围。正式试验时，至少设 5 个不同的处理浓度组和一个对照组，3 次重复，植物种子采用直接播种的方式，当出苗率达 50% 以上时就可间苗（除去大小不一致的植株），每盆只保留 10 株生长整齐一致的幼苗。14 天后结束试验时，测量植株根和地上部的长度、鲜重和干重，对数据进行统计分析，计算出半数效应浓度（EC_{50}）等。

（3）蚯蚓急性毒性试验

蚯蚓一直以来都被用作测定和评估土壤中有毒有害物质的毒性大小和环境风险。赤子爱胜蚓 *Eisenia foetida* 具有生活周期短，繁殖能力强，易于饲养等优点，已被作为土壤环境污染生态毒理诊断的标准用物种。蚯蚓急性毒性试验可分为：滤纸接触毒性试验和人工土壤试验。滤纸接触毒性试验就是将蚯蚓与湿润滤纸上的受试物直接接触，来测定评估土壤中受试物对蚯蚓的潜在影响，该方法简单易行，主要用于受试物毒性的初筛。人工土壤试验则是在适量人工土壤中加入受试物并拌匀，每个处理放入 10 条蚯蚓，在适宜条件下饲养两周，于第 7 d 天和第 14 d 分别观察记录蚯蚓的中毒症状和死亡数量，求出受试物对蚯蚓的半数致死浓度 LC_{50} 及 95% 置信限。具体实验方法参照中华人民共和国国家质量监督检验检疫总局和中国国家标准化管理委员会发布的化学农药环境安全评价试验准则第 15 部分：蚯蚓急性毒性试验 GB/T 31270.15—2014.

（4）哺乳动物急性毒性试验

试验动物常选用小鼠和大鼠，有时也可选用豚鼠、兔、狗、猴等哺乳动物。按照中华人民共和国国家质量监督检验检疫总局和中国国家标准化管理委员会 2017 年发布的农药登记毒理学试验方法，包括急性经口毒性试验、急性经皮毒性试验、急性吸入毒性试验、急性皮肤刺激性试验、急性眼刺激性–腐蚀性试验等。其中急性经口毒性试验又可分为霍恩氏法、序贯法和概率单位法。

急性经口毒性试验是通过短时间经口染毒初步了解受试物的毒性特征和剂量-效应关系，为急性毒性分级、标签管理及亚慢性毒性试验和慢性毒性试验等其他毒理学试验剂量选择提供依据。霍恩氏法（Horn's method）也称为改良的维氏法或简化的概率单位法。采用几何级数的四个梯次剂量，各个剂量组所用试验动物数相同，染毒后根据各组动物的死亡数量，从计算表格中查找受试物的 LD_{50} 和 95% 可信区间。此法计算方便，简单易行，可初步了解受试物的毒性特点，但 LD_{50} 估计值不够精确，可信区间范围较大，详细方法可参照 GB/T 15670.2—2017。序贯法（up-and-down-procedure，UDP）是一个阶梯式的染毒程序。使用单一性别的动物，一次染毒一只动物，且第一只动物的染毒剂量最好低于 LD_{50} 的估计值。后续动物染毒剂量的增减取决于前一只动物的染毒结果（存活或死亡）。在不能获得受试物 LD_{50} 的初步估计值及剂量-反应曲线斜率资料时，计算机模拟结果提示起始剂量可选择 175 mg/kg 体重，采用 0.5 的反对数计算剂量间距。以最大似然法计算 LD_{50} 的点估计值和 95% 可信区间。本法仅适用于动物染毒后 1～2 d 内死亡的受试物，而对动物染毒后死亡预期延迟至 5 d 或以上的受试物不适用。详细方法可参照 GB/T 15670.3—2017。概率单位法（Miller and Taninter's method）也称为目测法或对数概率单位绘图法。先经过预试验确定染毒剂量，再通过灌饲法，经口给各试验组动物相应剂量的受试物，染毒后观察动物的毒性反应和死亡情况。详细方法可参照 GB/T 15670.5—2017。

急性经皮毒性试验通过 24 h 内连续经完整皮肤染毒受试物，观察受试物对试验动物所产生的毒性作用，为急性毒性分级、标签管理及亚慢性毒性试验和慢性毒性试验等其他毒理学试验剂量选择提供依据。试验前首先去除试验用动物受试部位的被毛，并将受试动物至少分成 3 个剂量组，每组涂布不同剂量的受试物，然后观察各组动物的中毒反应和死亡情况，进行统计分析。详细方法可参照 GB/T 15670.5—2017。急性吸入毒性试验通过短时间吸入染毒可初步了解受试物的毒性特征和剂量-效应关系，为急性吸入毒性分级、标签管理及亚慢性毒性试验和慢性毒性试验等其他毒理学试验提供科学的参考资料，为制定相应的防护措施提供依据。试验前选择合适的方法将受试物制备成特定浓度的气态、蒸汽态、气溶胶态，或者颗粒状物混悬态，输入自动式染毒系统，再将试验动物放置于染毒系统中进行 4h 的暴露，结束后移出试验动物，仔细观察毒性作用表现和死亡等情况。详细方法可参照 GB/T 15670.6—2017。急性皮肤刺激性试验就是将受试物一次涂敷在试验动物的皮肤上，在规定的时间内观察动物皮肤局部刺激作用的程度并进行评分，采用自身对照，确定和评价受试物对试验动物皮肤局部是否有刺激作用及其程度。详细方法可参照 GB/T 15670.7—2017。急性眼刺激性-腐蚀性试验就是将受试物以一次剂量滴入每只试验动物的一只眼睛结膜囊内，以未作处理的另一只眼睛作为自身对照，在规定的时间间隔内，观察受试物对被测试动物眼睛的刺激和腐蚀作用程度并评分，以此确定和评价受试物对测试动物的眼睛是否有刺激作用或腐蚀作用及其程度。详细方法可参照 GB/T 15670.8—2017。

2.1.2　蓄积毒性试验

蓄积毒性试验（cumulative toxicity action）是指用低于中毒剂量的受试物多次与试验动物持续接触一定时间后使试验动物体出现明显中毒症状的试验。当受试物进入试验动物体内的速度大于其自身消除的速度，会使受试物在试验动物体内的量不断累积，从而达到对试验动物产生毒副作用的阈剂量。由于毒性在体内的蓄积是引起亚慢性毒性作用和慢性毒性作用的基础，故蓄积毒性作用不仅是评价环境污染物毒性作用的指标之一，也是制订环境卫生标准的重要参考依据。下面主要介绍蓄积毒性作用的主要研究方法。

2.1.2.1　蓄积系数法

蓄积系数法（cumulative coefficient method）的原理是以低于 ED_{50} 的剂量，每日给试验动物染毒，直至试验动物出现预计的毒性效应为止，是一种常用来评估环境污染物蓄积作用的方法。蓄积系数（cumulative coefficient），常用 K 表示，是分次给受试物后引起 50% 的试验动物出现某种毒效应的总剂量[以 $\sum ED_{50(n)}$ 表示]，与一次给受试物后引起 50% 试验动物出现同一毒效应的剂量[以 $ED_{50(1)}$ 表示]的比值，即 $K=\sum ED_{50(n)}/ED_{50(1)}$，比值愈小，说明受试物蓄积作用愈强。根据蓄积系数大小，可将受试物（或环境污染物）的蓄积作用强度分为以下几级：高度蓄积<1、明显蓄积 1～3、中度蓄积 3～5、轻度蓄积≥5。一般生物半衰期较长的化学毒物，其蓄积作用较强。测定蓄积系数常用固定剂量每天连续染毒法和剂量定期递增染毒法。

（1）固定剂量每天连续染毒法

若以死亡作为试验最终观察的毒效应，则用 $1/20 \sim 1/10$ LD_{50} 的固定剂量对试验动物每天进行染毒一次，观察记录试验动物死亡数量，当染毒剂量累计达到 5 个 $LD_{50(1)}$ 以上时，若试验动物死亡仍未超过半数时，因蓄积系数已大于 5，表明受试物的蓄积作用不明显。如果染毒过程中试验动物相继死亡，计算出试验动物出现 50% 死亡时累计的受试物总剂量，求出蓄积系数。

（2）剂量定期递增染毒法

试验动物 20 只，每天染毒一次，4 d 为一期。开始的第一期每天染毒的剂量为 0.1 LD_{50}，接着逐期染毒剂量按等比级数 1.5 倍递增一次，可计算得出定期给予的剂量，见表 2-1。连续染毒 20 d 时，每天的染毒剂量为 0.5 LD_{50}，累计染毒总剂量 5.30 LD_{50}，若此时试验动物死亡数仍未达 50%，说明受试物的蓄积作用不明显，终止试验。一旦试验动物出现 50%个体死亡时，此时的累计染毒总剂量就是所求受试物的蓄积系数。

表 2-1 剂量定期递增染毒法的染毒剂量（引自周启星等，2004）

剂量（LD₅₀）	染毒时间序列						
	1～4 d	5～8 d	9～12 d	13～16 d	17～20 d	21～24 d	25～28 d
每天染毒剂量	0.1	0.15	0.22	0.34	0.50	0.75	1.12
4d 染毒总剂量	0.4	0.60	0.88	1.36	2.00	3.00	4.48
累计染毒剂量	0.4	1.00	1.88	3.30	5.30	8.30	12.80

2.1.2.2 20 天蓄积试验法

将试验动物随机分成 5 组，一般采用大鼠或小鼠，每组雌雄各 10 只。每天对动物进行染毒，各组染毒剂量分别为 LD₅₀ 的 1/20、1/10、1/5、1/2 及 0（为对照），连续染毒 20 d，各组试验动物染毒总剂量分别为 1 LD₅₀、2 LD₅₀、4 LD₅₀、10 LD₅₀。停药后，观察 7 d 内的死亡情况，如果各剂量组均无死亡，蓄积不明显或未见蓄积；若染毒剂量为 1/2 LD₅₀ 的试验组动物有死亡，但其他组无死亡，可认为受试物有弱蓄积性；若染毒剂量为 1/2 LD₅₀ 的试验组动物有死亡，且各剂量组呈现出剂量-反应关系，可认为受试物有较强的蓄积作用；若染毒剂量为 1/20 LD₅₀ 的试验组动物无死亡，但其他剂量组有死亡，并呈现出剂量-反应关系，可认为有中等蓄积作用；若染毒剂量为 1/20 LD₅₀ 的试验组动物有死亡，且各剂量组呈现出剂量-反应关系，可认为有强蓄积作用。

2.1.2.3 受试物生物半衰期测定法

生物半衰期（$T_{1/2}$）是指一种外来化合物在机体或器官内经生物的代谢作用消除到原有量或浓度的一半所需要的时间，单位是 h 或 min，又称生物半减期或代谢半减期。同一性质的外来化合物在不同组织器官内的消除情况存在差异，所以又可细分为全身生物半衰期和某一器官生物半衰期。生物半衰期较长的物质，表明其在生物体内不易消除，存在蓄积作用的可能性也就较大。

外来化合物在生物体内的生物半衰期测定过程比较复杂，故常常仅以测定其在血液、尿液或器官组织中原有浓度降低一半所需要的时间来间接代表该物质的生物半衰期。主要方法是：在一定间隔时间内，分别测定染毒受试物后的试验动物血液、尿液，或某些器官组织中该受试物的浓度，依据所得结果按下式求出该受试物的生物半衰期。$T_{1/2}=(t_1-t_2)\lg 2/(\lg y_1-\lg y_2)$，$y_1$ 和 y_2 分别为添加受试物后于 t_1 和 t_2 时间点测得的该受试物的浓度或量。生物半衰期越长，表明受试物蓄积作用越大，反之则越小。故可根据测得的生物半衰期的长短，来判定受试物在试验动物体内蓄积的可能性及其程度和持续时间。详细方法可参照 GB/T 15670.29—2017。

2.1.3 亚慢性和慢性毒性试验

通常情况下，生物体接触环境污染时的水平往往低于急性中毒剂量或浓度，如要得到更接近实际情况的更详细的毒作用资料，则需进行亚慢性和慢性毒性试验。

亚慢性毒性试验（subchronic toxicity test）是研究受试物以不同剂量反复经口、皮或呼吸道等途径给予试验动物，试验期通常为动物生命期的 1/30～1/10，大鼠一般为 3～6 个月，狗为 4～12 个月，观察动物的中毒表现、体重和摄食量变化，并进行血液学指标、血液生化指标、组织病理学指标等的测定。其目的是确定在较长时间内试验动物反复接触受试物引起的毒性效应，了解受试物的毒作用靶器官和有无蓄积作用，试验动物对受试物能否产生耐受性，计算并估计出受试物的未观察到有害作用剂量水平（no observed adverse effect level，NOAEL）和观察到有害作用最低剂量水平（lowest observed adverse effect level，LOAEL）（或出现毒性作用的最小剂量和不出现毒作用的最大剂量）。通过亚慢性试验确定是否要进行慢性毒性试验，并为慢性毒性试验剂量选择和初步制定人群安全接触限量标准提供依据。详细方法可参照 GB/T 15670.13—2017。

慢性毒性试验（chronic toxicity test）是指在正常生命周期的大部分时间内反复经口、皮或呼吸道等途径给予试验动物不同剂量的受试物，观察受试物对试验动物所产生的生物学效应，并定期称量体重、计算摄食量，并进行眼科、血液学指标、血液生化指标、尿液指标、组织病理学检查指标的测定，分析受试物对试验动物的慢性毒性效应、靶器官和损害的可逆性，确定受试物的未观察到有害作用剂量水平和观察到有害作用最低剂量水平，为受试物能否应用或为制定其在环境中卫生标准，提供重要的参考依据，也为拟定该试验动物或人类接触该受试物的每日允许摄入量提供依据。由于慢性毒性试验是在试验动物生命周期的绝大部分时间里进行，整个试验期间会定期对试验动物进行详细观察及各脏器的病理学检查，因此对受试物的致癌性评定亦可提供有参考价值的依据。哺乳动物的慢性毒性试验详细方法可参照 GB/T 15670.26—2017，或中华人民共和国和国家卫生和计划生育委员会共同发布的食品安全国家标准慢性毒性试验 GB 15193.26—2015。

水生生物的慢性毒性试验可选用大型溞、糠虾等无脊椎动物，也可用鲤鱼、鲫鱼、鳟鱼等脊椎动物。受试物暴露时间，通常无脊椎动物 3～4 周，鱼类最少 6～12 个月。在规定的时间内观察试验动物的各项生长指标和生殖能力等指标。若以大型溞为试验动物，试验通常进行 21 d，每天观察大型溞存活、蜕皮、生长、怀卵和产卵等情况，详细记录每次蜕皮时间、首次怀卵时间、首次产卵时间、首次产卵量等，整个试验过程中的产卵次数和产卵量等。详细方法可参照 OECD 2008 年发布的标准方法：Guideline for testing of chemicals 211：Daphnia magna reproduction test。试验结束后，统计分析有显著影响的浓度，一般表示为最大可接受毒物浓度（maximum acceptable toxic concentration，MATC），是一个假设的有一定限范围的浓度，最低限是不产生影响的最高浓度（no observed effect concentration，NOEC），最高限是产生影响的最低浓度（low observed effect concentration，LOEC），可用 NOEC<MATC<LOEC 来表示。为了把化学物质对水生生物急性毒性和慢性毒性联系起来，人们提出了使用应用因子（AF）来表示一种化学物质的慢性试验浓度的阈值除以其急性毒性试验 LC_{50} 浓度值，即 AF 可用 LC_{50} 除 MATC 的极限值（NOEC 和 LOEC）来计算，即 AF=MATC/LC_{50}。若 AF 已知，有时可直接进行慢性毒性估计，从而节约了慢性试验所需的时间及费用。例如，某化学物质对虾 LC_{50} 是 3.0 mg/L，并根据鱼类试验得知该化学物质 AF 值是 0.03～0.2，那么可直接计算出这种化学物质对虾的 MATC 值为 0.09～0.6 mg/L [=AF×LC_{50}=（0.03～0.2）×3.0 mg/L]。

2.2 微宇宙毒性试验

上面提到的常规毒性试验通常是基于单物种测试结果，很难反映复杂的自然实际，更无法真实反映暴露于化学物质中的种群动态变化和物种之间的捕食关系变化。微宇宙（microcosm）法则是研究污染物在生物种群、群落、生态系统和生物圈水平上生态效应的一种方法，又被称为模型生态系统（model ecosystem）法。微宇宙可视为一个小型的生态系统，包含了天然生态系统中的主要物种和生化过程，包括有生产者（绿色植物为主）、消费者（动物为主）和分解者（细菌、真菌和放线菌等为主）三大类生物，能提供自然生态系统的群落结构和功能，但没有自然生态系统庞大和复杂，不能包含大树、大的食草动物、食肉动物和鸟类等自然生态系统的组成，也不能包括岩石的风化作用、土壤的侵蚀过程等自然生态系统的所有过程。微宇宙规模较小，便于重复和控制，既可以用来研究自然生态系统的结构和功能，也可以用来研究有毒化学污染物如杀虫剂，营养元素如氮、磷等污染物对生物和非生物组成的影响；污染物在生物和非生物组成中的分布；研究污染物对生物-生物和生物-非生物之间的相互作用等。按照构建的场所，可分为室外微宇宙和室内微宇宙。与室内微宇宙相比，室外微宇宙体积更大，营养结构更为复杂，也更接近真实的生态系统。室内微宇宙还可细分为混合培养微宇宙和人工组合微宇宙。混合培养微宇宙内的环境介质和生物种群均取自天然生态系统，可支持多种藻类、浮游动物甚至鱼类的生存。人工组合微宇宙中的环境介质则由人工配制而成，接种生物后，经过一段时间培养，也可演化成为小型的生态系统，主要优点是起初的生物种群可以人为选择和控制。按照构建的大小，可将多物种水生生物试验系统分为微宇宙（≤10 L）、中宇宙（>10 L，但<1000 L）和大宇宙（>1000 L），但人们习惯将容积大于10 L的模拟水生态系统也称为微宇宙，故模拟生态系统泛称为微宇宙，模拟水生态系统泛称为水生微宇宙。

2.2.1 标准化水生微宇宙

标准化水生微宇宙（standardized aquatic microcosm，SAM）是由 Taub 等人发展和建立，用于实验室测定有毒物质在多种水平对淡水生态系统的影响。标准化水生微宇宙的构建是将 10 种藻类（柱孢鱼腥藻 Anabaena cylindrica、镰形纤维藻 Ankistrodesmus、莱哈衣藻 Chlamydomonas reinhardi、普通小球藻 Chlorella vulgaris、鞘颤藻 Lyngbya sp.、菱形藻 Nitzschia kutzigiana、斜生栅藻 Scenedesmus obliquus、羊角月牙藻 Selenastrum capricornutum、毛枝藻 Stigeoclonium sp.和丝藻 Ulothrix sp.）、5 种浮游动物（大型蚤 Daphnia magna、端足虫 Hyalella Azteca、介虫 Cypridopsis、腹纤毛虫 Hypotrichs、锐角旋轮虫 Philodina acuticornis）及与其相关的微生物群加入到具有特定化学组成的培养基和沉积物中，并控制温度等周围环境条件。试验时间为 63 d，期间定期测定单位体积内各生物体的数量、溶解氧浓度变化、光合作用与呼吸作用比率、pH、微宇宙体积、浊度、藻类密度、水蚤繁殖率、各浮游动物密度、营养盐浓度等，并对测定数据进行统计分析。具体方法可参照美国材料与试验协会（American Society for Testing and Materials，ASTM）2016 年发布的标准方法进行（E1366-11 Standard practice for standardized aquatic microcosms: fresh water）。

2.2.2　室外水生微宇宙

20 世纪 80 年代末 90 年代初建立了一种室外微宇宙系统，称之为室外水生微宇宙（outdoor aquatic microcosm），又被称为中宇宙（mesocosm）。其规模较大，结构复杂，功能完善，是自然生态系统的缩影。室外水生微宇宙的设计具有较大的弹性，它可以是一个几立方米大小的水族饲养缸、小型池塘，或包括从上游直至出口处的整个河段。在池塘微宇宙内存在着天然池塘的主要生物种类和生态学过程，一般可有 50 多种藻和多种原生动物、线虫、轮虫、寡毛类、甲壳类，以及其他微型动物。室外水生微宇宙非常适宜于外来化学物质的迁移、降解和生物积累以及生物学效应的研究，以此评价外来化学物质或污染物在生态系统水平上的整体效应。但室外水生微宇宙的试验设置是在特定地区的室外，因而受当地外界温度等环境因素的影响较大，各试验组间的方差较大；同时试验生物大多数是地方种，研究结果仅能表明有毒物质在一个地区的生物效应和归宿。

2.2.3　陆地土芯微宇宙

陆地土芯微宇宙（soil-core terrestrial microcosm）是用于研究外源性化合物对农业或草地生态系统，及其土壤中生长的植物、无脊椎动物和微生物影响的一种陆生微宇宙。其做法就是从野外环境中采集 20cm 深的表层土壤，放进深≥60 cm 和直径≥10 cm 的容器内，在控制好温度、湿度和光照等环境条件下，进行试验和观察，可以用来研究化学物质和营养元素等对农业或草地生态环境的影响及其环境归趋。具体方法可参照美国材料与试验协会（American Society for Testing and Materials，ASTM）2012 年发布的标准方法进行（E1197-12 Standard guide for conducting a terrestrial soil-core microcosm test）。

此外还有更庞大和复杂的模拟农田生态系统，多用来测定农药在土壤、植物、水溶液和空气中的残留。

2.3　生化、细胞和分子生物学毒性试验

外源化合物或污染物进入生态系统后，会对生态系统中的各类生物产生不同程度的危害。最早的危害主要是分子水平上的，然后才扩展到细胞、组织、器官及个体水平上。由于分子水平上的指标测定具有周期短、灵敏的特点，已经广泛用来筛选化学品和预测其可能对生态环境造成的影响。随着生化和分子生物学理论和技术的飞速发展，给生态毒理学研究提供了新的方法和途径，使生态毒理学研究从经典的整体器官水平过渡到细胞和分子水平。PCR 技术、核酸杂交技术、DNA 测序技术和突变检测技术等一些常用的分子生物学技术，目前已广泛应用于外源化合物和或污染物引起的生物 DNA 损伤、基因突变及 DNA 加合物形成等各个层面。近些年，转基因技术、基因芯片技术、蛋白质芯片技术、DNA 甲基化检测技术、宏基因组学、宏转录组学、宏蛋白组学、代谢组学和表观遗传学等新技术的建立和引入，使得生态毒理学的整体研究和检测水平不断提高。

2.3.1　解毒酶系的活性测定

解毒酶是一类具有重要生理功能的代谢酶系，普遍存在于各种生物体内。在外源污染物

的作用下，解毒酶的含量或活性水平常被诱导或抑制，且与污染物毒性之间具有一定的相关性，故可作为毒物毒性诊断的生物标记物用于环境污染的早期诊断。目前用于生态毒理诊断的解毒酶主要有细胞色素 P450（cytochrome P450，CYP450）和谷胱甘肽硫转移酶（glutathione-S-transferase，GST）。

将苏拉威西秀体溞 Diaphanosoma celebensis 分别暴露在苯并[α]芘（B[α]P，25 µg/L）、Cd（2 mg/L）和 Cu（5 µg/L）等环境污染物 24h 后，Han 和 Lee 发现 CYP370A15 在对 B[α]P、Cd 和 Cu 的暴露反应中均显著上调，认为 CYP370A15 可作为检测 B[α]P、Cd 和 Cu 等环境污染物的生物标志物。

谷胱甘肽硫转移酶能够代谢降解亲脂性的有机污染物，减轻环境污染物引起的氧化损伤。Sun 等人 2019 年在花翅摇蚊 Chironomus kiiensis 中克隆到 12 种 GST 基因，分别命名为 CkGSTs1～6，CkGSTt1～2，CkGSTd1～2，CkGSTm1～2，发现这 12 种 GST 基因在花翅摇蚊各发育阶段均有表达，其中 11 种 GST 基因在 4 龄幼虫中的表达量高于卵。若将花翅摇蚊 4 龄幼虫暴露于亚致死浓度的苯酚 48 h 后，所有 CkGSTs 的表达和活性均受到抑制。其中 CkGSTd1～2 和 CkGSTs1～2 的表达随苯酚浓度的变化而变化，表明花翅摇蚊体内这 4 种 GST 基因可以作为监测环境苯酚污染的生物标志物。

2.3.2 与抗氧化防御系统相关的酶的活性测定

抗氧化防御系统是多种生物体内重要的活性氧物质清除系统，好氧生物受到外源污染物胁迫时，体内活性氧物质会增加，随着暴露时间延长，机体细胞内活性氧物质会逐渐累积，并对细胞造成伤害，严重时会导致细胞死亡。需氧生物在漫长的进化过程中形成了一套抗氧化防御体系，可以减缓活性氧的损伤攻击。生物体内抗过氧化物的酶系有过氧化氢酶（CAT）、谷胱甘肽过氧化物酶（GSH-Px）、超氧化物歧化酶（SOD）、过氧化物酶（POD）等。其中，过氧化氢酶能催化分解细胞代谢产物 H_2O_2，在调节细胞免于活性氧伤害的过程中起着重要作用，由于环境污染物能够与该酶的硫基或其他活性基团发生作用，从而使酶的活性发生改变，通常是下降或丧失，导致毒性效应的产生，故过氧化氢酶的活性指标可以用于估计受试化学品或环境污染物对生物的急性和亚急性效应。谷胱甘肽过氧化物酶能催化还原型谷胱甘肽（GSH）变为氧化型谷胱甘肽（GSSG），将有毒的过氧化物还原成无毒的羟基化合物，其主要的生物学作用是清除脂类过氧化物，并可在过氧化氢酶含量很少的脑等组织中或 H_2O_2 产量很低的组织中行使清除 H_2O_2 的功能。这些酶的含量维持和提高是生物体耐受污染胁迫的重要物质基础，可用来作为指示污染环境毒性的生物标记物。

镉制品的大量应用及处理不当，使大气、水体和土壤等生态环境遭到污染。鱼类和哺乳动物研究表明，镉暴露能够改变 SOD 和 GSH-Px 等抗氧化物酶的活性，降低细胞对自由基及其产物的清除能力，而溪蟹及其他甲壳动物对污染物的敏感性较高，是水环境污染监测的理想指示生物。李涌泉等人 2008 年研究了镉暴露对长江华溪蟹 Sinopotamon yangtsekiense 酶活性及脂质过氧化产物的影响，发现在试验剂量范围内，SOD 和 GSH-Px 的活性随着镉暴露浓度的增加和处理时间的延长均呈现先增高后降低的趋势，并存在组织差异性，而丙二醛（MDA）的含量随镉浓度的增加和处理时间的延长而升高。认为 SOD 与 GSH-Px 的活性和 MDA 含量的变化可以灵敏地反映镉的胁迫程度及毒性大小。

由于环氧树脂、聚碳酸酯或农药等各种化学品的广泛合成、应用和在环境中的降解，导致包括双酚类在内的苯酚在水、陆等环境和人类周围的广泛存在。Macczak 等人 2017 年在体外研究了双酚 A、双酚 S、双酚 F 和双酚 AF 对人红细胞的氧化应激和损伤，发现双酚 A 及其类似物能降低 GSH 水平，改变 SOD、GSH-Px 和 CAT 活性，提高活性氧（reactive oxygen species，ROS）水平，诱导脂质过氧化。其中双酚 F 处理 24 h 后，可使红细胞中的 SOD、GSH-Px 和 CAT 活性下降，且呈现出一定的剂量效应，故可用细胞中的 SOD、GSH-Px 和 CAT 活性指标来预测环境中双酚 F 的暴露水平和危害程度。

2.3.3　乙酰胆碱酯酶活性测定

乙酰胆碱酯酶（acetylcholinesterase，AChE）是生物神经传导中的一种关键性的酶，主要分布于脑、神经细胞和肌肉等组织中，在脑组织中的含量最为丰富。该酶对氨基甲酸酯类农药和有机磷农药具有显著的灵敏性，是一个很典型的毒理学指标。测定 AChE 活性最常用的方法是比色法，其原理是：胆碱酯酶水解乙酰胆碱的硫醇同系物产生的硫醇可与双二硫代硝基苯甲酸起反应，生成一种深黄色的结合物，可在 412 nm 波长处进行比色测量。此外，还有采用测压法、荧光法和电化学法等多种方法对 AChE 活性进行测定。

早在 20 世纪 50 年代，就有人提出用鱼脑或无脊椎动物的 AChE 活性的抑制程度来判定自然水环境中极低浓度的有机磷杀虫剂的暴露水平和危害，一般认为 AChE 抑制达到 20% 以上时表明暴露作用的存在，AChE 抑制超过 50% 以上时则表明对生物的生存有危害，Fulton 和 Key 2001 年在一篇有关 AChE 抑制作为一种生物标志物在河口环境中的应用综述里提到，对河口鱼类的各种研究表明，脑 AChE 抑制水平>70% 与大多数鱼类的死亡率相关，某些物种似乎能够忍受更高水平的脑 AChE 抑制（>90%），也有一些河口鱼类的亚致死效应与脑 AChE 抑制水平低至 50% 有关。然而，多数研究表明，只有当脑 AChE 抑制达到接近致死水平时，才能观察到这些影响。许多实地研究已经成功地将 AChE 抑制作为河口环境中的生物标志物。AChE 抑制作为河口无脊椎动物的生物标志物的研究较少。虽然在暴露于有机磷杀虫剂后的各种无脊椎动物组织中测定了 AChE 抑制，但 AChE 抑制和致死之间的关系并不明显。为了更好地解释 AChE 抑制和死亡率之间关系的物种特异性差异，以及研究与 AChE 抑制相关的其他生理干扰，在鱼类和无脊椎动物中还需要进行更深入的研究。

Tham 等人 2009 年报道了一种用蟾胡鲇 Clarias batrachus 的胆碱酯酶测定评估杀虫剂的抑制作用。研究发现农药呋喃丹（carbofuran）和农药西维因（carbaryl）能较好地抑制蟾胡鲇的胆碱酯酶活性，抑制浓度 IC50 值分别为 6.66 μg/L 和 130.00 μg/L，与对电鳗（Electrophorus electricus）的胆碱酯酶活性抑制浓度 IC50 值相近（6.20 μg/L 和 133.01 μg/L），但远低于对牛的胆碱酯酶活性抑制浓度 IC50 值 20.94 μg/L 和 418.80 μg/L，表明用蟾胡鲇的胆碱酯酶测定评估杀虫剂的抑制作用优于牛的胆碱酯酶。

Zheng 等人 2015 年将功能化离子液体修饰石墨烯分散在聚乙烯醇中，制得的分散液，与乙酰胆碱酯酶溶液混匀后滴涂在电极表面，利用聚乙烯醇良好的成膜特性，制得新型有机磷检测酶电极，具有良好的导电性和生物相容性，能很好地保持乙酰胆碱酯酶的生物活性，并显著促进了其电化学过程。该传感器制备简单，稳定性好，灵敏度高，为农产品和土壤样品中有机磷农药的高选择性和高灵敏性检测提供了新方法。

2.3.4 热休克蛋白生物标记法

热休克蛋白（heat shock protein，HSP）是所有原核细胞和真核细胞遭受到外源污染物以及高温等不良理化环境因子刺激后产生的一组非常保守的蛋白分子家族，并在生物体内发挥着重要的生理功能，如具有提高受试细胞的耐受性，起到一定的保护和修复作用等功能。具有如下特点：①普遍性，所有原核和真核生物都有热休克蛋白；②保守性，不同的物种具有同源性很高的 HSP；③热激反应时 HSP 的合成迅速增加而原有蛋白的合成则减少；④除热以外的各种应激因子如葡萄糖缺乏、缺血、寒冷、创伤、缺氧、饥饿、重金属、乙醇、氨基酸类似物、过氧化氢、氧自由基及农药等多种污染物都可诱导热休克蛋白的产生。基于分子量的大小，可将 HSP 分为 HSP100、HSP90、HSP70、HSP60 和小分子热休克蛋白 5 个主要家族。其中 HSP70 最为保守，对亚砷酸、重铬酸盐、镉、铜、五氯酚和林丹等污染物的胁迫响应十分显著，常可作为评价外源污染物胁迫效应和污染程度的早期生态毒理学指标。

淡水藻类埃伦新月藻 Closterium ehrenbergii 被认为是水生系统生态毒理学评估的一个代表种类。Abassi 等人 2019 年克隆测定了新月藻中小热休克蛋白 10（small heat shock protein 10，sHSP10）和 sHSP17.1 的 cDNA 序列，并对其在热冲击和毒物处理后的生理变化和转录反应进行了研究。CeHSP10 的开放阅读框（ORF）长 300 bp，编码 99 个氨基酸，CeHSP17.1 的 ORF 为 468 bp，编码 155 个氨基酸。在热应激条件下，细胞出现色素丢失和可能的叶绿体损伤，sHSP10 和 sHSP17.1 基因表达上调。而在 $CuSO_4$、$CuCl_2$、$K_2Cr_2O_7$ 等重金属胁迫后，活性氧的产生呈剂量依赖性增加，sHSP10 和 sHSP17.1 基因表达也均显著上调。研究结果表明，新月藻中 sHSP 基因可能在应对压力环境中发挥了作用，并可作为重金属等环境污染的分子毒性评估的早期检测参数。

Hong 等人 2019 通过测定中华绒螯蟹肝胰腺抗氧化酶活性和热休克蛋白（HSPs）mRNA 相对表达量，研究了中华绒螯蟹暴露在合成拟除虫菊酯农药溴氰菊酯的条件下的抗氧化反应及分子调控状况。结果表明，除 0.073 μg/L 溴氰菊酯处理组外，超氧化物歧化酶（SOD）和过氧化氢酶（CAT）均显著降低。氧化应激产物丙二醛（MDA）和过氧化氢（H_2O_2）在高浓度溴氰菊酯下显著升高，在 0.073 和 0.146 μg/L 浓度下无显著差异。HSP60、HSP70、HSP90 mRNA 相对表达量在所有处理组及各时间点上均显著上调。以上结果表明，在环境相关浓度下，溴氰菊酯通过抑制抗氧化酶和氧化产物积累对中华绒螯蟹具有显著的毒性作用，动物可通过上调 HSPs 来缓解氧化应激。肝胰腺 SOD、CAT、MDA、H_2O_2 及 HSPs（尤其是 HSP70）的表达可作为评价溴氰菊酯对中华绒螯蟹毒性作用的敏感生物标志物。

2.3.5 微核试验

微核是真核类生物细胞中的一种异常结构，由染色体或染色单体的无着丝粒断片或因纺锤体受伤而失去的整个染色单体，在分裂后期仍留在细胞中或核物质因核膜受损后向外突出延伸形成，是染色体畸变在间期细胞中的一种表现形式。微核游离于主核之外，呈圆形或椭圆形，比主核小，故称微核，其折光率及细胞化学反应性质和细胞核一样，也具合成 DNA 的能力。在染色体断裂剂作用下，进行分裂的细胞均可产生微核，因此可用微核率的变化来检测诱变效应化合物。由于微核测定方法具有方便、快捷、可靠，高效等优点，已作为化学致突变试验中的一种常用筛检方法。常见的微核试验有骨髓嗜多染红细胞微核试验

（micronucles test of polychromatic erythrocyte in the bone marrow）；外周血淋巴细胞微核试验（micronucles test of peripheral blood lymphocytes）；细胞培养微核试验（micronucles test to cell culture）和蚕豆根尖微核试验（micronucles test in vicia faba root tip）。其中，蚕豆根尖细胞微核监测技术目前已普遍用于研究和监测环境致突变物（致癌物），1986 年国家环境保护局已将该技术列入《环境监测技术规范》，试验所用蚕豆为松滋青皮豆，具体方法参照国家环境保护总局 2002 年出版的《水和废水监测分析方法》（第 4 版）。

Cavas 和 Ergene-Gozukara 利用微核试验研究分析了炼油厂和铬加工厂废水对罗非鱼 *Oreochromis niloticus* 的基因毒性效应。将鱼暴露于不同浓度的废水中 3、6 和 9 d 后，对鳃上皮细胞和外周血红细胞进行微核分析。结果表明两种废水均具有遗传毒性潜力，且炼油厂废水引起的遗传损害程度明显高于铬加工厂废水。

王兴明等人 2016 年从淮南某煤矿堆积的矸石山邻近农田采集了表层土壤，除了测定土壤中 Zn、Pb、Cd 和 Cu 浓度和分析重金属形态基础之外，还利用蚕豆早期生长及微核试验检测了土壤生态毒性。结果发现煤矿区农田土壤中 Zn、Pb、Cd 和 Cu 浓度均高于淮南土壤背景值，但 4 种重金属浓度均低于国家土壤环境质量（GB 15618—2008）二级标准。个别土壤样点因重金属浓度较高而导致蚕豆发芽率和根长降低显著，但所有矿区土壤各样点的微核率较对照（校园土）均显著增加，这说明煤矿区土壤确实存在一定的生态毒性，且微核试验比植物发芽率和根长试验对土壤重金属的污染更敏感，因此微核试验可以用来评价煤矿区域重金属所引起的生态毒性和风险。

2.3.6　单细胞凝胶电泳技术

单细胞凝胶电泳技术（single cell gel electrophoresis assay）是一种在单细胞水平上检测有核细胞 DNA 损伤与修复的方法。所需样品细胞数目少、经济、简便、易操作、试验周期短且灵敏度高，甚至能检测到淋巴细胞在体外经自然光照射 1h 所引起的 DNA 损伤。故在检测化学诱变剂、射线、各种环境污染物等对有核生物体的 DNA 损伤等方面具有广泛的应用价值。

Rydberg 和 Johanson 于 1978 年最先提出单细胞 DNA 损伤的定量测定方法。1984 年，Ostling 和 Johanson 在此基础上引入了微凝胶电泳技术，使检出灵敏度得到进一步提高。1988 年，Singh 等人提出的在碱性条件下（pH>13）进行电泳，该方法更加优越，能够检测单个细胞中的 DNA 单链断裂、碱性易变性位点以及与 DNA 单链断裂相关的不完全修复位点。受损伤细胞在电泳过程中，其断裂的 DNA 片段从核中向阳极伸展，形成一个亮光头部和尾部，貌似彗星，因此也叫彗星试验（comet assay）。

该技术的原理是，首先利用细胞裂解液，破坏被检测细胞的细胞膜、核膜及其他生物膜，从而使细胞内的小分子片段 DNA、RNA、蛋白质及其他成分进入凝胶，进而扩散到裂解液中被分解，但细胞中的大分子核 DNA 仍保持缠绕的环区附着在剩余的核骨架上，并保留在原位。如果细胞 DNA 未受损伤，电泳时细胞核 DNA 停留在细胞核基质中，经荧光染色后呈现出圆形的荧光团，无拖尾现象。若被检测的细胞 DNA 受损，在 pH=8 的电泳缓冲液中，核 DNA 仍保持双螺旋结构，偶有单链断裂，也不会影响 DNA 双螺旋大分子的连续性。但当 DNA 双链断裂时，形成的 DNA 断片在电泳时会向阳极移动，形成荧光拖尾现象。如果在 pH>13 的碱性电泳缓冲液中，DNA 双链会解螺旋而变为单链，单链断裂的 DNA 则会形成断片，电泳时亦会向阳极移动，形成荧光拖尾现象。通常细胞 DNA 受损程度愈高，产生的 DNA 片段也会愈多，相应 DNA 片段的长度也会愈短，因此在电场中移动的 DNA 量多，移动的距离长，荧光检测则表现出彗星尾长增加和彗星尾部荧光强度增强。该试验最终通过测定彗星尾部 DNA 百分含量和尾长就可判断被检测细胞 DNA 是否受到损伤及损伤程度。

常规的单细胞凝胶电泳过程主要由铺胶、裂解、解旋、电泳、浸洗、染色、结果分析几个步骤组成。首先将细胞悬液铺在已经预先铺了琼脂糖底胶的载玻片上，根据检测对象的不同选择适当的裂解方法，中性裂解（pH=8）或碱性裂解（pH＞13）。中性裂解主要适用于检测单链断裂损伤，而碱性裂解则适用于检测单链和双链断裂损伤。通过解螺旋作用，受损的 DNA 双链解螺旋变成单链，缺口暴露出负电荷，电泳时断裂的 DNA 片段离开核 DNA 向阳极迁移，小片段与大片段分子因电泳过程中移动速度的不同形成拖尾。电泳结束后，将载玻片置染缸，用 Tris 缓冲液浸洗 3 次，每次 10 min，去除碱和去污剂对染色的影响，然后用 2 mg/L EB 水溶液染色。染色后用荧光显微镜观察图像，显微照相后，可用相关软件分析图像，通常通过采集尾长、尾重心、Olive 尾矩、尾惯量、尾分布矩、尾长/头长比及尾 DNA 含量等数据对形状指标、距离指标、强度指标和矩类指标等进行分析。

由于单细胞凝胶电泳技术能够检测各种理化因素所导致的 DNA 链断裂、DNA 切除修复、DNA 交联以及氧化损伤等，故其已成为生态毒理学研究和环境检测的有效工具。如采用单细胞凝胶电泳试验检测噁二嗪类杀虫剂茚虫威对斑马鱼肝脏 DNA 的损伤情况，发现当斑马鱼暴露于浓度为 1.98 mg/L 和 2.16 mg/L 的茚虫威后，与对照组相比，肝脏 DNA 的损伤极为明显，说明斑马鱼染毒茚虫威后可被诱导产生遗传毒性。曾宇明等人 2017 年为了研究人体接触低浓度苯的潜在影响，选用某电子企业接触低浓度苯的工人为试验组，选择某食品加工企业工人为对照组，用单细胞凝胶电泳试验检测工人淋巴细胞 DNA 损伤情况。结果显示，低于国家职业卫生标准的低浓度苯，工人接触后亦可引起显著的 DNA 损伤，且细胞 DNA 损伤程度也随着接触浓度的增加而加重。目前在放射监测中单细胞凝胶电泳技术应用较多，多以人外周血淋巴细胞作为材料。罗瑛等人 1991 年建立的单细胞凝胶电泳方法，辅以图像分析技术可以快速检测出 0.1 Gy 剂量射线照射所致人血淋巴细胞 DNA 结构损伤。Vijayalaxmi 等人 1992 年则发现单细胞凝胶电泳方法能够检出 0.05 Gy γ 射线引起的人血淋巴细胞 DNA 损伤。

2.3.7 PCR-SSCP 技术

单链 DNA 由于有链内碱基配对而呈现出特定的空间结构，当 DNA 链上的某些碱基发生改变时，单链 DNA 构象也会发生改变，形成与原初不同的构象，称为单链构象多态性（single strand conformation polymorphism，SSCP）。由于在聚丙烯酰胺凝胶电泳过程中，单链 DNA 分子的相对迁移率除了与 DNA 分子的大小有关外，还与 DNA 单链所形成的构象有关。通常不同构象的 DNA 分子具有不同的电泳泳动速率。相同长度的 DNA 单链因其碱基排列顺序不同，甚至某一位点的单个碱基不同，所形成的构象会有一定的差异，电泳迁移率也就会有所不同，因此 DNA 链中的碱基突变，哪怕是单碱基突变，都可通过电泳检测出来。PCR-SSCP 技术是在 PCR 技术基础上发展起来的，通过 PCR 扩增可以获得足够量特异靶 DNA 片段进行单链构象多态性凝胶分析，靶 DNA 中如有单碱基置换、碱基插入或缺失等突变存在，它们会因迁移率变化而出现在不同的电泳位置上而被检测出来。PCR-SSCP 技术原理明确，具有灵敏、快速、操作简便、重复性好等诸多优势，可运用于大样本筛选，能有效检测出 PCR 产物中两侧引物间的基因变异。如 Mitra 等人在 2018 年将该项技术用来检测分析生长在污染河流环境中的丽塔鲶鱼 p53 基因的突变，结果鉴定出 8 种突变类型，表明水环境污染已经影响了这些低等脊椎动物某些基因的结构和表达水平。

2.3.8　荧光原位杂交技术

荧光原位杂交（fluorescence *in situ* hybridization，FISH）是由 Langer-Safer 等人于 1982 年在原位杂交基础上建立起来的，经过不断的技术改进，检测的灵敏度和分辨率不断提高，因此逐渐取代了放射性原位杂交。它主要通过带有荧光标记的各类 DNA 或 RNA 探针与细胞或组织进行杂交，对细胞内某特定 DNA 或 RNA 序列进行检测，可用于染色体识别、核型分析、基因定位、染色体结构畸变和数目改变分析等。根据杂交探针的来源和性质的不同可将荧光原位杂交技术细分为：Tyr-FISH（以大小在几千碱基对的单、低拷贝的 DNA 片段作为探针，通过信号的级联放大进行目的 DNA 片段检测的 FISH 技术）；rsDNA-FISH（以具有基因组特异性的重复序列为探针进行原位杂交）；BAC-FISH（以基因组 BAC 克隆作为探针的 FISH 技术）；gDNA-FISH（GISH）（以某一基因组 DNA 经过处理作为探针进行的基因组原位杂交）；RNA-FISH（利用 RNA 作为探针的荧光原位杂交技术）；M-FISH（多色荧光原位杂交，所用的探针对基因组不同部分可用不同染色标记，故在一个分裂相内可以用不同的标记探针将几十条染色体区分开来，从而可将多次繁琐的 FISH 实验和多种不同基因的定位在一次 FISH 实验中完成）；Oligo-FISH（寡核苷酸探针荧光原位杂交技术）。根据杂交靶标选择和处理方式的不同可将荧光原位杂交技术细分为：Metaphase-FISH（以有丝分裂中期染色体为靶 DNA 的 FISH 技术）；Interphase-FISH（间期染色质为靶标的 FISH 技术）；TD-FISH（三维-FISH，对分裂期细胞通过缓冲剂进行固定，从而维持分裂相中染色体的原有结构）；Pachytene-FISH（以减数分裂的粗线期染色体作为 FISH 靶标）；Fiber-FISH（用经过特殊处理将间期核制备成高度伸展的 DNA 纤维作为靶标）；超伸展的流式分拣染色体-FISH（用蛋白酶 K 对通过流式分拣获得的有丝分裂中期植物染色体进行消化处理，长度可伸展 100 倍以上，再作为 FISH 靶标）。

FISH 可用于检测化学物质或环境污染因素对细胞染色体重组所造成的影响，从而判断是否会导致染色体畸变。Roy 和 Eastmond 等 2011 年分别以绿色荧光染料和红色荧光染料标记人类 1 号和 9 号染色体特异序列为探针，用 FISH 方法分析了乙双吗啉对人类外周血间期淋巴细胞中相关染色体的分离状况的影响，发现乙双吗啉可导致染色体不分离和多倍体现象的出现。FISH 还可用于对射线、重金属、各种化合物或环境污染因素等诱导形成的微核数量和来源进行鉴定。2014 年 Balajee 等人采用 M-FISH 方法研究 γ 射线诱导人血淋巴细胞微核形成的情况，发现 γ 射线诱导人血淋巴细胞形成的微核具有多染色体物质组成，且微核数量随着辐射剂量的增加而增加。1999 年 Migliore 等人采用微核及 FISH 分析方法研究发现硫酸铝［$Al_2(SO_4)_3$］、氯化镉（$CdCl_2$）、氯化甲基汞（CH_3HgCl）、锑酸钾（$KSbO_3$）和碲酸（H_2TeO_4）五种金属化合物均能明显诱导人血淋巴细胞的微核形成。

2.3.9　基因芯片技术

基因芯片（gene chip），又称 DNA 芯片（DNA chip）或 DNA 微阵列（DNA microarray），

是指将许多特定的短链核酸分子有规律地排列固定在固相载体上作为探针，待检测样品经过标记后与固定在芯片上的探针按碱基配对的原理进行杂交，随后通过荧光信号检测对待测样品 DNA 序列进行定性或定量分析。利用基因芯片技术，可同时、快速、准确地对成千上万个基因进行分析，改变了多数传统方法只能对某一个或几个基因进行研究的局限性，被迅速应用到基因表达检测、突变检测、基因组多态性分析、基因文库作图等各个方面。

在生态毒理学领域，具体来说，利用基因芯片技术检测哪些生物体内基因受到特殊化学污染物的影响，分析确定同污染物密切相关的基因，可研究污染物的毒作用机制；利用基因芯片技术检测经不同污染物暴露后的特定生物的基因表达变化特征，可筛选确定不同污染物暴露的生物标志物，从而实现对污染物毒性的早期预警；利用基因芯片技术检测并比较新化学物和已知污染物暴露后特定生物基因表达谱的变化，与传统方法相比，能更早地了解该化学物的毒理以及潜在的生态副作用；利用基因芯片技术研究不同有毒污染物暴露所致某类生物特征性基因表达谱的改变（应答"指纹"），可快速确定环境污染物的性质并对其分类。

Soetaert 等人开发了大型蚤（*Daphnia magna*）的第一代 cDNA 芯片，通过抑制差减杂交 PCR（suppression subtractive hybridisation PCR，SSH-PCR）收集了 855 个与胚胎发育、能量代谢、蜕皮和细胞周期等重要功能相关的大型蚤生命阶段特异性 cDNA，用于对农药丙环唑（propiconazole）毒性作用机制的研究。发现经过 1 μg/mL 浓度的丙环唑暴露 4 d 和 8 d 的大型蚤转录发生了重大变化。4 d 后，编码卵黄蛋白的基因下调至 1/3，表明卵母细胞成熟受损。此外，还观察到幼虫特异性基因和伴侣蛋白（chaperonin）基因等被抑制，而热休克蛋白 90 和 ATP 合成酶被诱导。研究结果不但证明了微阵列分析在用大型蚤进行毒性筛选中的潜力，也建议卵黄蛋白原 mRNA 的表达水平可作为农药对水生枝角目动物慢性生殖影响的早期生物标志物。

在金属生态毒理学研究方面，Poynton 等人采用定制的大型蚤 cDNA 芯片进行研究，确定了分别在亚致死剂量铜、镉和锌的暴露下大型蚤的特定基因表达模式，鉴定出金属硫蛋白和铁蛋白可作为金属暴露的特定生物标志物，检测到的基因表达模式支持已知的金属毒性机制，并且还发现了包括锌抑制几丁质酶活性的新的作用机制。这项研究通过将基因表达谱整合到具有环境重要性的生物中，为生态毒理基因组学的应用提供了实验支持。此外，Poynton 等人还将上述获得的表达谱数据用于野外样品重金属污染的预测。将野外样本的基因表达谱与之前建立的 Cu、Cd 和 Zn 的表达谱进行了比较，发现含铜地带样本的表达谱与实验室暴露的铜特异性基因表达谱聚集在一起，其中还包含有先前识别的作为铜生物标志物的基因，验证了基因表达分析可以预测特定污染物的环境暴露。

T-2 毒素和脱氧雪腐镰刀菌烯醇（deoxynivalenol，DON）是两种具有代表性的真菌毒素，普遍存在于谷物和农产品中。由于 T-2 毒素和 DON 被认为是引起一种特殊的骨关节疾病大骨节病（Kashin-Beck disease）的原因，故软骨细胞可能是这些毒素的重要靶点。为了充分了解 T-2 毒素和 DON 对软骨细胞的毒性作用机制，Yang 等人 2020 年用 0.01 μg/mL 的 T-2 毒素和 1.0 μg/mL 的 DON 处理正常人软骨细胞 72 h，然后通过 Affymetrix 基因芯片和生物信息学分析技术，在 T-2 毒素和 DON 处理的人软骨细胞中，分别鉴定出 175 和 237 个差异表达基因，其中 47 个基因在两组中有相同的表达倾向。蛋白-蛋白相互作用网络分析表明，10 个中枢基因在两组间存在差异。研究结果从分子层面揭示了 T-2 毒素和 DON 对人软骨细胞的毒性机制。

抗生素耐药性基因（antibiotic resistance genes，ARG）是一类新出现的环境污染物，对公众健康构成风险。由于在金属污染的土壤中，耐金属细菌在有毒金属选择的条件下会更加繁盛，那么金属污染物是否也可能作为共选择剂，从而导致环境中抗生素耐药性的扩散呢？Zhao 等人 2019 年使用高通量 qPCR ARG 芯片对位于爱尔兰岛东北沿海的贝尔法斯特（Belfast）都市区 50 个城市和郊区土壤中 ARG 和已知的构成潜在 ARG 宿主的移动遗传元素（mobile genetic elements，MGEs，包含转座子、整合子、质粒、噬菌体、插入序列共同区等，被认为是导致耐药基因在细菌间水平转移的重要原因）进行了量化分析。在土壤样品中共检测到 164 个 ARG，平均绝对丰度为 3.4×10^7ARG 基因拷贝/克土壤。发现 ARG 的丰度与 MGEs 显著相关，表明水平基因转移对 ARG 传播的重要性。并发现特定金属（砷、镉、钴、铬、铜、汞、镍和锌）和相关 ARG 之间存在显著的同现（co-occurrence）模式，ARG流行率与单个金属浓度和土壤金属毒性指数（基于不同金属对土壤微生物过程的相对毒性计算而来）有关。进一步分析表明，土壤金属毒性指数主要通过对 MGEs 的影响而显著影响ARG 数量以及与金属同现的 ARG 丰度。这些研究结果表明，土壤金属在城市和半城市化土壤中 ARG 和 MGEs 的共同选择中发挥作用，并提示通过水平基因转移的 ARG 在环境中传播的风险。

2.3.10　基于环境 DNA 技术的野外群落调查

环境 DNA（environmental DNA，eDNA）技术于 20 世纪 80 年代被提出，最早应用于微生物群落研究中，随着 DNA 测序技术的不断进步和发展，研究对象逐渐从单物种水平扩展到了种群、群落水平，现已成为生物监测、物种多样性保护和污染风险评估领域的非侵入性技术方法。eDNA 技术是指从土壤、沉积物、水体和空气等环境样品中提取 DNA 片段，进而利用 PCR 扩增和高通量测序对环境样品中的目标群落进行定性和定量分析的方法。从而量化表征物种的丰富度和生物量，实现新种鉴定、外来种和濒危种监测，已应用于低丰度生物物种检测、隐匿种发现、生物多样性调查及污染对种群影响的生态风险评估等方面。利用eDNA 技术可快速从环境样品中鉴定出多个物种，避免了传统形态学分类的诸多限制，具有高效、高灵敏度及对生物体无损伤等优点，其在污染对种群影响的生态风险评估方面具有十分广阔的应用前景。

利用该技术进行污染对种群影响的生态风险评估时，主要包括环境样品采集和 DNA 提取、PCR 扩增和数据分析 3 个部分。首先，采集环境样本，如浮游植物、浮游动物的采集可直接过滤水样，将滤膜保存于无菌冻存管中。随后，使用试剂盒提取环境样品中的 DNA，选择合适的分子标记基因并设计高分辨率的通用引物进行 PCR 扩增和 DNA 测序，通过可操纵分类单元（operational taxonomic units，OTU）的聚类及物种信息注释，可得到样本中的物种组成信息，并进一步计算出每个物种的相对丰度。最后将污染环境的化学物质浓度与种群密度进行相关性分析，可评估种群密度随化学物质暴露浓度的波动情况，从而得出该化学物质暴露的生态风险。

Smith 等人 2015 年利用天然微生物群落 DNA 的统计分析，可以准确识别核废料场的铀和硝酸盐等环境污染物，然后将该方法应用于深水地平线石油泄漏的碳氢化合物污染。他们发现，即使在污染物完全降解后，受影响的细菌群落也会因相互作用而发生改变，这表明天然细菌群落的 DNA 可以用作定量生物传感器，从那些被铀、硝酸盐或石油污染的地点中准确区分出未污染的地点。认为无处不在的自然细菌群落有潜力被用作原位环境传感器，响应和捕捉人类影响引起的扰动。

Xie 等人 2017 年对南淝河沉积物中接触混合化学污染物的原位真核生物群落进行了鉴定和分析，并评估了各种环境变量与真核生物群落之间的关系。沉积物中真核生物群落以环节动物类、节肢动物类、轮虫类、褐藻类、绿藻类和纤毛类为主。发现不同土地利用类型的真核生物群落结构存在显著差异，识别出拟除虫菊酯类杀虫剂、锰、锌、铅、铬和多环芳烃（PAHs）等影响真核生物群落的关键污染物。此外，还鉴定了一些与土地利用类型相关的类群，并鉴定了一些对原始污染物敏感的真核生物类群，可作为监测原始化学污染物影响的潜在指标。总之，原位真核生物群落的环境 DNA 宏条形码（metabarcoding）为生物监测和识别主要污染物及其对淡水沉积物底栖真核生物群落的复杂影响提供了有力的工具。

汞（Hg）是一种对生物体具有剧毒作用的元素，具有生物积累和生物放大作用。Frontalini 等人 2018 年通过形态学分析和环境 DNA 宏条形码测试了底栖有孔虫群落对不同浓度汞的响应，汞污染对中宇宙环境中培养的底栖有孔虫群落有不良影响，其多样性随着汞浓度的增加而减少。分子分析提供了比形态分析更完整的有孔虫群落，包括软壁单室的 monothalamids 和小型硬壳的 rotaliids 与 textulariids。在这些通常被形态学研究忽略的类群中，发现了可用作汞污染的潜在生物指标。研究结果进一步支持有孔虫 DNA 宏条形码作为基于物种群落形态识别的标准生物监测程序的补充和/或替代方法。

2.3.11 宏转录组学技术在生态毒理学研究中的应用

宏转录组学是从整体水平上研究某一特定环境的特定时期群体生命全部基因组转录情况以及转录调控规律。在生态毒理学上就是利用 RNA-Seq 高通量测序技术分析那些在污染胁迫下的生物的生理活性在时间序列上的动态变化，并获取受试生物对有毒物质胁迫下的转录表达响应谱。该技术在土壤生态毒理学研究过程中应用较多，能够对土壤微生物群落结构及代谢、功能间的关系进行剖析和监测，可直接反映实时环境表达信息。其基本流程为：①环境样品的采集与保存，由于 mRNA 易降解，其分子的平均半衰期在几秒到几分钟范围内，故样本采集后应立即投入液氮中快速冷冻或者转移到 RNAlater 等核酸保存液中，并放在 -80℃冰箱中保存，避免反复冻融；②总 RNA 的提取，mRNA 容易被分布广泛且非常稳定的 RNA 酶降解，在提取 RNA 过程中故要操作规范，以减轻 RNA 酶污染；③mRNA 富集，从环境样品中富集 mRNA 的方法主要包括 rRNA 消减杂交处理、优先降解 rRNA 的核酸外切酶处理、凝胶电泳片段分离、双链特异性核酸酶（DSN）处理等方法；④cDNA 文库的建立；⑤测序和数据分析，主要利用各种软件对序列进行拼接、比对、功能注释和聚类分析等。

尾矿中释放出的氧化性金属可能对生态系统造成严重破坏。然而，多种微生物已经成功地适应了这种环境。Epelde 等人 2015 年采用宏转录组学方法研究了一个重金属污染场地，其重金属 Cd、Pb 和 Zn 浓度最高分别可达 32.4 mg/kg、20000 mg/kg 和 97300 mg/kg。重金属含量、土壤 pH 和黏粒含量是决定土壤微生物群落结构的最重要因素。有趣的是，微生物群落的均匀性，而不是丰富度，随着污染程度的增加而增加。代谢可塑性高的如纤线杆菌纲 Ktedonobacteria 和绿弯菌门 Chloroflexi 类群在污染程度较高的样品中相对丰度较高。然而，放线菌门和酸杆菌门的一些类群与金属污染的关系则相反。此外，可能参与金属抗性机制的与遗传物质转位或转移及膜转运相关的功能性转录本在污染程度较高的样本中表达量较高。表明土壤微生物群落结构和功能对慢性金属污染产生了一定的适应，此外该结果还提供了对长期金属污染环境中的微生物群落的了解和认识，以及它们与附近低污染环境的对比。

监管机构需要确定未表征的物质对土壤微生物健康的影响，以确定这些化学物质如果最终进入环境中是安全的。以前的工作主要是在微生物生物量、活性和群落结构/多样性的类别中测量传统的生态毒理学终点。因为这些测试不仅费时费力，且无法衡量个体基因功能的变化，于是 Meier 等人 2020 年在新收集的砂壤土中加入了 0、60 mg/kg、145 mg/kg、347 mg/kg、833 mg/kg 和 2000 mg/kg 的银纳米颗粒（AgNPs），AgNPs 是一种已知的微生物拮抗剂，他们之前使用传统的测试方法已经证明其对土壤微生物过程的毒性。采用 16 S rDNA 图谱和宏转录组学等方法来测量分析土壤微生物群落分类结构和功能的变化，除了鉴定出受 AgNPs 影响的细菌类群外，发现与重金属抗性和其他毒性反应途径相关的基因受银的影响高度上调。剂量反应分析成功地模拟了许多响应低浓度 AgNPs 的生理相关基因。而且发现转录组起始点（the transcriptomic point of departure）（BMD_{50}）低于我们之前工作中使用传统测试计算的 IC_{50}。这些结果表明，宏转录组基因表达的剂量响应模型在土壤微生物健康评估中是一个有用的工具。

2.3.12　蛋白质组学技术在生态毒理学研究中的应用

生态毒理蛋白质组学（proteomics）是从整体的蛋白质水平上，研究生物遭受外源化学毒物或环境胁迫下，细胞蛋白质的存在及其活动方式（蛋白质谱）的变化，探讨生物体所产生的毒性效应及其导致的生物体内代谢通路的改变，可以更加全面地了解生物体内蛋白水平的微小变化及其变化之间的联系和规律，为解析污染物的毒性机制和生物体的关键蛋白防御机制提供了有力的手段和方法。同时，有毒污染物及其浓度变化所致细胞蛋白质谱改变的"指纹特征"，可作为有效表征污染物暴露的生物学标记物。蛋白质组学的主要相关技术有双向凝胶电泳、差异凝胶电泳、质谱分析、蛋白质芯片技术、酵母双杂交系统和生物信息学分析等。其中双向电泳是蛋白质组学研究的常用核心手段，而质谱技术通常与双向电泳等蛋白分离技术相联用，具有灵敏、准确、自动化程度高等特点，是蛋白鉴定的核心技术。

有毒化合物多环芳烃广泛分布于污染环境中，已有研究表明，从一个受烃类污染的池塘中分离出来的草酸青霉（*Penicillium oxalicum*），在液体发酵条件下，具有很强的短时间内转化不同多环芳烃的能力。虽然细胞色素 P450（CYPs）大概是这一过程中的主要负责酶，但有关蛋白质组的变化却了解很少。Camacho-Morales 等人 2018 年利用二维凝胶电泳和无标记定量蛋白质组学研究了草酸青霉在生物降解蒽过程中的胞质亚蛋白质组和微粒体亚蛋白质组中的分子干扰。结果表明，通过二维凝胶电泳分别在胞质和微粒体部分鉴定到 10 个和 8 个差异过表达蛋白，其中大部分与应激反应有关。蛋白质组学则分别在胞质和微粒体部分鉴定出 158 和 174 种在蒽生物转化过程中差异积累的蛋白质种类，如 CYPs、环氧水解酶和转移酶，它们属于外源性物质代谢的第一阶段和第二阶段反应酶，参与蒽的生物降解途径。这些结果证实了子囊菌真菌 CYPs 在生物降解过程中的生物学意义，以及需要对真菌蛋白质组学有更深入的了解，以便在生物降解过程中应用合适的微生物。

莠灭净（AMT）是目前应用最广泛的除草剂，在水生环境中检测频率较高，对水生生物和人类构成潜在的健康风险。Lin 等人 2018 年采用蛋白质组学方法研究了 20 mg/L AMT 作用于斑马鱼胚胎 48 h 后的蛋白质组学变化。在鉴定到的 2925 种蛋白中，与未处理胚胎相比，处理胚胎中检测到 298 种差异蛋白，基因本体分析表明，其中上调蛋白主要参与糖酵解、脂质转运、蛋白聚合和核苷酸结合，下调蛋白主要参与微管过程、蛋白聚合和氧转运。此外，KEGG 通路分析表明，在处理后的胚胎中，紧密连接、核糖体和氧化磷酸化受到抑制。这些发现为 AMT 毒性机制的研究提供了新的思路。

重金属镉（Cd）是土壤中常见的环境污染物，对作物的生长发育有不利影响。Jian 等人 2020 年利用质谱定量蛋白质组学技术对在镉污染下的 2 个小麦品种根系进行了蛋白质组学分析。共鉴定出 11 651 个蛋白，其中 10 532 个蛋白含有定量信息。发现两个品种的差异表达蛋白与 DNA 复制修复、蛋白质代谢和谷胱甘肽代谢途径有关。研究结果将有助于进一步认识植物对 Cd 胁迫的响应机制。

2.3.13 代谢组学技术在生态毒理学研究中的应用

代谢组主要是一个细胞、组织、器官或者一个生物体中在某一特定状态下的所有内源性小分子代谢产物的集合。代谢物包括氨基酸、糖、有机酸、脂肪酸、核苷、核苷酸等结构和功能都各不相同的多种小分子化合物，是细胞内各种生物学途径和代谢过程的产物，能直接反映生命活动的整体状态和功能等。代谢组学（metabonomics）则是系统研究机体内的代谢组的组成和变化规律，从而揭示机体新陈代谢活动本质的学科，也反映了机体对各种内外因素的刺激所做出的整体代谢应答及其动态变化过程。

代谢组学技术平台主要由样品的采集和预处理技术、样品分析技术和数据处理技术三个部分组成。样品分析技术手段几乎包含了所有的分析化学技术，其中最常用的有色谱、质谱、核磁共振等分离分析技术及其组合。而以主成分分析为基础的模式识别技术是代谢组学研究中运用最广泛的数据分析处理技术。

代谢组学技术在生态毒理学研究中应用较晚，主要集中探讨在实验室或野外环境中，暴露于不同类型环境化学污染物的生物体内所观察到的内源性代谢物的组成特征和动态变化规律，并结合生物信息统计方法，系统全面地揭示环境化学污染物作用于机体的毒性效应和机制，为发现新的生物标志物提供了新的手段和方法。

30% 以上已注册的农药具有一个或多个手性中心，并以两个或两个以上的手性异构体存在。甲霜灵是一种典型的手性农药，是一种具有全身功能的酰基丙氨酸类杀菌剂。虽然其杀菌活性主要来自于 r-异构体，但其两种异构体对动物和人体的毒性尚不清楚。Zhang 等人 2018 年采用代谢组学的方法评估了不同构型的甲霜灵对未成年大鼠代谢的影响。当老鼠接触 r-甲霜灵时，对大鼠代谢通路的干扰主要表现在缬氨酸、亮氨酸和异亮氨酸的生物合成、酮体的合成和降解以及甘油酯的代谢。当老鼠接触 s-甲霜灵时，得到了更明显的代谢途径的干扰，包括糖酵解，缬氨酸、亮氨酸和异亮氨酸的生物合成，甘氨酸、丝氨酸和苏氨酸的代谢，酮体的合成和降解，甘油磷脂和甘油酯的代谢等多个代谢途径。这些异常代谢途径与肝脏代谢密切相关。这些结果为甲霜灵在未成年大鼠发育过程中的对映异构体选择性代谢作用提供了更详细的信息，为甲霜灵在分子水平上的健康风险评估提供了数据。

产黄青霉菌 F1（*Penicillium chrysogenum* F1）在从土壤中浸出重金属方面非常有效，并被用于此目的。Deng 等人 2019 年发现 F1 可从 2.5 g 土壤中提取 19.8 mg 的 Cd、Cu、Pb 和 Zn，重金属总浸出率为 60.4%。并采用代谢组学方法对浸出机理进行了研究，结果表明，浸出过程中，产黄青霉菌 F1 糖酵解的糖代谢途径和三羧酸循环得到增强，戊糖磷酸途径的糖合成代谢受到抑制，同时，谷胱甘肽的代谢也被下调。因此，添加重金属污染土壤对葡萄糖的分解代谢没有影响，增加葡萄糖有利于分解代谢。金属的提取主要归功于三羧酸循环的代谢产物。

蚯蚓可以提高土壤肥力，且对土壤污染物也很敏感。赤子爱胜蚓（*Eisenia fetida*）作为标准参考物种，常被用于毒性测试试验。2，2′，4，4′-四溴二苯醚（BDE-47）和十溴二苯醚（BDE-209）对蚯蚓的代谢反应具有抑制和干扰作用。Liang 等人 2018 年采用基于 ^{1}H-NMR 的代谢组学方法，探讨了在亚致死浓度 BDE-47 和 BDE-209 暴露 14 d 后对赤子爱胜蚓代谢毒理学的影响以及相应的敏感生物标志物。结果表明，暴露于 BDE-47 和 BDE-209 的蚯蚓体内积累了乳酸。当 BDE-47 和 BDE-209 浓度达到 10 mg/kg 时，谷氨酸显著增加。与 BDE-209 不同，当 BDE-47 暴露在 50 mg/kg 浓度以上时，富马酸含量显著降低。同时，BDE-207 和 BDE-209 的暴露，增加了蛋白质在体内向氨基酸的降解。甜菜碱含量的增加表明蚯蚓可能通过代谢调节维持细胞渗透压和保护酶活性。此外，10 mg/kg 浓度的 BDE-47 和 BDE-209 暴露对蚯蚓大部分代谢产物有显著影响，说明代谢反应比生长抑制和基因表达更敏感。代谢组学结果表明，BDE-47 和 BDE-209 呈现出对渗透调节、能量代谢、神经活动、三羧酸循环和氨基酸代谢均有影响的毒性模式。此外，该研究结果进一步表明：基于 ^{1}H-NMR 的代谢组学是识别敏感生物标志物和生态毒理学评估的有力工具。

2.3.14　表观遗传组学技术在生态毒理学研究中的应用

表观遗传学（epigenetics）是指基于非基因序列改变所致的基因功能可逆的、可遗传的改变，主要有 DNA 甲基化、组蛋白乙酰化、microRNA（miRNA）的改变等；而表观基因组学则是在基因组水平上对表观遗传学改变的研究。近年来，越来越多的研究表明，许多环境污染物可通过表观遗传学机制影响各类生物的生长发育而呈现出某种毒性效应。

随着表观遗传学被频繁地纳入环境流行病学研究的参数，近年来大量的报道将 DNA 甲基化的改变与各种环境因素联系起来，包括重金属、生物制剂、饮食习惯和空气污染等。如 Ferrari 等人 2020 年对两株 Cr 敏感性不同的绿藻（*Scenedesmus acutus*）进行了亚硫酸氢盐全基因组测序。发现 5-mC 在两株绿藻中的甲基化局部环境（CG、CHG 和 CHH）和甲基化区域（DMRs）上的分布式样均有显著差异。证实了硫酸盐途径参与了 Cr 耐受，且 DNA 甲基化在调节硫酸盐吸收/同化的一些基因中发挥重要作用。该研究结果表明，DNA 甲基化可能在定义与铬耐受相关的信号特异性、建立新的表观遗传标记、帮助适应金属胁迫并将表观遗传性状传递给后代方面具有重要意义。Lee 等人 2019 年为了评估长期暴露于空气污染与血液中 DNA 甲基化的相关性，对韩国多例慢性阻塞性肺疾病的患者进行了一项全表观基因组相关性研究。利用暴露预测模型估算了参与者居住地址的颗粒物（PM10）和二氧化氮（NO₂）的年平均浓度。结果发现与 PM10 相关的差异甲基化探针（differentially methylated probes，DMPs）有 12 个，差异甲基化区域有 27 个；与 NO₂ 相关的差异甲基化探针有 45 个，差异甲基化区域有 57 个。其中有 11 个与 NO₂ 相关的差异甲基化区域之前在欧洲已有发现，其余的则都是他们第一次发现报道的。在 3075 个个体的单独数据集中，39 个 DMPs 的甲基化水平与附近基因的表达水平相关。该研究为长期暴露于环境空气污染对 DNA 甲基化的影响提供了直接证据，将有助于更好地了解环境空气污染对人类健康的影响。另外，不同的甲基化信号可以作为潜在的空气污染生物标志物。

同样，许多报告表明，microRNA 谱对各种环境暴露有响应，包括空气污染、双酚 A 等内分泌干扰物、农药滴滴涕等。如 Espin-Perez 等人 2018 年研究了短期暴露于空气污染物（2 h）对人血液转录组和 microRNA 表达水平的影响，他们使用基因芯片技术对参与的志愿者的血液样本进行了转录组学和 microRNA 表达分析。每位志愿者都进行了颗粒物（PM10 和 PM2.5）、超细颗粒物、氮氧化物（NO_2、NO 和 NO_x）、黑碳和碳氧化物（CO 和 CO_2）的个人接触水平测量。使用多元正态模型（multivariate normal models，MVN）评估空气污染物水平与基因/microRNA 表达之间的相关性。发现 hsa-miR-197-3p、hsa-miR-29a-3p、hsa-miR-15a-5p、hsa-miR-16-5p 和 hsa-miR-92a-3p 的表达与暴露相关。这些 microRNAs 也靶向相关转录本，表明它们在应对空气污染的组学生物标志物研究中的潜在相关性。此外，已知这些小分子 microRNAs 还与先前研究的与空气污染接触有关的疾病如肺癌和阿尔茨海默病等有关。他们在这项研究中鉴定到的特异性 mRNA 和 microRNA，可作为低水平空气污染物暴露两小时后的生物标志物。

据报道，组蛋白标记的改变也会对砷、双酚 A、邻苯二甲酸盐、农药滴滴涕等各种环境暴露有响应。双酚 A（Bisphenol A，BPA）是一种雌激素内分泌干扰物，广泛用于聚碳酸酯塑料和环氧树脂的生产，对人体健康有很高的风险。Senyildiz 等人 2017 年分别用 0.1 µmol/L、1 µmol/L 和 10 µmol/L 浓度的 BPA 处理人神经母细胞瘤细胞（SH-SY5Y）48 h 和 96 h，探讨 BPA 对 SH-SY5Y 细胞整体和基因特异性 DNA 甲基化、整体组蛋白修饰和染色质修饰酶调控的影响。发现在 10 µmol/L 浓度的 BPA 处理 96 h 后，5-mC%的水平（1.3 倍）和 5-hmC%的水平（1.67 倍）发生显著改变。鉴定到 H3K9me3 和 H3K9ac 在 10 µmol/L 浓度的 BPA 处理 96 h 后显著减少，而 H3K4me3 在 10 µmol/L 浓度的 BPA 处理 48 h 后就观察到减少。BPA 处理 96 h 后，也观察到 G9a、EZH2、SETD8、SETD1A、HAT1、SIRT1、DNMT1、RIZ1 和 Suv39h1 等染色质修饰基因的改变。表明 BPA 可能调控表观遗传调控因子，而表观遗传调控因子是影响内分泌干扰物毒性的关键分子。

问题与思考

1. 试解释急性毒性和急性毒性试验。
2. 试解释半数致死剂量、半数致死浓度、半数效应剂量。
3. 常规急性毒性试验有哪些？
4. 试述蓄积毒性试验及其主要研究方法。
5. 试述亚慢性和慢性毒性试验的区别。
6. 简述标准化水生微宇宙。
7. 单细胞凝胶电泳技术的原理是什么？
8. 举例说明各种组学技术在生态毒理学上的应用。

主要参考文献

蔡继翔，刘烨，梁明才，等. 2016. 单细胞凝胶电泳应用研究进展. 生物信息学，14（2）：95-99

蔡磊明，王捷，庞市宾. 2008. 莠去津对标准化水生微宇宙的影响. 农药学学报，10（3）：343-348

戴家银，王建设. 2006. 生态毒理基因组学和生态毒理蛋白质组学研究进展. 生态学报，26（3）：930-934

邓桂荣，梅承芳，陈燕玲，等. 2018. 标准化测试种子发芽和根伸长毒性试验的基质应用研究. 生态毒理学报，13（4）：191-196

冯青，赖柯华，黄伟康. 2015. 茚虫威对斑马鱼的急性毒性及遗传毒性. 生态毒理学报，10（4）：226-234

付保荣. 2016. 环境污染生态毒理与创新型综合设计实验教程. 北京：中国环境出版社

巩宁，孟紫强，邵魁双，等. 2020. 水蚤分子生态毒理学研究进展. 生态毒理学报，15（2）：11-18

金洪钧，孙丽伟. 1990. 模拟水生态系统及其在环境研究中的应用. 应用生态学报，1（4）：356-363

靳远祥，陈玉银. 2002. 热休克蛋白的研究进展及其应用. 科技通报，18（2）：157-163

李莹，吴兴杰，贺治斌，等. 2021. 宏转录组学在环境微生物生态学中的应用. 中国环境科学，41（9）：4341-4348

李涌泉，王兰，刘娜，等. 2008. 镉对长江华溪蟹酶活性及脂质过氧化的影响. 水生生物学报，32（3）：373-379

林渊源，赵峥. 2021. 环境 DNA 技术在水生入侵生物监测中的应用. 生态毒理学报，16（6）：1-17

刘国光，王莉霞，徐海娟，等. 2004. 水生生物毒性试验研究进展. 环境与健康杂志，21（6）：419-421

刘玉玲，刘林杰，彭仁海. 2018. 荧光原位杂交技术的发展及其在植物基因组研究中的应用. 分子植物育种，16（17）：5696-5703

罗瑛，孙志贤，杨瑞彪，等. 1994. 辐射后单个细胞 DNA 结构变化的定量检测. 生物化学与生物物理进展，21（5）：451-454

马述，刘虎虎，田云，等. 2012. 宏转录组技术及其研究进展. 生物技术通报，12：46-50

沈敏，Katherine Coady，董晶，等. 2017. 化学品生态毒性测试鱼类模式生物的应用与展望. 生态毒理学报，12（2）：34-43

苏宁，杨丽，刘娟. 基因芯片技术的国内应用研究进展. 2016. 生物技术通讯，27（20）：289-292

王晶，汤柳英，杨杏芬，等. 2013. 代谢组学技术及其研究进展. 中国卫生检验杂志，23（4）：1046-1050

王开来，苗峰，史柯，等. 2019. 土壤污染生态毒理诊断方法研究进展. 土壤，51（5）：854-863

王兴明，张瑞良，王运敏，等. 2016. 淮南某煤矿邻近农田土壤中重金属的生态风险研究. 生态环境学报，25（5）：877-884

肖虹. 2002. 单细胞凝胶电泳在环境监测中的应用及其进展. 职业卫生与病伤，17（2）：128-131

谢锐莉，许宜平，张慧，等. 2020. 种群生态风险评估方法研究进展. 生态毒理学报，15（5）：1-17

许静，王晓昌，马晓妍. 2015. 酵母提取物对大型蚤急性毒性实验的影响. 环境工程学报，9（1）：485-490

颜贤忠，孙博，杜祥博. 2014. 代谢组学技术在毒理学研究中的应用进展. 国际药学研究杂志，41（4）：379-399

杨鸢劼. 2010. 鱼类作为实验动物在环境毒理学研究中的应用. 水产科技情报，37（4）：187-190

尹稳，伏旭，李平. 2014. 蛋白质组学的应用研究进展. 生物技术通报，1：32-38

曾宇明，邓文彬，杨爱初，等. 2017. 低浓度接触苯的工人淋巴细胞 DNA 损伤的剂量—反应关系. 工业卫生与职业病，43（1）：31-33

张春红，林欣大. 2011. 单细胞凝胶电泳检测 DNA 损伤的最新研究进展. 核农学报，25（6）：1230-1234

张仙，常晓霞，赵松，等. 2015. 可视化芯片技术研究进展. 动物医学进展，36（4）：100-103

赵志刚，张志生，程杰，等. 2011. 大型溞母溞暴露于氨氮所产子代对氨氮毒性的耐受性. 环境科学研究，24（2）：205-209

中国环境保护部. 2002. 水和废水监测分析方法. 4 版. 北京：北京科学技术出版社

周启星，孔敏翔，朱琳. 2004. 生态毒理学. 北京：科学出版社

Abassi S, Wang H, Ponmani T, et al. 2019. Small heat shock protein genes of the green algae *Closteriumehrenbergii*: Cloning and differential expression under heat and heavy metal stresses. Environmental Toxicology, 34 (9): 1013-1024

American Society for testing and material. 2016. E1366-11 Standard practice for standardized aquatic microcosms: fresh water

Balajee AS, Bertucci A, Taveras M, et al. 2014. Multicolour FISH analysis of ionising radiation induced micronucleus formation in human lymphocytes. Mutagenesis, 29 (6): 447-455

Camacho-Morales RL, García-Fontana C, Fernández-Irigoyen J, et al. 2018. Anthracene drives sub-cellular proteome-wide alterations in the degradative system of *Penicillium oxalicum*. Ecotoxicology and Environmental Safety, 159: 127-135

Cavas T, Ergene-Gozukara S. 2005. Induction of micronuclei and nuclear abnormalities in *Oreochromis niloticus* following exposure to petroleum refinery and chromium processing plant effluents. Aqutic Toxicology, 74 (3): 264-271

Chung FF, Herceg Z. 2020. The promises and challenges of toxico-epigenomics: environmental chemicals and their impacts on the epigenome. Environmental Health Perspectives, 128 (1): 015001

Epelde L, Lanzen A, Blanco F, et al. 2015. Adaptation of soil microbial community structure and function to chronic metal contamination at an abandoned Pb-Zn mine. FEMS Microbiology Ecology, 91 (1): 1-11

Espín-Pérez A, Krauskopf J, Chadeau-Hyam M, et al. 2018. Short-term transcriptome and microRNAs responses to exposure to different air pollutants in two population studies. Environmental Pollution, 242: 182-190

Ferrari M, Torelli A, Marieschi M, et al. 2020. Role of DNA methylation in the chromium tolerance of *Scenedesmus acutus* (Chlorophyceae) and its impact on the sulfate pathway regulation. Plant Science, 301: 110680

Frontalini F, Greco M, Di Bella L, et al. 2018. Assessing the effect of mercury pollution on cultured benthic foraminifera community using morphological and eDNA metabarcoding approaches. Marine Pollution Bulletin, 129 (2): 512-524

Fulton MH, Key PB. 2001. Acetylcholinesterase inhibition in estuarine fish and invertebrates as an indicator of organophosphorus insecticide exposure and effects. Enviromental Toxicology and Chemistry, 20 (1): 37-45

Han Jh, Lee KW. 2021. Identification and response of cytochrome P450 genes in the brackish water fea *Diaphanosoma celebensis* after exposure to benzo[α]pyrene and heavy metals. Molecular Biology Reports, 48 (1): 657-664

Hong YH, Huang Y, Yan GW, et al. 2019. Effects of deltamethrin on the antioxidant defense and heat shock protein expression in Chinese mitten crab, *Eriocheir sinensis*. Environmental Toxicology and Pharmacology, 66: 1-6

Jian MY, Zhang DZ, Wang Xy, et al. 2020. Differential expression pattern of the proteome in response to cadmium stress based on proteomics analysis of wheat roots. BMC Genomics, 21 (1): 1-13

Langer-Safer PR, Levine M, Ward DC. 1982. Immuno logical method for mapping genes on Drosophila polytene chromosomes, Proc. Natl. Acad. Sci. USA, 79 (14): 4381-4385

Lee MK, Xu CJ, Carnes Mu, et al. 2019. Genome-wide DNA methylation and long-term ambient air pollution exposure in Korean adults. Clinical Epigenetics, 11: 37, DOI: 10.1186/s13148-019-0635-z

Liang RY, Chen J, Shi YJ, et al. 2018. Toxicological effects on earthworms (*Eisenia fetida*) exposed to sublethal concentrations of BDE-47 and BDE-209 from a metabolic point. Environmental Pollution, 240: 653-660

Lin HD，Hsu LS，Chien CC，et al. 2018. Proteomic analysis of ametryn toxicity in zebrafish embryos. Environmental Toxicology，33（5）：579-586

Macczak A，Cyrkler M，Bukowska B. 2017. Bisphenol A，bisphenol S，bisphenol F and bisphenol AF induce different oxidative stress and damage in human red blood cells（*in vitro* study）. Toxicology in Vitro，41：143-149

Meier MJ，Dodge AE，Samarajeewa AD，et al. 2020. Soil exposed to silver nanoparticles reveals significant changes in community structure and altered microbial transcriptional profiles. Environmental Pollution，258（113816）：1-10

Migliore L，Cocchi L，Nesti C，et al. 1999. Micronuclei assay and FISH analysis in human lymphocytes treated with six metal salts. Environmental and Molecular Mutagenesis，34（4）：279-284

Mitra T，Mohanty BP，Mohanty S，et al. 2018. Expression patterns and mutation analysis of p53 in fish *Rita rita* from polluted riverine environment. Mutation Research-Genetic Toxicology and Environmental Mutagenesis，832：41-51

OPPTS. 1996. Ecological Effects Test Guidelines.OPPTS 850.4200 Seed germination/root elongation toxicity test. Washington DC：US EPA

Ostlting O，Jihanson KJ.1984. Microelectrophoretic study of radiation-induced DNA damages in individual mammalian cells.Biochem Biophys Res Comun，123（1）：291-298

Poynton HC，Varshavsky JR，Chang B，et al. 2007. *Daphnia magna* ecotoxicogenomics provides mechanistic insights into metal toxicity. Environmental Science & Technology，41（3）：1044-1050

Poynton HC，Zuzow R，Loguinov AV，et al. 2008. Gene expression profiling in *Daphnia magna*，part II：Validation of a copper specific gene expression signature with effluent from two copper mines in California. Environmental Science & Technology，42：6257-6263

Roy SK，Eastmond DA. 2011. Bimolane induces multiple types of chromosomal aberrations in human lymphocytes *in vitro*. Mutation Research-Genetic Toxicology and Environmental Mutagenesis，726（2）：181-187

Ruppert KM，Kline RJ，Rahman MS. 2019. Past，present，and future perspectives of environmental DNA（eDNA）metabarcoding：A systematic review in methods，monitoring，and applications of global eDNA. Global Ecology and Conservation，17：e00547

Rydberg B，Johanson KJ. 1978. Estimation of single strand breaks in single mammalian cells.Hanawalt PC，Friedberg EC，Fox CF（Eds.）DNA Repair Mechanisms. New York：Academic Press，465-468

Singh NP，McCoy MT，Tice RR，et al. 1988. A simple technique for quantitation of low levels of DNA damages in individual cells. Expti Cell R，175（1）：184-191

Smith MB，Rocha AM，Smillie CS，et al. 2015. Natural bacterial communities serve as quantitative geochemical biosensors. mBio，6（3）：e00326-15

Soetaert A，Moens LN，van der Ven K，et al. 2006. Molecular impact of propiconazole on *Daphnia magna* using a reproduction-related cDNA array. Comparative Bio chemistry and Physiology C-Toxicology & Pharmacology，142（1-2）：66-76

Sun LL，Wang JN，Li XP，et al. 2019. Effects of phenol on glutathione S-transferase expression and enzyme activity in *Chironomus kiiensis* larvae. Ecotoxicology，28（7）：754-762

Tam LG，Perumal N，Syed MA，et al. 2009. Assessment of *Clarias batrachus* as a source of acetylcholinesterase（AChE）for the detection of insecticides. Journal of Environmental Biology，30（1）：135-138

Taub FB, Crow ME. 1980. Synthesizing aquatic microcosms, in "Microcosms in ecological research"（Giesy JP ed.）, Conference 781101, US Department of Energy Symposium Service No.52: 69-104

Vijayalaxmi, Tice RR, Strauss GHS.1992. Assessment of radiation-induced DNA damage in human blood lymphocytes using the single-cell gel-electrophoresis technique. Mutation Research, 271: 243

Xie YW, Wang JH, Yang JH, et al. 2017. Environmental DNA metabarcoding reveals primary chemical contaminants in freshwater sediments from different land-use types. Chemosphere, 172: 201-209

Yang L, Wang SW, Zhao GH, et al. 2020. Comparison of the toxic mechanism of T-2 toxin and deoxynivalenol on human chondrocytes by microarray and bioinformatics analysis. Toxicology Letters, 321: 61-68

Zhang JP, Ji CY, Yue SQ, et al. 2018. Enantioselective effects of metalaxyl enantiomers in adolescent rat metabolic profiles using NMR-based metabolomics. Environmental Science Technology, 52: 5438-5447

Zhao Y, Cocerva T, Cox S, et al. 2019. Evidence for co-selection of antibiotic resistance genes and mobile genetic elements in metal polluted urban soils. Science of the Total Environment, 656: 512-520

Zheng Y, Liu Z, Jing Y, et al. 2015. An acetylcholinesterase biosensor based on ionic liquid functionalized graphene gelatin-modified electrode for sensitive detection of pesticides. Sensors & Actuators B Chemical, 210: 389-397

第 3 章　环境污染物与危害

3.1　环境污染与环境污染物

工农业生产的快速发展促进了人们生活水平不断提高和世界人口持续增长，但也给环境造成了污染，且污染程度越来越高，污染物含量与种类也不断扩大，已经严重威胁到世界的可持续发展。其中，合成化学品的利用和释放造成的环境污染尤为突出。20世纪以前，《化学文摘》中收录的从天然产物中分离出来的和人工合成的已知化合物仅有55万种，而目前高达8000多万种，且每年新合成的化合物还在不断增加，由于多数化合物及其产品对生态系统影响的评估不够完善，以及在制造、运输等过程中的事故性泄漏和不合理使用，致使许多化学品对环境造成污染，危害生态系统安全。

3.1.1　大气污染与大气污染物

由于地心引力作用，地球大气圈的气体几乎全部集中在离地面100 km的高度范围内，其中75%的大气又集中在离地面10 km高度以内的对流层范围内，对地表生态系统和人类生活产生直接影响。自然状态下的空气由混合气体、水汽和杂质组成。混合气体的主要成分是氮气，约占78%；其次是氧气，约占21%；氩约占0.9%，排第三位；其他如二氧化碳、氖、氦、甲烷、氪等气体含量总共不到0.1%。大气污染是由于火山爆发、森林火灾、海啸、地震等自然过程或人类工农业活动等引起某些污染物质进入大气中，达到足够的浓度和一定的时长，以致破坏人类赖以生存的生态系统，对人、动物、植物等产生不利的影响和危害。

根据污染涉及范围的大小，可将大气污染大致分为：由某个污染源造成的较小范围内的局部地区污染；地区性污染，如工矿区及附近地区或整个城市的大气污染；广域污染，广大地域的大气污染，涉及的地区更加广泛；全球性污染或国际性污染，如大气中硫氧化物、氮氧化物、二氧化碳和飘尘的不断增加所造成的酸雨污染和大气的暖化效应。如根据能源性质和污染物的种类，则可将大气污染分为：煤烟型（又称还原型），由煤炭燃烧放出的烟尘、二氧化硫等造成的污染，以及由这些污染物发生化学反应而生成的硫酸及其硫酸盐类所构成的气溶胶污染物；石油型（又称汽车尾气型、氧化型），由石油开采、炼制和石油化工厂的排气以及汽车尾气等中的碳氢化合物、氮氧化合物等造成的污染，和这些物质经过光化学反应形成的光化学烟雾污染；混合型，兼具煤烟型和石油型污染特点；特殊型，由工厂排放某些特定的污染物所造成的局部污染或地区性污染，如磷肥厂排出的特殊气体所造成的污染，氯碱厂周围易形成氯气污染等。煤烟型和石油型为两种最主要的大气污染类型，主要特点见表3-1。

表 3-1　煤烟型和石油型大气污染特点（引自江晶，2018）

项目		煤烟型（还原型）	石油型（氧化型）
主要污染源		工厂、家庭取暖、燃烧煤炭装置的排放	汽车排气为主
主要污染物		一次污染物和二次污染物混合体，如 SO_2、CO_2、颗粒物、硫酸雾、硫酸类气溶胶	以二次污染物为主，如臭氧、过氧乙酰基硝酸酯、甲醛、乙醛、烯醛、硝酸物、硫酸雾
发生地区		湿度较大的温带、亚热带地区	光照强烈的热带、亚热带地区
发生地区使用的主要燃料		以煤为主，辅以石油燃烧	石油燃烧
反应类型		热反应	光化学反应及热反应
化学作用		催化作用	光化学氧化反应
大气状态	温度（℃）	$-1\sim4$	$24\sim32$
	湿度	85%以上	70%以下
	逆温类型	上层逆温	接地逆温
	风速	静风	22m/s 以下
一天中发生的时间		早晨	中午或午后阳光最强时
发生季节		12 月～次年 1 月（冬季）	8～9 月（早秋）
烟雾最大时的视觉		0.8～1.6m 以下	<100m
对人体的影响		刺激呼吸系统，使患呼吸道疾病者加速死亡	刺激眼黏膜等

　　大气污染物的种类很多，按存在状态，可将大气污染物分为气溶胶态污染物和气态污染物两类；按形成过程，则可分为一次污染物和二次污染物。按照气溶胶颗粒的来源和物理性质，又可将气溶胶态污染物分为：①粉尘，指固体物质的破碎、分级、研磨等机械过程或土壤、岩石风化等自然过程形成的悬浮微小固体粒子。如黏土粉尘、石英粉尘、煤粉、水泥粉尘、各种金属粉尘等。通常又将粒径大于 10 μm 的悬浮固体粒子称为落尘，能在较短时间内沉降到地面；将粒径小于 10 μm 的悬浮固体粒子称为飘尘，能长期飘浮在空气中；将粒径小于 1 μm 的粉尘称为亚微粉尘。②炱，一般指由冶金过程形成的固体粒子的气溶胶，粒径一般为 0.01～1 μm 左右，是由熔融物质挥发后而生成的气态物质的冷凝物，在生成过程中总是伴有诸如氧化之类的化学反应，如有色金属冶炼过程中产生的氧化铅炱、氧化锌炱等。③飞灰，指由固体燃料燃烧产生的烟气带走的灰分中的较细粒子。④烟，通常指燃料燃烧过程中产生的气态不完全燃烧产物，或称炭黑，是能见气溶胶。⑤雾，是气体中液滴悬浮体的总称。在气象中指造成能见度小于 1 km 的小水滴悬浮体。在工程中，雾一般泛指由于液体蒸气的凝结、液体的雾化及化学反应等过程形成的小液滴粒子的悬浮体，如水雾、酸雾、碱雾、油雾等。⑥霾，霾天气是大气中悬浮的大量微小尘粒使空气浑浊、能见度减低到 10km 以下的天气现象。⑦化学烟雾，如硫酸烟雾、光化学烟雾等。大气中的氮氧化物、碳氢化合物等一次性污染物在太阳紫外线的作用下发生光化学反应，生成浅蓝色的烟雾型混合物，称为光化学烟雾，其粒径细小，可归入 PM2.5 细颗粒，一般发生在大气相对湿度较低、气温为 24～32℃的夏季晴天。在我国环境空气质量标准中，根据颗粒物的大小，将其分为总悬浮颗粒物（total suspended particles，TSP，直径≤100 μm 的所有固体颗粒）、可吸入颗粒物（inhalable particles，PM10，直径≤10 μm 的所有固体颗粒）和微细颗粒物（fine particles，PM2.5，直径≤2.5 μm 的所有固体颗粒）。气体污染物是指以分子状态存在的污染物，主要包括含硫化物（SO_2、SO_3、H_2S 等），含氮化合物（NO、NO_2、NH_3 等），卤素化物（Cl_2、HCl、HF、SiF_4 等），碳氧化物（CO、CO_2）及臭氧，过氧化物等无机气态污染物和碳氢化

合物（烃、芳烃、稠环芳烃等），含氧有机物（醛、酮、酚等），含氮有机物（芳香胺类化合物、腈等），含硫有机物（硫醇、噻吩、二硫化碳等），含氯有机物（氯化烃、氯醇、有机氯农药等）等有机气态污染物两大类。一次污染物是指直接从各种污染源排出的污染物，主要的有含硫化物、含氮化合物、碳氢化合物、碳氧化物、卤素化物及臭氧、过氧化物等。二次污染物是指一次污染物与空气中原有成分或几种污染物之间发生一系列化学或光化学反应而生成的、与一次污染物性质完全不同的新污染物，粒径一般在 0.01～1 μm，毒性比一次污染物还强，主要有硫酸烟雾和光化学烟雾。

以挥发性有机物（VOCs）和大气颗粒物为代表的空气污染物种类繁多，对人群健康和环境生态危害巨大。美国曾制定了一个包含 189 种污染物的有毒有害大气污染物名录，将城市作为重点管理的区域对象，筛选出 33 种城市有毒有害大气污染物名单（表 3-2），针对其主要来源，重点削减，优先控制。日本 1970 年成立环境省，出台了一套比较完整的环境法律法规，如《环境基本法》和《大气污染防止法》等，《大气污染防止法》将固定源大气污染物分为烟气、挥发性有机物、粉尘、特定物质（28 种）和有害大气污染物（248 种）5类。在 248 种有害大气污染物中，筛选出 23 种污染物要优先控制，见表 3-2。

表 3-2　优先控制的有害大气污染物（引自李嘉琦等，2019）

国别	污染物	种数
美国	乙醛、丙烯醛、丙烯腈、砷及其化合物、苯、铍及其化合物、1，3-丁二烯、镉及其化合物、三氯甲烷、铬及其化合物、二噁英、二氯丙烷、1，3-二氯丙烷、1，2-二氯乙烷、环氧乙烷、甲醛、六氯苯、肼（联氨）、铅及其化合物、锰及其化合物、汞及其化合物、二氯甲烷、镍及其化合物、多氯联苯、多环有机物、喹啉、1，1，2，2-四氯乙烷、四氯乙烯、三氯乙烯、氯乙烯、焦炉逸散物、1，2-二溴乙烷、四氯化碳	33
日本	丙烯腈、乙醛、氯乙烯单体（又名氯乙烯）、氯甲烷、铬及三价铬化合物、六价铬化合物、氯仿、环氧乙烷、1，2-二氯乙烷、二氯甲烷、汞及其化合物、二噁英、四氯乙烯、三氯乙烯、甲苯、镍及其化合物、砷及其化合物、1，3-丁二烯、铍及其化合物、苯、苯并[α]芘、甲醛、锰及其化合物	23
中国	1，2-二氯乙烷、1，3-丁二烯、苯、苯并[α]芘、丙烯腈、丙烯醛、二噁英、二氯甲烷、镉及其化合物、铬及其化合物、汞及其化合物、环氧乙烷、甲苯、甲醛、锰及其化合物、镍及其化合物、铅及其化合物、三氯甲烷、三氯乙烯、砷及其化合物、四氯化碳、四氯乙烯	22

李嘉琦等人 2019 年结合美国重点控制的 33 种城市有毒有害大气污染物和日本 23 种优先控制的有毒有害大气污染物，筛重后共有 38 种污染物。再结合我国化学品实际的生产和使用数据，从中筛选出 22 种污染物，确定为我国应该重点关注和防控的城市有毒有害大气污染物，如表 3-2 所示。

我国大气环境中的有毒有害污染物按照存在状态可以分为气态污染物和颗粒物。气态污染物以对环境和人体健康危害比较严重的 VOCs 为主，其种类繁多，包括各种烷烃、烯烃、醛酮、芳香烃、酯类等以及他们的衍生物。如 2001 年在广州城区大气环境中就能检测出 21 种 VOCs，其中甲醛浓度最高，达 11.68 μg/m³。我国大气中部分气态有毒有害污染物的环境赋存和排放标准如表 3-3 所示。大气颗粒物可吸附携带重金属、多环芳烃、有机油滴等多种有毒有害物质，成分相对复杂，尤以细微颗粒 PM2.5 对环境生态和人体健康的危害较大。我国部分颗粒物中包含物质赋存情况如表 3-4 所示。

表 3-3　我国大气中气态有毒有害污染物的赋存环境和排放标准（引自李嘉琦等，2019）

序号	污染物	地点	浓度	排放标准
1	1，2-二氯乙烷	深圳 湖北十堰	2.3 mg/m³ 7.6～20.0 mg/m³	《石油化学工业污染物排放标准》（GB 31571—2015）

序号	污染物	地点	浓度	排放标准
2	1，3-丁二烯	山东	1.58 mg/m³	《合成树脂工业污染物排放标准》（GB31572—2015）、《石油化学工业污染物排放标准》（GB 31571—2015）
3	苯	济南 长春 山东武城	1.75 μg/m³ 0.04～0.49 mg/m³ 160 mg/m³	《大气污染物综合排放标准》（GB 16297—1996）、《合成树脂工业污染物排放标准》（GB 31572—2015）、《石油化学工业污染物排放标准》（GB 31571—2015）、《合成革与人造革工业污染物排放标准》（GB 21902—2008）、《炼焦化学工业污染物排放标准》（GB 16171—2012）、《石油炼制工业污染物排放标准》（GB 31570—2015）、《轧钢工业大气污染物排放标准》（GB 28665—2012）
4	丙烯腈	秦皇岛	0.8～1.2 μg/m³	《大气污染物综合排放标准》（GB16297—1996）、《石油化学工业污染物排放标准》（GB 31571—2015）、《合成树脂工业污染物排放标准》（GB 31572—2015）
5	甲苯	济南 杭州 武城 北京 辽宁 攀枝花 上海 烟台 郑州	2.65 μg/m³ 18.29～90.81 μg/m³ 450 mg/m³ 0.21 mg/m³ 0.052～0.28 mg/m³ 6.05 μg/m³ 67.2 μg/m³ 0.005～1.62 mg/m³ 1.72 μg/m³	《大气污染物综合排放标准》（GB 16297—1996）、《合成革与人造革工业污染物排放标准》（GB 21902—2008）、《合成树脂工业污染物排放标准》（GB 31572—2015）、《石油化学工业污染物排放标准》（GB 31571—2015）、《石油炼制工业污染物排放标准》（GB 31570—2015）、《橡胶制品工业污染物排放标准》（GB 27632—2011）、《轧钢工业大气污染物排放标准》（GB 28665—2012）
6	甲醛	长春 广州 沈阳 北京 昆山 南充	0.02～0.43 mg/m³ 11.68 μg/m³ 0.033 mg/m³ 0.16～0.18 mg/m³ 0.57 mg/m³ 0.06 mg/m³	《大气污染物综合排放标准》（GB 16297—1996）、《合成树脂工业污染物排放标准》（GB 31572—2015）、《石油化学工业污染物排放标准》（GB 31571—2015）
7	三氯甲烷	深圳 天津 石家庄 杭州 北海	5.5～37.7 mg/m³ 53.21 mg/m³ 20.2 mg/m³ 1.2 μg/m³ 0.36 μg/m³	《石油化学工业污染物排放标准》（GB 31571—2015）
8	三氯乙烯	鞍山 广州	0.128～0.539 μg/m³ 2.1 μg/m³	《石油化学工业污染物排放标准》（GB 31571—2015）
9	四氯乙烯	鞍山（夏季） 鞍山（冬季） 南宁 防城港 广州	6.89 μg/m³ 2.36 μg/m³ 0.44 μg/m³ 0.13 μg/m³ 1.3 μg/m³	《石油化学工业污染物排放标准》（GB 31571—2015）
10	丙烯醛	上海	0.54 μg/m³	《大气污染物综合排放标准》（GB 16297—1996）
11	二噁英类	武汉 北京 浙江 广州 杭州 重庆 深圳 沈阳	75.34 pg/m³ 0.33～140 pg/m³ 0.168～0.217 pg/m³ 0.094～2.19 pg/m³ 0.13～0.55 pg/m³ 47.62～62.06 pg/m³ 0.32～9.35 pg/m³ 14.50 pg/m³	《钢铁烧结，球团工业大气污染物排放标准》（GB 28662—2012）、《火葬场大气污染物排放标准》（GB 13801—2015）、《炼钢工业大气污染物排放标准》（GB 28664—2012）、《石油化学工业污染物排放标准》（GB 31571—2015）、《再生铜，铝，铅，锌工业污染物排放标准》（GB 31574—2015）
12	二氯甲烷	河北	11.28～45.13 mg/m³	《合成树脂工业污染物排放标准》（GB 31572—2015）、《石油化学工业污染物排放标准》（GB 31571—2015）
13	环氧乙烷	杭州	1.5～2.2 mg/m³	《合成树脂工业污染物排放标准》（GB 31572—2015）、《石油化学工业污染物排放标准》（GB 31571—2015）
14	四氯化碳	深圳 广州	0.11～0.73 mg/m³ 1.2 μg/m³	《石油化学工业污染物排放标准》（GB 31571—2015）

表 3-4 我国大气中有毒有害颗粒物污染赋存环境及排放标准（引自李嘉琦等，2019）

序号	中文名称	地点	浓度	排放标准
1	苯并[α]芘	杭州 洛阳 天津 北京	2.14～42.01 ng/m³ 14.9～235 ng/m³ 0.4～8.7 ng/m³ 39 ng/m³	《大气污染物综合排放标准》（GB 16297—1996）、《环境空气质量标准》（GB 3095—2012）、《炼焦化学工业污染物排放标准》（GB 16171—2012）、《石油化学工业污染物排放标准》（GB 31571—2015）、《石油炼制工业污染物排放标准》（GB 31570—2015）
2	汞及其化合物	上海 淮化 北京 南京	0.48 ng/m³ 0.3962 μg/m³ 2.45～5.12 μg/m³ 6.94 ng/m³	《大气污染物综合排放标准》（GB 16297—1996）、《工业炉窑大气污染物排放标准》（GB 9078—1996）、《电厂大气污染物排放标准》（GB 13223—2011）、《火葬场大气污染物排放标准》（GB 13801—2015）、《铅、锌工业污染物排放标准》（GB 25466—2010）、《水泥工业大气污染物排放标准》（GB 4915—2013）、《铜、镍、钴工业污染物排放标准》（GB 25467—2010）、《无机化学工业污染物排放标准》（GB 31573—2015）
3	铅及其化合物	太原 北京 佛山	0.56～0.67 μg/m³ 310.45 ng/m³ 165.9 ng/m³	《大气污染物综合排放标准》（GB 16297—1996）、《电池工业污染物排放标准》（GB 30484—2013）、《电子玻璃工业大气污染物排放标准》（GB 29495—2013）、《钒工业污染物排放标准》（GB 26452—2011）、《工业炉窑大气污染物排放标准》（GB 9078—1996）、《环境空气质量标准》（GB 3095—2012）、《铅、锌工业污染物排放标准》（GB 25466—2010）、《陶瓷工业污染物排放标准》（GB 25464—2010）、《铜、镍、钴工业污染物排放标准》（GB 25467—2010）、《无机化学工业污染物排放标准》（GB 31573—2015）、《锡、锑、汞工业污染物排放标准》（GB 30770—2014）、《再生铜、铝、铅、锌工业污染物排放标准》（GB 31574—2015）
4	锰及其化合物	太原 河北 广州 北京 佛山	0.26～0.32 μg/m³ 5.44～6.34 μg/m³ 67.3 ng/m³ 104.19 ng/m³ 57.3 ng/m³	《无机化学工业污染物排放标准》（GB 31573—2015）
5	镉及其化合物	太原 河北 广州 北京 佛山	0.01 μg/m³ 0.36～0.95 μg/m³ 4.6 ng/m³ 15.70 ng/m³ 5.8 ng/m³	《大气污染物综合排放标准》（GB 16297—1996）、《电池工业污染物排放标准》（GB 30484—2013）、《陶瓷工业污染物排放标准》（GB 25464—2010）、《无机化学工业污染物排放标准》（GB 31573—2015）、《锡、锑、汞工业污染物排放标准》（GB 30770—2014）、《再生铜、铝、铅、锌工业污染物排放标准》（GB 31574—2015）
6	铬及其化合物	太原 北京 佛山 乌鲁木齐	0.13～0.24 μg/m³ 13.42 ng/m³ 124.0 ng/m³ 157～407 ng/m³	《大气污染物综合排放标准》（GB 16297—1996）、《铁合金工业污染物排放标准》（GB 28666—2012）、《再生铜、铝、铅、锌工业污染物排放标准》（GB 31574—2015）、《环境空气质量标准》（GB 3095—2012）
7	镍及其合物	太原 河北 广州 佛山	0.06～0.13 μg/m³ 1.05～1.16 μg/m³ 6.4 ng/m³ 33.6 ng/m³	《大气污染物综合排放标准》（GB 16297—1996）、《电池工业污染物排放标准》（GB 30484—2013）、《石油炼制工业污染物排放标准》（GB 31570—2015）、《陶瓷工业污染物排放标准》（GB 25464—2010）、《铜、镍、钴工业污染物排放标准》（GB 25467—2010）、《无机化学工业污染物排放标准》（GB 31573—2015）
8	砷及其化合物	天津夏季 天津冬季 北京 佛山 焦作	17.49 ng/m³ 26.63 ng/m³ 15.63 ng/m³ 41.2 ng/m³ 9.07～23.12 ng/m³	《电子玻璃工业大气污染物排放标准》（GB 29495—2013）、《铜、镍、钴工业污染物排放标准》（GB 25467—2010）、《无机化学工业污染物排放标准》（GB 31573—2015）、《锡、锑、汞工业污染物排放标准》（GB 30770—2014）、《再生铜、铝、铅、锌工业污染物排放标准》（GB 31574—2015）

20 世纪 90 年代我国大气中主要以煤烟带来的二氧化硫（SO_2）等大气污染物为主，近五年大气中臭氧（O_3）、挥发性有机物（VOCs）、细颗粒物（PM2.5）、氨氮（NH_3）、氮氧化物（NO_x）等显著上升。统计表明，与 2015 年相比，337 个城市可吸入颗粒物（PM10）和二氧化硫在 2019 年分别下降 19%和 52%，而臭氧浓度则上升 20%。

我国大气污染的原因主要来自工业源污染、道路移动源污染、居民生活面源污染、建筑施工扬尘排放面源污染等。2018 年贺克斌主编的《城市大气污染物排放清单编制技术手册》，将大气污染源细分为化石燃料固定燃烧源（电力、热力及燃气生产和供应业；采矿业和制造业；民用源）、工艺过程源（钢铁；有色冶金；水泥；玻璃；其他工艺过程源）、移动源（道路移动源；非道路移动源）、溶剂使用源（印刷印染；表面涂层；农药使用；其他溶剂使用）、农业源（氮肥施用；畜禽养殖）、扬尘源（土壤扬尘；道路扬尘；施工扬尘；堆场扬尘）、生物质燃烧源（生物质锅炉；生物质炉灶；开放燃烧）、储存运输（油气储运）、废弃物处理源（污水处理；固体废弃物处理；废气处理）和其他排放源（餐饮油烟）等 10 类，为大气污染源排放清单的编制提供了重要技术支撑。

3.1.2 水体污染与水环境污染物

地球上的水约为 1.36×10^{18} m³，覆盖大约 3/4 地球表面，但淡水资源仅占总水量的 2.53%，而能供人类直接取用的淡水资源仅占 0.22%，我国淡水资源人均 2545 m³，不到世界人均值的 1/4，难以满足人们生活和工农业生产日益增长的要求。因此，对水资源的保护和爱惜需要倍加重视，乃是整个社会的共同职责。

水体污染是指污染物进入海洋、江河、湖泊、水库或地下水等水体中的量超过了水体自净能力或纳污能力，使水体的水质和沉积物的物理性质、化学性质或生物群落组成发生变化，从而造成水质恶化，降低了水体的使用价值和使用功能，危害人体健康或者破坏生态安全的现象。水体污染物种类繁多，从环境工程的角度，可以细分为固体污染物、有机污染物、有毒污染物、营养性污染物、生物污染物、酸碱污染物、感官性污染物、油类污染物和热污染物和放射性污染物等。若根据污染物性质的不同，可主要分为化学性污染因子、物理性污染因子和生物性污染因子三大类。

化学性污染因子可细分为 6 种类型：①酸、碱和一些无机盐类等无机毒物；②重金属等有潜在长期影响的无机毒物，如汞、镉、铬、铅、砷和铝等元素；③各种有机农药、多环芳烃、芳香烃等有机毒物；④生活污水和某些工业废水中含有的糖类、蛋白质、脂肪和酚、醇等需氧有机污染物质；⑤水体植物营养性污染物，如农田排水中残余的氮和磷，生活和某些工业污水中含有的氮和磷等；⑥油类污染物质，主要指海洋采油和油轮事故等造成的石油对水体的污染。

物理性污染因子主要包括：①悬浮污染物质，指水中含有的不溶性的固体物质和泡沫塑料等；②热污染，主要来自各种工业过程的冷却水；③放射性污染物，主要与放射性矿藏的开采、核试验和放射性核素在医学、工业、军事研究等领域的应用有关。

生物性污染因子主要有：①细菌类。如伤寒、副伤寒、霍乱细菌等均能通过人畜粪便的污染而进入水体，随水流动而传播扩散。②真菌毒素类。如黄曲霉产生的黄曲霉毒素，米曲霉产生的 3-硝基丙酸、曲酸、圆弧偶氮酸等。③病毒类。如在污染水中常发现肝炎病毒、腺病毒等。④某些寄生虫。如阿米巴痢疾、血吸虫病、钩端螺旋体病等，可通过水进行传播。根据水污染物在环境或动植物体内能否蓄积，对人体健康能否产生长远不良影响，又可将其划分为第一类水污染物和第二类水污染物。第一类水污染物是指能在环境或动植物体内蓄积，对人体健康产生长远不良影响者，包括总汞、烷基汞、总镉、总铬、六价铬、总砷、总铅、总镍、苯并[α]芘、总铍、总银、总 α 放射性、总 β 放射性共 13 种。含有此类污染物的废水，一律在车间或车间处理设施排出口取样，其最高允许排放浓度必须符合《污水综合排放标准》（GB 8978—1996）中已列出的"第一类污染物最高允许排放浓度"的规定，见

表 3-5。第二类水污染物是指长远影响小于第一类污染物质，在排污单位排放口采样时对其最高允许的排放浓度需要符合一定要求的水污染物。如：pH、色度、悬浮物、化学需氧量、石油类、挥发酚、总氰化物、硫化物、氨氮等，见表 3-6。

表 3-5 工业污水第一类污染物最高允许排放浓度（引自曾永刚等，2018）

序号	1	2	3	4	5	6	7	8	9	10	11	12	13
污染物	总汞	烷基汞	总镉	总铬	六价铬	总砷	总铅	总镍	苯并[α]芘	总铍	总银	总 α 放射性	总 β 放射性
最高允许排放浓度（mg/L）	0.05	不得检出	0.1	1.5	0.5	0.5	1.0	1.0	0.3×10^{-4}	0.005	0.5	1 Bq/L	10 Bq/L

表 3-6 工业污水第二类污染物最高允许排放浓度（pH 除外）（引自曾永刚等，2018）

序号	污染物	一级标准（mg/L）	序号	污染物	一级标准（mg/L）
1	pH（量纲一）	6～9	12	氟化物	10
2	色度（稀释倍数）	50	13	磷酸盐	0.5
3	悬浮物（SS）	70	14	甲醛	1.0
4	生化需氧量（BOD_5）	20	15	苯胺类	1.0
5	化学需氧量（COD）	100	16	硝基苯类	2.0
6	石油类	5	17	阴离子合成洗涤剂（LAS）	5.0
7	动植物油	10	18	总铜	0.5
8	挥发性酚	0.5	19	总锌	2.0
9	总氰化物	0.5	20	总锰	2.0
10	硫化物	1.0	21	元素磷	0.1
11	氨氮	15	22	有机磷农药（以 P 计）	不得检出

污染物进入水体的主要途径为人口集中区域的生活污水排放，工业生产过程中产生的废水排放，使用农药或化肥的农田排水，大气中的污染物随降水进入地表水体，团体废弃物堆放场地因雨水冲刷、渗漏或抛入水体等所造成的污染。其中废水排放是造成水污染的主要原因。自有统计以来我国总计排放污水 13 000 多亿 m³，差不多占我国水资源总量的一半，其中完全未经处理直接排放的生产生活污水达到 7000 多亿 m³，具体见表 3-7。这也是为什么前些年多数城市水系和农村河流都被污染的主要原因。1990 年之前我国污水处理量统计为零，之后污水处理率逐步从 14.86% 提高到 2018 年的 95.49%，水的污染情况明显减轻，有所好转。

表 3-7 1978～2018 年我国污水排放总量和污水处理量情况
[引自张维蓉和张梦然，2020（其数据来源：国家统计局）]

年份	污水年排放量（万 m³）	污水年处理量（万 m³）	污水处理率（%）	年份	污水年排放量（万 m³）	污水年处理量（万 m³）	污水处理率（%）
1978	1 494 493	—	—	1983	2 097 290		
1979	1 633 266	—	—	1984	2 253 145		
1980	1 950 925	—	—	1985	2 318 480		
1981	1 826 460	—	—	1986	963 965		
1982	1 852 740			1987	2 490 249		

续表

年份	污水年排放量（万 m³）	污水年处理量（万 m³）	污水处理率（%）	年份	污水年排放量（万 m³）	污水年处理量（万 m³）	污水处理率（%）
1988	2 614 897	—	—	2004	3 564 601	1 627 966	45.67
1989	2 611 283	—	—	2005	3 595 162	1 867 615	51.95
1990	2 938 980	—	—	2006	3 625 281	2 026 224	55.67
1991	2 997 034	445 355	14.86	2007	3 610 118	2 269 847	62.87
1992	3 017 731	521 623	17.29	2008	3 648 782	2 560 041	70.16
1993	3 113 420	623 163	20.02	2009	3 712 129	2 793 457	75.25
1994	3 030 082	518 013	17.10	2010	3 786 983	3 117 032	82.31
1995	3 502 553	689 686	19.69	2011	4 037 022	3 376 104	83.63
1996	3 528 472	833 446	23.62	2012	4 167 602	3 437 868	87.30
1997	3 514 011	907 928	25.84	2013	4 274 525	3 818 948	89.34
1998	3 562 912	1 053 342	29.56	2014	4 453 428	4 016 198	90.18
1999	3 556 821	1 135 532	31.93	2015	4 666 210	4 288 251	91.90
2000	3 317 957	1 135 608	34.25	2016	4 803 049	4 487 944	93.44
2001	3 285 850	1 196 960	36.43	2017	4 923 895	4 654 910	94.54
2002	3 375 959	1 349 377	39.97	2018	5 211 249	4 976 126	95.49
2003	3 491 616	1 479 932	42.39	合计	132 420 626	61 208 496	

3.1.3 土壤污染与土壤污染物

随着人口不断增长，而土壤资源有限且逐渐下降的情况下，仅凭原始的农业化操作已很难满足人类对粮食的需求和生活水平的提高，因此，就得通过农药、化肥等各种手段提高土壤生产力，加上工业、商业等各种人为活动产生排放的污染，长期以来便造成大量土壤环境污染。土壤污染是指进入土壤中的新的合成化合物或增加的有毒化合物等污染物质超过土壤的自净能力，并对土壤、微生物、植物和动物等造成损害时的状况。土壤环境中多数污染物可迁移转化，引起大气、水体和生物的污染，并能通过食物链最终影响到人类的健康。

通过各种途径输入土壤环境中的足以影响土壤环境正常功能，降低作物品质和产量，影响人体健康的物质，都可以称为土壤污染物。根据污染物性质，可大致分为无机、有机、生物和放射性污染物四大类（见表 3-8）。其中生物和放射性污染物来源较单一，具有特定的污染途径，易识别。而重金属和部分有机污染物来源复杂多样，且分布广、毒性强、难降解，在土壤中不断积累，会持续威胁生态环境安全和人体健康，因此目前比较注重重金属和有机污染物的研究。

表 3-8　土壤中主要污染物（引自刘培桐，1985）

污染物种类			主要来源
无机污染物	重金属	汞	制烧碱、汞化物生产等工业废水和污泥，含汞农药，汞蒸气
		镉	冶炼、电镀、染料等工业废水，污泥和废气，肥料杂质
		铜	冶炼、铜制品生产等废水，污渣和污泥，含铜农药
		锌	冶炼、镀锌、纺织等工业废水和污泥，废渣，含锌农药，磷肥
		铅	颜料、冶炼等工业废水，汽油防爆燃烧排气，农药
		铬	冶炼、电镀、制革、印染等工业废水和污泥

续表

污染物种类			主要来源
无机污染物	重金属	镍	冶炼、电镀、炼油、染料等工业废水和污泥
		砷	硫酸、化肥、农药、医药、玻璃等工业废水，废气
		硒	电子、电器、油漆、墨水等工业的排放物
	其他	氟	冶炼、氟硅酸钠、磷酸和磷肥等工业废水，废气，肥料
		盐、碱	纸浆、纤维、化学等工业废水
		酸	硫酸、石油化工、酸洗、电镀等工业废水，大气酸沉降
有机污染物	有机农药		农药生产和使用
	酚		炼焦、炼油、合成苯酚、橡胶、化肥、农药等工业废水
	氰化物		电镀、冶金、印染等工业废水、肥料
	3、4-苯并芘		石油、炼焦等工业废水、废气
	石油		石油开采、炼油、输油管道漏油
	有机洗涤剂		城市污水、机械工业污水
致病生物	细菌、病毒、寄生虫		动物或病人尸体的埋葬、厩肥、城市污水、污泥、垃圾
放射元素	铯 137		原子能、核动力、同位素生产等工业废水，废渣，核爆炸
	锶 90		原子能、核动力、同位素生产等工业废水，废渣，核爆炸

　　无机污染物主要有汞、镉、铅、铬、铜、钡、锌、镍、锑、钴、硒、砷等重金属，以及氟、酸、碱、盐等。其中重金属一旦污染了土壤，就难以彻底消除，且易被植物吸收，通过食物链进入人体而危及人类的健康。有机污染物，主要有人工合成的有机农药、酚类物质、氰化物、石油、稠环芳烃、洗涤剂，高浓度耗氧有机物等。其中有机氯农药、有机汞制剂、稠环芳烃等性质稳定不易分解的有机物，在土壤环境中易累积，而造成污染危害。生物类污染物主要有细菌、病毒、寄生虫等致病生物，其污染源包括动物或病人尸体的埋葬、废物和污泥的处理等。放射性污染物有半衰期为 30 年的铯 137 和半衰期为 29 年的锶 90，主要来自核武器试验、核反应堆的放射性废物和核燃料后处理厂的放射性废液等。

　　美国环保局于 2012 年修订发布了区域土壤筛选值标准，规定了 700 多种污染物的含量限值。日本于 2003 年 2 月颁布实施的《土壤污染对策法》对日本城市和工业地域土壤中的 3 种特定有害物质的环境标准做了明确规定（见表 3-9）。第 1 种特定有害物质是挥发性有机化合物：二氯甲烷、四氯化碳、氯乙烯、1，2-二氯乙烷、1，1-二氯乙烯、1，2-二氯乙烯、1，1，1-三氯乙烷、1，1，2-三氯乙烷、苯、三氯乙烯、四氯乙烯、1，3-二氯丙烯，共 12 项。第 2 种特定有害物质是重金属等：镉、六价铬、氰化物、全量汞以及烷基汞、硒、铅、砷、氟、硼，共 9 种。第 3 种特定有害物质是农药、多氯联苯（PCB）等，包括西玛津、二硫四甲秋兰姆、禾草丹、PCB、有机磷化合物共 5 项。此外，二噁英也是一种受到高度重视的有机污染物质，日本《二噁英对策法》中规定土壤中二噁英的毒性当量是 1000 pg/g，超过该标准必须采取处理措施。土壤中二噁英调查标准为 250 pg/g，超过此标准的土壤，必须进一步开展详细调查。日本还以《农用地土壤污染防治法》为依据针对农业用地制定了一些土壤环境标准，如土壤中 Cu 的浓度在 125 mg/kg 以下，土壤中 As 的浓度在 15 mg/kg 以下，生产出来的大米中 Cd 的浓度在 0.4 mg/kg 以下等。

表 3-9 基于日本《土壤污染对策法》的土壤特定有害物质环境标准（引自王效举等，2021）

类别	有害物质	溶出量标准（检测液中浓度）（mg/L）	土壤含量标准（mg/kg）
第 1 种特定有害物质（挥发性有机化合物）	氯乙烯	≤0.002	—
	四氯化碳	≤0.002	—
	1，2-二氯乙烷	≤0.004	—
	1，1-二氯乙烯	≤0.1	—
	1，2-二氯乙烯	≤0.04	—
	1，3-二氯丙烯	≤0.002	—
	二氯甲烷	≤0.02	—
	四氯乙烯	≤0.01	—
	1，1，1-三氯乙烷	≤1	—
	1，1，2-三氯乙烷	≤0.006	—
	三氯乙烯	≤0.03	—
	苯	≤0.01	—
第 2 种特定有害物质（重金属等）	镉	≤0.01	≤150
	六价铬	≤0.05	≤250
	氰化物	不检出	≤50（游离氰化物）
	全汞（其中烷基汞）	≤0.000 5（不检出）	≤15
	硒	≤0.01	≤150
	铅	≤0.01	≤150
	砷	≤0.01	≤150
	氟	≤0.8	≤4 000
	硼	≤1	≤4 000
第 3 种特定有害物质（农药、PCB 等）	西玛津	≤0.003	—
	二硫四甲秋兰姆	≤0.006	—
	禾草丹	≤0.02	—
	PCB	不检出	—
	有机磷化合物	不检出	—

日本土壤污染场地主要为重金属污染和挥发性有机化合物（volatile organic compounds，VOC）污染。2014 年到 2018 年 6 年间，日本总共确定的土壤污染件数为 3030 件，其中重金属超标为 2479 件，占比 82%。VOC 污染案例 235 件，占比 8%；其余 10% 为 VOC 和重金属等复合污染案例 312 件（见表 3-10）。农药等第 3 种特定有害物质污染仅有 4 例。另外，根据 2019 年 3 月为止的调查数据，VOC 污染物质中最常见的依次为三氯乙烯、四氯乙烯、1，2-二氯乙烯和苯，所占比例分别达到 22%、22%、17% 和 10%，而重金属污染最多的是铅、氟和砷，占比分别为 30%、22% 和 17%。

表 3-10 2013～2018 年基于日本《土壤污染对策法》的特定有害物质类别的污染件数与比率（引自王效举等，2021）

年份	污染件数	VOC 污染	重金属污染	农药等污染	复合污染
2013	480	43（9%）	393（82%）	0（0%）	44（9%）
2014	532	37（7%）	436（82%）	2（0%）	57（10%）

续表

年份	污染件数	VOC 污染	重金属污染	农药等污染	复合污染
2015	479	31（6%）	386（81%）	0（0%）	62（13%）
2016	528	41（8%）	433（82%）	2（0%）	52（10%）
2017	554	53（9%）	447（81%）	0（0%）	54（10%）
2018	457	30（9%）	384（82%）	0（0%）	43（9%）
合计	3 030	235（8%）	2 479（82%）	4（0%）	312（10%）

2005 年 4 月至 2013 年 12 月，我国开展了首次全国土壤污染状况调查。结果显示全国土壤总的超标率为 16.1%，其中轻微、轻度、中度和重度污染点位比例分别为 11.2%、2.3%、1.5% 和 1.1%。无机污染物为主，超标点位数占全部超标点位的 82.8%，多环芳烃等有机污染物次之，复合型污染比重较小。从地域看，南方土壤污染重于北方，长江三角洲、珠江三角洲、东北老工业基地等部分区域土壤污染问题较为严重，西南、中南地区土壤重金属超标范围较大。全国土壤环境状况总体不容乐观，耕地土壤环境质量堪忧，工矿业废弃地土壤环境问题突出。

李娇等人 2018 基于收集的 134 篇文献，对研究者们在解析土壤污染来源时针对的污染物种类进行统计，得到近十年国内外土壤污染物源解析研究对象出现频率，发现目前土壤污染物源解析研究中涉及的重金属或类金属元素有铅、镉、锌、铜、铬、砷、镍、汞、锰、钴、铁、铝、钒、钾、钙、镁、锑、锶、钛、钡、钠、锡、硒、锂、钼、银、铋、镓、铀、铍、铈、铯、锗、铌、铂、铷、钪、钽、钍、钇等元素，种类达到 40 种之多，其中研究最多的是铅、镉、锌、铜、铬、砷、镍、汞 8 种元素。而涉及的有机污染物主要是多环芳烃及其含氧衍生物、滴滴涕、六六六、二噁英/呋喃、多溴联苯醚、多氯联苯、硫丹、氯丹、多氯化萘、六氯苯、艾氏剂等持久性有机污染物，其中，多环芳烃 PAHs 是土壤污染物源解析中研究最多的一类有机污染物。

土壤污染物质来源极为广泛，有天然污染源，也有人为污染源，后者是造成土壤污染的主要原因，又可粗分为工业污染源、农业污染源和生物污染源。工业污染源就是指工矿企业排放的废水、废气、废渣。农业污染源主要是指由于农业生产过程中，为了提高农作物产量而施入土壤的化学农药、化肥、有机肥，以及残留于土壤中的农用地膜等。我国平均每年会使用 50 万吨左右的农药，平均用药量高达 14 kg/hm²。我国每年使用的化肥总量高达四千万吨，化肥的长时间使用，就会对土壤结构产生破坏，削弱其保水保肥能力，引起耕地土质退化、土块板结等，最终会导致农业生产成本变高，农业产量降低。如过磷酸钙、硫酸铵、氯化铵等都属于生理酸性肥料，长期大量施用易造成土壤酸化。土壤酸化后会导致有毒物质的释放，或使有毒物质毒性增强，从而对生物体产生不良影响。土壤酸化还能溶解土壤中的一些营养物质，在降雨和灌溉的作用下，向下渗透进地下水，使得营养成分流失，造成土壤贫瘠化，影响作物的生长。再如氮肥的长期大量施用，分解后形成的硝酸盐堆积于土壤中，也会使得土壤酸化，破坏土壤的生态环境。农用地膜一般在使用 2～3 次之后，就会丢弃，残留于土壤中的大量农膜会降低土壤肥力，改变土壤耕性，同时残留的农膜还会释放邻苯二甲酸酯，造成土壤化学污染与白色垃圾污染。生物污染源是指含有致病的病原微生物或寄生虫的生活污水、医院污水、垃圾，以及被病原菌污染的河水等。

3.2 环境污染物对生态系统的危害

3.2.1 大气污染物对生态系统的危害

大气环境污染物对大气生态系统的危害主要是指由于人类活动产生大量气体污染物并扩散至大气中，使自然空气的理化性质发生改变，并直接对生物体产生损伤或改变全球气候特征而波及生命生长和发育的过程。如烟雾、酸雨、温室气体以及沙尘暴等典型的大气污染现象，都已对动植物等生物体产生一系列的毒害作用。

大气环境污染物主要通过：①使生物中毒或枯竭死亡；②减缓生物的正常发育；③降低生物对病虫害的抗御能力等途径危害生态系统的可持续发展和生物的生存和发育。植物在生长期中长期接触污染的大气，会因污染物的暴露伤害、摄取伤害、转运储存伤害和代谢毒害等途径导致叶面受到损伤，光合作用减弱，植物组织结构受到伤害，逐渐枯萎，直至死亡。大气中二氧化硫、氟化物等污染物质对植物的影响十分明显，若此类污染物浓度过高，会对植物造成急性伤害，部分植物表面会出现不同程度伤斑，叶片会直接枯萎甚至脱落。

对动物的毒害作用可以分为直接和间接两个方面。在大气污染严重时期，家畜等动物因直接吸入大量污染物而引起急性中毒。1952 年因燃煤产生的二氧化硫和粉尘污染而导致的伦敦烟雾事件中，最早发病的就是参展的 350 头牛，其中 52 头严重中毒，14 头奄奄一息，1 头当场死亡。日本上野动物园也曾因大气严重污染使园养鸟大批死亡，死亡鸟类的肺部有大量的黑色烟尘沉积。大气污染物还可沉降到土壤和水体，通过食物链在植物中富集，间接导致食入这类植物的动物中毒或死亡。如美国阿那空铜矿冶炼厂排出的大量含砷废气，污染了周围牧草，牧草含砷量高达 400 mg/L，致使 24 km^2 内的马、牛、羊等家畜取食被砷污染的牧草后大量中毒死亡，3000 只羊中毒，600 只羊死亡，经检测发现中毒而死的羊肝脏中含有大量的砷。相关实验表明粉尘污染的空气能使动物体质变弱，如鸡在粉尘污染的空气中很难长大，蚕吃了带粉尘的桑叶生长缓慢，且产丝量下降。一般情况下，大气污染物的浓度较低，但由于动物长期持续地暴露于污染的大气中，能引起机体的慢性中毒或降低机体的抵抗力，诱发感染，引起各种呼吸道炎症，导致动物慢性呼吸系统疾病的发病率和死亡率增高。

同时二氧化硫、氮氧化物等大气污染物经过与雨、雪等结合，产生极具破坏性的酸雨，由于自然沉降的雨水 pH 一般在 5.0～5.6 的范围内，故有人提出酸雨应定义为雨水的 pH 小于这个范围而不是简单地定义为雨水的 pH 小于 5.6。酸雨能杀死土壤微生物，使土壤和水体酸化，有毒成分溶出，降低土壤肥力，危害了农作物和森林生态系统，严重的酸雨会使森林衰亡和鱼类绝迹。首先报道酸沉降影响的严重性来自于斯堪的纳维亚。在瑞典，20 世纪 30～60 年代，湖水的 pH 下降了 2 个单位，到了 20 世纪 60 年代，瑞典大约有 50%的湖泊中湖水的 pH 低于 6，有 5000 个湖泊中湖水的 pH 小于 5，导致了瑞典西部鲑鱼种群的大批死亡，在中部和东部，其他的鱼种群也受到了严重的影响。20 世纪 70 年代，在加拿大安大略省的南部进行调查的 150 个湖泊中，有 33 个湖泊中湖水的 pH 小于 4.5，有 32 个湖水的 pH 在 4.5～5.5 之间。受酸度影响的鱼包括小口黑鲈、大眼鲴、白斑狗鱼、湖红点鲑、加拿大白鲑、河鲈和岩鲈。在那时，加拿大最大的单一的 SO$_x$ 和 NO$_x$ 污染源是位于安大略省休伦湖北部约 50 km 处萨德伯里庞大的冶炼厂，在围绕萨德伯里的半径达 80 km 范围内的几百个湖泊中，仅有少量的鱼或根本没有鱼。酸雨对非金属的建筑类材料（如水泥、砂石和混凝土等）具有溶解作用，一旦达到一定程度后，就会使建筑整体的强度降低，不仅会造成经济损失，还会产生重大安全隐患。此外，大气颗粒污染物会使大气能见度降低，高层大气中的氮氧化物、碳氢化合物和氟氯烃类等污染物使臭氧大量分解，引发"臭氧洞"问题。由于臭氧能吸收 99%以上来自太阳的紫外线辐射，对地球上的生命起到保护作用，臭氧层的破坏，致使到达地面的太阳紫外线辐射量增加，对动植物产生伤害，破坏生态平衡，还会导致地球气候出现异常。

3.2.2　水体污染物对生态系统的危害

来自于不同源头的污染物，通过不同途径进入水环境中，对水中生物体生长发育产生影响甚至危及生命的延续。就污染源而言，分为外源毒害过程和内源毒害过程。外源毒害过程是指工业排污、城市水源消费、农业灌溉、地下水污染、河岸码头、大气污染、固体废弃物倾倒等人为活动产生的污染物对水生生态系统的毒害过程。内源毒害过程是指自然生理和生化过程所产生的有害物质对水生生态系统的毒害过程，如水藻分泌的毒物，来自于自然界的铜、汞、镉等重金属毒物，以及生物化学过程产生的氨。污染物进入水生生态系统以后，当生物体内吸收、积累某种污染物到一定数量后，就会出现受害症状，生长受阻、发育停滞，甚至死亡，直到系统结构、功能受损、崩溃。

影响内陆水体最通常的有毒无机物质为铜、铅、镍、锌、铬等重金属盐，可溶性硫化物以及溶解性气体氨和氯等，这些污染物达到一定量就会使鱼类和底栖生物死亡。例如，2001年 4 月下旬至 5 月中旬，因唐山市滦河沿岸工矿企业向滦河排放未经达标处理的污水造成在小河子入海口两岸部分渔业水域污染而引起养殖对虾和滩涂贝类死亡事故，受污染水域的对虾养殖水面面积 6561.15 亩，滩涂贝类养殖面积 495 亩，现场调查发现青蛤和日本对虾死亡分别达到 67.96%和 51%。

重金属对水生植物的毒害作用主要表现在对植物细胞膜具有严重的破坏作用，抑制呼吸作用以及阻碍叶绿素合成，从而抑制光合作用等，最终影响植物体的生长发育和生理生化过程。重金属能黏结在鱼鳃表面，造成鳃的上皮和黏液细胞贫血和营养失调，从而影响对氧气的吸收和降低血液输送氧气的能力，导致呼吸机能的减弱。如汞能影响水生植物光合作用，汞可以吸附在鱼鳃和贝的吸水管上，甚至通过鱼的表皮能够渗透到体内，使鱼的皮肤、鳃盖和神经系统受损，导致其游动迟缓、形态憔悴。当水中汞的浓度较高时，就会造成水生植物和鱼、贝类大量死亡。

有机物污染主要来自食品、化肥、造纸、化纤等工业的废水以及人们的生活用水。海洋中有机污染物主要由沿岸的污染源通过江河带入海洋。如黄渤海沿岸约有 110 家食品厂、酒厂、屠宰厂、粮食加工厂等各类工厂，每年排出富含营养有机物的废水达 400 多万吨，沿岸人口每年排出生活污水有 $3.6 \times 10^9 t$。另外，农业上使用的各种肥料很容易被雨水冲刷流失，最终也流入海洋，如每年北方沿海各县化肥使用量高达 70 多万吨，若有 20%最终排入海洋，则也有 14 万吨。这些有机物含量很高的污水给水域带来大量氮、磷等营养盐，一旦过量，则水域富营养化，使藻类以及其他水生生物异常繁殖，会造成水体缺氧，使鱼贝死亡，影响海洋环境，造成赤潮危害等。海域一旦形成赤潮后，就会造成水体进一步缺氧，同时某些赤潮生物体内含有毒素，经微生物分解或排出体外，能毒死鱼虾贝等生物。赤潮还会破坏渔场结构，形不成鱼汛，影响渔业生产。

淡水水体接纳过量的氮、磷等营养物质同样造成的水体富营养化污染能使藻类以及其他水生生物异常繁殖，水体透明度和溶解氧下降，造成水质恶化，从而使水生生态系统和水功能受到影响和破坏，给饮用、工农业供水、水产养殖、旅游以及水上运输等带来巨大损失。水体富营养化是我国许多湖泊、水库所面临的重大生态毒害问题，严重影响了水资源的利用，如云南的滇池等湖泊已酿成了公害，给经济和生态环境造成了无法估量的损失。

进入水中的农药会对非靶标生物产生明显的影响，如 1952 年开始，每年春天在加拿大新布伦兹维克北部都大面积喷洒 50 kg/km^2 的 DDT 来控制云杉蚜虫的发作，到 1957 年，DDT 的使用面积达 2 万 km^2，许多地方甚至多次用药。加拿大的渔业研究部从撒药开始对受影响主要河流中的鲑鱼种群进行了多年的研究，发现：一岁以下的鲑鱼损失达 90%，超过 1 岁的幼鲑损失达 70%，水中昆虫则完全消失。有机氯类的农药还能严重影响一些水鸟的繁殖，繁殖失败主要与农药引起的三种效应有关：蛋壳变薄以及生下的蛋破了；改变了双亲的行为，导致推迟或者没能孵蛋、孵蛋失误等；由于后代农药污染水平的升高导致了胚胎或者维鸟时期的高死亡率。部分农药污染能使水生藻类细胞和叶绿素含量明显降低，如栅列藻在百菌清、7012 和福美锌等农药作用下，1～2 d 内细胞完全漂白；西维因可使绿藻和蓝藻细胞的叶绿体裂成小球状，并逐渐使细胞破裂死亡。

来自含油废水的油类污染物在水体中达到 0.01 mg/L 时即可使鱼肉带有特殊气味而难以食用。含油稍多时，会在水面上形成油膜，使水面与大气隔离，导致水体缺氧，同时在微生物作用下降解油类污染物也需要消耗氧，会进一步造成水体缺氧。油膜还能附在鱼鳃上，导致其呼吸困难，严重时会窒息死亡。在含油废水中孵化的鱼苗生命力往往低弱，多数畸形，易于死亡。油类污染物对水生植物的影响主要是妨碍光合作用和通气作用。

研究发现，石油烃一旦释放进入海洋，会对海洋浮游生物、海藻、无脊椎动物、鱼类繁殖和洄游、海鸟和海洋哺乳动物等产生不同层次水平的毒性效应（表 3-11）。原油严重泄漏事件可以导致上万只鸟甚至几十万只鸟的死亡。例如，1967 年，英国海岸线上发生的托雷·卡尼翁号油轮事件共导致 4 万～10 万只海鸟死亡（其中大多数是海雀），而 1989 年阿拉斯加威廉王子湾发生的埃克森瓦尔笛兹号油轮触礁事故估计杀死了 25 万只海鸟和 150 只秃头鹰。一些研究指出，在石油烃污染的海水中孵化出来的幼鱼鱼体畸形扭曲并且生命力低下，大量的鱼卵和幼鱼被油膜或油块粘住而死亡；油污还会使鱼、虾和贝类等海产品产生油臭味，影响食用和经济价值。此外，长期生活在被污染海水中的成年鱼、蟹和贝类体内因蓄积了某些有害物质，生长发育不良，健康状况低下。

表 3-11　原油泄漏对海洋生物的毒害效应（引自周启星等，2004）

受影响生物	毒害效应
浮游生物	较小的局部损害：由于油膜覆盖的阴影效应，浮游植物生长可能受到抑制
海藻	潮间种由于油膜覆盖受到较大损害，但恢复极为迅速，随着食草者的消亡，导致过度生长
无脊椎动物	由于急性毒性和窒息，沿海群落大范围死亡，这些种群的恢复需要耗费多年
鱼类	通常只是较少的死亡，但产卵地受污染，迁移过程中导致较大损害
海鸟	潜水鸟类受到致命影响，受淹致死，体温降低致死，摄取油类污染物导致毒性效应
海洋哺乳动物	较少受到影响，但沿海种群（如海豹）易受影响

只在非常窄的 pH 范围内能够适应生长的水生植物和动物对水中环境酸碱度的变化特别敏感。因此，在 pH 较低的酸性河流或湖泊中生长的动植物群落与 pH 较高的碱性水体中生长的生物群落存在明显的差异。如在富含硫的地区，采矿排水导致大量酸性物质和铁的排

放，由于强酸与氢氧化铁的复合毒性效应，导致水生生物死亡，而铁细菌却大量繁衍。在缺钙地区，酸雨的不断沉降使水体逐步变酸，当 pH<5.0 时，铝就会从表层土壤淋滤出来，其与酸性物质的复合毒性效应，会导致鱼类逐渐消亡。碱性工业污水的排放使水体变碱，也会导致鱼类的死亡。

水力冲灰、洗煤、冶金、屠宰、化肥、化工、建筑等工业废水中都含有悬浮状的污染物，大量排入水中后会造成水的浑浊度升高和颜色改变。悬浮物沉于河底淤积河道，危害水体底栖生物的繁殖，影响渔业生产，并能抬高河床，降低蓄水量；在灌溉的农田沉积则会堵塞土壤孔隙，影响气体交换，不利于作物生长，导致产量降低。

热废水来源于电力、冶金、石油、造纸、化工和机械工业等排放的废水。一般以煤或石油为燃料的热电厂，只有 1/3 的热量转化为电能，其余的则排入大气或被冷却水带走；原子能发电厂约占总热量 3/4 的废热几乎全部都进入冷却水。原子能发电站的发电能力一般为 $2×10^6$～$4×10^6$ kW，以 $2×10^6$ kW 的核电站计算，每天排出的废热可使 $1.1×10^7$ m^3 的水温升高 5℃，而一座 $3×10^5$ kW 的常规发电站每小时要排出 $6.1×10^5$ m^3 的水量，水温要比抽取时平均高出 9℃。热废水导致水域缺氧，影响水生生物正常生存，原有的生态平衡被破坏，使渔场环境变化，影响渔业生产等。如 1964 年 6 月佛罗里达电厂公司被批准在佛罗里达州比斯坎湾某处成立，1968 年 4 月 25 日开始全部运行，取自比斯坎湾北部的用于火电厂的冷却水，经过火电厂南部的一系列小沟最后又排放到海湾中。每天排放的冷却水量为 $1.55×10^6$ m^3。在满负载的情况下，冷却水的温度将上升 6.7℃。1968 年 7 月第一次测定并记载了电厂排放的热废水所产生的负面效应，在沟排放口附近，贫瘠的沉积物覆盖面积将近 $8×10^3$～$12×10^3$ m^2。海龟草在河口不再繁殖，裸露的沉积物表面覆盖着一些绿色的、不规则的蓝藻或蓝绿藻。在沟排放口附近方圆 $4×10^5$ m^2 的区域内都没有发现底栖生物。1969 年 6 月 5 日，距离排水口 350～550 m 的珊瑚礁群落全部死光，而且在距排水口 750 m 的地方也发现了一些珊瑚礁的残体。到 6 月 19 日，其他种类的底栖生物开始消失。距排水口 550 m 处，海龟草表面被蒙上了一层棕色凝胶状物质，失去原先的绿色。离排水口 750 m 处有 50%～70% 的珊瑚礁死亡。6 月 26 日，在火电厂的南部发现了成千上万只死鱼。6 月 27 日的调查发现有大量虾、蓝蟹、蜘蛛蟹、石蟹、软体动物以及藻类死亡。在距离排放口 900 m 的范围内，死鱼数量极大。6 月 29 日，大规模调查了距排放口 1.4 km 内的水体，发现水底堆积了大量的海绵、蜘蛛蟹、蓝蟹、珊瑚礁、虾、蛤、蜗牛、贻贝、鱼类以及枯萎的褐藻类生物尸体。

3.2.3　土壤污染物对生态系统的危害

污染物进入土壤，会通过迁移发生转移和扩散。土壤中的迁移包括横向的扩散作用和纵向的渗滤过程。由于水的重力迁移作用，污染物在土壤中普遍存在着向下迁移的趋势，同时地下水流向使污染物在总体上沿着水流方向移动。在移动过程中，污染物分子不断与土壤颗粒接触而被吸附，同时又有许多分子从吸附点上解吸下来，这种可逆反应过程伴随着污染物在土壤中所有的迁移过程。由于不同污染物具有不同的物理化学性质，它们与土壤吸附位点的结合方式以及结合的紧密程度也会有所不同。污染物在土壤中的吸附、解吸动态过程是决定其迁移速率的主要因素之一。吸附主要指污染物在气-固或液-固两相生态介质中，在固相中浓度升高的过程，包括一切使溶质从气相或液相转入固相的反应，如静电吸附、化学吸附、分配、沉淀、络合及共沉淀等反应。吸附包括分配和吸持两个过程，吸持是指污染物在固相上的表面吸附现象，而分配作用是指土壤/沉积物中的有机物质对外来化学物或污染物的溶解作用。

研究污染物在不同吸附载体上吸附-解吸过程的最终目的在于对其在生态系统中的分布、迁移和归属作出准确的预测。土壤有机质是有机环境污染物在土壤中的主要吸附剂，有机环境污染物在土壤自由水和土壤有机质之间的分配特性用土壤吸附常数（Koc）来表示。它通常与土壤矿物特性无关，仅表示有机环境污染物基于土壤有机质的吸附。一种有机环境污染物的 Koc 值与其水溶性具有很好的线性相关。土壤中有机环境污染物在土壤有机质和土壤自由水间的分配可用该污染物在水和一种与水不互溶的有机溶剂间的分配来估计。具有较小水溶性的辛醇能较好地模拟土壤有机质，故可用辛醇-水分配系数（Kow）来表征这一特性。辛醇还被认为可以较好地模拟鱼和动、植物中的脂肪组织结构特征，因此 Kow 还被用来表征有机环境污染物在鱼、动物和其他生物中的生物浓缩因子（BCF）和生物积累潜势。

农药污染对土壤生态系统的破坏，主要表现在以下 3 个方面：①使生物相日趋贫乏，群落结构不断简化。例如，在除草剂污染作用下，眼子菜等敏感的农田水生维管束植物很快消失，并很难在短时间内恢复；相反，对除草剂具有较强耐性的轮藻和丽藻则很快发展成为优势种。②使生态条件改变，引起生物种群发生变化。如农田水生维管束植物为许多藻类和农田水生动物提供了良好的生存环境，有利于这些生物及许多微生物的生长和繁殖。一旦这些植物被除草剂杀灭后，这些生物的种类和数量必将受到影响，逐渐减少。③使生物相不稳定，反馈机制失调。曾有报道发现，苹果金纹细蛾从管理不好的果园中大量迁移到管理很好的果园，并在那里迅速繁殖开来，原因是管理很好的果园使用过大量农药，致使该害虫的天敌已经下降到极低水平或消失的缘故。

环境污染物对于植物的毒害过程实质是植物吸收与积累污染物的过程，同时也是污染物沿食物链生物富集和生物放大而不断作用于生物体并使之产生毒害的主要途径。陆地植物对于污染物具有普遍的吸收特性，如可溶性环境毒物可以通过植物的根系吸收，挥发性环境毒物则可以通过呼吸作用进入植物体，另外植物在吸收营养物质过程中并无绝对严格的选择作用，故植物对极难溶于水、极难挥发的污染物也可能有一定的吸收。多数研究表明，DDT、阿特拉津、氯苯类、多氯联苯类、氨基甲酸酯类、多环芳烃类及其他有机环境污染物都可以被植物吸收与积累。

有人采用温室盆栽试验研究了锌（Zn）、镉（Cd）、铜（Cu）、铅（Pb）的单一或复合处理对印度芥菜生物量的影响。结果发现根量随 Zn 处理量加大而显著减少，Cd 单一处理或与 Zn、Cu、Pb 复合处理的根量减少得更多，单一 Pb 处理的根量也显著减少，但单一 Cu 处理时差异不明显。表明高浓度的 Zn 或 Cd 对印度芥菜的根生长有抑制作用，且在多金属复合污染时更强烈。试验中观察到印度芥菜生长明显受到镉处理的影响，当植物生长 7 d 后，叶片出现失绿症状，从 Cd 处理 150 mg/kg 开始出现新叶黄化，Cd 处理 110～130 mg/kg 出现白斑，老叶蜷曲。生长 13 d 后，新叶失绿症状有所减缓，随叶片生长，从叶片基部复绿，叶片顶部、叶缘呈黄色。株高差异逐渐明显，Cd 对生长的抑制开始显现。生长 17 d 后，叶片出现第二次失绿症状，白斑和蜷曲现象日益明显，株高差异显著。植物生长 30 d 后，低浓度处理已进入抽薹期，而高浓度的处理植物生长明显滞后。经统计分析，得到 Cd 暴露对印度芥菜地上部生物量有显著抑制作用的临界点出现在 110 mg/kg。印度芥菜地上部积累的 Cd 随处理浓度的增加而呈线性增加，根中 Cd 的积累在土壤添加 Cd 浓度低于 90 mg/kg 时，与地上部积累的 Cd 浓度相当；高于此浓度时，根积累的 Cd 浓度显著高于地上部。土壤添加 Cd 浓度为 130 mg/kg 时，根积累的 Cd 浓度最高，达 300 mg/kg。根积累的 Cd 浓度从土壤添加 Cd 浓度在 110 mg/kg 开始急剧增加，与生物量的急剧下降相吻合。

农药施用不当可使植物产生急性毒害或慢性毒害效应。急性毒害效应的主要症状是：叶片褪绿、黄化、出现斑点、穿孔、焦灼枯萎、卷叶、畸形、落叶；花瓣枯焦和落花；果实出现斑状、畸形、落果；植株矮化、畸形；根粗短肥大、缺少根毛和表面变厚发脆等；种子发芽率下降。慢性毒害效应主要表现为叶片脱落，产量降低。如桃、李、杏、梅等核果类树木及豆类作物对砷制剂敏感；瓜类对 DDT、六六六敏感；桃、李、梅、白果、大豆和小麦等对波尔多液敏感；黄瓜、番茄、葱、豆类等对石硫合剂敏感。林涛等人 2020 年分别测定了 4 种烟嘧磺隆多元复配除草剂（8%烟嘧·氯吡嘧磺隆可分散油悬浮剂、16%烟嘧·硝磺·氯吡嘧磺隆可分散油悬浮剂、36%烟嘧·莠去津可分散油悬浮剂和 22%烟嘧·氯吡·氯氟吡氧乙酸异辛酯可分散油悬浮剂）对小麦、绿豆和甘蓝这 3 种非靶标植物的半效应浓度，并进行毒性评价。结果发现这 4 种供试农药对小麦均为高毒，中毒后的小麦出现发育迟缓，须根少等不良反应；对绿豆均为中毒，中毒后的绿豆出现叶片向下卷曲、发黄、灼烧斑、枯萎且易脱落，三出复叶失绿白化，叶脉发黑，须根少，茎秆较细，根基部腐烂，枯萎等不良反应；36%烟嘧磺隆·莠去津可分散油悬浮剂对甘蓝表现为高毒，其他 3 种供试农药对甘蓝均为剧毒，中毒后的甘蓝出现发育迟缓等不良反应。

被广泛用于防治设施蔬菜根结线虫的杀线剂噻唑磷和阿维菌素，施用量大且施用频繁，易残留在土壤中，因而对农作物的正常生长发育造成影响。研究发现噻唑磷、阿维菌素对小麦根伸长和芽伸长有极显著影响。根、芽伸长抑制率与噻唑磷、阿维菌素浓度呈极显著线性相关，噻唑磷对小麦根和芽的 EC_{50} 分别为 141 mg/kg 和 204 mg/kg；阿维菌素对小麦根和芽的 EC_{50} 则分别为 14 mg/kg 和 19 mg/kg。因此，噻唑磷对根的 EC_{50} 约为 10 倍大田推荐施用剂量（10～13.3 mg/kg），而阿维菌素对根的 EC_{50} 约为 28 倍大田推荐施用量（0.5 mg/kg）。

大量施用农药还会导致严重的生态后果，如农药会使土壤中 90%以上的蚯蚓死亡，间接影响到土壤的结构，从而对作物生长不利。有时特定农药虽然杀死了特定害虫，但由于同时杀死了特定害虫的天敌，反而会使这种害虫大量繁殖起来，危害加重。再如，果园里施用农药，虽然消灭了害虫，但同时也杀灭了大量传授花粉的昆虫，从而影响果树的结实和产量。

化肥的施用量与养分配比，不仅对土壤生态系统及其生产力产生影响，而且对生物产品的质量也有很大影响。当施用量达到一定数量时，因植株生物增长过快，大量养分被植株吸收或被非产品部分消耗，造成贪青，迟熟或倒伏，导致作物产量及质量的下降，并使蔬菜味道变坏，不耐贮藏。其次，施用化肥过多的土壤，会使谷物、蔬菜和牧草等作物中的硝酸盐含量过高，累积于叶、茎、根及籽实中。这种累积对植物本身无害，但却危害取食的动物和人类。

动物体接触土壤污染物途径主要有表皮吸收、呼吸作用以及摄食等，同时伴随着机体吸收氧和营养物质。土壤污染物从接触动物体到最终被固定或排出，一般要经过吸收、分布和积累、转化、固定或排泄等一系列过程。土壤污染物在机体内的分布主要取决于其化学性质，如果其性质使其较易通过生物膜，则可全身分布；反之，土壤污染物则分布于某特定部位。

塑料垃圾的不当处理则会对环境造成严重污染。在物理、化学和生物等因素的作用下，塑料垃圾可分解成细小碎片，小于 5 mm 的塑料碎片统称为微塑料（microplastics）。微塑料易转移和扩散，微塑料一旦进入土壤，可改变土壤容重、土壤孔隙度、影响土壤水分动力学和土壤聚集性。微塑料还会破坏土壤结构的完整性，影响土壤生态系统的养分循环过程。微塑料可能会引起生物体氧化应激、细胞毒性和慢性炎症，增加罹患癌症的风险。研究发现秀丽隐杆线虫 Caenorhabditis elegans 暴露于 5 mg/m² 的微塑料 2 d 后，其存活率、体长和繁殖被显著抑制。塑料在肠道积累会引起蚯蚓肠细胞变化和 DNA 损伤。暴露和摄入聚酯纤维（polyester）对正蚓 Lumbricus terrestris 没有致死性，但蛀洞量降低，与生物应激标志物有关的金属硫蛋白-2（mt-2）的表达增加了 24.3 倍，热休克蛋白（HSP70）的表达降低。弹尾虫可摄入尺寸 < （66.0±10.9）μm 的微塑料，微塑料的吸入导致弹尾虫的运动速度和距离显著降低。此外，暴露于一定浓度的微塑料下的弹尾虫表现出躲避行为，繁殖率和肠道微生物多样性均显著降低。

农业生产中过度使用农药会导致土壤环境的污染。农药已被证明对蚯蚓具有神经毒性、氧化应激、引起组织病变、减少肠道菌群，甚至死亡（表 3-12）。多菌灵对蚯蚓具有较高毒性，LC_{50} 为 2 mg/kg，乐果对蚯蚓表现出中度急性毒性，$LC_{50}=28$ mg/kg，敌百虫、戊唑醇和咪鲜胺的毒性则很低，$LC_{50}>100$ mg/kg。不同温度下暴露于相同浓度的农药会导致生物体不同的毒性反应，在螨类试验中，发现 28℃时乐果和毒死蜱对螨虫繁殖率的毒性作用比 20℃时要强很多；在弹尾虫试验中，26℃时乐果和毒死蜱对弹尾虫繁殖率的毒性作用则低于20℃。通过模拟农药环境预估浓度试验，发现芬普尼和吡虫啉会显著降低弹尾虫的繁殖率，而噻虫嗪、克菌丹、萎锈灵+福美双则无影响。此外，农药还会诱导弹尾虫 Cyp6、ABC 和 GABA 基因表达。

表 3-12 农药对土壤动物的毒性效应（引自薛颖昊等，2021）

物种	农药	暴露浓度	影响
蚯蚓（Aporrectodea caliginosa）	氯氟氰菊酯、毒死蜱、灭菌丹、甲霜灵、腈菌唑和乙膦铝	0.011～5.292 mg·kg⁻¹	氧化应激、生理损伤
蚯蚓（Eisenia fetida）	敌百虫 乐果 多菌灵 戊唑醇 咪鲜胺	33～253 mg·kg⁻¹ 5～128 mg·kg⁻¹ 0.8～6.0 mg·kg⁻¹ 63～320 mg·kg⁻¹ 188～329 mg·kg⁻¹	减轻蚯蚓体质量，观察到纵向和环形肌病变、组织水肿、内皮细胞变性和坏死
蚯蚓（Eisenia andrei）	毒死蜱 戊唑醇	3.5 mg·kg⁻¹ 0.5 mg·kg⁻¹	蚯蚓在两种土壤中的农药吸收动力学不同、土壤特性影响农药在蚯蚓体内的生物积累
印度蚯蚓（Lampito mauritii）	久效磷	0.093 和 0.311 mg·kg⁻¹	肠道组织病变、肠道损伤恢复变缓、肠道菌群减少
蚯蚓（Allolobophora chlorotica 和 Aporrectodea caliginosa）	毒死蜱 对氧磷	1.3 mg·kg⁻¹ 1 mg·kg⁻¹	不同蚯蚓品种对农药耐受性不同，氧化应激、乙酰胆碱酯酶活性抑制
蚯蚓（Eisenia fetida）	杀虫剂、杀菌剂和除草剂的混合物	—	暴露温度的升高引起农药毒性增加，反之则引起毒性的降低
弹尾虫（Folsomia candida）	吡虫啉、芬普尼、thiametoxam、captan、carboxin+thiram	1～1000 mg·kg⁻¹（急性） 0.06～1 mg·kg⁻¹（慢性）	不同农药对弹尾虫毒性不同，显著降低弹尾虫繁殖力
弹尾虫（Folsomia candida） 捕食性螨（Hypoaspis aculeifer）	乐果、毒死蜱和溴氰菊酯	0.1～1000 mg·kg⁻¹	温度变化影响农药对土壤节肢动物毒性
弹尾虫（Folsomia candida）	阿维菌素和苯醚甲环唑	0.33～33 mg·kg⁻¹	影响存活率、繁殖率和基因表达
弹尾目（Collembola）	啶嘧磺隆、草铵膦和草甘膦	0.2～5 kg·hm⁻²	弹尾目种群密度与除草剂施用呈正相关

土壤污染物对微生物毒害过程的实质是胁迫条件下特异微生物种群突现以充当其分解者角色的过程，其中包括有机化合物和动植物及微生物残体的分解、固氮作用、腐殖质分解与形成、磷、硫、铁及其他元素的转化，以及碳、氮、磷的生物地球化学循环等生态化学过程。不同污染物对于微生物的数量、种群结构及其生化过程均有不同程度的影响，甚至可以从根本上改变生态系统的基本元素组成。

农药会影响土壤中微生物的多样性和活性，引起微生物基因突变，产生耐药性。在大多数情况下，施用农药会杀死部分种类微生物，随后具有耐药性的微生物会占据死亡微生物的生态位，进而改变微生物群落结构。苯菌灵、克菌丹和百菌清等杀真菌剂能够破坏土壤中某些真菌的活性，导致细菌活性泛滥；使用戊菌隆、二氰蒽醌或咪鲜胺等杀菌剂后，土壤中非病原性腐生真菌的数量明显减少。农药还会引起细菌代谢紊乱，导致土壤酶活性降低，破坏氮循环和平衡。喹硫磷、久效磷和氯氰菊酯，在单次或联合剂量的最高浓度下会降低脱氢酶的活性，而在较低的浓度下则会刺激其活性；氟乐灵、狄氏剂和西马津的使用会降低土壤中脱氢酶的活性，而二嗪农则会刺激其活性；使用草甘膦后，土壤中脲酶活性增加，而磷酸酶的作用则受到抑制。

研究表明重金属对于微生物的数量、多样性以及酶分泌物有影响；另外，一些有机物如多环芳烃、多氯联苯等也能影响微生物的数量、种类及代谢过程。

3.3 环境污染物的人体健康效应

3.3.1 大气污染物的人体健康效应

大气中的污染物主要通过下述 3 条途径侵入人体，影响健康：①随呼吸进入人体；②随饮食而侵入人体；③通过皮肤进入人体。其中通过呼吸而侵入人体的途径是主要的，危害也最大。

大气污染物对人体健康危害包括急性和慢性两个方面。当外界环境突变或大量有害气体泄漏时，则会引起人群的急性中毒，一般出现在污染物浓度较高的工业区及其附近。1930年 12 月 1 日开始，马斯河谷由于气候反常变化被大雾覆盖，到第 3 天时，这一河谷地段的居民有几千人呼吸道发病，咳嗽与呼吸短促是主要发病症状，63 人死亡，为同期正常死亡人数的 10.5 倍，刺激性化学物质损害呼吸道内壁是致死的原因，这是 20 世纪最早记录下的大气污染惨案，即马斯河谷烟雾事件。美国洛杉矶光化学烟雾事件是世界有名的公害事件之一，1952 年 12 月的一次光化学烟雾事件中，洛杉矶市有 400 多 65 岁以上的老人死亡，1955 年 9 月，由于大气污染和高温，仅仅两天之内，65 岁以上的老人又有 400 多人死亡，许多人出现眼睛痛、头痛、呼吸困难等症状。而伦敦烟雾事件，是 1952 年 12 月 5 日至 9 日发生在伦敦的一次严重大气污染事件，许多人感到呼吸困难、眼睛刺痛，发生哮喘、咳嗽等呼吸道症状的病人明显增多，4 天时间内死亡人数就达 4000 多人，此一周内，伦敦市因支气管炎死亡 704 人，冠心病死亡 281 人，心脏衰竭死亡 244 人，结核病死亡 77 人，分别为前一周的 9.5、2.4、2.8 和 5.5 倍，另外肺炎、肺癌、流行性感冒等呼吸系统疾病的发病率也有显著增加。随后两个月内，又有近 8000 人死于呼吸系统疾病。其直接原因是燃煤产生的二氧化硫和粉尘污染，间接原因是开始于 1952 年 12 月 4 日的逆温层所造成的大气污染物蓄积。大气污染物浓度较低时，会对人体产生慢性毒害作用，人体因长时间呼吸这种污染了的空气，会引起慢性支气管炎、支气管炎、肺气肿和肺癌等疾病，甚至威胁生命。

大气中的霾被人体呼吸道吸入，会引起鼻炎、支气管炎等症状，影响人们的心理健康，使人们情绪不稳定，容易引起交通堵塞和交通事故。大气颗粒物PM2.5可沉积在整个呼吸道，特别是小气道和肺泡，导致咳嗽、哮喘，呼吸困难、降低肺功能、患慢性支气管炎等，对老人和小孩的作用尤为明显。PM2.5每升高10 μg/m³，心血管疾病死亡率、肺癌死亡率和总死亡率分别升高6.00%、8.00%和4.00%。PM10则主要沉积在上呼吸道，主要引起炎症和降低免疫力等，其浓度每增加10 μg/m³，心血管疾病和肺癌死亡率风险分别增加26%和37%。

此外大气中某些污染物具有致癌作用，有的对眼睛、皮肤有刺激作用，有的有臭味可引起感官性状的不良反应。大气污染物还会降低能见度，减弱太阳辐射强度，破坏绿化，腐蚀建筑物，恶化居民生活环境，间接影响人体健康。

3.3.2　水体污染物的人体健康效应

水体污染的人体健康效应，主要表现为以下3个方面。

（1）引起急性和慢性中毒

水中部分污染物可通过饮水或食物链而造成人体中毒，如甲基汞可破坏人的神经系统而引起水俣病、镉中毒可造成骨骼中钙减少而引起骨痛病，此外砷、铬、氰化物、农药、多氯联苯、铅、钡、氟等污染物均可引起人体中毒而造成危害。

报道较多的日本水俣病事件发生在20世纪50年代至60年代，日本九州水俣湾附近的居民由于食用被甲基汞污染的鱼、贝类等海产品，导致上千人出现神经系统疾病，这种病当时被称为"水俣病"，患者手足协调失常，运动障碍、弱智、听力及言语障碍、肢端麻木、感觉障碍、视野缩小，严重者常神经错乱、痉挛，甚至死亡。调查发现甲基汞主要来源于附近工厂排放的废水，可富集在鱼、贝类等生物体类，人食用后会中毒致病。到1996年，认可为水俣病的患者在水俣为2262人，新潟690人，因水俣病导致直接死亡人数和间接死亡人数分别为101和629人。甲基汞在人体主要蓄积在肝和肾中，脑组织中的甲基汞约占15%，但脑组织损害往往早于其他组织，损害部位主要为大脑皮层、小脑和末梢神经，故甲基汞中毒主要是神经系统症状，当人体内甲基汞蓄积量达到25 mg时出现知觉异常，55 mg时出现步行障碍，90 mg时出现发音障碍，170 mg时则会导致听觉消失。

许多工业在生产中排出含砷废水，故砷中毒也是经常发生的水污染事件，长期摄入低剂量的砷化物，经过数年乃至数十年的蓄积才出现以末梢神经炎为主的症状，四肢末梢有蚂蚁爬行感觉，继而出现四肢对称性感觉障碍，四肢疼痛，活动困难，皮肤有弥漫性灰黑色或深褐色色素沉着斑点，然后融合为一片，手足皮肤角质化，赘状物增生，头发变脆脱落。印度、孟加拉国、智利、阿根廷等多个国家均有报道过饮水砷中毒事件，尤其在孟加拉国和印度一些地区，砷中毒严重流行。我国台湾省嘉义县和台南县，1968年发现饮水型慢性砷中毒（乌脚病），涉及大约15万人。1983年广东韶关发生一起砒霜（As_2O_3）中毒事件，由于一家砒霜厂大量排放含有砒霜的废水，导致当地水中含砷超标44倍，土壤中含砷超标2830倍，周围居民多人慢性中毒，患上各种脓疮、瘙痒难忍的达17%。

（2）致癌作用

如砷、铬、镍、铍、苯胺、苯并[α]芘和其他多环芳烃、卤代烃等有致癌作用的化学物质污染水体后，可在悬浮物、底泥和水生生物体内蓄积，长期饮用含有这类物质的水或食用蓄积有这类物质的食物就可能诱发癌变。

（3）发生以水为媒介的各种传染病

污水和废水中含有对人体与牲畜有害的病原体。如制革厂废水中常含有炭疽杆菌，医院污水中有病原菌、病毒等。生活污水中含有引起肠道疾病的细菌、肝炎病毒、SARS 冠状病毒和寄生虫卵等。人畜粪便等生物性污染物污染水体后，可引起伤寒、副伤寒、痢疾、肠炎、霍乱、副霍乱等细菌性肠道传染病。脊髓灰质炎病毒、柯萨奇病毒、人肠细胞病变孤病毒、腺病毒、呼肠孤病毒、传染性肝炎病毒等肠道内常见病毒皆可通过污染的水引起相应的传染病。阿米巴痢疾、血吸虫病、贾第虫病等寄生虫病以及由钩端螺旋体引起的钩端螺旋体病等也可通过水传播。

水体中还存在着一些污染物可以通过母体影响胎儿发育与器官分化，使胎儿出现先天性兔唇、腭裂、畸形脚、无肛门、流产、死胎、先天性心脏病、弱智等多种畸形或死胎。如铅、砷、甲基汞、西维因、敌枯双、五氯酚钠等，这些物质产生致畸作用可分为两种情况：一种是通过妊娠中的母体干扰正常胚胎发育过程，使胚胎发育异常而出现先天畸形，不具有遗传性。另一种则是致突变污染物直接作用于生殖细胞，导致某些基因发生突变而影响生殖机能及妊娠结局，如发生不孕、流产、死胎、畸胎或其他类型的出生缺陷，具有遗传性，突变基因可遗传给子代细胞。

3.3.3 土壤污染物的人体健康效应

因工业生产过程中排放的废水、废气、废渣以及农业上大量施用的农药和化肥等使得大量有毒污染物进入土壤环境，首先在作物、食肉动物体内积累，并通过食物链富集到人体中，危害人体健康，引发癌症和其他各种疾病。如土壤中砷、铬等重金属污染超标，可以通过食物链富集到人体内，进而危害人体健康。砷中毒对循环系统、神经系统、泌尿生殖系统、消化系统、呼吸系统和免疫系统等都会造成很大的损害。对循环系统的危害主要表现为与心肌损害有关的心电图异常和局部微循环障碍导致的心脑血管疾病等。长期砷污染还可观察到患者头痛、嗜睡、烦躁、记忆力下降、惊厥甚至昏迷和外周神经炎伴随的肌无力、疼痛等中枢神经系统抑制症状。此外，砷中毒还能导致皮肤癌、肺癌、肠胃癌等癌症病变。铬经消化道进入人体会引起口角糜烂、恶心、呕吐、腹泻、溃疡等病症；铬经皮肤侵入时可引起皮炎、湿疹、皮肤溃疡；研究证实铬中毒具有明显的致畸、致突变作用，三价铬可透过胎盘屏障抑制胎儿生长并产生致畸作用，三价铬和六价铬化合物可诱发细胞染色体畸变。

被病原体污染的土壤能传播痢疾、伤寒、副伤寒、病毒性肝炎和非典型肺炎（SARS）等传染病。因土壤环境污染而传播的寄生虫病有蛔虫病和钩虫病等。由于这些寄生虫生活史的某一阶段必须在土壤环境中度过，故土壤环境对这些寄生虫病的传播起着特殊的作用。如蛔虫卵一定要在土壤环境中发育成杆状蚴，脱一次皮变成具有感染性幼虫的感染性虫卵，人类若吞食此时虫卵，卵壳被消化后，幼虫在肠内逸出，然后穿过肠壁进入体内。人被感染后，出现不同程度的发热、咳嗽、食欲不振、脐周阵发性疼痛、营养不良、失眠、磨牙等症状，有时还可引起严重的并发症，对人体危害很大。钩虫成虫寄生于人体小肠上段，虫卵随粪便排出体外后，在温暖、潮湿、荫蔽、含氧充足的疏松土壤中，24 h 内第一期杆状蚴即可破壳孵出，在 48 h 内进行第一次蜕皮，发育为第二期杆状蚴，经 5～6 d 后，虫体口腔封闭，停止摄食，咽管变长，进行第二次蜕皮后发育为丝状蚴，即感染期蚴。感染期蚴具有明显的向温性，当其与人体皮肤接触并受到体温的刺激后，虫体活动能力显著增强，经毛囊、汗腺口或皮肤破损处主动钻入人体，引起感染，临床症状表现为贫血、营养不良、胃肠功能失调、劳动力下降等。

结核病患者的痰液含有大量结核杆菌，如果随地吐痰，就会污染土壤环境。结核杆菌细胞壁中含有脂质，可防止菌体水分丢失，故对干燥的抵抗力特别强，在干燥而细小的土壤颗粒上还能生存很长时间，一旦人吸入随风进入空气的这些带菌的土壤颗粒，人就会容易感染结核病。有些人畜共患的传染病或与动物有关的疾病，也可通过土壤传染给人。例如，患钩端螺旋体病的牛、羊、猪、马等，可通过粪尿中的病原体污染土壤环境。这些钩端螺旋体简称钩体，在湿土中可存活数周至数月，并通过黏膜、伤口或被浸润的皮肤侵入人体，在局部经 7～10 d 的潜伏期后进入血液大量繁殖，引起早期钩体败血症。在此期间，由于钩体及其释放的毒性产物的多重作用，人体会出现发热、恶寒、全身酸痛、头痛、结膜充血、腓肠肌痛等症状。钩体在血中存在一个月左右，随后侵入肝、脾、肾、肺、心、淋巴结和中枢神经系统等组织器官，造成这些组织器官的损害，使人体病症加重。炭疽杆菌芽孢在土壤环境中能存活几年甚至几十年；破伤风杆菌、气性坏疽杆菌和肉毒杆菌等病原体，也能形成芽孢，可在土壤环境中长期存活。感染破伤风杆菌、气性坏疽杆菌动物的粪便，特别是马粪，会污染土壤，被污染的土壤一旦接触到人的外部伤口，特别是较深的穿刺伤口，很容易使人感染破伤风或气性坏疽病。

此外，被有机废弃物污染的土壤，是蚊蝇滋生和鼠类繁殖的场所，而蚊虫是流行性乙型脑炎、疟疾、登革热、丝虫病、黄热病等危害性较强的传染病的媒介。蝇类既能传播伤寒、副伤寒、菌痢、霍乱、副霍乱、细菌性食物中毒、炭疽、破伤风等细菌性疾病，又能传播脊髓灰质炎、病毒性肝炎、沙眼、阿米巴痢疾、蛔虫病、蛲虫病和囊虫病等。而由鼠类传播给人类的自然疫源性疾病至少有 35 种，按病原体大致可分为细菌性疾病、病毒性疾病、立克次体病、螺旋体病和寄生虫病 5 类，主要有鼠疫、鼠型斑疹伤寒、恙虫病、流行性出血热、森林脑炎、钩端螺旋体等，对人类的健康构成了严重的威胁。因此，被有机废弃物污染的土壤，在流行病学上被视为特别危险的区域或地方。

问题与思考

1. 简述什么是大气污染。
2. 简述煤烟型和石油型大气污染各有哪些特点。
3. 简述美国、日本优先控制的有害大气污染物。
4. 简述第一类水污染物及其种类。
5. 大气污染物主要通过哪几种途径危害生物的生存和发育？
6. 原油泄漏对海洋生物有哪些毒害效应？
7. 农药污染对土壤生态系统的破坏主要表现在哪三个方面？
8. 说出 2 例世界影响较大的大气污染公害事件。

主要参考文献

胡颖，李冠超. 2018. 我国土壤污染与修复技术综述. 广东化工，45（371）：144-145

江晶. 2018. 大气污染治理技术与设备. 北京：冶金工业出版社

康强，曹晓宇，刘磊，等. 2020. 合成化学的研究前沿和发展趋势. 中国科学基金，34（3）：358-366

李嘉琦，左平春，李仓敏，等. 2019. 我国城市空气中有毒有害污染物暴露分析. 中国环境监测，35（1）：59-74

李娇，吴劲，蒋进元，等. 2018. 近十年土壤污染物源解析研究综述. 土壤通报，49（1）：232-242

李凯，宁平，梅毅，等. 2016. 化工行业大气污染控制. 北京：冶金工业出版社

李向宏，郑国璋. 2016. 土壤重金属污染与人体健康. 环境与发展，1：122-124

李玉超. 2019. 水污染治理及其生态修复技术研究. 青岛：中国海洋大学出版社

林成谷. 1996. 土壤污染与防治. 北京：中国农业出版社

林涛，曾兆华，陈艺欣，等. 2020. 烟嘧磺隆多元复配除草剂对 3 种非靶标植物的影响. 武夷科学，36（2）：94-101

刘培桐. 1985. 环境科学概论. 北京：高等教育出版社

罗芳，潘安，张寒. 2021. 农村环境污染现状调查与污染治理——以四川省汉源县为例. 云南农业大学学报（社会科学），15（4）：143-147

骆永明，涂晨，宋静，等. 2016. 土壤污染毒性、基准与风险管理. 北京：科学出版社

毛雪莲，李冬，朱晓华. 2016. 环境污染对人体健康的影响及对策研究进展. 环境与可持续发展，6：127-129

彭党聪. 2010. 水污染控制工程. 北京：冶金工业出版社

沈云. 2021. 土壤污染与生态环境保护现状及防治策略. 资源节约与环保，11：28-43

覃东立，姜秋俚，付友生. 2009. 全球汞污染回顾与分析. 环境保护科学，35（4）：75-78

王效举，赵琦慧，李法云. 2021. 日本土壤污染及其治理对策. 应用技术学报，21（4）：317-325

王新宇. 2021. 大气污染物的种类、来源与治理. 清洗世界，37（3）：46-49

夏立江，王宏康. 2001. 土壤污染及其防治. 上海：华东理工大学出版社

薛颖昊，黄宏坤，靳拓. 2021. 土壤微塑料和农药污染及其对土壤动物毒性效应的研究进展. 农业环境科学学报，40（2）：242-251

姚坚，陈玄，许岳香. 2020. 我国土壤环境污染监测质量控制研究综述. 清洗世界，36（9）：121-122

张传贵. 1998. 农药污染对植物的影响. 生物学通报，33（10）：23

张维蓉，张梦然. 2020. 当前我国水污染现状、原因及应对措施研究. 水利技术监督，28（6）：93-98

张宇. 2021. 浅析大气污染现状及防治措施. 清洗世界，37（7）：90-91

周启星，孔敏翔，朱琳. 2004. 生态毒理学. 北京：科学出版社

曾永刚，刘艳君，李博. 2018. 水污染控制工程. 成都：电子科技大学出版社

Edward A.Laws. 2004. 水污染导论. 余刚，张祖麟，等译. 北京：科学出版社

第4章 污染物暴露途径及毒性作用机制

4.1 污染物暴露的类型

污染物暴露是指污染物通过一定的途径直接作用于大气、水、土壤等非生物因子和动植物、微生物和人等生物因子的行为。当污染物的数量、浓度和作用时间超过了环境的承受能力，从而危害到生态平衡和人体健康时，这种暴露就具有毒害性。

根据不同的标准可将污染物暴露划分为多种类型，如按暴露的作用方式可分为直接暴露和间接暴露；按暴露涉及的范围可分为点块暴露和景观暴露；按生物受体对污染物暴露的能动性可分为主动暴露和被动暴露；按剂量高低和作用时间长短可分为低剂量、长时间暴露和高剂量、短时间暴露；按污染物迁移过程的范围可分为环境迁移暴露和体内移位暴露。

4.2 污染物暴露途径

4.2.1 皮肤、黏膜接触吸收暴露

对于鱼类、藻类等水生生物、土壤中的无脊椎动物以及某些哺乳动物等，皮肤接触是污染物暴露的主要途径。但是不同动物皮肤的屏障作用差异较大，腔肠动物、扁形动物、线性动物、环节动物等低级动物种类的表皮较薄，结构简单，通常防止外源污染物侵袭的能力较弱，污染物渗透通过体表后可以直接进入体液或组织细胞。

某些陆栖动物在进化过程中，皮层表面形成了特定的结构屏障可以阻止外源物的进入，故皮肤接触并不是污染物暴露的主要途径。这些屏障包括鳞（如蛇全身被鳞片遮盖）、毛皮（如田鼠）、外表覆盖物（如蜗牛有甲壳）、外骨骼（如昆虫）等结构。

污染物必须经过角质层、基底层和真皮才能到达哺乳动物体内进入全身循环，故多数污染物很难通过皮肤吸收进入哺乳动物体内，但具有脂溶性的四氯化碳及部分有机磷农药等污染物可以通过皮肤渗透到体内而引起全身毒害。

4.2.2 消化道摄入暴露

高等动物污染物接触暴露途径主要是通过饮食经消化道摄入。其中口腔黏膜仅能吸收部分环境污染物，而多数是通过胃肠道吸收的。胃的吸收能力因污染物的化学性质不同而有所不同，如有机酸类污染物在胃中多以分子形态存在，易于扩散和吸收；有机碱类污染物在胃中主要呈非离解状态，一般不易吸收。小肠是消化道中最长的部分，小肠黏膜上的环形皱襞、小肠绒毛和每个小肠绒毛细胞游离面上的大量微绒毛，使小肠黏膜的表面积大大增加，

此外小肠绒毛襞和毛细血管壁都只由一层上皮细胞构成，很薄，使得营养物质很容易被吸收而进入血液。同理，各种环境污染物也很容易在小肠部位被大量吸收。

环境污染物的消化道摄入，受多种因素影响，如吸收速率与胃肠蠕动速率成反比；胃酸等消化液会引起环境污染物降解或产生其他变化，这些降解产物或变化后的产物与其母体化合物的吸收速率会有所不同；肠道中存在大量的能降解环境污染物的微生物，也会导致这些污染物的结构和性质发生变化而影响其本身及其衍生物的吸收速率；环境污染物与食物中的某些成分在消化道的特殊条件下可能会发生一定的化学反应，结果有可能使环境污染物更易被吸收，也有可能生成了相对分子质量更大的产物而不易被吸收。

在陆生动物和鸟类的摄入接触环境毒物方面已有很多研究报道，这些研究总的来说基本上是根据胃内容物、粪便和其他组织成分的分析，来确定某些污染物的摄入或存在。如 Zheng 等人 2015 年对中国南方一个电子垃圾回收站周边的鸡进行了检测，在鸡的胃肠内容物、粪便及肝脏、肌肉、心脏、肺、脂肪、大脑、胃、肠、卵巢/睾丸、肾脏和血清等 11 个鸡组织中发现了多氯联苯、多溴二苯醚等有机卤化物污染物。刘淑丽等人 2019 年以鄱阳湖候鸟粪便为研究对象，通过分离、鉴定，发现候鸟粪便内有大量微塑料，主要包括颗粒、薄膜、碎片和纤维这 4 种类型，其中颗粒和碎片类微塑料粒径以 <1 mm 为主，而薄膜和纤维类微塑料粒径主要在 2～3 mm，表明鸟类也接触到了微塑料，并通过消化道吸收进体内，微塑料有可能会构成候鸟的新威胁。此外还可以通过检测头发和尿液中农药等有机污染物的含量来评估人对这些污染物的暴露情况。

4.2.3 呼吸道吸入暴露

在开放的环境中，只有少数污染物可以通过呼吸进入生物体内，并达到引起毒性反应的浓度，故大多数情况下，陆生生物体的呼吸道吸入暴露并不是最主要的暴露途径。但是，如果生物处在狭窄闭塞且空气交换受限的空间时，接触暴露于挥发性物质时，吸入则可能成为主要途径，多发生在意外事故性泄漏或排放。而对鱼类等水生生物来说，呼吸道吸入暴露则是一个非常重要的接触途径，因为鱼鳃部位毛细血管丰富，氧气交换能力强，且直接接触暴露于周围的水中。

外源环境污染物经不同途径进入生物体所引起的毒害反应程度有时会有很大差异。例如，经肝脏能够代谢解毒的外源环境污染物，其经口与经吸入染毒接触的毒性差别就很大，因为经口染毒是由静脉即经过肝脏代谢后进入血液循环，其毒性自然要比吸入接触（未经过肝脏代谢而直接进入体循环）小得多。同一外源环境污染物可以通过不同途径进入生物体内，如蓝藻毒素的人体暴露途径包括饮水摄入、水产品消费、静脉输入（透析患者）和娱乐活动的皮肤暴露等。另外，各种接触暴露途径在多数情况下有可能是同时发生的，例如，一项涉及新南威尔士、维多利亚和南澳大利亚 800 个对象的水中娱乐活动研究显示，接触一定密度的有毒蓝藻水体，可出现皮疹、眼耳感染、口腔溃疡、胃肠道和呼吸道问题等多种不利健康的后果。

4.3 毒效应谱和毒作用类型

4.3.1 毒效应谱

机体暴露外源化合物后，因外源化合物的性质和剂量的不同，引起机体呈现出多种生物学变化，称为毒效应谱。随剂量逐步增加毒效应谱可表现为：①机体对外源化合物的负荷增加；②意义不明的生理和生化改变；③亚临床改变；④临床中毒；⑤死亡。机体负荷是指在体内化合物和（或）其代谢产物的量及分布，亚临床改变、临床中毒、死亡属于毒效应。毒效应谱也包括：致突变、致畸和致癌作用。

4.3.2 毒作用类型

4.3.2.1 速发性或迟发性毒作用

速发性毒作用指一次暴露于某外源污染化合物后短时间内发生的毒作用，如氰化钾和硫化氢等引起的急性中毒；迟发性毒作用指一次或多次暴露于某外源污染化合物后经一定时间间隔才发生的毒作用，如有机磷类化合物暴露后发生的迟发性神经毒作用、人类一般要在初次暴露具有致癌作用的外源污染化合物后 10~20 年才能出现肿瘤。一般说来，暴露化合物后机体迅速中毒，说明化合物在体内吸收、分布快，作用直接；反之，则说明化合物在体内吸收缓慢或在作用前需经代谢转化。大部分有毒化合物仅引起速发毒性效应。

4.3.2.2 局部或全身毒作用

局部毒作用指某些外源污染化合物在机体最初暴露部位直接造成的损害作用，如暴露在腐蚀性的酸碱所造成的皮肤损伤、吸入刺激性气体引起的呼吸道损伤等。全身毒作用指外源污染化合物被机体吸收并分布至靶器官或全身后所产生的损害作用，如一氧化碳引起机体的全身性缺氧。大多数化合物引起全身毒作用，少数具有高度反应活性的化合物引起局部毒作用，也有些物质两种类型毒作用都有，如四乙基铅在皮肤吸收部位对皮肤发生毒作用，转运到全身后则对中枢神经系统和其他器官产生毒作用，出现典型的中毒效应。

4.3.2.3 可逆性或不可逆性毒作用

可逆性毒作用指停止暴露外源化合物后机体可逐渐恢复的毒作用。通常机体暴露外源化合物的浓度低，时间短，造成的损伤轻，脱离暴露后则毒作用消失得就快。不可逆性毒作用指停止暴露外源化合物后对机体的毒作用继续存在，甚至进一步发展。如外源化合物引起的肝硬化、肿瘤等都是不可逆的。毒作用是否可逆，在一定程度上还取决于被损伤组织的修复和再生能力。如肝脏具有较高的再生能力，其损伤多数是可逆的；而多数中枢神经系统的损伤则是不可逆的。

4.3.2.4 超敏反应和特异质反应

超敏反应指机体对外源化合物产生的一种病理性免疫介导有害反应，有时极为严重甚至引起死亡。特异质反应是由遗传因素决定的、对外源化合物产生的异常生物反应。如体内缺乏 NADH 高铁血红蛋白还原酶的人，对亚硝酸盐及能引起高铁血红蛋白症的其他外源化合物就很易感。超敏反应和特异质反应的发生主要取决于机体因素，仅有少数人有反应，且效应与剂量相关性不强，在实验动物难以复制模型。

4.4　毒性作用机制

外源环境污染物对生物的毒性作用机制复杂多样，了解各种环境污染物的毒性作用机制将有利于对其毒性进行全面评价和制定出较好的应对措施和防护方法。

4.4.1　导致变态反应

变态反应（allergic reaction）是指机体对异物产生的一种由不同的免疫反应所介导的不幸生理事态或异常反应，又称过敏性反应（hypersensitivity）。早期按组织损伤发生的快慢将变态反应分为由抗体参与的速发型和由细胞参与的迟发型两种类型。后来有人按照组织损伤发生方式的不同，将变态反应分为过敏反应型，细胞溶解型，免疫复合物型和迟发型四个类型。也有人将变态反应分为六型，即由抗体机制参与的反应型、膜反应型和免疫复合物型，由细胞机制参与的 T 细胞型、K 细胞型和巨噬细胞型。目前四型分类法仍被广泛地应用。

与一般毒性反应不同，变态反应首先需要先前接触过该污染物并对机体有致敏作用。该污染物可作为半抗原，并与内源性蛋白质结合形成完全抗原，激发抗体形成，当再次接触到该污染物时，将产生抗原-抗体反应，引起过敏反应。其剂量-效应关系不是一般毒性作用的典型的"S"形曲线，此外，变态反应是一种有害的毒性反应，有时仅有轻微的皮肤症状，有时又可引起严重的过敏性休克，甚至死亡。目前比较肯定能引起变态反应的金属或其化合物有铍、锡化合物、铬及其重铬酸盐、钴化合物、镍、五氧化二钒、氯化白金酸、苯基汞等。铍可以引起间质性肉芽肿和接触性皮炎；镍可引起接触性皮炎，还可引起肺炎；五氧化二钒可引起迟发性呼吸器官变态反应；铬可引起眼结膜炎、支气管哮喘、接触性皮炎等。室内尘螨及其代谢物、宠物来源的尘屑、真菌及细菌等某些生物源性污染物可引起易感人群呼吸道过敏症状，如鼻塞、流涕，呼吸困难、咳喘等，如治疗不及时，还可引起鼻息肉、肺气肿、肺心病等。其中尘螨过敏及其引起的哮喘已被 WHO 确认为世界性健康问题，丹麦有50%的哮喘病是由尘螨引起。昆虫引起人体的变态反应也较为常见，据非洲一些国家和拉丁美洲诸国的报告，昆虫过敏为当地最常见的过敏性疾病之一，据美国统计，每年由昆虫螫咬过敏致死的在 40 例左右。昆虫通过螫咬将毒液或唾液注入机体，除引起毒素反应外，还可诱发变态反应，如蜂刺螫常出现速发型反应，蠓蚋等叮咬所致的皮炎；昆虫以其虫体，排泄物，分泌物，毒毛或其他产物直接与机体接触而引起的变态反应，多数表现在皮肤上，其临床症状与接触性皮炎相似，较多见的为接触蚕蛾或其丝而出现的皮痒、皮疹等症状；飘浮在大气中的昆虫的肢体、鳞屑、碎屑、细毛、蜕皮、粪便、虫卵，甚至昆虫散发出来的气味，通过空气吸入而引起机体过敏，如蝇类、蚤类、蛾类、蝶类、蟑螂、蝗及蜉蝣等。

4.4.2　细胞结构受损

细胞结构完整是维持细胞功能和机体正常生长发育的必要前提。已有研究表明多数环境污染物可破坏细胞的结构，产生毒性效应。

如 Cu、Zn 污染后可使黑藻细胞壁扭曲，细胞变形；叶绿体类囊体膨胀，被膜破裂；细胞核核仁解体，染色质凝集，核膜断裂；线粒体嵴数目减少，线粒体呈空泡状。将齿肋赤藓生物结皮叶肉细胞暴露于不同浓度的汞溶液中连续培养 7 d，发现随着汞的处理浓度增加细胞器超微结构逐渐发生变化，细胞壁逐渐模糊，出现质壁分离现象，液泡出现一定的空泡化，叶绿体膜破损，类囊体、基粒及基质片层消失，细胞核解体及核仁消失。Cd 污染可使水花生根尖细胞中高尔基体消失，线粒体嵴突膨胀、变形及空泡化，细胞核扭曲，核染色质凝集；也可使长江华溪蟹心肌和精子细胞核膜肿胀、弥散，甚至解体，线粒体嵴解体，线粒体肿胀、空泡化，高尔基体变形，内质网扩张。

暴露于低浓度 0.5mg/L 苯并[α]芘可使大弹涂鱼肝脏细胞内的细胞器受到不同程度的损伤，其中线粒体和内质网影响最明显，细胞质中脂滴也增加；而暴露于高浓度 5mg/L 苯并[α]芘时，几乎所有细胞器都受到严重影响，细胞结构遭到严重破坏。油菜叶肉细胞在草除灵胁迫下，叶绿体发生扭曲变形，膜系统受损甚至解体，基粒类囊体排列紊乱甚至模糊成絮状，基本无淀粉粒；线粒体膨胀变形，外膜结构模糊，内部嵴数量减少。久效磷对金鱼中腺垂体促性腺激素细胞、生长激素细胞和促甲状腺激素细胞的损伤主要表现为核膜水肿、局部溶解，染色质有不同程度的收缩现象，粗面内质网水肿，部分溶解呈空泡状；对精巢 Leydig 氏细胞的损伤主要表现为核膜局部溶解，染色质轻微凝聚，粗面内质网水肿，局部溶解，线粒体内嵴水肿、局部溶解。草鱼暴露于浓度为 3 μg/L 的氯氰菊酯 1 周后，鳃上皮细胞损伤脱落、溶酶体数量增加、细胞萎缩及间隙扩大；肝细胞线粒体膨大及部分结构溶解、内质网片段化、细胞内溶酶体增加和出现脂褐素、胞质内出现空泡。

此外，还有许多相关报道，如铅、汞、镉等重金属可与膜蛋白的疏基、羧基、磷酸基、咪唑基和氨基等作用，改变其结构和稳定性，从而改变膜蛋白的通透性；锌、汞、镉、铝、锡等可与线粒体膜蛋白反应，改变其结构与功能；四氯化碳可引起大鼠肝细胞膜磷脂和胆固醇含量下降；二氧化硅可与人红细胞的带 Ⅲ 蛋白结合，使红细胞膜蛋白 α 螺旋减少；DDT、对硫磷可降低红细胞膜的脂质层流动，乙醇可增高肝细胞线粒体膜的脂流动性等。

4.4.3 与细胞组分的化学结合

部分环境污染物可与细胞中核酸、蛋白质、脂质等生物大分子结合，从而可改变生物大分子结构与功能，引起一系列生物学改变或某些病变。

有烷化功能基团的烷化剂或其活性代谢物可与 DNA 结合。烷化剂按化学结构可分为氮芥类、乙撑亚胺类、磺酸酯及多元醇类、亚硝基脲类、三氮烯咪唑类和肼类。核酸的碱基、核糖或脱氧核糖和磷酸均可能受到烷化剂及其代谢产物的攻击，但以对碱基的攻击最具毒理学意义。烷化剂与 DNA 碱基主要的反应位点有鸟嘌呤的 N^3、O^6、N^7 位，腺嘌呤的 N^1、N^3、N^7 位，胸腺嘧啶/尿嘧啶的 O^2、O^4、N^3 位和胞嘧啶的 O^2、N^3 位。亲电子活性代谢产物可攻击 DNA 上的亲核中心，与碱基发生共价结合，生成加合物，引起 DNA 链的局部扭曲和二级结构异常，导致 DNA 在复制过程中碱基序列发生改变，形成基因突变，甚至畸变或癌变。如生殖细胞基因发生改变，可影响后代某些遗传性状，甚至累及人类基因库。

许多环境污染物可与蛋白质活性部位结合而显示毒性作用。如溴苯的代谢产物溴苯环氧化物与肝细胞蛋白质共价结合引起肝细胞坏死。一氧化碳与血红蛋白结合，引起血红蛋白氧运输量明显减少，使组织缺氧。铅、汞、镉、砷等许多有毒金属与蛋白质的巯基结合使之结构改变失去活力而产生毒性。

脂质过氧化是导致细胞损伤和死亡的关键步骤。大多数污染物质通过生物转化形成有活性的亲电子中间产物，除了攻击核酸、蛋白质外，也会攻击脂质，如与膜多不饱和脂肪酸作用引起脂质过氧化，导致膜完整性的丧失和细胞膜的破裂，产生一系列病理反应，甚至组织坏死。

4.4.4 影响酶活性

环境污染物还可以影响某些酶的活力，如有机磷化合物可与突触小体及红细胞膜上乙酰胆碱酯酶共价结合，使机体失去分解乙酰胆碱的能力，导致乙酰胆碱积聚，并与毒蕈碱型胆碱能受体（M 型受体）和烟碱型胆碱能受体（N 型受体）结合，产生毒蕈碱样和烟碱样神经症状。有毒金属如铅、汞、镉、砷等可与酶的巯基结合，当 GSH 耗竭时，可导致蛋白质巯基氧化形成二硫键，使酶活性丧失。硝基酚、醌过氧化物、醛类、二噁英、卤代烷烃、链烯和 Cd^{2+}、Pb^{2+}、Hg^{2+} 等重金属离子均能干扰细胞内钙稳态，而非生理性增高细胞内钙浓度可激活磷脂酶而促进膜磷脂分解，引起细胞损伤和死亡；也可激活非溶酶体蛋白酶而作用于细胞骨架蛋白引起细胞损伤；还能激活某些可引起 DNA 链断裂和染色质浓缩的内切核酸酶，而引起细胞损伤或死亡。

4.4.5 遗传物质损伤

生物体的遗传物质在环境污染物的不断作用下可能发生基因结构的变化，即突变（mutation）。这种具有引起生物体遗传物质发生基因结构变化的物质称为致突变物（mutagen）。污染物导致生物体引起的各种突变的结果，往往对生物体的生长发育存在很大的潜在威胁，所以从生态毒理学角度，不论突变的结果如何，都应将致突变作用视为外来污染物毒性作用的一种表现。

突变可分为基因突变（gene mutation）、DNA 片段损伤和染色体畸变（chromosome aberration）等类型。基因突变和 DNA 片段损伤只涉及染色体的某一部分的改变，不能用光学显微镜直接观察；染色体畸变则可涉及染色体的数目或结构发生改变，可用光学显微镜直接观察。狭义的突变通常仅指基因突变，而广义的突变还包括染色体畸变和 DNA 片段损伤。

化学致突变物（chemical mutagen）作用于动物的雄性精子和雌性卵子类生殖细胞时，可以导致两种后果：一种是突变细胞不能与异性细胞结合，导致胚胎出现死亡，又称为显性致死突变（dominant lethal mutation）；另一种是非致死性突变，可以传给后代，引起先天性遗传缺陷，即遗传性疾病，使生物基因库受到影响。

染色体畸变是指染色体或染色单体断裂所致的染色体结构异常，诱发这种作用的物质称为断裂剂（clastogen），这种作用的发生及其过程即为断裂作用。大多数化学断裂剂像紫外线一样只能诱发 DNA 单链断裂，故称拟紫外线断裂剂。DNA 单链断裂需经 S 期进行复制，才能在中期细胞中出现染色单体型畸变（某一染色体的一条单体上发生的畸变）。少数化学断裂剂与电离辐射一样，可诱发 DNA 双链断裂，故称为拟放射性断裂剂。由于拟放射性断裂剂能在细胞周期任一时期发生作用并在立即到来的中期观察到染色体结构改变，故称 S 期不依赖断裂剂（S-independent clastogen）。任何断裂剂产生的染色单体型畸变，都将在下一次细胞分裂时演变为染色体型畸变。染色体型畸变是染色体中两条染色单体同一位点受损后所产生的结构异常，可分为断裂；断片、微小体和缺失；倒位；环状染色体和无着丝粒环；插入和重复；易位等类型。

污染物有时也能干扰染色体行动或复制，导致机体染色体分离异常。染色体数目异常可能表现为整倍性畸变和非整倍性畸变。整倍性畸变可能出现单倍体、三倍体或四倍体。通常超过二倍体的整倍体性畸变也统称为多倍体。非整倍性畸变是指比二倍体多或少一条或多条染色体，如缺对染色体是指缺少一对同源染色体，单体或三体是指某一对同源染色体相应地少或多一个，无论是整倍体性或非整倍体性染色体数目异常的细胞或个体部分都称为异倍体。

Natalya 等人 2021 年以鼠伤寒沙门氏菌 *Salmonella typhimurium*、黑腹果蝇 *Drosophila melanogaster*、绵羊淋巴细胞培养物和人淋巴细胞培养物为模型对象，评价被有机氯农药污染的水和土壤样品的遗传毒性。结果表明，在所有模型系统中，水和土壤样品增加了沙门氏菌中回复突变的频率，果蝇染色体致死突变的频率，以及人类和绵羊淋巴细胞培养中染色体畸变的频率，且与有机氯农药污染含量有一定的相关性。

Gupta 等人 2018 年将洋葱 *Allium cepa* 暴露于不同浓度的铬和砷 48 h 和 168 h，检测这些金属对洋葱的遗传毒性，发现不仅抑制了有丝分裂指数和增加断裂、碎片等染色体畸变的频率，且在处理过的植物中，根分生组织细胞间期微核发生的频率也在不断增加。

4.4.6 干扰内分泌系统

许多环境污染物或化学物质并不直接作为有毒物质给生物体带来异常影响，而是以激素的面貌对生物体起作用，即使数量极少，也能干扰生物体的内分泌系统，使之失衡，出现种种异常现象。故有人提出环境激素这一概念。环境激素（environmental hormone）是由于人类的生产和活动而释放到周围环境中的对生物体内正常内分泌系统功能产生影响和扰乱的化学物质，也称为内分泌干扰物（endocrine disrupter 或 endocrine disrupting chemicals），在体内主要起到雌激素和抗雄激素的作用，可以是自然界已经存在的化合物，也可以是人工合成的化合物。

1996 年，美国环保局列出 60 种环境激素类化学物质，1997 年，世界野生动物基金会（WWF）的研究结果则有 68 种可能干扰内分泌的化学物质，包括工业有机化合物、杀真菌剂、除草剂、杀虫剂、金属、杀线虫剂等几大类（表 4-1），它们主要用来制造农药、染料、香料、涂料、洗涤剂、去污剂、表面活性剂、塑料制品的原料或添加剂、药品、食品添加剂、化妆品等。据报告，在欧盟委员会的指示下筛选的 575 种化学品中，有 320 种具有或可能存在内分泌干扰的证据，而美国食品和药物管理局的一项检查发现，超过 1800 种化学物质会至少扰乱雌激素、雄激素和甲状腺素三种内分泌途径中的一种。环境激素也包括从动物和人尿中排出的一些天然性激素，如 17-β-雌二醇、黄体酮、睾酮。以及合成雌激素：包括与雌二醇结构相似的类固醇衍生物，如二甲基己烯酚（DEs）、己烷雌酚、乙炔基雌二醇、炔雌醚等，也包括结构简单的同型物，即非甾体激素。还包括植物雌激素，由某些植物产生的有弱激素活性的以非甾体结构为主的化合物。这些化合物主要有异酮类（如染料木黄酮、染料木苷、大豆异黄酮、黄豆苷、鸡豆黄素、β-谷甾醇）、木质素和拟雌内酯。产生这些化合物的植物有豆科植物、亚麻籽、芹菜、茶和人参等。

表 4-1　世界野生动物基金会（WWF）提出的环境内分泌干扰物分类表（引自任仁，2001）

类别	环境内分泌干扰物		CAS 编号
	英文名称	中文名称	
工业有机化合物	Benzo（α）pyrene	苯并[α]芘	50-32-8
	Benzophenone	二苯酮	119-61-9
	Bisphenol-A	双酚 A（2，2-双酚基丙烷）	80-05-7
	n-Butyl benzene	正丁苯	104-51-8
	Butyl benzyl phthalate（BBP）	酞酸丁苄酯（邻苯二甲酸丁苄酯）	85-68-7
	2，4-Dichlorophenol	2，4-二氯苯酚	120-83-2
	Dicyclohexyl phthalate（DCHP）	酞酸二环己酯（邻苯二甲酸二环己酯）	84-61-7
	Diethyl phthalate（DEP）	酞酸二乙酯（邻苯二甲酸二乙酯）	84-66-2
	Diethylhexyl adipate（DEHA）	己二酸二（2-乙基己基）酯	103-23-1
	Diethylhexyl phthalate（DEHP）	酞酸二（2-乙基己基）酯（邻苯二甲酸二（2-乙基己基）酯	117-81-7
	Dihexyl phthalate（DHP）	酞酸二己酯（邻苯二甲酸二己酯）	84-75-3
	Di-*n*-butyl phthalate（DBP）	酞酸二正丁酯（邻苯二甲酸二正丁酯）	84-74-2
	Di-*n*-pentyl phthalate（DPP）	酞酸二正戊酯（邻苯二甲酸二正戊酯）	131-18-0
	Dipropyl phthalate（DprP）	酞酸二丙酯（邻苯二甲酸二丙酯）	131-16-8
	Octachlorostyrene	八氯苯乙烯	29082-74-4
	p-Nitrotoluene	对硝基甲苯	99-99-0
	PCBs	多氯联苯类	1336-36-3
	Pentachlorophenol（PCP）	五氯苯酚	87-86-5
	Tributyltin oxide	三丁基氧化锡	56-35-9
	2，3，7，8-TCDD[①]	2，3，7，8-四氯二噁英	1746-01-6
杀真菌剂	Benomyl	苯菌灵（苯来特）	17804-35-2
	Hexachlorobenzene	六氯（代）苯	118-74-1
	Mancozeb	代森锰锌	8018-01-7
	Maneb	代森锰	12427-38-2
	Metiram	代森联	9006-42-2
	Zineb	代森锌	12122-67-7
	Ziram	福美锌（锌来特、什来特）	137-30-4
除草剂	Alachlor	甲草胺（杂草索、澳特拉索）	15972-60-8
	Amitrole	杀草强（氨三唑）	61-82-5
	Atrazine	阿特拉津（莠去津）	1912-24-9
	2，4-D	2，4-滴（2，4-二氯苯氧乙酸）	94-75-7
	Metribuzin	嗪草酮（赛克津、赛克嗪）	21087-64-9
	Nitrofen（NIP）	除草醚	1836-75-5
	2，4，5-T	2，4，5-涕（2，4，5-三氯苯氧乙酸）	93-76-5
	Trifluralin	氟乐灵（茄科宁')	1582-09-8
杀虫剂	β-BHC	β-六氯化苯（β-六六六）	319-85-7
	Carbaryl	西维因（胺甲萘）	63-25-2
	Chlordane	氯丹（八氯）	57-74-9
	Cypermethrin	氯氰菊酯（灭百可、安绿宝、兴棉宝）	52315-07-8

续表

类别	环境内分泌干扰物		CAS 编号
	英文名称	中文名称	
杀虫剂	Dicofol	三氯杀螨醇（开乐散、螨净）	115-32-2
	Dieldrin	狄氏剂	60-57-1
	Endosulfan	硫丹	115-29-7
	Esfenvalerate	高氰戊菊酯	66230-04-4
	Fenvalerate	氰戊菊酯（速灭杀丁、戊酸氰醚酯、杀灭菊酯）	51630-58-1
	Heptachlor	七氯（七氯化茚）①	76-44-8
	Heptachlor epoxide	七氯环氧化物	1024-57-3
	Kelthane	开乐散	115-32-2
	Kepone	开蓬	143-50-0
	Lindane（γ-BHC）	林丹（γ-六六六）	58-89-9
	Malathion	马拉硫磷（马拉松、马拉赛昂、四零四九）	121-75-5
	Methomyl	灭多虫（乙肪威、甲氨叉威）	16752-77-5
	Methoxychlor	甲氧滴滴涕	72-43-5
	Mires	灭蚁灵	2385-85-5
	Oxychlordane	氧化氯丹	27304-13-8
	$p,\ p'$-DDD	对，对'-滴滴滴（对，对'-二氯二苯基-二氯乙烷）	72-5-8
	$p,\ p'$-DDE	对，对'-滴滴伊（对，对'-二氯二苯基-二氯乙烯）	72-55-9
	$p,\ p'$-DDT	对，对'-滴滴涕（对，对'-二氯二苯基-三氯乙烷）	50-29-3
	Parathion（ethyl）	乙基对硫磷（一六零五）	56-38-2
	Permethrin	苄氯菊酯	52645-53-1
	Pyrethroids（synthetic）	拟除虫菊酯类	NA
	Toxaphene	毒杀酚（氯化莰）	8001-35-2
	trans-Nonachlor	反式九氯	39765-80-5
	Vinclozolin	乙烯菌核利	50471-44-8
金属	Cadmium	镉	7440-43-9
	Lead	铅	7439-92-1
	Mercury	汞	7439-97-6
杀线虫剂	1，2-Dibromo-3-chloropropane（DBCP）	1，2-二溴-3-氯丙烷	96-12-8
	Aldicarb	涕灭威（丁醛肟威）	116-06-3

① 该化合物没有商业用途，是其他化学品的降解产物或杂质

环境激素类污染物分布广且很难降解，具有很高的环境滞留性；多数有亲脂性和强蓄积性，可以在生物细胞中积累，并可沿食物链逐级传递进行富集，最后以极高的浓度进入人和高等动物体内，积蓄在脑和性腺等组织中，对生态、生物和人类的健康构成了极大的威胁。

环境激素长期低剂量存在于环境中，通过效应和剂量的积累，造成间接的、长期的复杂的生态效应，具体表现在以下几个方面：①环境激素不易被生物降解，可通过食物链在生态系统内进行生物富集，环境中不易测出的微量雌激素经过 3~4 个营养级的富集即可达到较高的浓度；②改变群落结构，由于某些动物的生殖、免疫和神经系统受到影响，使其生存竞争力下降，数量减少，并且其食物链中上、下营养级的动物数量也会受到影响，从而改变了群落结构；③在遗传水平上，有些环境激素还能直接作用于 DNA 而改变遗传信息，影响后

代个体的遗传性状。

对野生生物的危害主要是造成生殖能力下降、性别变化及卵的孵化率降低，甚至导致生物灭绝。目前已经在鱼类、两栖类、爬行类、鸟类和哺乳动物体内检测到环境激素类物质。动物血浆、精子和卵泡中也发现了有机氯农药的存在，大量实验表明，在环境激素的影响下，鸟类和鱼类出现甲状腺功能障碍，生殖能力锐减，卵的孵化率下降或孵化后出现严重的畸形和残疾，雄性雌性化或雌性雄性化倾向等。

有人曾对海豚"集体自杀"进行了研究，检测出海豚尸体中含有三丁基锡和三苯基锡等有机锡（一种船底涂料和渔网防腐剂）。推测海豚"集体自杀"的原因可能是因为：鲸和海豚喜欢追逐海船，容易发生有机锡中毒，损害到神经系统，失去了辨别方向的能力，盲目冲上海滩，结果在海滩搁浅死亡，表现为"集体自杀"的现象。

在东南亚和美国西北部，曾发现有机锡暴露导致腹足类雄性变为不育的雌性；在日本也发现了可能是有机锡暴露导致的某些长有阴茎的雌性卷贝。另外一个有名的例子是美国佛罗里达州一个湖中的鳄鱼的变异。自从淡水湖中 DDE 泄漏事故后，鳄鱼的数量急剧减少，而且雄性的阴茎都普遍变小、雌性的卵都不成熟，经调查发现是 DDE 诱导产生的 DDT 的类激素作用引起鳄鱼的内分泌紊乱，从而影响了正常的性成熟。

对人体健康也呈现出多方面的影响，如：①对生殖系统的影响主要有男性精子数量减少、精液质量下降、不育率增高；女性性腺发育不良，月经紊乱；乳腺癌、睾丸癌、前列腺癌等生殖器官肿瘤发病增加等。据调查，由于环境激素的影响，从 1980 年到 2015 年世界范围内男子精子浓度从 91.65×10^6/mL 下降到 39.34×10^6/mL。从 1965 年到 2015 年共 50 年内非洲人平均精子浓度下降了 72.6%，只有 20.38×10^6/mL。②降低或抑制免疫能力，引起胸腺萎缩和加速自身免疫性病变的发生。例如，多氯联苯、有机氯农药、二噁英可影响人体的免疫功能；受到己烯雌酚污染的女性可能发生自身免疫性疾病。③对神经系统产生毒害，进而影响下丘脑、脑垂体等对激素分泌的调节作用，导致激素合成、释放异常。例如，有机磷农药进入人体后，即与体内的胆碱酯酶结合，使后者丧失对乙酰胆碱的分解能力，致使神经传导功能紊乱，出现中毒症状。④环境激素通过影响肝肾代谢功能，改变体内的激素水平。例如，有机磷、有机氯农药可以诱导肝脏甾醇羟化酶、微粒体酶，从而加速内源性激素的代谢和排泄；杀虫剂艾氏剂和狄氏剂可使机体的谷丙转氨酶和醛缩酶的活性增高。⑤致畸、致癌作用。一些环境激素作用于细胞的染色体，使染色体发生畸变，使一些组织、细胞的生长失控，产生肿瘤。如果突变发生在生殖细胞，则可能造成流产、畸胎或遗传性疾病。许多农药接触者的染色体畸变率高于对照组。多环芳烃、芳族胺、芳族偶氮化合物、酞酸酯、氯乙烯、带有亲电子基团的烷化剂等都是强致癌物，它们及其代谢产物可与 DNA 共价键结合，造成 DNA 的不可修复性损伤，导致细胞的癌变。此外还发现全氟烷基物质与儿童和成人肥胖、糖耐量受损、妊娠糖尿病、出生体重降低、多囊卵巢综合征、子宫内膜异位症和乳腺癌之间的关联；双酚类物质与成人糖尿病和多囊卵巢综合征之间的关联；邻苯二甲酸盐与早产、男孩肛门-生殖器距离缩短、儿童肥胖和糖耐量受损关联；在产前接触双酚 A、有机磷农药和多溴阻燃剂后，可引起儿童认知缺陷和注意力缺陷障碍等。

4.5　污染物毒性作用的一般模式

环境污染物对于生物体毒性作用的模式主要涉及污染物的转运、污染物与靶分子作用以及毒性产生三个阶段。其中毒性作用的每一阶段又涉及多个层次和步骤。

4.5.1 污染物的转运

污染物的转运是指污染物从接触部位到其作用部位的整个过程，涉及污染物的吸收、分布、排泄和重吸收等过程（图4-1）。

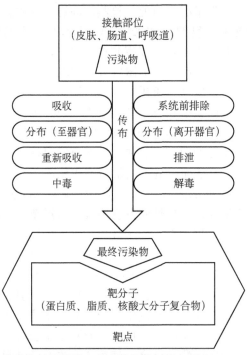

图4-1 毒物分布的过程是产生毒性的第一步（引自 Klassen，1996）

污染物在生物体内的转运机制其实就是如何透过生物膜的机制。包括：①被动转运（passive transport），指生物膜两侧的污染化学物质从高浓度一侧向低浓度一侧扩散的过程，不消耗能量，主要方式有简单扩散（simple diffusion，脂溶性的大分子有机污染化合物可先溶解于膜的脂质成分，而后扩散到另一侧）和膜孔滤过作用（filtration，分子大小和电荷与膜上孔状结构相适应的水溶性污染物质随同水分子经生物膜的孔状结构而透过膜的过程）；②特殊转运（special transport），指生物膜通过特定的载体主动选择某种机体需要或由机体排出的物质进行的转运，具有较强的专一性，可分为主动转运（active transport，外源污染化学物质通过生物膜上的载体由低浓度一侧向高浓度一侧转移的过程，需要消耗能量）和易化扩散（facilitated diffusion，载体介导的化学物质由高浓度一侧向低浓度一侧转运，不需要能量）两种类型；③膜动转运（cytosis），指通过膜的运动，细胞与外界环境交换一些大分子物质的过程，该过程涉及生物膜结构发生变化、呈现出主动选择性和消耗能量，可分为胞吞作用（endocytosis，将细胞表面的颗粒物或液滴转运进细胞内的过程，通常又将固体物质的摄入称为吞噬，液体物质的摄入称为胞饮）和胞吐作用（exocytosis，将颗粒物或大分子物质由细胞内运出的过程）。

4.5.1.1　污染物的吸收过程

吸收是指外源性污染物质通过与机体的接触而经皮肤、黏膜、呼吸道等进入体循环的过程。呼吸道吸入是空气污染物进入机体的主要途径，又以肺泡吸收为主，由于肺泡数量多、总表面积大、肺泡壁薄、毛细血管丰富且肺泡上皮细胞对脂溶性或水溶性物质及离子均具有较高的通透性，故污染物经肺吸收的速度很快，仅次于静脉注射。此外，经肺吸收的有毒污染物质不通过门静脉进入肝脏解毒而是直接进入体循环，毒作用通常表现为快速且毒效应强。人类皮肤的通透性虽然不高，但氯仿、有机磷杀虫剂、汞等外源污染化学物质也可透过皮肤而被吸收，达到一定量时可引起中毒甚至死亡。污染性化学物质亦可随同食物或饮水进入消化道并在胃肠道中被吸收，尽管这些污染物的吸收可发生在口腔、胃、小肠、大肠、直肠等消化管道的任一部位，但主要是在小肠部位，因其黏膜上有绒毛，大大增加了小肠吸收面积，可达 $200\sim300$ m²。

多数污染物是通过上皮细胞扩散至毛细血管，机体吸收的速率不仅与污染物在吸收部位的浓度有关，还与污染物接触和溶解的速率、接触部位面积、吸收部位上皮的特性、皮肤的微循环以及污染物的理化特性等有关。脂溶性是影响吸收的最重要的理化特征之一，通常来讲，脂溶性污染物相较于水溶性污染物更容易被机体吸收。污染物在进入体循环之前即被排出体外称系统前排除，常见于从肠道吸收的污染物，这类物质在经过肠道的黏膜细胞、肝和肺时，就有一部分可被这类组织排除，由此而减少了系统的吸收。例如，乙醇可被位于肠黏膜的乙醇脱氢酶等所氧化；锰被肝吸收后，肝细胞以主动运输方式逆浓度梯度向胆汁中排放，再通过胆管排放到肠道内，随粪便排出到体外等，从而减少了此类物质进入体循环。系统前的排除虽然能降低有些污染物进入体循环而产生的毒性，但同时系统前的排除也可能会损伤消化道黏膜、肝和肺等组织和器官。

4.5.1.2　污染物的分布过程

分布（distribution）是外来污染物通过吸收部位进入血液或其他体液后，随着血液或淋巴液的流动分散到全身各组织细胞的过程。分布的开始阶段，组织或器官内污染物质的浓度主要取决于血液供应量，血供量越大的器官，污染物质的浓度越高。随后血液中污染物质浓度逐渐降低，体内没有排出的污染物质按它与组织器官亲和力的大小重新分布。最后不能排出的蓄积在某些脏器或组织中的污染物质缓慢释放进入血液并排出体外。通过再分配后污染物质浓度较高的部位主要是代谢转化器官、靶器官、排泄器官及储存库。

在污染物转运的过程中，脂溶性污染物很容易通过扩散过程进入细胞内。污染物分布至特定靶器官的过程往往受到多种因素影响，如与血浆蛋白的结合率、特殊屏障的作用、转运到类似脂肪组织的储存部位、与细胞内的结合蛋白连接等。故不同的污染物在体内的分布是不一样的，即使同一种污染物在体内各组织器官的分布也是不均匀的。

长期接触外源有毒污染物时，机体对其吸收速度大于对其解毒和排泄速度就会导致毒物在体内含量不断增多，此种现象称为毒物在体内的蓄积作用，当蓄积部位与靶器官一致时，易于发生慢性中毒，而当有毒污染物对蓄积部位的组织或器官相对无害时，这些蓄积部位被称为毒物在体内的储存库（storage depot），主要有血浆蛋白、脂肪、骨骼、肾脏等脏器和组织。有毒污染物在体内储存具有双重意义，一方面，存在库内的有毒污染物多数处于无活性状态，对机体不产生毒性作用，可减少在靶器官中毒物的量，故对急性中毒具有保护作用；

另一方面，由于储存库中的毒物总是与血浆中游离型的毒物保持动态平衡，当血浆中游离型毒物经生物转化或机体排泄浓度降低时，储存库就会释放出更多的毒物来补充，从而成为血浆中游离型毒物的来源，具有潜在的危害。

有毒污染物的作用部位绝大多数是蛋白质、核酸等细胞内大分子，极少是细胞表面。原毒物在细胞内可转化成终毒物而产生毒性。

4.5.1.3 污染物的排泄和重吸收过程

排泄（excretion）指将外源性化学污染物及其代谢产物向机体外转运的过程。肾脏是排泄外源污染化学物质最重要的器官，排泄效率极高。经过肝脏随同胆汁排出体外是外源污染化学物质在体内消除仅次于肾脏的另一种排泄途径。一氧化碳、某些醇类、挥发性有机化合物等许多气态污染物可经肺随同呼出气排泄，溶解于呼吸道分泌液的外来污染化合物和巨噬细胞摄入的颗粒物质将随同呼吸道表面的分泌液排出。此外，有些外源污染化学物质可随同汗液、唾液、乳汁、毛发排泄，虽然这些排泄途径的量较小、效率较低，但有些却具有特殊的生态毒理学意义。如有机氯杀虫剂、乙醚、多卤联苯类、咖啡因、某些金属等可随同乳汁排出，若这些物质与母体长期多次接触，很容易在乳汁中浓集，对哺乳期的婴幼儿造成毒害作用。可利用毛发中重金属等物质的含量作为生物监测的指标。

邻近的肾小管细胞和肝细胞可把化学污染物从血液输送到相应肾小管和胆小管中，因此这些细胞最易接触到随血液分布的化学污染物，通过内皮渗透或膜转运机制，可以调节某些化学污染物的吸收和排泄过程。肾转运对小分子具选择性，而肝转运则对极性大分子（相对分子质量大于400）有选择性。扩散是另一种不常见的排泄机制。排泄的途径和速度主要取决于污染物的理化性质。肾和肝为主的排泄器官能够有效地排除有机酸和碱等高度亲水性离子型化学物质，主要原因是：①只有溶解在血浆中的物质才能被肾小球过滤；②位于肝细胞和肾小管细胞的载体已特化成为专门分泌亲水性有机酸和碱的载体；③只有亲水性化学物质才能溶解于尿液和胆汁中；④脂溶性的化学物质很容易通过细胞间的扩散而被重新吸收。对多聚联苯等高度亲脂性的化学物质，还未见有效的排泄机制。如果这些化学物质不能被生物转化成亲水性物质，则排泄非常缓慢，一旦重复接触，很容易累积在体内。

输送到肾小管的化学污染物可通过扩散经肾小管细胞回流到周围毛细血管，此过程因肾小管的重吸收而得到强化。这类重吸收使肾小管内外源物的浓度升高，并通过减慢尿液的流动而进一步增加了化学污染物的滞留作用。对有机酸和碱而言，扩散与离子化的程度成反比，因为非离子化的分子脂溶性较高。尿液的酸化有助于苯丙胺、普鲁卡因胺和奎尼丁等弱有机碱的排泄，而碱化则有助于水杨酸、巴比妥等弱有机酸的排泄。铬酸盐和钼酸盐等金属污染物则是通过由载体控制的硫酸盐输送系统而被重吸收的。

由胆、胃、小肠排泄的化学污染物，以及随唾液和胰腺分泌而转送到胃肠的部分化学污染物，也可以通过扩散透过小肠的黏膜而被重新吸收。这些被重吸收的部分化学污染物往往是有足够的亲脂成分或在肠腔中被转化成亲脂的形式。如多环芳香糖类的水解代谢物葡糖苷酸和氯联苯等，经由肠道微生物的葡糖苷酸酶水解，释放的糖苷配基可重新吸收。六氯丁二烯和三氯乙烯被小肠和胰腺的肽酶水解而产生半胱氨酸的结合物，也可被重新吸收而成为具有肾毒性代谢物的前体。

4.5.1.4　污染物的中毒与解毒过程

生物体受到污染物作用引起结构或功能改变后出现的疾病状态称中毒（intoxication），毒性（toxicity）则是指污染物接触或进入生物体后引起生物体的易感部位产生有害作用的能力。强酸、强碱、河豚毒素、乙烯氧化物、异氰酸甲酯、重金属离子、氰化物、一氧化碳等许多外源性污染化学物都能直接对有机体产生毒性。另一类污染化学物的毒性，主要取决于其代谢产物，即由生物转化而产生毒物的过程。一些外源物的理化性质能改变机体的生化过程或结构的微环境，例如，由甘醇乙烯形成的乙二酸有可能会导致中毒和血钙过少，草酸钙沉淀可引起肾小管阻塞。有时，某些环境污染物通过生物转化而获得更有效地与特定受体或酶相互作用的结构特征和反应性。例如，有机磷杀虫剂对硫磷通过生物转化而成为对氧磷，为活跃的胆碱酯酶抑制剂。氟乙酸盐类灭鼠剂在柠檬酸循环中转变成氟柠檬酸后，作为假底物而抑制乌头酸酶活性，阻断柠檬酸的氧化而产生毒性。最常发生的中毒往往源于外源污染化学物或内源性化学物的某些分子（如氧）不加区分地与带有微弱功能基团的内源化学物反应，导致产生亲电子物、自由基、亲核物或氧化还原的反应物。

与中毒过程有关的基本概念还有：①危害性（hazard），指毒物在与生物体接触或使用过程中，有引起中毒的可能性。与毒性不同，任何一种毒物不论其毒性强弱，其危害性大小取决于生物是否与它接触以及该物质进入生物体的能力和数量。在评价毒物的毒性和危害性时，除了考虑它的绝对毒性外，还必须考虑到这种物质的挥发性和在水（或血液）中的溶解性。如挥发性小、易溶于水或血液中并能迅速达到中毒浓度的化学物质其危害性就大，反之则小。②危险性，是指环境毒物在正常生产和使用条件下，引起生物体发生中毒的可能性，称为该物质的危险性。例如，脂溶性污染物质，易蓄积在脂肪中，不但能影响生物体的脂肪代谢，而且还具有慢性中毒的危险性。

通过生物转化阻止毒性产物形成或将终毒物排除的过程称为解毒过程。苯和甲苯等没有功能基团的化学物的解毒需经两个阶段。首先，经细胞色素 P450 酶催化将羟基或羧基等功能基团引进到化学物分子中，然后，通过转移酶再将葡萄糖醛酸、硫酸或氨基酸等一个内源性酸与功能基团结合，形成不活泼的、高度亲水的有机酸类终产物，相对容易地被排出体外。亲核物一般通过在亲核功能基团上的结合反应来解毒，亲电性毒物解毒的一般机制是与巯基亲核物谷胱甘肽结合，部分自由基的解毒是通过超氧化物歧化酶来实施的，蛋白酶参与有毒多肽的失活作用。解毒过程有时会失效，主要原因有：解毒能力耗竭、解毒酶失活、某些结合反应可被逆转、有时解毒过程产生潜在的有害副产物。

4.5.2　有毒污染物对靶分子的作用

毒性一般是通过终毒物与其靶分子的一系列的生化反应作用而导致机体在不同程度和水平上的结构损伤和功能紊乱。终毒物与靶分子作用引发的毒性反应，可归纳为终毒物与靶分子的反应种类、靶分子的反应以及毒物对靶分子的作用三个方面（图 4-2）。

4.5.2.1　有毒污染物与靶分子的结合方式

最终毒物与靶分子以非共价或共价的形式结合，可通过电子转移、酶作用或萃氢而改变靶分子。

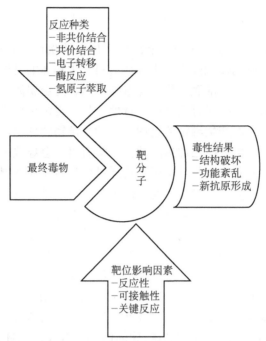

图 4-2 最终毒物与靶分子的作用是产生毒性的第二步（引自 Klassen，1996）

（1）非共价结合过程

这类结合过程因非极性反应而产生氢和离子键，通常涉及毒物与膜受体、细胞中的受体离子通道以及某些酶的反应，如士的宁（strychnine）与脊髓运动神经元的甘氨酸受体的结合，四氯二苯-p-二噁英（tetrachlorodibenzo-p-dioxin，TCDD）与芳香族碳氢化合物的结合，石房蛤毒素（saxitoxin，STX）与神经元细胞及肌膜上的钠离子通道的结合。

（2）共价结合过程

共价结合一般是不可逆的，可永久性地改变内源性分子的结构，这类反应故具有重要的毒理意义。亲电子的毒物如非离子化的阳离子亲电子物和自由阳离子等，多数情况下能与蛋白质和核酸等生物大分子上的亲核原子发生反应形成共价加成物。因负载与半径的比例不同亲电原子对亲核原子具有一定的选择性。一般次亲电子物倾向与次亲核基团反应，强亲电子物易与强亲核基团反应。银和汞金属离子属于次亲电子物易与次亲核物反应。而锂和钙金属离子则属于强亲电子物，易与强亲核物反应。强度介于以上两类之间的铬、锌、铅等金属离子则能与多数亲核物反应。亲电子物的选择性，决定着何种内源亲核物能与之反应，并成为其靶分子。亲核性毒物一般与亲电的内源性化学物反应，如胺和肼与吡哆醛的共价结合，因生物大分子中亲电子物较少，故这类反应较少出现。另外，一氧化碳、氰化物、硫化氢和叠氮化合物与血红蛋白中的铁可以形成共价结合。

HO·、NO_2·和 Cl_3C· 等中性自由基也能与生物大分子共价结合。羟基自由基与 DNA 的碱基结合可形成 8-羟基嘌呤、5-羟基甲基嘧啶等许多产物。Cl_3C· 则能与脂类中双键的碳结合，或与脂类自由基结合产生含氯的甲基化脂肪酸。

（3）电子转移、酶作用和萃氢

通过电子转移，亚硝酸盐、N-羟基芳胺、酚类化合物、肼类等化合物能将血红蛋白中的 Fe^{2+} 氧化为 Fe^{3+}，形成高铁血红蛋白血症。少数毒素通过酶促反应作用于特定靶蛋白上，如蓖麻蛋白诱发核糖体的水解断裂，阻断蛋白质的合成，霍乱毒素可活化一种 G 蛋白，蛇毒含有破坏生物分子的水解酶。氢原子萃取是指中性自由基能从内源性化学物中萃取氢原子，将其转化成自由基，如自由基能从游离氨基酸或蛋白质氨基酸残基的亚甲基去氢，转变为羰基化合物，这些羰基基化合物与胺类反应，形成与 DNA 或其他蛋白质的交联。

4.5.2.2　有毒污染物对靶分子的作用机制

最终毒物与机体内源性分子的反应，可以引起靶分子的结构破坏和功能紊乱。

（1）靶分子结构的破坏

毒物除了形成 DNA 加成物外，还能通过交联和分子断裂而改变内源分子的主体结构。二硫化碳、丙烯醛、氮芥等亲电子物能与细胞结构蛋白质和 DNA 结合。羟基基团通过将大分子转变成有活性的亲电子物质，然后再与其他大分子中的亲核基团作用，或者形成自由基团然后再与其相互作用，可引起交联，而交联限制了生物大分子的活动范围，影响其结构和功能。

通常外源性污染化学物及其代谢物与靶分子的共价结合不会对免疫系统产生影响，但某些个体的变异蛋白则可能会诱发免疫反应。如细胞色素 P450 将氟烷转化成亲电的三氟乙酰氯化物，可作为半抗原与肝脏中各种微体和细胞表面的蛋白质结合而产生抗体，这种免疫反应被认为是导致肝炎患者对氟烷敏感的直接原因。

（2）靶分子的功能紊乱

部分有毒污染物能模拟内源配体而激活蛋白质的靶分子，例如，吗啡模拟内源性抗痛物质脑啡肽的作用激活中枢神经阿片受体而产生强大的镇痛作用；安妥明（对氯苯氧异丁酸乙酯）能作用于过氧化酶的激活受体，激活脂蛋白酯酶，使极低浓度脂蛋白及甘油三酯分解；巴豆毒醇酯和铅离子能激活蛋白激酶 C。有毒污染物抑制靶分子则更为常见，阿托品、箭毒、士的宁等多种外源性污染化学物能通过与配体的结合，或干扰离子通道的功能而阻断神经递质的传递；河豚毒素和石房蛤毒素能抑制离子通道打开；而 DDT 和拟除虫菊酯杀虫剂则抑制位于神经元膜上钠通道的关闭；另外一些毒物则能阻断离子的转运，抑制线粒体电子传递链的功能。

有毒污染物常常作用于蛋白质结构中的直接参与蛋白质催化功能和组装大分子功能的关键部位，如巯基基团。很多蛋白质的活性非选择性受损就是因为巯基基团受到破坏。有毒污染物也可与 DNA 共价结合，干扰 DNA 的模板功能，导致核苷酸在 DNA 复制活动中错误配对。例如，黄曲霉毒素氧化物与鸟嘌呤的 N^7 的共价结合，导致鸟嘌呤加成物与腺嘌呤配对，而不是与嘧啶配对，这种碱基配对错误会导致遗传密码的错误，并进一步引起所编码的蛋白质中对应的氨基酸的改变。由黄曲霉毒素引起的 *Ras* 肿瘤基因的激活和 *p53* 肿瘤抑制基因的失活都与该机制有关。由 HO· 引起的突变型碱基 8-羟基鸟嘌呤和 8-羟基腺嘌呤不仅妨碍其自身的碱基配对，同时也影响周围嘧啶的正确配对，导致多种氨基酸取代物的形成。阿霉素（doxorubicin）能嵌入 DNA 的双螺旋结构中，使相邻碱基分离，形成密码移位，从而导致 DNA 模板错误。

4.5.3　毒性产生与表现过程

机体协调细胞的各种活动是通过每个细胞执行特有的指令或程序而达到的。长期的程序决定着细胞的归宿，如是否进入分裂、分化或死亡。短期的程序则控制各种已分化细胞的活动，决定其是否分泌各种物质、转移或代谢营养物质等。为协调各种细胞的程序，细胞具有多种能被外部信号分子激活或灭活的调节网络。为了执行程序，细胞具有合成、代谢、产生能量等各种功能系统。这些功能系统组成大分子复合体、细胞膜和细胞器，从而维持细胞的完整性，并支持其他细胞的活动。有毒物质对机体产生毒性效应也就是引起机体细胞功能发生障碍（图4-3）。

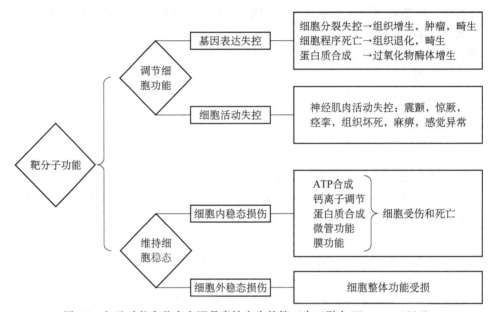

图4-3　细胞功能和稳态失调是毒性产生的第三步（引自Klassen，1996）

4.5.3.1　外源性污染毒物引起的细胞调节失控

细胞活动是由信号分子来调节和控制的。信号分子激活细胞受体，通过信号传递网络最终将信号传送至基因的调节部位或功能蛋白，改变基因的表达水平或蛋白质的功能。控制细胞归宿的程序主要影响基因表达，调节细胞活动的程序则主要影响蛋白质的功能。由于信号网络的分支和相互结合，往往一种信号有时会引起两种反应。

（1）基因表达的失控

基因表达的失控可能出现在与转录直接有关的部位，也可能发生在其信号分子的合成、储存、释放和转导过程中。遗传信息从DNA转录到mRNA的过程主要是由转录因子与基因的调控区域及启动部位的相互作用而控制的。转录因子通过与这些区域或部位的结合可加速启动复合体的形成，促进邻近基因的转录。外源性有毒化学物可作用于转录因子、基因启动部位或其他启动复合部位。最常见的毒性作用是转录因子的失控。细胞激动素、激素和生长因子等许多细胞外的信号分子，最终激活转录因子。常见的激活转录因子及启动基因转录的机制是磷酸化反应。转录因子的磷酸化由蛋白激酶和磷酸酯合成酶所控制。只要影响到信号传递至转录因子就会改变由转录因子调节的基因表达。

（2）细胞活动失调

信号分子作用于膜受体，受体通过构象变化来调节钙离子进入细胞质，或者激活细胞内第二信使而将信号转导至细胞核来调控细胞的活动。钙离子或其他第二信使促使功能蛋白质的磷酸化，以改变它们的活性和细胞功能。有毒污染化学物质可通过破坏信号的传递过程而损害细胞的活动，如作用于神经元、骨骼肌、心肌和平滑肌等可兴奋性细胞，会影响神经递质的释放、肌肉收缩、周围神经元的生成等细胞功能。

4.5.3.2　细胞稳态失调引起的毒性过程

许多外源有毒污染化学物质能干扰正常细胞的结构和功能，而多细胞生物体的细胞必须维持自身结构和功能的完整性，一旦遭到有毒污染化学物质的破坏，则产生毒性效应。

（1）细胞稳态的破坏

所有细胞都必须合成内源性分子并组装成大分子复合体、膜结构和各种细胞器以维持细胞内环境，制造能量和维持细胞的生存。外源有毒污染化学物质一旦破坏这些过程就有可能危及细胞的存活。

ATP 合成的破坏或损伤就是一个典型的例子。ATP 在维持细胞稳态中起着重要的作用，并且也是生物合成的原料和能量的主要来源。众多的生物合成反应需要 ATP 的参与，通过磷酸化和腺嘌呤化，激活内源性化学物，参与核酸和辅助因子的合成、肌肉的收缩、细胞内网络的多聚化，以及细胞的移动、分裂、血管内运输和细胞形态的维持等。ATP 还通过离子泵驱动离子运输，如位于细胞膜上的钠/钾离子 ATP 酶，能够调节细胞内钠/钾离子的浓度，从而保持细胞的静息电位，维持细胞的基本状态和各种功能。

（2）细胞内的钙离子浓度升高

通过主动运输机制，细胞质内的钙离子能被泵出细胞外，或隔离在内质网膜和线粒体内。当细胞质内的钙离子浓度升高到线粒体内的浓度时，大量的钙会以磷酸钙的形式累积隔离在线粒体内。外源有毒污染化学物质通过激发钙离子流入细胞内或抑制钙离子的排出，也可通过引导钙离子从线粒体内向外渗漏，而引起细胞质膜内的钙离子浓度升高。细胞内钙离子浓度的持续升高会造成能量储备的耗竭、微丝失去功能和水解酶的激活等，故对细胞有损害作用。细胞钙离子浓度持续升高和氧化磷酸化过程的受损是影响细胞结构和功能而导致细胞死亡的常见机制。

问题与思考

1. 简述污染物主要暴露途径。
2. 四型分类法将变态反应分为哪几种类型？
3. 试述污染物的毒性作用机制。
4. 世界野生动物基金会（WWF）提出的环境内分泌干扰物有哪六类？
5. 环境激素造成的生态效应具体表现在哪些方面？
6. 环境激素对人体健康方面有哪些影响？
7. 污染物毒性作用的一般模式主要涉及哪三个阶段？
8. 简述污染物的转运过程。
9. 试解释：中毒、毒性、危害性、危险性。
10. 简述污染物毒性产生与表现过程。

主要参考文献

冯涛，魏凤琴，欧阳高亮，等. 2003. 苯并[α]芘对大弹涂鱼肝细胞超微结构的影响. 应用生态学报，14（10）：1780-1782

冯兆良. 1979. 重金属环境毒理学总论. 环境科学研究，Z2：1-22

刘淑丽，简敏菲，周隆胤，等. 2019. 鄱阳湖湿地候鸟栖息地微塑料污染特征. 环境科学，40（6）：2639-2646

刘卫国，霍举颂，黄廷温，等. 2019. 汞胁迫对齿肋赤藓生物结皮细胞超微结构的影响. 生态毒理学报，14（5）：318-325

牛术敏. 2016. 环境激素——全球性环境问题. 生物学教学，41（2）：64-66

任仁. 2001. 环境激素的种类和污染途径. 大学化学，16（5）：28-32

孙萌，邴欣，姜明，等. 2010. 久效磷对雄性金鱼分泌细胞超微结构的影响. 海洋湖沼通报，1：65-70

田永峰，侯宏卫，张小涛，等. 2014. DNA 烷基化损伤及其修复研究进展. 中国烟草学报，20（1）：96-102

王奕娟，王朝晖. 2007. 环境激素类物质对人类健康的影响. 生态科学，26（6）：564-569

谢平. 2015. 蓝藻水华及其次生危害. 水生态学杂志，36（4）：1-13

谢文平，朱新平，陈昆慈，等. 2009. 氯氰菊酯对草鱼组织 Na$^+$/K$^+$-ATP 酶活性及肝、鳃超显微结构的影响. 中国水产科学，16（1）：120-126

许幼如. 1982. 免疫反应的组织损伤机理——变态反应及其有关分类. 上海免疫学杂志，2（3）：52-56

臧丽丽，许玲，王铭，等. 2017. 草除灵对甘蓝型油菜苗期生理生化及超微结构的影响. 核农学报，31（3）：597-606

张晓博. 2010. 重金属对水生生物的毒害作用. 广东农业科学，7：149-156

周启星，孔敏翔，朱琳. 2004. 生态毒理学. 北京：科学出版社

周晓瑜，施玮. 2005. 室内生物源性污染物对健康影响的研究进展. 卫生研究，34（3）：367-371

周志俊. 2014. 基础毒理学. 上海：复旦大学出版社

Gupta K，Mishra K，Srivastava S，et al. 2018. Cytotoxic Assessment of Chromium and Arsenic Using Chromosomal Behavior of Root Meristem in *Allium cepa* L. Bulletin of Environmental Contamination and Toxicology，100：803-808

Hardy EM，Duca RC，Salquebre G，et al. 2015. Multi-residue analysis of organic pollutants in hair and urine for matrices comparison. Forensic Science International，249：6-19

Kahn LG，Philippat C，Nakayama SF，et al. 2020. Endocrine-disrupting chemicals：implications for human health. Lancet Diabetes & Endocrinology，8（8）：703-718

Klassen CD. 1996. Cassarett and Doull's toxicology. Fifth ed. New York：McGraw Hill

Ntalya M，Oksana C，Aizhan M，et al. 2021. Ecological risk assessment and long-term environmental pollution caused by obsolete undisposed organochlorine pesticides. Journal of Environmental Science and Health，Part B，56（5）：11-13

Sengupta P，Nwagha U，Dutta S，et al. 2017. Evidence for decreasing sperm count in African population from 1965 to 2015. African Health Sciences，17（2）：418-427

Zheng XB，Luo XJ，Zheng J，et al. 2015. Contaminant sources，gastrointestinal absorption，and tissue distribution of organohalogenated pollutants in chicken from an e-waste site. Science of the Total Environment，505：1003-1010

第 5 章 有毒污染物的毒激活及其影响因素

5.1 有毒污染物的生物转化

污染物的生物转化（biotransformation）是指进入体内的外来污染化合物，在机体内经过多种酶催化或非酶作用下发生一系列代谢变化的过程，亦称为生物代谢转化（biological metabolic transformation）。其转化成的衍生物称为代谢物（metabolite）。生物转化过程通常是将亲脂性有毒污染物转化成极性较强的亲水性物质，以降低其通透细胞膜的能力，从而加速其随尿或胆汁排出。因此，多数有毒的化学物质经代谢转化变成无毒或低毒的产物，这种转化叫做生物解毒作用（biodetoxication）或生物的钝化（灭活）作用（bioinactivation）。但也有一些本身无毒或毒性较小的污染化合物，能够被转化成有毒或毒性更大的代谢产物，这种转化叫做生物活化作用（bioactivation）或生物增毒作用（biotoxication）。例如，对硫磷和乐果在体内可分别被氧化成毒性更大的对氧磷和氧乐果；3，4-苯并芘及各种芳香胺等致癌物均需通过生物转化后方可致癌；有机氯农药六六六经转化形成环氧化物后方具有致突变活性。

肝、肾、胃、肠、肺、皮肤和胎盘等都具有代谢转化功能，但以肝脏代谢最为活跃，其次是肾和肺等。决定进入机体内的污染物能否被活化或增毒，受到多种因素的影响，如：①污染物自身的化学结构。有些物质只有经过代谢转化后，其活性基团才能表露，并参与反应；②体内酶系统的差异。不同物种通常有着不一样的酶系，因此所转化的产物也不一样；③受体的存在。机体内是否存在能与这些被转化后物质结合，并且产生不利效应的受体，这是非常关键的一点。因此，同一种物质，即使经过同一种生物转化，在不同的个体上所表现出来的生物效应并不完全一样。某些与嘌呤、类固醇、生物胺类衍生物等结构类似的有毒污染物，可按体内营养物质的代谢途径进行生物转化，而大多数污染物则通过一些非特异性酶的催化作用完成其生物转化过程。

生物转化分为两种主要类型：第一阶段（phase Ⅰ）或第一相（相Ⅰ）反应，以及第二阶段（phase Ⅱ）或第二相（相Ⅱ）反应。第一阶段反应即降解反应（degradation reaction），包括水解反应、还原反应和氧化反应，可直接改变物质的基团使之分解并使其增加新的功能基团，如—OH、—NH$_2$、—SH、—COOH 等，而增加极性，一方面使其易溶于水，另一方面是以利于进行第二阶段反应。第二阶段反应即结合反应（conjugation），指化学物经第一阶段反应形成的中间代谢产物与某些内源化学物质的中间代谢产物相互结合的反应过程，包括葡萄糖醛酸化、硫酸化、乙酰化、甲基化，与谷胱甘肽结合以及与氨基酸如甘氨酸、牛磺酸和谷氨酸结合等，结果是使化学物质的水溶性增加，有利于排出，因此结合反应是一种重要的解毒方式。大多数外来有毒污染化合物都是先经过氧化、水解或还原反应，最后经过结合反应，再排出体外。

5.1.1　第一阶段反应

5.1.1.1　微粒体混合功能氧化反应

此类氧化反应主要由微粒体中的混合功能氧化酶（mixed-function oxidase，MFO）催化。MFO 是镶嵌在细胞内质网膜上的一组酶，主要由血红蛋白类（包括细胞色素 P450 及细胞色素 b_5）、黄素蛋白类（包括 NADPH-细胞色素 c 还原酶和 NADH-细胞色素 b_5 还原酶）、脂类（主要是磷脂酰胆碱等成分）组成。其中最为重要的乃是细胞色素 P450，为含有一个铁原子的卟啉蛋白，可以进行氧化与还原，广泛存在于各种哺乳动物、鸟类、鱼类、两栖类等各类生物中，但不同动物种属间 MFO 活性相差较大，甚至同一种类不同品系也有差别。

凡具有一定脂溶性的外源污染化合物都可被 MFO 所氧化，形成相应的氧化产物。反应类型包括：①脂肪族羟化反应，多见于丁烷、戊烷和己烷等直链脂肪族烷烃类化合物，形成醇类羟化产物；②芳香族羟化反应，芳香环上的氢被氧化，形成酚类，如苯可被羟化形成苯酚，苯胺可被羟化形成对氨基酚或邻氨基酚；③环氧化反应，在 MFO 催化下，一个氧原子在外源污染化学物的两个相邻碳原子之间构成桥式结构，形成环氧化物。环氧化反应可分为脂肪族环氧化反应和芳香族环氧化反应，后者的环氧化产物不稳定，将继续发生羟化，形成二氢二醇化合物。某些环氧化物可以致癌，如氯乙烯的环氧化产物（环氧氯乙烯）即为致癌物；④氧化脱氨反应，在酶催化下，邻近氮原子的碳原子被氧化脱去氨基，形成丙酮类化合物，中间代谢产物为甲醇胺类化合物；⑤氧化脱烷基反应，与外源化合物分子中 N、S 或 O 原子相连的烷基 α-碳原子被氧化并脱去一个烷基的反应。反应产物则分别为含有氨基、羟基，或巯基的化合物并有醛或酮生成。可细分为 N-脱烷基反应、O-脱烷基反应和 S-脱烷基反应；⑥N-羟化反应，亦称为 N-氧化反应，指外源污染化学物的氨基上的一个氢与氧结合的反应。苯胺经羟化后形成的羟胺毒性高于苯胺本身，可使血红蛋白氧化成为高铁血红蛋白。另有一些本身并不致癌的芳香胺类经 N-羟化后则具有致癌作用；⑦P-氧化反应，如二苯甲磷通过氧化反应可生成二苯甲磷氧化物；⑧S-氧化反应：多发生在硫醚类化合物，代谢产物为亚砜，一部分可继续氧化为砜类。某些含硫有机化合物也可进行硫氧化反应，如杀虫剂内吸磷、甲拌磷、灭虫威及常用药物氯丙嗪等；⑨氧化性脱卤反应，在酶的催化下，卤代烃类化合物可先形成不稳定的中间代谢产物卤代醇类化合物，然后可再脱去卤族元素，形成最终代谢物。典型的氧化脱卤反应可以滴滴涕（DDT）为代表，经脱卤反应可形成滴滴伊（DDE）和滴滴埃（DDI）。DDE 脂溶性极高，反应活性较低，可在脂肪组织中大量蓄积。

5.1.1.2　微粒体外的氧化反应

在肝组织细胞质、血浆和线粒体中，有一些专一性相对不太强的酶，如醇脱氢酶、醛脱氢酶、过氧化氢酶、黄嘌呤氧化酶、单胺氧化酶、双胺氧化酶等，它们可以催化某些外来污染化学物的氧化与还原。①醇与醛类脱氢反应，分别由醇脱氢酶与醛脱氢酶催化。醇脱氢酶催化醇类氧化形成醛或酮，在反应中需要辅酶Ⅰ及辅酶Ⅱ。醛类氧化反应主要由肝组织中的醛脱氢酶催化。乙醇经脱氢酶催化而形成的乙醛将继续氧化成为乙酸。乙醇的毒性主要来自其代谢产物乙醛。因遗传缺陷造成醛脱氢酶活力较低的人，乙醛在体内不易经氧化分解而解毒，饮酒后容易出现乙醛聚积，导致酒精中毒及酒醉。②胺氧化反应：胺氧化酶主要存在于线粒体，可分为单胺氧化酶（MAO）和二胺氧化酶（DAO），可分别催化单胺类和二胺类氧化反应，形成醛类。如 MAO 可将伯胺、仲胺、叔胺等脂肪族胺类氧化脱去胺基，形成相应的醛类并释放出 NH_3；DAO 则可催化腐胺、尸胺等二胺类的氧化反应。

5.1.1.3　还原反应

有毒污染化合物在生物体内可被还原酶催化还原，但是在哺乳动物组织内还原反应不是很活跃，而在肠道细菌体内还原反应能力则比较强。含有硝基、偶氮基、羰基的外来化合物以及二硫化物，亚砜化合物和链烯化合物容易被还原，既有酶类催化的还原，也有 NADPH、NADH 等生物还原剂作用的非酶反应的还原，很难去加以区别。哺乳动物肝脏中可检出硝基还原酶，在肾、肺、心脏和脑组织中也有此种还原酶，可在厌氧条件下由 NADPH 和 NADH 提供氢，催化硝基芳香族化合物还原，在还原反应过程中先形成中间代谢物亚硝基化合物，最后还原为相应的胺类。如以硝基苯为例，在反应过程中先形成亚硝基苯和苯羟胺，最终产物为苯胺。与此类似的还有偶氮还原酶，可催化芳香族偶氮化合物还原。脂溶性偶氮化合物在肠道易被吸收，故还原作用主要在肝微粒体以及肠道中进行；而水溶性偶氮化合物由于水溶性较强，在肠道不易被吸收，所以主要被肠道菌群所还原，肝微粒体参与较少。在偶氮还原反应过程中，脂溶性偶氮化合物先形成含联亚氨基（—NHNH—）的中间产物，然后形成氨苯磺胺。此外醛类和酮类可通过非微粒体还原反应分别生成伯醇和仲醇，如乙醇在氧化还原反应中可经醇脱氢酶催化氧化为乙醛，同时醇脱氢酶也可催化乙醛还原为乙醇，这是可逆反应中相反方向的反应。

5.1.1.4　水解反应

在水解反应中，水离解为 H^+ 和 OH^-，并分别与外源污染化学物分解部分结合，一般不会形成新的功能基团。例如，酯类、酰胺类和含有酯式键的磷酸盐取代物极易水解，且水解后毒性大多降低。与氧化反应和还原反应不同，水解反应不消耗代谢能量。在血浆、肝、肾、肠黏膜、肌肉、神经组织及微粒体中有多种水解酶，酯酶在哺乳动物体内存在最为广泛，能分解各种酯类化合物。生物机体内另一种常见的水解酶为可将酰胺类化合物水解成为酸类和氨的酰胺酶。

5.1.2　第二阶段反应

又称结合反应，是指进入机体的有毒污染化合物在代谢过程中与某些内源性化合物或基团发生的生物合成反应。结合反应首先通过提供极性基团的结合剂或提供能量 ATP 而被活化，然后由各类转移酶进行催化，将具有极性功能基团的结合剂转移到外源化合物或将外源化合物转移到结合剂形成结合产物，一般将随同尿液或胆汁排出体外。特别是有机毒物及其含有羟基、氨基、羧基以及环氧基的代谢物最容易发生。在结合反应中需要有辅酶和转移酶，并且消耗代谢能量。通过结合反应一般可使毒物分子上某些功能基团失去活性以及丧失毒性，并且大多数毒物经过结合反应后水溶性增强，加速排泄过程。但也有例外，某些有毒污染化合物经过相Ⅱ的结合反应，会形成不稳定的中间体化合物，如有强亲电性的离子态物质，可与蛋白、RNA 和 DNA 大分子发生反应，而导致细胞结构功能受损或死亡。根据结合反应的机理，可将结合反应分成以下多个类型。

5.1.2.1 葡萄糖醛酸结合

醇类、酚类、羧酸类、硫醇类和胺类等许多外源化学物都可进行此类反应。葡萄糖醛酸为葡萄糖的中间代谢产物，先活化成尿苷二磷酸 α-葡萄糖醛酸（UDPGA），然后在各种转移酶的催化下，将葡萄糖醛酸基转移到外源化学物分子上。根据进行结合反应的外源化学物结构及结合方式或部位不同，该类结合反应又可细分为 O-葡萄糖醛酸结合（醇类、酚类、羧酸胺类）、N-葡萄糖醛酸结合（氨基甲酯类、芳香胺类、磺胺类）和 S-葡萄糖醛酸结合等。

5.1.2.2 硫酸结合

外源化合物与硫酸根结合的反应。外源化合物经第一阶段生物转化后，分子结构中形成羟基，可与内源性硫酸根结合，而醇类、芳香胺类和酚类本身已含有羟基、氨基或羧基以及环氧基的外源化合物则可直接进入第二阶段反应，发生硫酸根结合。硫酸根的来源主要是含硫氨基酸的代谢物。在大多数外源化合物的结合反应中，硫酸根结合往往与葡萄糖醛酸结合反应同时存在，如机体接触的外源物较少，则首先进行硫酸根结合，随着剂量增多，与葡萄糖醛酸的结合增多，而与硫酸根的结合则减少。

5.1.2.3 乙酰结合

外源化合物与乙酰基结合的反应，乙酰基由乙酰辅酶 A 提供，反应由乙酰转移酶催化，该酶可分为 N-乙酰转移酶和 N,O-乙酰转移酶。多发生在芳香族伯胺类、磺胺类、肼类化合物的氨基（—NH₂）或羟氨基上。乙酰转移酶在不同物种间存在一定的差异，对不同的底物有不同的活力，它们的底物专一性和最适 pH 等都不相同。一般根据异烟肼乙酰结合反应的情况，将人类机体分成快速乙酰化型和缓慢乙酰化型，机体乙酰结合反应速度的个体差异与机体对某些外源化合物的易感性有关，如缓慢乙酰化型人群对联苯胺诱发膀胱癌的作用为易感。

5.1.2.4 氨基酸结合

带有羧酸基的外源化合物与一种 α-氨基酸结合形成肽或酰胺的反应，多发生于芳香羧酸。参与结合反应的氨基酸主要有甘氨酸、谷氨酰胺、牛磺酸，以及较少见的天冬酰胺、精氨酸、丝氨酸、N-甘氨酰甘氨酸等。该反应需要 ATP 依赖性酶和 N-酰基转移酶参与，分别催化外源化合物羧基活化和催化将酰基由外源化合物辅酶 A 衍生物转移给氨基酸上的氨基。

5.1.2.5 谷胱甘肽结合

外源化合物在酶催化下与还原型谷胱甘肽结合形成硫醚氨酸的反应。能发生这种反应的化合物应具备一定程度的疏水性、含有一个亲电子碳原子、可与谷胱甘肽进行一定程度的非酶促反应等条件，主要有烷基卤化物、硝基卤化物、芳基卤化物等各类卤化物，各种酯类化合物，苯、萘、苯胺等芳烃类及芳胺类化合物和环氧化物等。参与此类结合反应的酶类主要有谷胱甘肽 *S*-转移酶。另外，值得注意的是，氯甲烷和二溴乙烷等部分外源化合物与谷胱甘肽形成的结合物可与生物大分子结合，诱发基因突变或癌变。

5.1.2.6　甲基结合

通过甲基转移酶的催化将内源性来源的甲基结合于外源化合物分子结构内的反应。内源性甲基供体是 *S*-腺苷甲硫氨酸（SAM）。能进行甲基结合反应的外源化合物主要有含羟基、巯基或氨基的酚类、硫醇类、各种胺类，以及吡啶、喹啉等含氮杂环化合物。与其他结合反应相比，甲基结合后，外源化学物的功能基团未被遮盖，水溶性没有明显增强，有的反而下降；生物学作用并未减弱，有的反而增强，甲基化反应有解毒作用。

5.1.2.7　磷酸结合

一种不太普遍的结合反应，常见于 1-萘酚和对硝基酚的反应，指在 ATP 和 Mg^{2+} 的存在下，由磷酸转移酶催化将 ATP 的磷酸基转移到相应的外源化合物的反应。

5.1.2.8　硫氰酸盐化

由硫代硫酸盐提供一个硫原子给氰化物，在硫氰酸生成酶催化作用下形成硫氰酸盐的反应。硫氰酸盐的毒性远远低于氰化物，故对氰化物具有代谢解毒的作用。但硫氰酸盐形成反应并不是典型的结合反应，因为反应中没有结合剂，且反应产物的极性也不是很强。

5.1.3　污染物的生物有效性

从毒理学的角度，生物有效性（biological validity）是指进入机体的污染物与受体结合，并产生生物学效应的能力，也就是污染物的实际毒性。污染物的生物有效性经过生物转化后可以被降低或升高。同一种污染物对不同生物，乃至对一个个体的不同生命阶段的生物有效性都是不同的，如有机汞化合物对一些细菌是无害的，但对多数高等动物却有非常高的有效性。最常用的效应指标是"致死性"。

5.2　污染物的毒激活过程

5.2.1　毒激活的机理

有的化合物形成的代谢物毒性较母体化合物为高，如对硫磷的中间代谢产物为对氧磷，大鼠经口的半数致死剂量前者为 13 mg/kg 体重，后者为 3.5 mg/kg 体重，代谢物对氧磷的毒性明显增高；有些致癌物本身并不致癌，而是在生物转化过程中形成的具有亲电子基团的中间代谢物才具有致癌作用，这一过程称为致癌物的活化或毒激活；某些磺胺类药物在生物转化过程中与乙酰基结合后，水溶性反而降低；某些化学性质稳定的化合物转变成有化学反应性的代谢产物，继而可与机体组织的大分子物质形成共价结合而造成损害。此外，还有些代谢产物能通过别的机制来产生毒激活作用：①环氧化物的形成；②*N*-羟基化作用，形成的产物有些能通过共价结合而致癌或造成细胞坏死，有些则能引起溶血或高铁血红蛋白血症；

③胃肠道内的活化作用，如亚硝酸盐和某些胺能在胃的酸性环境下起反应而生成致癌物亚硝胺，甜蜜素（环己基氨基磺酸钠）可经肠道细菌变为能引起睾丸萎缩的环己胺；④肾脏内的活化作用，某些外源化合物在肾脏进行代谢转化过程中可形成对肾脏具有损害作用的代谢物，如对乙酰氨基酚在肾脏中可经脱乙酰反应形成有损肾脏的对氨基酚；溴苯在肾脏中经代谢转化可形成降低肾脏中谷胱甘肽含量的邻溴苯酚而造成肾脏坏死；⑤其他方式，如四氯化碳能经过还原性分解而生成有游离基的三氯甲烷，乙醇能被一种脱氢酶氧化为可在乙醇中毒中起一定作用的乙醛，脂族腈的急性毒性可由于肝微粒体酶的作用而释放出氰化物所致，苯并[α]芘、亚硝基化合物、3-甲基胆蒽、7，12-二甲基苯[α]并蒽、氨基吡啉、六甲基磷酸氨等许多致癌物可在呼吸道中被代谢活化，除草剂百草枯可经 NADPH-细胞色素 c 还原酶催化形成可与肺组织发生共价结合的氧自由基，造成肺损伤。

5.2.2 致癌物在体内的激活方式

5.2.2.1 微生物酶的代谢活化

哺乳类动物肠道内存有多种菌类，已知某些细菌能通过水解某些致癌物的前体化合物产生高毒性的致癌物，如苏铁素（甲基氮化甲氧糖苷）本身不致癌，但可被肠道中细菌制造的葡糖苷酶水解而产生甲基偶氮氧化甲醇，便能在结肠致癌，或被再吸收后而在肝、肾致癌。对位硝基联苯经肠道细菌还原酶还原成对位氨基联苯，而对人具有致癌作用。

有时致癌性代谢物形成葡糖醛酸苷随胆汁进入肠道，而被细菌性 β-葡糖醛酸酶分解释出有活性的部分。此外，肠道细菌也有 N-脱羟基酶，可使 N-羟基-2-乙酰胺基芴（N-OH-AAF）或其他 N-羟基活性致癌物灭活。

5.2.2.2 非酶代谢活化

烷基亚硝基脲类或烷基亚硝基脲烷类在中性条件下能够水解而释放出亲电子性的致癌物，所以常在给药部位附近诱癌，部分也能在远处诱癌，如脲类化合物易穿过血脑屏障，在脑内停留时间特别长，易致脑瘤，有些易穿过胎盘，而使怀孕的动物后代致癌。

5.2.3 几种常见化学致癌物和汞的代谢活化

5.2.3.1 多环和杂环芳烃

微量的致癌芳烃在皮肤涂抹或皮下注射的局部即可引起癌变，曾一度被认为它们是直接致癌物。1952 年 Boyland 首次提出，致癌芳烃的关键性活化反应可能是环氧化物的形成。在20 世纪 70 年代初发现，二氢二醇，可能还有酚类，能够通过芳烃羟化酶的作用，重新环化而产生甚至比一级的烯烃氧化物更富于致突变性的二级代谢物，如二氢二醇氧化物。例如苯并[α]芘本身无致癌活性，必须在体内经混合功能氧化酶代谢活化后才呈致癌作用，代谢活化过程一般为：①被氧化形成 7，8-环氧苯并[α]芘，即在 7，8 碳位上形成环氧化物；②7，8-环氧苯并[α]芘经环氧化物水解酶作用生成 7，8-二氢二醇苯并[α]芘；③进一步氧化生成终致癌物二氢二醇环氧苯并芘和反式二氢二醇环氧苯并芘。

5.2.3.2　芳香胺及偶氮染料

本类化合物为典型的间接致癌物，绝大多数引起远离给药部位的肿瘤。在体内芳香胺可被代谢活化成为活泼的亲电子代谢物，这些代谢物再与 DNA 结合成为 DNA 加合物，而能诱发突变致癌。如 4-氨基联苯可被代谢活化酶转变为 4-羟基二苯胺和 N-羟基乙酰二苯胺，这些产物经过一连串的代谢，最后与 DNA 形成加合物。另外一种突变机制是芳香胺也可能被氧化产生自由基，进而再与体内物质代谢产生一系列的活性氧，而活性氧可攻击 DNA 造成 DNA 之氧化损伤而发生突变致癌。含有联苯胺或苯二胺的偶氮染料进入人体后，会被肠道细菌的偶氮还原酶分解成芳香胺，进一步代谢活化后则能诱发突变致癌。

5.2.3.3　卤代烃

四氯化碳可引起小鼠肝癌，对多数动物均为肝毒素，归因于其可产生三氯甲烷自由基（$CCl_3 \cdot$）。氯仿有类似而较弱的肝毒素作用，极可能先经代谢活化引起中毒和致癌作用。酶的诱导剂 3-甲基胆蒽或苯巴比妥可加强卤代烃的肝毒性，抗氧化剂则能减低其毒性。溴化苯也是肝毒素，动物经 3-甲基胆蒽处理后可诱导环氧化物氢化酶而减弱其毒性。

氯乙烯可在人、大鼠、小鼠等多种动物中既可引起罕见的肝血管肉瘤，也可引起肺腺瘤、乳腺癌、肾母细胞瘤等。在 CYP2E1 作用下，氯乙烯被代谢活化为活性环氧化中间代谢物—氧化氯乙烯及氯乙醛，具有强烈的烷化作用，可以与 DNA 等大分子物质结合形成多种加合物，诱导 DNA 或 RNA 合成错误，从而启动其致癌作用。

5.2.3.4　汞的甲基化

1953 年在日本熊本县水俣湾附近的渔村，发现一种中枢神经性病患的公害病，称为水俣病。1968 年日本政府确认水俣病是由水俣湾附近的化工厂在生产乙醛时排放的汞和甲基汞废水造成的。当含汞废水排入水体后，无机汞被颗粒物吸着沉入水底，通过微生物体内的甲基钴氨酸转移酶的作用转变为有剧烈毒性的甲基汞，称为汞的甲基化。甲基汞是汞公害病的病因，日本流行的水俣病就是居民通过食鱼摄入甲基汞而发生的中毒性疾病。

在厌氧条件下，汞的甲基化主要转化为难溶于水且有挥发性的二甲基汞，散发到大气中后易被光解为甲烷、乙烷和汞，故大气中二甲基汞存在量很少。在好氧条件下，主要转化为水溶性的一甲基汞，易被生物吸收而进入食物链。

5.3　影响毒性作用的因素

毒性作用是有毒污染物与生物机体相互作用的结果，毒性作用出现的性质和强度受到多方面因素的影响，主要受包括污染物本身的结构与性质、机体因素、营养因素、环境条件及污染物的联合作用等。

5.3.1　污染物因素

5.3.1.1　化学结构与毒性

污染物的化学结构决定了其将会发生的代谢转化类型及其可能参与和干扰的生化过程，

能够直接影响其毒作用的性质和毒性的大小。弄清污染物的化学结构与其毒性作用之间的关系，有助于从分子水平上推测新化合物的毒作用机制、毒性效应和安全接触剂量。下面举例说明目前已发现的化学结构与毒性关系的一些规律。

1）同系物的碳原子数和结构的影响：直链饱和烃多具有麻醉作用。甲烷和乙烷具惰性，仅在高浓度时引起单纯的窒息作用。从丙烷起，随着碳原子数的增多麻醉作用增强，超过 9 个碳原子后，脂溶性也随着碳原子数的增多而增加，不利于经水相转运，且在体内易滞留在脂肪组织中，故其麻醉作用反而减少。此外，碳原子数相同时直链化合物毒性大于异构体，成环化合物毒性大于不成环化合物。

2）异构体和立体构型的影响：异构体的生物活性有差异，如农药六六六有 7 种同分异构体，常用的有 α、β、γ 和 δ4 种，其中 γ 和 δ-六六六急性毒性强，β-六六六慢性毒性大，γ-六六六对中枢神经系统有很强的兴奋作用，而 β 和 δ-六六六则对中枢神经系统有抑制作用。带有两个基团的苯环化合物的毒性是对位＞邻位＞间位、分子对称的＞不对称的。例如，三邻甲苯磷酸酯能够导致迟发性神经毒性，当邻位的甲基转到对位，则其失去了迟发性神经毒性。旋光异构体通常只有一种构型可与受体或酶结合产生生物效应，故化合物旋光异构体之间的毒性并不相同。例如，沙利度胺的 R（+）镜像物具有镇静催眠作用；而 S（−）镜像物则具有免疫抑制作用，同时与致畸有关，有更强的胚胎毒性。L-吗啡对机体有镇痛作用，而 D-吗啡对机体则无镇痛作用。

3）化合物中引入取代基的影响：通常在非烃类化合物分子中引入烃基，使脂溶性增高，易于透过生物膜，毒性增强；卤族元素有强烈的吸电子效应，结构中增加卤族元素会使分子极性增加，更易与酶系统结合，毒性增高，例如氯化甲烷对肝的毒作用依次为 CCl_4＞$CHCl_3$＞CH_2Cl_2＞CH_3Cl＞CH_4；芳香族化合物中引入羟基，分子极性增强，毒性增加，脂肪烃引入羟基，麻醉作用增强，并可损伤肝；羧基（—COOH）和磺酸基（—SO₃H）引入分子中时，水溶性和解离度增高，脂溶性降低，不易吸收和转运，毒性降低，如苯的毒性高于苯甲酸，人工合成染料中引入磺酸基可降低其毒性；胺带碱性，易与核酸、蛋白质的酸性基团起反应，也易与酶发生作用，若将胺基引入分子结构中，毒性增强；分子结构中引入巯基会使毒性增强，主要是巯基易与多种金属离子生成硫醇盐，比相应醇化合物脂溶性增大，更容易通过生物膜，巯基还易氧化生成二硫键，可干扰蛋白质中半胱氨酸和胱氨酸之间的氧化–还原作用的平衡关系，干扰细胞正常代谢，此外巯基还容易与带有双键的化合物起加成反应，有很强的生物活性；分子结构中引入带有电负性的基团，如硝基、酮、醛、三氯甲基、乙酰基、苯基等，可与生物体内带正电荷的基团相互吸引，发生作用，使毒性增强。

4）分子不饱和度的影响：分子中不饱和键增多，使化合物活性增大，毒性也随着增加，如丙烯醛对眼结膜的刺激作用大于丙醛，丁烯醛对眼结膜的刺激作用大于丁醛。

5.3.1.2 理化性质与毒性

外源污染化合物的理化特性对于其在外环境中的稳定性，进入生物机体内的机会及之后的体内代谢转化过程均有重要影响。

1）脂/水分配系数（1ipid/water partition cofficients）：指化合物在脂（油）相和水相中的溶解达到动态平衡时的平衡系数。它直接影响化合物的吸收、分布、转运、代谢和排泄，与化合物的毒性作用密切相关。通常脂/水分配系数大的毒物脂溶性高，是亲脂性的，易以简单扩散的方式通过脂质双分子层而被吸收，但不易被排泄，在体内停留时间长，毒性较大。如机体对氧化汞、醋酸汞、苯基汞、甲基汞的吸收率分别为2%、50%、50%～80%和90%，因为后者脂溶性高，更易进入神经系统，毒性较大。

脂/水分配系数小的化合物水溶性高，一般有毒化合物在水中特别是在体液中的溶解度愈大，毒性愈强。例如，砒霜（As_2O_3）在水中的溶解度是雄黄（As_2S_3）的 3 万倍，其毒性远远大于雄黄。此外，化合物水溶性可影响其毒作用部位，如氟化氢、氨等易溶于水的刺激性气体主要溶解于覆盖在上呼吸道表皮上的水性黏液，并引起局部刺激和损害作用；而水溶性较低的二氧化氮则不易引起上呼吸道病变，但可深入至肺泡，引起肺水肿。

2）分散度：与外源化合物微粒的大小成反比，分散度越大粒子越小，其比表面积越大，表面活性越大。例如，一些金属烟的表面活性大，可以与呼吸道上皮细胞或细菌等蛋白质作用，引起发热，即所谓的金属热。而金属粉尘因微粒较大、分散度较小，则不能引起金属热。通常毒物颗粒的大小可影响其进入呼吸道的深度和溶解度，从而可影响毒性作用。

3）挥发性：挥发性液态化合物的毒性与其固有毒性和挥发性有关。在常温下易挥发的化合物易形成较大的蒸气压，易于经呼吸道吸入。例如，苯与苯乙烯的 LC_{50} 均为 45 mg/L 左右，绝对毒性相同，但是苯的挥发性较苯乙烯大 11 倍，易在空气中挥发形成高浓度，故其危害性远较苯乙烯为大。将物质的挥发性估计在内的毒性称为相对毒性，相对毒性指数更能反映液态毒物经呼吸道吸收的危害程度。如果同为易于经表皮吸收的液态化合物，则挥发性大的较挥发性小、黏稠不易祛除的危害性小，因为其接触时间较短。在慢性毒性试验时，用饲喂法染毒应注意毒物的挥发性，毒物加入饲料中可因挥发而减低剂量。

4）气态物质的血/气分配系数（blood/gas partition coefficients）：指当呼吸膜两侧的气体的分压达到动态平衡时，其在血液中的浓度和肺泡气中的浓度之比。该系数可影响到达肺泡的气态物质通过简单扩散跨呼吸膜吸收入血，系数越大，越易被吸收入血。

5）解离度：解离度与化合物的水溶性密切相关。在体内环境条件下，弱酸或弱碱性外源有机污染化合物解离度越低，非离子型比率越高，越易被吸收、发挥毒效应；反之，离子型的比率越高，易溶于水但难被吸收，且易随尿排出，影响其毒性作用。

6）密度：了解气态和蒸汽态外源化合物的密度，在某些特殊情况下是很有价值的。如在沼气池、竖井、地窖、地沟和非矿井等密闭的、长期空气不流通的空间中，有毒气体可能因密度不同而分层，贸然下去会导致中毒事故的发生。化学性火灾的有毒烟雾一般密度较轻，逃生时应匍匐移动身体，不易直立行走。

5.3.1.3　不纯物、外源化合物的稳定性与毒性

评价外源化合物的毒性应尽可能采用纯品，但实际工作中，待测试的工业品和商品的受检样品中常含有原料、杂质、副产品，以及溶剂、赋形剂、稳定剂和着色剂等不纯物，这些不纯物本身的毒性或理化特点可能会干扰受检化合物的毒性，影响对受检样品毒性的正确评价。毒物在使用情况下不稳定也可能影响毒性，如有机磷酸酯杀虫剂库马福司在储存中形成的分解产物对牛的毒性增加。因此，在进行毒理学实验研究之前，应获得相应毒物使用情况下的稳定性的资料。

5.3.2 机体因素

5.3.2.1 种属与品系的差异

1）一般生理学差异：许多化合物能够损害一种生物机体而不损害其他种生物机体，这种选择性与物种的生理学和生物化学特性的不同有关。植物的生理学特性在许多方面明显不同于动物，如植物有光合作用系统和坚硬的细胞壁，但缺乏动物具有的神经系统和肌肉，许多杀虫剂的动物毒性由于对动物神经系统的作用，因此植物对这类杀虫剂是相对不敏感的。相反，动物对大多数除草剂则是相对不敏感的。青霉素和头孢菌素都是通过抑制细菌细胞壁的合成来起到杀菌作用的，而哺乳动物和人的细胞没有细胞壁，故对这类药物相对不敏感。选择毒性也可能是在两种机体中存在不同的生物化学途径的原因造成的。例如，细菌不吸收叶酸，而是利用环境中的对-氨基苯甲酸、二氢喋啶和谷氨酸在菌体内的二氢叶酸合成酶催化下合成二氢叶酸，二氢叶酸再在二氢叶酸还原酶的作用下形成四氢叶酸；而哺乳动物本身不能合成叶酸，其叶酸主要来源于饮食中的吸收。磺胺类药物在电荷和大小上与对-氨基苯甲酸相似，能与其竞争二氢叶酸合成酶，影响了二氢叶酸的合成，因而使细菌生长和繁殖受到抑制，对细菌有毒性，但对不进行此反应的哺乳动物则相对无毒性。

2）ADME 过程或靶敏感性的差异：不同动物物种对毒物的反应变异可能是由于化合物的 ADME 过程或靶敏感性的不同，动物物种之间观察到的毒效应在性质上和数量上的不同最常见的解释是代谢的不同。不同物种间毒性反应的差别通常是由于解毒机制不同造成的。例如，草食动物长期接触植物中的氰化物产生了适应酶，使其对氰化物的解毒能力较人、狗等杂食动物强。环己巴比妥对各种实验动物所造成的睡眠时间的明显不同，显然也是由于解毒酶活性的不同。同种动物不同品系间对毒物的解毒能力也存在差异。如荷兰兔对苯丙胺的代谢能力高于其他品种的兔，但对 3，4-苯并芘的代谢能力却低于其他品种的兔，雪特兰马的胆碱酯酶活性比标准体型马的酶活性低 25%。

5.3.2.2 个体反应的差异

1）遗传学差异：与外源化合物的活化或解毒作用有关的酶活性表达的程度变异显著地影响个体对于这些化合物的毒性反应。这些变异可能是由于个体的遗传学差异。在人群中发生的可遗传的基因差异≥1%水平，被定义为基因的多态性。例如，乙醇在人类机体内的生物转化过程是先经乙醇脱氢酶催化，形成乙醛，乙醛可继续经乙醛脱氢酶催化分解，最后形成二氧化碳和水排出体外，因为乙醛脱氢酶的活力存在个体差异，所以乙醛脱氢酶活力较低的个体对乙醇耐受力较低，容易醉酒；反之，乙醛脱氢酶活力较高者对乙醇耐受力较强。再如，N-乙酰化酶类可生物转化含有芳香胺或肼基的多种药物和化学品，因部分这类物质已被证实能够引起膀胱癌等各类癌症，N-乙酰化转移酶类的多态性已经被详细地调查，与对照组相比，膀胱癌患者中的慢乙酰化者有显著增加；相反，结肠癌和结肠息肉患者中的快乙酰化者较多。此外，抗结核药异烟肼在机体内也表现出明显的个体差异。异烟肼被摄入机体后经乙酰转移酶催化，形成乙酰异烟肼，并继续转化为异烟酸而排出体外。但乙酰异烟肼还可转化为乙酰肼，并可继续转化形成有反应的活性中间代谢物，能与生物大分子发生共价结合，造成肝脏损害。在异烟肼乙酰化形成乙酰异烟肼反应中呈现个体差异。有的人乙酰化反应速度较为迅速，有人较为缓慢，而且在不同人种中快、慢反应类型的分布比例也不相同。例如，因纽特人及大部分东方人 80%～90%为快速乙酰反应型，而非洲人 80%以上为缓慢乙酰反应型。后者肝脏中乙酰转移酶含量较少或活力较低，所以乙酰化反应较为缓慢。

机体内许多参与外源性化合物的代谢酶都具有多态性，已知的有细胞色素 P450 酶类、环氧化物水解酶、尿苷二磷酸葡萄糖醛酸转移酶、谷胱甘肽转移酶、N-乙酰基转移酶和葡萄糖-6-磷酸脱氢酶等。

2）性别：同种同品系的雌雄动物常常对毒物的反应是相似的，但在敏感性方面具有较明显的量的差别。从实验动物性发育成熟开始直至老年期对毒物的敏感性均表现出性别差异，主要与性激素有关。雄性激素能促进细胞色素 P450 的活力，因此，经该酶系代谢解毒的化学毒物对雌性动物表现的毒性大，而经该酶系代谢活化的化学毒物对雄性动物的毒性大。多数外源化合物对雌性大鼠的毒作用常大于雄性大鼠，但也有相反的例子，例如，很多巴比妥类药对雌性大鼠所引起的睡眠时间较雄性为长，原因是雄鼠体内使此类化合物羟基化的肝微粒体酶的代谢活性较高。雄性大鼠将 DDT 转化为 DDE，以及葡萄糖醛酸结合反应能力也比雌性强。同样，对氨基匹林的去甲基作用和对磺胺类的乙酰化作用雄性大鼠也较雌鼠强，因而雄性大鼠对这类药物较不敏感。孕激素能抑制肝微粒体酶的氧化作用和葡萄糖醛酸的结合作用，因此，怀孕可增加小鼠对某些农药和一些金属毒性的敏感性。此外，巴比妥、士的宁、尼古丁、苯、二硝基酚等对雌性动物的毒性较强，而乙醇、麦角、铅等对雄性动物的毒性较强。

3）年龄：新生和幼年动物对于大多数毒物的敏感性通常为成年动物的 1.5～10 倍。新生动物中枢神经系统（CNS）发育还不完全，因此对 CNS 的兴奋剂敏感性较低，而对抑制剂则比较敏感，如作为 CNS 兴奋剂的有机磷杀虫剂 DDT 和狄氏剂对新生大鼠的 LD_{50} 值分别为成年大鼠的 20 倍和 2～10 倍。新生动物的膜（包括血脑屏障）通透性较强，导致某些毒物在幼年动物体内的吸收较成年为多，例如，儿童对铅的吸收较成年人多 4～5 倍，对镉的吸收则多 20 倍，幼年动物对吗啡较为敏感的原因是血脑屏障的不完全。新生动物某些毒物代谢酶缺乏或含量很低，如大鼠葡萄糖醛酸基转移酶在出生后 30 d 才能达到成年水平，再如人的肝微粒体混合功能氧化酶在出生后 8 周龄才能达到成人水平。因此，经代谢转化后毒性增加的化合物对新生和幼年动物的毒性通常较成年动物低，如需在体内羟化后才具有毒性的八甲磷，给初生大鼠灌胃剂量达到 35 mg/kg 不引起死亡，相同剂量给成年大鼠灌胃则全部死亡；在体内能被迅速代谢失活的化合物对新生和幼年动物的毒性就比较大，如对硫磷对幼年大鼠的毒性就比对成年大鼠强。此外，新生动物的肝和肾对毒物清除率与成年动物相比也有一定的差异。

进入老年阶段，部分酶的活性下降，对有毒化合物的代谢功能逐渐下降，对毒物的毒性反应与幼年动物相似，如前述以 35 mg/kg 剂量的八甲磷给成年大鼠灌胃，全部死亡，但相同剂量给老年大鼠灌胃，只有 20%死亡。老龄大鼠的肝和肾中葡萄糖-6-磷酸脱氢酶、线粒体细胞色素还原酶、红细胞膜 Na^+/K^+-ATP 酶等的活性也在下降。

4）生理状态：母体在妊娠的时候，每一器官系统均发生生理学变化，而且为了要支持胎儿和生殖组织的迅速生长，这些变化可能会显著影响对毒物的处置。妊娠期母体胃肠运动受抑制，会使亲水化合物吸收增强。妊娠期，由于各种组织和液体体积明显增加，故妊娠后期亲水毒物的起始浓度将低于妊娠早期。母体脂肪量增加则会增加机体亲脂化合物的分布和储存。妊娠早期弱酸性的化合物在器官发生早期经胎盘转移和蓄积，妊娠后期弱碱性化合物更易转移。此外，妊娠期间，肾的血流和肾小球的滤过率增加，可提高肾毒物清除率，以致血液中毒物浓度随妊娠的进展更快地降低。但例外的是咖啡因的清除率在妊娠期间减少。

分娩后，乳房的血流和乳液生成的增加强烈地影响毒物被转移至乳液的数量和速率。此外，分娩后，母体内脂肪逐渐减少到非妊娠水平，使母体内其余部位的亲脂毒物浓度增加，经哺乳转移到婴儿体内的可能性也随之增加。

5）营养状态：营养不足或失调对许多化合物的毒性作用有一定的影响。蛋白质缺乏将引起酶蛋白合成减少及酶活性降低，导致机体的解毒能力下降而使毒物毒性增加。如喂以低蛋白饲料的大鼠，对各种农药的敏感性增高 2～26 倍。膳食中蛋白质不足可使细胞色素 P450 与 NADPH-细胞色素 P450 还原酶活性下降，导致苯并芘、苯胺等有毒化合物在体内氧化反应减弱。对于四氯化碳、二甲基亚硝胺等少数生物转化后毒性增高的化合物，低蛋白饲料则能降低其对肝的毒性和致死作用。

饮食缺铁可增强镉经胃肠的吸收；血清铁蛋白水平低的女性对镉的吸收为正常的两倍。钙、铜、铁、镁和锌等矿物质缺乏可降低细胞色素 P450 催化的氧化和还原反应。基础的细胞色素 P450 的减少能部分解释较低的生物转化活性。恢复至正常饮食后，矿物质摄取可使 P450 活性恢复到生理学水平。植酸是大多数种子主要贮存磷的化合物，有螯合锌、钙和铁等多价金属离子的能力，此种结合能形成难以从胃肠道吸收的不溶性的盐，从而显著减少上述金属离子的生物利用度。还有一些微量元素与某些毒物的毒性也有关系，如硒可减轻汞的毒性，具有抗癌和防癌的作用，饮水和食物含硒的水平与癌发病率为负相关，这主要与它的抗氧化作用有关。因硒是谷胱甘肽过氧化物酶的构成成分。硒还具有抗脂质过氧化作用，可保护细胞膜类脂质免受脂质过氧化的损害。

各种维生素直接或间接地参与细胞色素 P450 系统的调节，故缺乏可降低外源化合物生物转化的速率。例如，核黄素缺乏，NADPH-细胞色素 P450 还原酶活力下降；维生素 A、维生素 E 和维生素 C 缺乏均可引起细胞色素 P450 单加氧酶活力降低。维生素缺乏还能改变能源和细胞的氧化还原状态，阻碍高能键的生成，影响需要能量的生物代谢转化反应。维生素 A 缺乏可增高呼吸道对致癌物的敏感性。另一方面，食物中的物质可能会干扰某些维生素的内源活性，例如，喂抗氧化剂如丁羟基甲苯的大鼠可降低维生素 K 依赖的凝血活性，导致出血性死亡，而补充维生素 K 可避免此效应。此外，在结合反应中必需的结合剂的形成，也要有某些维生素的参与。

6）健康状况：动物健康状况亦会影响外源性化学物的生物转化，特别是肝、肾疾患问题。肝脏是外源有毒化合物进行生物转化的主要器官，严重的肝病患者的葡萄糖醛酸及硫酸结合功能明显减弱，但一般氧化代谢与正常的相近。从肝癌细胞分离出来的微粒体几乎完全丧失其生物转化功能，再生肝的生物转化功能，也比正常组织差。因此肝病患者对各种外源性化学物敏感性特别高。肾脏是外源有毒化合物的排泄器官，肾脏疾患的肾小球滤过作用和肾小管分泌通常都有所降低，导致许多化合物的清除率降低，从而可改变外源有毒化合物代谢分布，特别是一些在肾脏中进行结合中毒的物质影响更大。患严重的心脏疾病时，可由于肝和肾循环受损而影响这些器官的代谢和排泄功能，结果使外源有毒化合物的毒性增加。

其他的疾病状态，如糖尿病和高血压也能导致外源化学物的代谢改变，应激也显示可引起外源化学物代谢和免疫毒性的改变。慢性支气管炎和肺气肿患者易发生刺激性气体中毒，且后果也比较严重，如 1952 年伦敦烟雾事件中 80%死亡者患有心、肺疾病。

5.3.3　环境因素

机体在接触外源污染物的同时，往往还受到当时的环境中气象条件、噪声、振动和辐照等物理因素的影响。

5.3.3.1　气温

温血动物在较高的温度环境中，皮肤毛细血管扩张，血液循环和呼吸加快，可加速毒物经皮肤和呼吸道的吸收。另外，大量出汗使氯化钠随汗液排出增多、胃液分泌减少、胃酸降低，也能影响胃对弱酸性化合物的吸收。由于出汗多使尿量减少，从而增加毒物在体内的存留时间。有人比较了 58 种化合物，在三种温度下（8℃、26℃、36℃）对大鼠的半数致死剂量，结果发现 55 种化合物在 36℃高温环境下毒性最大，在 26℃毒性最小，其中中枢神经抑制剂类毒物的毒性与温度的关系是 36℃>8℃>26℃。引起代谢增高的毒物如五氯酚钠在 8℃时毒性最小，引起体温下降的毒物如氯丙嗪在 8℃时毒性最大。温度对毒性的影响，不仅是通过改变吸收与排泄，还与代谢过程的改变有关，即使是同一类物质对温度的影响也有显著的差异。有些毒物在高温时可改变形态。如二氧化硫在温度增高时一部分可氧化成三氧化硫而形成硫酸雾，从而改变了原来的毒性作用。秋水仙碱和洋地黄对青蛙的毒性可以随着环境温度的升高而增加，然而反应的持续时间却随温度的升高而缩短。一般情况下高温促进毒物的吸收，使毒性增大，温度下降可使毒性减小。

5.3.3.2　气湿

高气湿，伴随高气温时，可使外源化合物经皮肤吸收速度加快。空气湿度增大，汗液不易蒸发，皮肤表面的水合作用加强，水溶性强的外源化合物可溶于皮肤表面的水膜而被吸收；同时也延长了化合物与皮肤的接触时间，使吸收量增加。此外，在高湿环境下，HCl、HF、H_2S 等化合物的刺激作用增大；某些化学物则在高湿条件下发生改变，如 SO_2 一部分可变成 SO_3 和 H_2SO_4，从而使毒性增加。较高的湿度还可加速某些毒物的水解作用，继而影响其毒性。如有机磷农药在湿度高的土壤中稳定性不如在干燥的土壤中好。这是因为土壤中的湿度可加速农药的水解作用，同时分解农药的微生物也需要一定量的水分。此外，高湿条件下，冬季易散热，夏季则不易散热，从而增加机体的体温调节负荷，影响毒物的毒性。

对于植物而言，大气湿度能直接影响植物的受害程度，通常大气相对湿度与植物受害程度成正比，与其抗性成反比。这是因为高湿条件下，有害气体和烟尘能吸附在植物叶表面，并使这些污染物溶解，慢慢从气孔、表皮渗透到叶片内，特别是酸碱性污染物，溶解在表面后，能直接伤害叶片。

5.3.3.3　光照

大气中的氮氧化物和醛类等化合物在强烈日光的照射下可转化为光化学烟雾，对人和各类生物有较高的毒性。有机氯农药在紫外光作用下，可发生反应，毒性发生改变，如七氯的光解反应，在光激活剂苯酮存在的条件下，七氯通过光解作用可以转变为相应的异构体光七氯（photoheptachlor）；狄氏剂在短波紫外线（254 nm）照射时可以通过光脱氯反应生成 2-脱氯狄氏剂。

光照影响动物的代谢过程，以大鼠为例，一般黑暗阶段外源化合物代谢转化速度逐渐增高，进入照明阶段后又逐渐下降。故毒物的毒性可因每日给药的时间不同而有差异。如苯巴比妥对小鼠的睡眠作用于下午 2 时给药睡眠时间最长，而清晨 2 时给药睡眠时间最短；给小鼠腹腔注射相同剂量的乙醇，发现下午 4 时和 8 时死亡率最高；又如给大鼠施用相同剂量的苯丙胺，清晨 3 时死亡率为 78%，而上午 8 时仅为 7%。人排出某些药物的速度亦显示有昼夜节律，如早上 8 时口服水杨酸排出速度慢，在体内停留时间最长，而晚上 8 时服，排出速度快，在体内停留时间最短。谷胱甘肽结合反应可因肝脏谷胱甘肽含量的昼夜节律变化而在黑暗中增强，照明中减弱。细胞色素 P450 依赖性单加氧酶活力也呈现昼夜差别。大鼠血液嗜酸性粒细胞、淋巴细胞和白细胞计数的量均呈现昼夜节律。在合理的动物饲养条件下，光照周期控制在 12 h 黑暗和 12 h 照明，生物转化过程的昼夜节律更明显。一般认为此种差异是由于动物内分泌功能的昼夜节律而引起。此外，某些毒物的毒性尚有季节性的差异，如给予大鼠苯巴比妥钠的睡眠时间以春季最长，秋季最短，只有春季的 40%。

气孔是有害气体进入植物体的门户，光照强度可影响植物气孔开闭，故能间接影响外源污染物进入植物体内的数量。根据对草甸羊茅（*Festuca pratensis*）和梯牧草（*Phleum pratense*）的试验，发现植物受 SO₂ 伤害程度还和光照度有密切的关系。

5.3.3.4　气压

通常情况下，气压变化不是很大，对毒性影响不是很明显。但在特殊情况时，气压增高，则会影响大气中污染物的浓度。气压降低，可致 CO 的毒性增大。在高原低气压下，洋地黄和士的宁的毒性降低，而安非他命和氨基丙苯的毒性则增加。气压改变对化学物质毒性的影响主要是由于氧张力的改变，而不是压力的直接作用。

5.3.3.5　pH

许多毒物的溶解度随环境中 pH 的变化而不同，因此环境中 pH 高低能直接影响毒物的毒性。在中性环境中，在镉污染条件下生物体内含有可溶性镉的量最低，随着环境中酸度增加，生物体内镉含量则相应增加。在酸性条件下镉大多为无机盐游离态，对生物的毒性较大；在碱性条件下则和蛋白质结合，如形成镉–硫蛋白，毒性明显降低。在食物加工过程中 pH 也影响食物的含镉量，在中性条件大米颗粒及面粉中的镉很少溶出，在酸性中镉溶出效率高而呈游离态，在碱性中则以蛋白质结合态溶出。

水体 pH 对沉积物镉、锌化学性质稳定性存在影响，伴随 pH 升高，镉、锌趋于稳定；在低 pH 时，沉积物中生物可给态的水溶态和可交换态镉、锌的浓度有明显增加。天然水体中胶体水合氧化物的吸附、共沉淀是控制沉积物中铅、锌释放的主要机制；而硫化物、有机物和碳酸盐结合态是控制汞、镉释放的重要机制。在低 pH、氧化性水体中，这些组分结合的金属都易被释放，可直接影响植物对金属的吸收。

水体中汞的总甲基化率取决于水的 pH，高 pH 条件下微生物制造二甲基汞为主，此化合物不溶于水，且易挥发逸入大气；低 pH 条件下微生物制造以甲基汞为主，此化合物溶于水，能在水中滞留，被鱼、贝类吸收。野外调查也发现：在 pH 低的水域里，鱼体的含汞量较高，相反则较低。

pH 还影响毒物存在形态及比例，以 SO₂ 毒性与 pH 关系为例，pH 为 2～5 时体内主要以 HSO₃⁻ 为主，毒性大，受害重；pH 为 6～8 时体内以 SO₃²⁻ 为主，毒性明显降低，植物受害较轻。

5.3.3.6　氧化-还原电位

沉积物中重金属的结合形态在不同的氧化-还原电位（Eh）条件下可互相转化。如有机结合态镉，在还原条件下最稳定，但在氧化条件下则被转化为生物可利用的水溶态、可交换态或溶解络合态而释放到水中，并随着氧化-还原电位增大，释放量增多。

硫化物是重金属难溶化合物的主要形态，随着 Eh 的降低，土壤溶液中的重金属离子因硫化物大量形成而相应减少。如在镉污染区，稻抽穗一周后，对糙米含镉量的测定结果表明，氧化-还原电位 416 mV 时的糙米含镉量为 165 mV 时的 2.5 倍。湿润条件下水稻根的含镉量为淹水条件下的 2 倍，茎叶是 5 倍，糙米是 6 倍。因为在淹水还原条件下，土壤中的硫与镉反应形成难溶性的硫化镉，不易被植物所吸收。

在含砷量相同的土壤中，水田作物水稻较旱地作物易受害，这也是因为砷在淹水条件下，常以还原态的三价砷存在，而在旱地条件下主要以氧化状态的五价砷存在。三价砷的毒性比五价砷高。

5.3.3.7　暴露途径

毒物进入机体内的主要途径是胃肠道、肺和皮肤等途径。通常来说，当毒物直接进入血流时（静脉内途径），反应出现最快，效应也最强烈。其他途径按效应大小的大致顺序排列，依次为呼吸道吸入、腹腔注射、肌肉注射、经口服和表皮接触。溶剂或其他配方成分可能显著改变摄食、吸入或局部接触后的吸收过程。此外，给药途径也能影响毒性，如肝脏解毒类的药物经口给药要比吸入给药毒性低。

5.3.4　多因子的联合作用

实际环境中往往是多种因子同时存在，对毒效应的影响也是许多生物因子和非生物因子联合作用的最终结果。我们很难真正了解所有联合作用的机制，一般只能选择有限的因子进行实验，发现其中的某些相互关系。

5.3.4.1　非生物因子的联合作用

各种因子之间的相互作用及所造成的效应错综复杂，但某些情况下有一定规律可循。如综合 Eh-pH 的关系，则金属元素形态与两者都密切相关。例如，锰在 pH 为 6.5～8 时，水溶态的锰浓度取决于 Eh 和 pH；而 pH=5 时，主要决定于 pH，Eh 影响不大。再如水稻土微环境中砷的释放速率随着土壤 Eh 降低和土壤 pH 提升而加快，且土壤溶液砷的浓度还与土壤溶液 Fe^{2+} 浓度呈显著正相关性。此外，还发现偏碱的土壤、较高的环境温度、较高的土壤湿度等，对土壤中乙草胺的降解有促进作用，原因是这些环境因子，对土壤微生物生长、繁殖以及代谢活性有影响，而土壤微生物是影响土壤中乙草胺降解的主要因素。

5.3.4.2　生物因子的联合作用

机体内酶活性和抗氧化能力等常与毒物的代谢和毒作用相关，而机体内酶活性和抗氧化能力又受到性别、年龄等因子的影响，需要综合分析。例如，研究发现来自缺硒地区雌性野猪的谷胱甘肽过氧化物酶（GSH-Px）和过氧化氢酶（CAT）的活性显著高于雄性；不同年龄段比较发现，在 1～1.5 年龄段，GSH-Px、Se-GSH-Px 平均活性较高，而超过 2 年年龄段，CAT、超氧化物歧化酶（SOD）平均活性较高。在奶牛中，幼年期（2 周～2 个月）总抗氧化活性明显低于成年期（14～17 个月），卵巢中总抗氧化活性同样是幼年期的明显低于老年期的，雌性成体黄体中总抗氧化活性则是雄性成体精巢的 2 倍多，差异显著。人类血清 γ-谷氨酰转移酶的活性水平也与年龄、性别相关，在 20～60 岁年龄段，男性比女性要高 1.5 倍左右，且随年龄的增加而增加。

5.3.4.3 多种因子的联合作用

以赤潮的发生为例，赤潮整个生消过程中涉及许多因素，大致可分为：物理因素、化学因素和生物因素。

赤潮生物"种子"群落是赤潮发生最基本的生物因素。赤潮"种子"可以是所在区域已存在的赤潮生物细胞或底栖休眠孢囊，也可以是由其他区域迁移和扩散来的。水体中赤潮生物与其他海洋生物相互关联，相互影响，如某些海洋动物对赤潮生物的摄食作用和赤潮生物种类间的相互竞争，在赤潮形成和消失过程中也是重要的生物因素。另外，赤潮生物自身生活周期、增殖率、细胞迁移速率和孢囊形成与萌发等生物学特征也决定着赤潮发生的持续性和周期性。

在化学因素中，水体中的营养盐（主要是氮和磷）、微量元素（如铁和锰）以及某些特殊有机物（如维生素、蛋白质）的存在形式和浓度，是赤潮形成和发展的物质基础，可直接影响赤潮生物的生长、繁殖与代谢。丰富的营养盐、适量的微量元素和微量有机物是多数赤潮生物大量繁殖、生长必不可少的。水体中这些物质主要来自于工业废水、农业排水、生活污水、养殖废物与废水的排放、河流径流以及受污区域海底沉积物的溶出等。2000 年以来东海沿海地区频繁遭受大面积赤潮爆发性增长的困扰，主要是海水富营养化、氮磷比失衡以及环境气候条件改变等，富营养化是近年东海海域的严重生态问题。

水体稳定性、水体交换率、上升流的存在、适宜水温等物理因素对赤潮生物细胞的分布、迁移、扩散和聚积产生直接影响，是赤潮发生所要求的必备环境条件，在某种程度上它们决定着赤潮的形成与消亡。这些物理因素往往受到所在海区的风力、风向、气温、气压、日照强度、降雨以及淡水注入等气象状况的影响。通常气温升高、气压下降有利于赤潮形成。

赤潮起始阶段，起主要作用的生物控制因素是赤潮生物种子群落；化学控制因素有营养盐、微量元素和赤潮生物生长促进剂的存在形式和浓度；物理控制因素有水体垂直混合。假如水体中有充分形成赤潮的种子群落，其他海洋动物对赤潮生物细胞的摄食作用减少，并且赤潮生物在浮游生物种类间的竞争中占优势，一旦无机氮和磷等可利用的营养盐的增加，就可以导致特定赤潮生物孢囊的萌发和赤潮生物的大量繁殖。当赤潮生物的增殖率超过由于沉降、溶胞和动物摄食等引起的损失速率时，就可以引发赤潮。

赤潮发展阶段，赤潮生物已基本适应了所在区域的水温、盐度等环境条件，在缺少赤潮生物摄食者和竞争者的条件下，赤潮生物细胞迅速增殖，生物量可以达到主要由可利用的营养盐和微量元素等所决定的最大生物量。在这一阶段赤潮生物主要呈指数增长趋势，特定的生物学特性和有利的环境条件促使它们相对高速增殖。

维持阶段，赤潮的持续时间主要受水团的物理稳定性、表层内异养过程产生的营养盐和赤潮生物过量吸收的营养盐再分配的影响。其中水体稳定性的作用尤为突出，它很容易受到风、潮汐、辐合、辐散、海流等的影响，而导致赤潮的持续性发生变化。

消亡阶段，由于水体水平混合、垂直混合的加剧和水流移动，使得赤潮生物趋于分散。另外，在这一阶段赤潮生物的沉降、死亡、分解以及其他生物的摄食影响和竞争性也尤为强烈，从而引起赤潮生物损失量显著增加，导致赤潮消失。

例如，2002 年 6 月 4～9 日珠江口海域发生了较大规模的条纹环沟藻 *Gyrodinium instriatum* 赤潮，面积 150～200 km²，持续时间为 2 d，其后逐渐消失，优势种被中肋骨条藻 *Skeletonema costatum* 所取代，赤潮盛期表层水体各形态氮的含量较高，是本次赤潮发生的主要诱因之一，从 6 月 9 日起出现强降雨天气，是导致本次赤潮逐步消亡的原因。2009 年珠海发生了中国沿海由双胞旋沟藻引起的最大规模赤潮，赤潮生消过程中浮游植物群落结构发生了变化，赤潮持续期间双胞旋沟藻占主要优势；赤潮消亡期间双胞旋沟藻数量减少，硅藻（骨条藻和角毛藻）数量增加，代替双胞旋沟藻成为优势种。此次赤潮事件中，赤潮藻大量繁殖代谢，致使有机氮浓度较高，占总氮的比例约 60%，而磷是珠江口海域的限制性因子，是本次赤潮的重要限制性因子，严重富营养化水平是诱发赤潮发生的基础。本次赤潮发生时，由于降雨较少，气温较高，该海域正处于低盐、高温、高营养盐的环境之中，双胞旋沟藻快速繁殖聚集，诱发赤潮；而在赤潮后期受极端天气的影响，气温下降，大风大浪，赤潮被吹散，营养盐扩散加快，是赤潮消退的主要原因。

5.3.5 有毒污染物的联合作用

凡两种或两种以上的有毒化合物同时或先后作用于机体所产生的综合毒性作用比任一单一的有毒化合物的毒性增强或减弱，称为联合作用（joint action）。

5.3.5.1 毒物联合作用的类型

（1）交互作用

可细分为协同作用（synergistic joint effect）、拮抗作用（antagonistic joint action）、增强作用（potentiation joint action）或抑制作用（inhibition joint action）

协同作用又称增效作用，指两种或两种以上外源化学物对机体所产生的毒性效应大于各个外源化学物单独对机体的毒性效应总和，即毒性增强。协同作用的机理很复杂。有的是各化学物在机体内交互作用产生新的物质，使毒性增强，如亚硝酸盐和某些胺化合物在胃内发生反应生成亚硝胺，毒性增大，且可能为致癌剂。有的化学物的交互作用是引起化学物的代谢酶系发生变化，例如，马拉硫磷与苯硫磷联合染毒，毒性明显增加，据报道对大鼠毒性增加达 10 倍、对狗的毒性增加则达 50 倍，经研究可能是苯硫磷可以抑制肝脏分解马拉硫磷的酯酶，使得马拉硫磷分解减慢之故。再如，动物在经苯巴比妥给药后，肝 MFO 系被诱导，再给以溴苯，溴苯氧化增强，毒性增大。

拮抗作用，指两种或两种以上外源化学物对机体所产生的毒性效应低于各个外源化学物单独毒性效应的总和。机制也很复杂，既有发生化学反应形成了毒性较低产物的化学性拮抗作用，如二巯丙醇对重金属的络合作用；又有两种化学物质对同一生理指标有相反作用的功能性拮抗作用，如中枢神经兴奋剂和抑制剂的对抗作用。还有毒物和拮抗剂作用于同一受体的竞争性拮抗（如神经节抑制剂可阻断尼古丁对神经节的作用）、毒物和拮抗剂作用于不同受体的非竞争性拮抗（如阿托品通过阻断胆碱能神经所支配的效应细胞的 M 胆碱受体而降低胆碱酯酶抑制剂的毒作用）。

增强作用或抑制作用，指一种化学物对某器官或系统并无毒性，但当与另一种化学物一起使用时使其毒性效应增强或降低，如三氯乙烯和异丙基肾上腺素对肝脏并无毒作用，却都能明显地增加四氯化碳对肝脏的毒性。

（2）非交互作用

可细分为相加作用（additional joint action）和独立作用（independent effect 或 independent joint action）。

相加作用，指各化学物对机体所产生的毒性总效应等于各个化学物成分单独效应的总和，通常这些化学物在化学结构上相似，或为同系衍生物，或其毒性作用的靶器官相同。如大部分刺激性气体引起的呼吸道刺激作用多呈相加作用。有机磷化合物甲拌磷与乙酰甲胺磷的经口 LD_{50} 不同，小鼠差 300 倍以上，大鼠差 1200 倍以上，但不论以何种剂量配比，对大鼠与小鼠均呈毒性相加作用。大鼠经皮肤吸入的联合作用，也呈相加作用。但并不是所有的有机磷化合物之间均为相加作用，如谷硫磷与苯硫磷为相加作用，但谷硫磷与敌百虫的联合作用毒性则增大了 1.5 倍，苯硫磷与对硫磷联合作用毒性增大达 10 倍。因此，同系衍生物，甚至主要的靶标酶都一样，也不一定都是相加作用。再者，两个化学物配比不同，联合作用的结果也可能不相同。例如，给小鼠肌注氯胺酮和赛拉嗪，当以药物质量 1∶1 配比时，对小鼠的毒性呈相加作用，而当以 3∶1 配比时毒性增强，呈现的并非相加作用。

独立作用，当两种或两种以上外源化学物对机体作用，其作用的部位——靶器官不同，并且各个靶器官，或各个靶位点之间生理关系较为不密切，此时各外源化学物的毒性效应表现为各自的毒性效应，称为独立作用。例如，用乙醇与氯乙烯一起处理大鼠，能引起肝细胞脂质过氧化效应，且呈相加作用，但深入研究发现乙醇是引起肝细胞的线粒体脂质过氧化，而氯乙烯则是引起微粒体脂质过氧化，实为独立作用。

5.3.5.2 联合作用类型的判断

（1）实验计算法

假设两种毒物毒性作用的死亡率分别为 M_1 和 M_2，则相加作用的死亡率为 $M=M_1+M_2$；协同作用的死亡率为 $M>M_1+M_2$；拮抗作用的死亡率 $M<M_1+M_2$；而独立作用的死亡率为 $M=M_1+M_2（1-M_1）$，或 $M=1-（1-M_1）（1-M_2）$。也可先求出二种毒物各自的 LD_{50} 值，从两种毒物的联合作用是相加作用的假设出发，计算出混合物的预期 LD_{50} 值，再通过实验得出实测混合物的 LD_{50} 值，来进行混合物的联合作用的研究。$R=$预期值/实测值，$R<0.4$ 为拮抗作用；$R>2.5$ 为协同作用；$0.4<R<2.5$ 为相加作用。

（2）等效应曲线图法

此方法可以判断两种化合物的联合作用类型。依据两种化合物的性质不同，可被分为两种情况：①一种化合物单独作用时有毒性效应，而另一种化合物单独作用时无毒性效应。但两种化合物同时作用时有联合作用（图 5-1）。②两种化合物单独作用时都有毒性效应，同时作用时有联合作用（图 5-2）。图中曲线上的任何一点的毒效应是相同的。

具体步骤是：①首先确定一种实验生物的一种毒性效应指标（如 LD_{50}）；②在试验条件

和暴露方式相同情况下分别测定两种化合物的 LD_{50} 值；③在相同条件下取两种化合物的不同毒性剂量配成不同比例的混合物，测定其混合物的致死毒性，计算出 LD_{50} 值；④将得到的一个或几个 LD_{50} 值相对应的剂量在图上标出，以坐标点所落入的位置判断其联合作用类型。

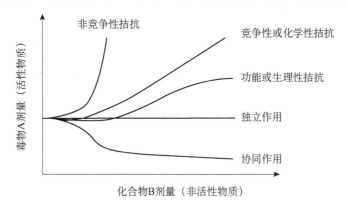

图 5-1　活性物质 A 与非活性物质的联合作用等效应曲线
（引自周启星等，2004；源自 Niesink et al.，1996）

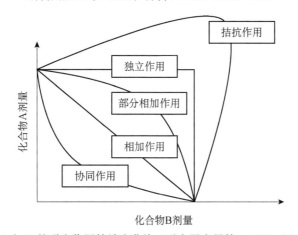

图 5-2　两种活性物质 A 与 B 的联合作用等效应曲线（引自周启星等，2004；源自 Niesink et al.，1996）

5.3.5.3　联合作用研究实例

1）以蟾蜍蝌蚪为试验材料，联合毒性试验结果表明，Cu^{2+} 与 Zn^{2+} 及 Zn^{2+} 与 Cd^{2+} 共存时的联合毒性为拮抗作用；Cu^{2+} 与 Cd^{2+} 共存时的联合毒性为毒性剧增的协同作用；Cu^{2+}、Zn^{2+} 与 Cd^{2+} 三者联合时的毒性为协同作用。此外，多项研究表明 Cu^{2+}/Zn^{2+} 联合、Pb^{2+}/Zn^{2+} 联合、Cu^{2+}/Pb^{2+} 联合对尾草履虫 *Paramecium caudatum* 和水螅 *Hydra* 的毒性作用均表现为拮抗作用；Pb^{2+}/Zn^{2+} 对网纹溞 *Ceriodaphnia dubia*、隆腺溞 *Daphnia carinata* 和大型溞的联合毒性同样表现为拮抗作用；Cu^{2+}/Zn^{2+} 联合对泥鳅 *Misgurnus anguillicaudatus* 的联合毒性作用也是表现为拮抗作用。镉和十二烷基苯磺酸钠对大型水蚤 *Daphnia magna* 的活动受限具有协同作用；对斑马鱼 *Danio rerio* 游泳速度有拮抗作用；对斑马鱼在水体中的垂直位置有协同作用。

2）微塑料与污染物共存时会产生协同作用或相加作用，增加了污染物对生物的毒性。研究发现可能原因有：①微塑料增加了污染物在生物体内的浓度。如聚乙烯存在下，银在斑马鱼肠道中的比例增加。将沙蚕暴露于含有壬基酚和菲的 PVC 中，肠道中的浓度比体壁中的高。②微塑料被摄入后会造成生物消化系统损伤，产生免疫响应、溶酶体、抗氧化酶系统的改变，影响神经系统和基因表达等，从而会使其他污染物的毒性增强。如微塑料的存在会增加水中金属 Cr^{6+} 对鰕虎鱼的毒性，使其捕食能力、乙酰胆碱酯酶活性显著降低。日本青鳉摄食了同时吸附 PAHs、PCBs、PBDEs 的低密度聚乙烯后，造成肝脏增加糖原消耗、脂肪空泡、细胞坏死等异常情况发生。③微塑料降低了机体的抗性，使得机体抵御外源污染物的能力降低，从而表现为联合毒性增大的现象。如海蚯蚓摄入富集多氯联苯的聚苯乙烯后，摄食减少，体重下降，多氯联苯在体内的富集增加。吸附了壬基酚和菲的聚氯乙烯微塑料使得海蚯蚓产生免疫反应及氧化损伤。

三氯乙烯与 CCl_4 联合作用时，可引起动物肝脏中央小管的广泛坏死，但分别给予动物时，则不造成这一病理变化。如果先给予动物不会引起肝毒性剂量的三氯乙烯，5 h 后再给予 CCl_4，会导致肝毒性加强。如果在给予 CCl_4 后 5 h，再给予三氯乙烯，则不会出现加强作用。这表明给予化学物的顺序也可以造成联合作用的差别。研究还发现 2，3，7，8-四氯二苯并二噁英与多氯联苯（Aroclor1254）对大鼠睾丸的联合毒性效应为相加作用，而对大鼠外周血淋巴细胞 DNA 损伤的联合毒性效应为协同作用。

3）混合暴露 O_3 和 NO_2，暴露浓度分别为 0.16 mg/m^3 和 0.30 mg/m^3，每天暴露 2 h，连续 7 d，发现可增高非致敏组和致敏组小鼠气道内的丙二醛，并且致敏组小鼠气道内的丙二醛与 O_3 或 NO_2 单独暴露时的水平相比明显提高，表明 NO_2 虽然在单独暴露时未引起肺损伤，但与 O_3 联合暴露时可加剧 O_3 的氧化损伤作用，两者存在协同作用。SO_2 对支气管、肺无致癌作用，也无促癌作用，但 SO_2 损伤了气管、支气管黏膜上皮，大量纤毛受损，使致癌物的排出减少，同时增加了对致癌物的吸收。氧化铁沉着于肺中，与致癌物黏结在一起，可增加致癌物在肺内的滞留时间，可能增强其致癌作用。

问题与思考

1. 简述生物解毒作用和生物活化作用。
2. 简述生物转化第一阶段反应和第二阶段反应。
3. 结合反应可分成哪几个类型？
4. 简述生物有效性。
5. 试述多环和杂环芳烃的代谢活化。
6. 试述芳香胺及偶氮染料的代谢活化。
7. 简述性别和年龄对毒性作用的影响。
8. 简述影响毒性作用的营养因素。
9. 简述影响毒性作用的环境条件。
10. 简述毒物联合作用的类型。
11. 简述联合作用类型的判断。
12. 举例说明重金属的联合作用。

主要参考文献

黄皓，林晓雨，张宁，等. 2021. 重金属铜、铅、锌对尾草履虫的联合毒性. 基因组学与应用生物学，40（9-10）：3073-3078

刘刚，王以美，卢春凤，等. 2009. 2，3，7，8-四氯二苯并二噁英与 Aroclor 1254 单独与联合作用对大鼠外周血淋巴细胞 DNA 的损伤效应. 生态毒理学报，4（6）：800-806

卢春凤，王以美，彭双清，等. 2009. 2，3，7，8-四氯二苯并二噁英和 Aroclor 1254 对大鼠睾丸的单独和联合毒性效应. 生态毒理学报，4（1）：63-68

孟紫强. 2009. 生态毒理学. 北京：高等教育出版社

庞勇，聂瑞，吕颂辉. 2015. 珠江口双胞旋沟藻 Cochlodinium geminatum 赤潮生消过程的环境特征初步分析. 生态环境学报，24（2）：286-293

王汉奎，黄良民，黄小平. 2003. 珠江口海域条纹环沟藻赤潮的生消过程和环境特征. 热带海洋学报，22（5）：55-62

王民生，蒋晓红，常元勋. 2012. 氯乙烯致癌作用与危险度评价. 江苏预防医学，23（2）：39-42

徐丽丽，龚茂珣，徐婷婷，等. 2013. 东亚气候异常与东海赤潮发生频次的关系研究. 海洋预报，30（5）：8-14

杨星悦，邱晓勤，欧阳清慧. 2016. γ-谷氨酰转移酶与年龄、性别的相关性探究. 世界最新医学信息文摘，16（86）：24-25

杨亚琴，贾秀英. 2006. Cu^{2+}、Zn^{2+}和Cd^{2+}对蟾蜍蝌蚪的联合毒性. 应用与环境生物学报，12（3）：356-359

张哿，邹亚丹，徐擎擎，等. 2019. 微塑料与水中污染物的联合作用研究进展. 海洋湖沼通报，2：59-69

张秋丽，曹亚军，宋宏. 2009. 低浓度O_3和NO_2对小鼠气道炎症单独及联合作用. 环境与健康杂志，26（9）：783-786

钟金汤. 2004. 偶氮染料及其代谢产物的化学结构与毒性关系的回顾与前瞻. 环境与职业医学，21（1）：58-62

钟松雄，尹光彩，陈志良，等. 2017. Eh、pH 和铁对水稻土砷释放的影响机制. 环境科学，38（6）：2530-2537

周启星，孔敏翔，朱琳. 2004. 生态毒理学. 北京：科学出版社

周志俊. 2014. 基础毒理学. 上海：复旦大学出版社

朱九生，乔雄梧，王静，等. 2004. 乙草胺在土壤环境中的降解及其影响因子的研究. 农业环境科学学报，23（5）：1025-1029

Besseling E，Wegner A，Foekema EM，et al. 2013. Effects of microplastic on fitness and PCB bioaccumulation by the lugworm Arenicola marina. Environmental Science & Technology，47（1）：593-600

Browne MA，Niven SJ，Galloway TS，et al. 2013. Microplastic moves pollutants and additives to worms，reducing functions linked to health and biodiversity. Current Biology Cb，23（230）：2388

Jankowiak D，Pilarczyk R，Drozd R，et al. 2015. Activity of antioxidant enzymes in the liver of wild boars（Sus scrofa）from a selenium-deficient area depending on sex，age，and season of the year. Turkish Journal of Biology，39（1）：129-138

Kankofer M，Wawrzykowski J，Giergiel M. 2013. Sex-and age-dependent activity of glutathione peroxidase in reproductive organs in pre-and post-pubertal cattle in relation to total antioxidant capacity. Aging Clin Exp Res，

25（4）：365-370

Khan FR，Syberg K，Shashoua Y，et al. 2015. Influence of polyethylene microplastic beads on the uptake and localization of silver in zebrafish（*Danio rerio*）. Environmental Pollution，206（11）：73-79

Luis LG，Ferreira P，Fonte E，et al. 2015. Does the presence of microplastics influence the acute toxicity of chromium（Ⅵ）to early juveniles of the common goby（*Pomatoschistus microps*）？ Aquatic Toxicology，164：163-174

Niesink RJM，Vries Jde，Hollinger MA. 1996. Toxicology：Principles and Application.Boca Raton：CRC Press

Rochman CM，Hoh E，Kurobe T，et al. 2013. Ingested plastic transfers hazardous chemicals to fish and induces hepatic stress. Scientific Reports，3（7476）：3263

Zhang Y，Ma J，Shi L，et al. 2016. Joint toxicity of cadmium and SDBS on *Daphnia magna* and *Danio rerio*. Ecotoxicology，25（10）：1703-1711

第6章 环境污染物的生态毒理效应

生态毒理效应是生态毒理学研究的核心问题。环境污染物的毒性效应都首先开始于与生物分子的相互作用，改变其特定的结构和/或功能性质，然后这种分子上的效应再扩展到生化、亚细胞、细胞、组织、器官、个体、种群、群落、生态系统、景观和全球等各个层面。因此，本章将首先重点阐明分子水平上的生态毒理效应，并探讨环境污染物的生物标志物；再分别从细胞、组织、器官、个体、种群、生态系统、景观等各个层面论述环境污染物的毒害效应与评价。

6.1 分子水平的生态毒理效应与生物标志物

6.1.1 概述

环境污染物在分子水平的生态毒理效应主要指污染物进入机体后首先将引起机体内生物功能分子的结构、数量及功能的一系列改变。这些变化广义上说可分为防护性生化反应和非防护性生化反应。防护性生化反应可通过降低细胞中游离污染物的浓度，从而防止或限制细胞组成部分发生可能的有害反应，消除污染物对机体的影响，起到保护生物体的作用。例如，有机污染物常常可以诱导一些酶的生成，使机体新陈代谢发生变化，如混合功能氧化酶系统能够增加有机污染物水溶性代谢物和结合物的生成速率，从而很快地被排泄到体外，起到代谢解毒作用。

要确定某种污染物对环境造成的危害程度，就需要检测并衡量其引起的生物效应，生物监测就是根据化学物质能够引起生物效应的原理进行的，特定的生物效应可以表征某特定化合物及其有害暴露效应，这对污染物质的鉴定和来源分析十分有用。

生物标志物指示了有足够多的毒物并且暴露了足够长的时间而引起了机体生化、生理、组织或形态上的某种反应或效应。作为生物标志物，生化水平的生物效应有着很明显的优势，主要原因是：生化系统或分子水平的变化往往是有毒物质引起的生物效应中能最先被定量检测出来的；生化系统的变化既可以做毒物暴露的标志，又可以做其产生的有害影响的标志。

研究分子水平或生化水平上的生物效应，不但可以探索和筛选能够满足环境监测和保护需要的生物标志物，而且可以更好地理解和掌握更高层次上所观察到的毒性效应的根源和机理，探讨从分子水平减轻污染物毒性作用和增强机体对污染物毒性作用的抵抗力。

下面将主要介绍对环境污染物质产生反应的一系列酶及蛋白质等，首先考虑其在正常机体生命活动中的作用，然后对其作为生物标志物的可行性进行评估，最后讨论它们在环境监测方面的应用前景。

6.1.2 酶效应

6.1.2.1 酶诱导效应

进入机体内的污染物在酶的催化下经受氧化、还原和水解的第一阶段反应后，在其分子上增加了一个如羟基、硝基或羧基等极性官能团，因此在转移酶的催化下能与体内如葡萄糖醛酸、硫酸、谷胱甘肽等内源性化合物进行结合反应，即第二阶段反应，生成易排出体外的水溶性代谢物。参与第一阶段氧化反应的细胞色素 P450 单加氧酶和参与第二阶段反应的某些转移酶类被研究得较多。

（1）细胞色素 P450

细胞色素 P450（cytochrome P450，CYP）又称混合功能氧化酶和单加氧酶，是广泛存在于动植物、微生物和人体中的一组结构和功能相关的超家族基因编码的含铁血红素同工酶，因还原型细胞色素 P450 与一氧化碳复合物在 450nm 处有一吸收峰，故命名为 CYP450。CYP 超家族包括代表 400 多个基因家族的 13 000 个基因，目前已从不同生物体中分离出超过 50 000 种 CYP。例如，人类 CYP 至少包含 57 个基因和 58 个假基因，这些基因分属 18 个家族和 43 个亚家族，分布于肝、肾、胃肠道、脑、肺等组织器官，但主要存在于肝微粒体及小肠中。CYP 的命名主要是基于氨基酸序列的同一性。同一家族中的氨基酸序列显示 40%的相似性，而给定亚家族中的氨基酸序列具有 55%以上的相似性，精确命名由 CYP（细胞色素的正式缩写）、家族（数字）、亚家族（字母）和同工型（数字）按顺序书写。故 CYP1A1 指的是 CYP 家族 1 亚家族 A 和亚家族中的蛋白质 1。CYP 分子质量约为 56 kDa，结构相对保守，包括胞质结构域（cytosolic domain）、跨膜结构域（transmembrane domain）和辅基血红素，通常由 12 个 α 螺旋结构和相似的 β 折叠结构组成，12 个 α 螺旋从 N 端开始按字母 A 到 L 的顺序命名。

CYP 对机体内源的和外源的化合物均能转化。在动物体内一系列内源化合物的酶促反应中，CYP 能合成并降解类固醇、前列腺素、脂肪酸和其他生物分子。在转化外源污染化合物时，CYP 在污染化学物质、药物以及其他化学致癌物质的毒理作用和排泄过程中均起了关键的作用。不同类型 CYP 的存在会决定不同细胞、器官、个体以及种群中会发生哪些酶促反应，进而可以能界定动物的不同细胞、器官、个体以及种群对外源污染化合物（特别是那些毒性决定于生物转化的化合物）的敏感性大小。同时研究发现部分有机污染物对机体某些类型的 CYP 具有明显的诱导作用，这种诱导作用可能对有机体承载的毒物含量或是有机体对环境中化学诱导物暴露程度起到灵敏的指示作用。

鱼类 CYP 与哺乳动物体内的 CYP 有很多相似性，其中一个明显的标志就是都可被底物和与底物在结构上相似的化合物诱导。诱导是一个 CYP 酶的数量增多的过程，一般包括 mRNA 的合成以及随后的酶蛋白的合成。CYP 的 mRNA 量、蛋白量或酶活性均可以用作其诱导的检测标准。mRNA 用 DNA 探针来检测，蛋白质通常用特定抗体来检测。如 1993 年 Haasch 等人分别检测了 CYP1A1 的 mRNA 和蛋白的表达水平，并用来指示鱼肝细胞色素 P450 对多环芳烃（PAH）和多氯联苯（PCB）污染的反应。孙文静等人 2018 年测定了苯并[α]芘对褐菖鲉 *Sebasticus marmoratus* 肝 CYP1A1 酶活性、基因表达及蛋白表达的影响，发现一定质量浓度的苯并[α]芘注射于褐菖鲉体内后，能诱导褐菖鲉活体 EROD 酶活性、CYP1A1 基因 mRNA 表达及蛋白表达，并随着时间的延长呈现先诱导后抑制的趋势。

　　用单剂量的诱导物处理底鳉和虹鳟鱼，然后观察其后的 CYP 变化及其发生顺序。在两种鱼体内，CYP 蛋白质的诱导在 mRNA 诱导之后，而且相隔时间至少约有 12 h。用 β-萘酚黄酮处理过的鱼体内的 mRNA 水平在 2 d 后达到高峰，5 d 后消失。然而，有些鱼种即使 mRNA 水平恢复到对照组的相同水平，被诱导升高的 P450 1A（CYP1A）蛋白质水平仍可以维持几个星期。如果不用芳香烃，改用氯代烃来处理赤鲷鱼，诱导升高的 CYP mRNA 水平也持续了较长的时间。故用不同的诱导物，在暴露或处理后不同时间点测定 CYP 催化活性、蛋白质和 mRNA 会产生不同的结果。

　　除了在鱼肝脏中有诱导效应外，在鱼体的肾脏、鳃和心脏等其他肝外器官中 CYP 也能被诱导。在阿部鲻鰕虎鱼 *Mugilogobius abei* 体内，*CYP1A1* 基因在鳃、肌肉、肝脏、脾脏、心脏中均有表达，其中在肝脏中表达量最高，其次是鳃、心脏、脾脏，在肌肉中只有微量表达，在肠、脑中几乎没有 *CYP1A1* 基因的表达；若经过苯并[α]芘诱导后，在鳃、肝脏、心脏中表达量则分别升高到诱导前的 1.3 倍、21.6 倍和 1.27 倍。免疫组织化学分析表明，内皮细胞几乎是所有鱼体肝外器官中诱导产生 P450 1A（CYP1A）的场所。在鱼体肝外器官中的特定细胞的 P450 1A（CYP1A）诱导物也能够被用作一种生物标志物。

　　测量酶的活性时还会用到别的命名法。如可以用芳烃羟化酶（aryl hydrocarbon hydroxylase，AHH）对苯并[α]芘的羟化活性表示。另一种常用的检测方法是检测 7-乙氧基-3-异吩噁唑酮–脱乙基酶对 7-乙氧基-3-异吩噁唑酮的去乙基化作用，用 EROD（7-ethoxyresorufin *O*-deethylase）的活性表示。用 AHH 或者 EROD 量度的 CYP 酶活性是常用来反映外来污染化合物对许多生物产生诱导反应的生物标记物。如 1995 年 Soimasuo 等人用白鲑鱼 *Coregonus lavaretus* 肝脏内 EROD 的活性来测量 CYP1A1 对造纸厂废水的反应；1993 年 Haasch 等人用 EROD 的活性以及 CYP1A1 蛋白质和 mRNA 的联合测定来检测斑点叉尾鮰 *Ictalurus punctatus*、大口黑鲈 *Micropterus salmoides* 和底鳉 *Fundulus heteroclitus* 对 PCB 和 PAH 暴露的反应。其他反映 CYP 活性的酶的检测还包括 7-乙氧基香豆素脱乙基酶（ECOD）、黄曲霉毒素 B1 2，3-环氧酶（AFB1）、肉桂酸 ω-1 水解酶（LA）、睾酮羟化酶（TH）和菲羟化酶（AH）。

　　CYP 的诱导受许多因素影响，包括温度、光照时间、所研究的毒物和生物、性别、繁殖、发育阶段、营养条件等。如硬骨鱼中 CYP 含量与诱导产物单加氧酶的活力会被雌二醇（estradiol）抑制，这导致有些物种的繁殖期单加氧酶活力的性别差异很大。同样地，低温也能够抑制酶活力。当将这些影响因素考虑在内时，CYP 的诱导被证明是一个可以信赖的生物标志物。如 1990 年 Van Veld 等人测量了石首鱼 *Leiostomus xanthurus* 体内 CYP 蛋白质水平和 EROD 活性来指示美国东海岸中部切萨皮克湾（Chesapeake Bay）地区的 PAH 污染。Brumley 等人 1995 年用同样的生物标记物诱导来指示巴斯鲬 *Platycephalus bassensis* 对 PCB 暴露的反应。

　　（2）谷胱甘肽转移酶

　　还原型谷胱甘肽（glutathione）是一种三肽硫醇化合物，是一种亲核基团，可与亲电子基团发生结合反应。而谷胱甘肽转移酶（glutathione S-transferases，GSTs）能催化谷胱甘肽的硫醇基与一系列的亲电子基团发生结合反应。GSTs 是由多个基因编码，在机体生物转化、免疫等防御系统中具有解毒和抗氧化等多重功能的超家族蛋白，广泛存在于各种生物体内的各种组织细胞中，与细胞损伤、缺氧、中毒、衰老等多种疾病过程的发生有关。根据编码基因的不同将 GSTs 分为可溶性胞质 GSTs（cytosolic GSTs，cGSTs）、微粒体 GSTs （microsomal GSTs）和线粒体 GSTs（mitochondrial GSTs）三个家族。在好氧组织中普遍存在的是 cGSTs。根据氨基酸序列相似性、底物特异性和免疫交叉反应性，已在哺乳动物中鉴定出 7 类胞质 GSTs，分别用小写希腊字母 α（alpha）、μ（mu）、π（pi）、σ（sigma）、θ（theta）、ω（omega）和 ζ（zeta）命名，并用大写罗马字母 A、M、P、S、T、O 和 Z 代表缩写。

cGSTs 以同或异二聚体形式存在，是多种生物体内 II 相解毒系统的主要酶类，与许多内源及异源物质的排泄有关。微粒体 GSTs 位于内质网膜上，以同或异三聚体形式形成单一的活性位点，其底物多为脂溶性亲电子化合物，在外源性物质的生物转化、启动抗癌药物的抗性以及防止脂质过氧化中均发挥作用。线粒体 GSTs 属于 κ 型，主要位于线粒体及过氧化物酶体上，参与脂肪连接蛋白的生物合成及多聚化作用的调节作用，作为分子伴侣帮助蛋白质正确折叠及组装，在肥胖症、糖尿病等的能量和脂类代谢中起到非常重要的作用。

肝脏是脊椎动物 GSTs 的主要来源。在鼠类中，GSTs 大约占可溶性肝脏蛋白质的 10%。鱼类肝脏中 GSTs 同样占可溶性蛋白质的很大比例。在哺乳动物、鱼类、无脊椎动物中一些肝外组织中也发现了 GSTs 的活性，但这些肝外组织中 GSTs 的活性通常低于相应肝脏或肝胰腺组织中的含量。GSTs 的活性受到性别、年龄、季节等多种因素影响。如胞质 GSTs 在雄性和雌性欧鲽 *Pleuronectes platessa* 中存在显著季节差异，在最高活性时期内，雄性鱼类的活性大约是雌性鱼类的两倍。

已经从多数哺乳动物、鱼类、无脊椎动物中提纯出了 GSTs。在鼠类中，GSTs 同工酶的多样性来源于至少六个亚基的二聚化合物。在鱼类和哺乳动物中，各种同工酶显示出广阔而交叉的底物特异性。目前确定的所有 GSTs 类型都对 1-氯-2，4-二硝基苯（1-chloro-2，4-dinitrobenzene）具有活性，故要测定机体全部 GSTs 的活性时，通常选择 1-氯-2，4-二硝基苯为底物。与环境污染物有关的底物样本主要有 4，5-氧化物苯、苯乙烯 7，8-氧化钠、甲基对硫磷、卤代烃等。

由多种典型的药物代谢诱导剂诱导的 GSTs 效应已经在哺乳动物中得以报道。在经 PAH 处理的机体肝细胞液中，对各种底物的 GSTs 酶活性是未经处理生物中的 1.5 倍到 2.0 倍。用丁基羟基茴香醚（BHA）和 2，6-二叔丁基-4-甲基苯酚（BHT）处理啮齿动物能导致全部可溶性 GSTs 活性高达 10 倍的增长。但涉及各种水生生物 GSTs 活性的可诱导性研究结果并不一致。例如，在彩虹鲑鱼腹腔内注射 β-萘黄酮（BNF）或多氯联苯 A50（CL A50），结果诱导肝 GSTs 活性水平大约增高 2 倍，而利用同剂量的 α-萘黄酮处理的鳕鱼则没有诱导反应。经苯酚等多种有毒物质作用，淡水攀鲈肝脏内 GSTs 活性增长超过 2 倍；经 PCB 处理的海峡鲶鱼肝 GSTs 活性只有轻微增长；而红鲈 GSTs 表现出不受 PCB 或多溴联苯（PBB）处理的影响。BNF 处理底鳉将诱导肠内 GSTs 活性 3 倍增长，而对肝 GSTs 活性没有诱导效果。人们尝试对野外采集鱼类的 GSTs 活性诱导水平进行检测，同样产生了不一致的结果。从杂酚油污染地点采集的底鳉中肝和肠内 GSTs 的水平和活性，与从相对清洁参考点所收集的样本相比，升高了 3～4 倍。在该研究所用的中度污染地点，英国舌鳎中的肝 GSTs 活性和以 PAH 污染地点采集的比目鱼中的肠 GSTs 活性，也比相对清洁区域采集的鱼类组织中要高。但从距离白牛皮纸厂污水排放口不同距离所采集的彩虹鲑鱼肝 GSTs 活性之间并未表现出显著差异。

近年来对于 GSTs 家族中的微粒体谷胱甘肽转移酶 1（mitochondrial glutathione S-transferase 1，MGST1）的活性调控研究较多。MGST1 是一种分子质量为 51.9 kDa 的同源三聚体蛋白，含有单一的半胱氨酸（Cys49）位点。活性氧、活性氮、巯基化合物、微囊藻毒素（LR）、蛋白水解、加热、辐射、同源三聚体的二聚作用等均可诱导增加 MGST1 的活性。此外，长期砷暴露也能诱导增加 GSTs 活性和细胞 GSH 的水平，这有利于全面了解砷中毒的早期诊断、防治及预后评价。随着研究的深入，GSTs 家族中部分酶类将有可能成为某些外源污染化合物的生物标志物。

（3）环氧化物水解酶

环氧化物水解酶（epoxide hydrolase，EH），又称环氧化物水合酶，能够立体选择性地催化外消旋环氧化物水解，生成相应的 1，2-二醇和光学活性的环氧化物。尽管二醇的形成基本上是一个解毒过程，但这一反应同样参与 PAH 致癌三醇环氧化物的形成。

在细菌、酵母、霉菌、植物、昆虫以及哺乳动物等生物体中均发现有 EH 的存在，脊椎动物的肝脏和无脊椎动物的肝胰腺显著富含 EH。已发现的 EH 可以分为可溶性环氧化物水解酶、微粒体环氧化物水解酶、保幼激素环氧化物水解酶、胆固醇环氧化物水解酶、羟环氧烯酸水解酶、白三烯 A4 环氧化物水解酶以及柠檬烯环氧化物水解酶 7 个亚家族。不同来源酶的氨基酸序列相似程度很高，且基本上都属于 α/β 折叠型的水解酶。

在哺乳动物和水生生物物种间 EH 表现出物种和性别的差异，在同一物种不同个体间也存在高度多样性。由于 EH 对一些化合物的活化作用，可以预测这些差异对暴露于致癌物质的不同生物体的相关感受性具有显著效果。例如，在肝 EH 活性较低的鱼类中，前诱变剂二醇的形成能降低到极低水平。

在哺乳动物中，微粒体 EH 可被铅和间位 1，2-二苯乙烯氧化物诱导，也能被 PAH 型诱导剂微量诱导。但在水生生物中很少有 EH 活性被化学物质诱导的证据。如对许多河口生物和淡水鱼类进行 3-甲基胆蒽（3-methylcholanthrene，3-MC）腹膜内处理，并不诱导 EH 活性。注射 PCB 或 PBB 也并不影响红鲈 EH 活性。

（4）尿苷二磷酸葡萄糖醛酸基转移酶

尿苷二磷酸葡萄糖醛酸基转移酶（UDP-glucuronosyltransferase，UGT）存在于大部分脊椎动物的肝微粒体中，它以尿苷二磷酸葡萄糖醛酸为糖基供体与底物进行结合反应，使其水溶性增加，从而易于随尿或胆汁排出体外。通常用于测定 UDPGT 活性的底部包括磷酸硝基酚、1-萘酚、睾丸激素等。在哺乳动物中，已分离出 UGT 的多种组分，其中一些能被异型生物质诱导。

有关水生物种暴露于环境毒物所引起的 UGT 活性的诱导已有许多报道。如彩虹鲑鱼对于 BMF 或 CL A50 的注射暴露，肝 UGT 的活性提高了 1.4～3 倍。栉孔扇贝 *Chlamys farreri* 经过苯并芘或䓛（chrysene）的处理，UGT 活性被诱导且在第 3 天达到峰值，高达对照组的 2 倍左右。在野外研究中，将彩虹鲑鱼暴露于牛皮纸工厂污水，发现能引起肝 UGT 活性大约 2 倍的诱导。此外，亦有报道软体动物黑蛞蝓的肠腺 UGT 活性可被铅诱导。

6.1.2.2 酶抑制效应

某些环境污染物可抑制酶的活性，这种抑制作用可分为不可逆性抑制、非竞争性抑制和竞争性抑制。不可逆性抑制是由于污染物与酶蛋白的活性中心功能基团不可逆性结合而引起的。如有机磷农药对胆碱酯酶的抑制作用。非竞争性抑制是一种可逆性抑制，污染物与酶分子的结合位置不是底物的结合位置，故增加底物浓度不能使抑制作用逆转。最常见的非竞争性抑制是某些污染物与酶分子中半胱氨酸残基的巯基可逆性结合，引起酶构型改变，使酶活性受到可逆性但非竞争性抑制。竞争性抑制作用的强弱取决于抑制剂的浓度与底物浓度的相对比例，因为竞争性抑制剂与酶的正常底物结构相似，且与酶活性中心结合部位相同，但竞争性抑制剂不被酶代谢。例如，氨基蝶呤、氨甲蝶呤、5-氟尿嘧啶、6-巯基嘌呤等，能够抑制合成氨基酸以及嘌呤和嘧啶衍生物所必需的酶系统，因嘌呤和嘧啶衍生物是合成核酸所必需，氨基酸是合成蛋白质所必需，故这一作用就抑制了细胞的增殖。

有些污染物还能通过生成中间代谢产物而抑制酶活性，造成生物化学损害。如有机氟代烷的毒性取决于在机体内是否经 β-氧化生成氟乙酸。偶数碳的氟代烷通过 β-氧化生成氟乙酸，再活化成氟乙酰辅酶 A，进入三羧酸循环，生成氟柠檬酸，而氟柠檬酸能够抑制乌头酸酶，从而阻断细胞内重要的产能途径（三羧酸循环）。还有些污染物因消耗辅酶或抑制辅酶的合成而导致酶活性抑制，如铅可使体内烟酸量下降，NAD^+ 和 $NADP^+$ 合成减少；砷和有机锡与硫辛酸结合，造成硫辛酸缺乏，使 α-酮酸氧化脱羧反应受阻。此外有些污染物能与作为酶的辅基或激活剂的金属离子结合，从而抑制相应的酶。如乙二胺四乙酸（EDTA）能与 Mg^{2+} 等二价阳离子可逆络合，可抑制需要这些二价阳离子的酶。下面举例说明常见的几种污染物对酶的抑制作用。

（1）腺苷三磷酸酶

腺苷三磷酸酶（ATPase）是生物体内非常重要的酶，存在于所有的细胞中，在细胞供能、离子平衡等过程中起着重要作用。早年研究 DDT 等有机氯农药的作用机制时就发现这类农药对 Na^+/K^+-ATPase 和 Mg^{2+}-ATPase 有抑制作用；新近研究也发现氯菊酯（permethrin）、联苯菊酯（bifenthrin）、高效氯氰菊酯（betacypermethrin）、甲氰菊酯（fenpropathrin）四种拟除虫菊酯类杀虫剂对枸杞蚜虫 Na^+/K^+-ATPase 和 Ca^{2+}/Mg^{2+}-ATPase 两种 ATPase 活性均有抑制作用；亚致死剂量的双氯芬酸抑制尼罗罗非鱼 Oreochromis niloticus 鳃中 Na^+/K^+-ATPase 活性；离子铝和铜的暴露也能明显降低河蚌 Unio tigridis 鳃 Na^+-ATPase 酶和 Ca^{2+}-ATPase 酶的活性。至今已发现多种水生生物、鸟类、哺乳类脑、鳃、肾和肌肉等多种组织中多种 ATPase 对有机氯农药、增塑剂、多氯联苯、金属、炼油废水等不同污染物均有反应，且有一定的剂量效应关系，有的具有典型的毒性效应曲线。事实上，机体内 ATPase 的抑制目前已作为一项评价污染压力的指标。

（2）乙酰胆碱酯酶

乙酰胆碱酯酶（acetylcholinesterase，AChE）是多数动物体内一种极其重要的神经递质水解酶，主要存在于神经肌肉接头处和中枢神经系统中，通过水解从乙酰胆碱受体上分离和释放出来的乙酰胆碱，进而终止乙酰胆碱对乙酰胆碱受体的刺激作用，保证神经冲动在突触间的正常传导，维持机体的正常生理功能。早在 20 世纪 50 年代，人们就发现有机磷农药和氨基甲酸酯农药通过与 AChE 结合，使其磷酰化或氨基甲酰化而对动物体内的 AChE 具有明显的抑制作用，造成突触间隙的乙酰胆碱大量积累，使乙酰胆碱不断刺激乙酰胆碱受体，进而引起突触后膜乙酰胆碱受体的长时间开放，阻断正常的神经传导，导致一系列生物学效应。AChE 抑制可改变水生生物呼吸作用、游泳能力、摄食能力和社会关系；改变鸟类各种行为、内分泌功能、繁殖能力和对非污染环境变化的耐受力；引起无脊椎动物的死亡和种群变化等。通常用野生脊椎动物的大脑来研究，发现有机磷和氨基甲酸酯农药对 AChE 抑制具有较高的专一性和敏感性，用其作为指标可以表明机体有否受到有机磷农药和氨基甲酸酯农药的暴露。一般认为，AChE 抑制>20%证明暴露作用存在，AChE 抑制>50%表明对生物的生存有危害。此外，用萘处理龟壳攀鲈 *Anabas testudineus*，AChE 活性也明显受到抑制，且呈剂量效应，与对照组相比，脑组织、肝组织、肌肉组织、鱼鳃中的 AChE 活性抑制率分别为 9.34%～43.95%、2.56%～35.81%、5.94%～34.15% 和 3.92%～33.75%，从而表明乙酰胆碱酯酶的抑制也可作为淡水硬骨鱼不同组织萘毒性的潜在生物标志物。

测定方法是用乙酰胆碱作为底物，与碱性羟胺生成乙酰羟胺，而乙酰羟胺与 Fe^{3+} 反应生成的颜色产物在 525 nm 处有较好的吸收峰，然后利用分光光度计、高效液相色谱等测定生成的产物量间接评价乙酰胆碱酯酶的活性。也有运用酶工程技术将乙酰胆碱酯酶制成生物传感器，可特异性地检测农产品和环境中的有机磷农药。

（3）δ-氨基乙酰丙酸脱水酶

δ-氨基乙酰丙酸脱氢酶（δ-aminolevulinic acid dehydratase，δALAD）在合成血红蛋白中起重要作用。铅（Pb）能直接抑制鱼类、鸟类和哺乳类 δALAD 活性，且血液中铅浓度与δALAD 活性抑制具有典型的剂量-效应关系，加上 δALAD 测定方法简单和精确，δALAD 是人类、鸟类和各种野生动物低铅暴露及其影响的最敏感、最特异、最成熟的生物标志物，目前已应用于监测和评价铅污染对生态系统的影响。

（4）蛋白磷酸酶

蛋白磷酸酶（protein phosphatase，PP）广泛存在于细胞中，具有催化已经磷酸化的蛋白质分子发生去磷酸化反应，与蛋白激酶相对应存在，共同构成了磷酸化和去磷酸化这一重要的蛋白质活性的开关系统。蛋白磷酸化与去磷酸化是细胞内无所不在的反应，正是这两种反应的特定平衡协调着细胞内许多生化反应过程。若改变蛋白磷酸酶或蛋白激酶活性，则会扰乱细胞内的生化反应，包括促进肿瘤形成过程。研究发现微囊藻毒素急性暴露显著抑制了斑马鱼卵巢蛋白磷酸酶活性，且被认为是迄今最强的蛋白磷酸酶抑制剂。微囊藻毒素是一种单环七肽物质，具有明显的肝细胞毒性，是蓝藻的次生代谢产物，是水体富营养化危害因素之一，其毒性大，易在软体动物、甲壳类等水生生物体内积累，且可通过食物链迁移和生物放大，故微囊藻毒素的危害受到了广泛重视。检测机体内蛋白磷酸酶活性可推断微囊藻毒素的含量和对生态系统的影响。

6.1.3　金属硫蛋白

金属硫蛋白（metallothionein，MT）指的是一些低分子质量（6～7 kDa）、无芳香族氨基酸、富含半胱氨酸（20%～30%）的能够结合金属的蛋白或多肽。其中的 Cys 残基可以作为配体与金属发生螯合作用。MT 广泛存在于动物界、植物界、某些真核微生物与原核微生物。不同生物体内提取出的 MT 氨基酸序列同源性相对较高，分子形状大小也很接近。MT 分子量 6～7 kDa，含有 61 个氨基酸，大部分 MT 含有 20 个 Cys，易与重金属离子络合。MT 的高级结构主要由含 4 个金属离子结合位点的 α 域（羧基端）和含有 3 个金属离子结合位点的 β 域（氨基端）组成，整个分子呈哑铃状。这种结构使 MT 具有很好的热稳定性。所有被测定的金属离子一般都能够结合到 MT 上。正常情况下，在体内只有铜、锌，有时候还有镉，结合到了 MT 上；当暴露于重金属时，哺乳动物体内的 MT 能与汞、银、铂、金、铋等多种重金属结合。因为化学结构上的多样性，一般把 MT 归为三类：Ⅰ类 MT 主要指的是具有与马肾脏 MT 初级结构相关的多肽；Ⅱ类 MT 包括那些在进化学上与哺乳动物 MT 没有关联或相差很远的金属蛋白，如从海胆和酵母中提取出来的 MT；Ⅲ类 MT 主要指的是从植物或者微生裸藻中提取出来的 MT。

MT 参与了金属解毒、锌和铜的调控、结合金属形成金属蛋白等与金属代谢有关的一系列代谢过程。MT 能够解除或降低重金属对机体的毒害作用，其结合金属能力的顺序为 $Hg^{2+}>Ag^+>Cu^{2+}>Cd^{2+}>Zn^+$，当 MT 与 Cd^{2+} 或者 Ag^+ 螯合后，则其他金属很难将其置换出来。MT 中的疏基能保护细胞器及酶类、DNA 等重要的生化物质，免受自由基的侵害。MT 清除自由基能力很强，如清除氧自由基的能力是谷胱甘肽的 25 倍、清除羟基自由基的能力是超氧化物歧化酶的 10 000 倍。MT 还可以通过结合或释放金属离子来调节自由基的水平，对由于金属离子调节机制失衡造成的机体氧化损伤起到一定预防和修复作用。MT 易被多种机制诱导产生，防止细胞因氧化所造成的各种伤害，显著提高机体的免疫调节能力及抗氧化能力。MT 还有抗肿瘤功能，对一般的分子代谢与减少放射强度都很重要。

MT 作为一种应激蛋白，具有显著的可诱导性。哺乳动物中 MT 的合成能够被多种物质直接诱导，如镉、铜、锌、汞、钴、镍、铋、银等金属离子，还有糖皮质激素、黄体酮、儿茶酚胺、胰高血糖素、白细胞介素 1、干扰素等直接诱导物。另有一些间接的诱导物，需要在某些特定的情况下才能发生诱导作用（如生物体对外界生存压力的反应），如四氯乙烷、乙醇。MT 的各种同源基因表达都能够被重金属所诱导，在转录水平受到重金属的调控（例如，铜、镉、锌等）。在暴露于含镉的环境时，海胆、多毛目环节动物、蚌类、螃蟹、牡蛎、昆虫、鱼、青蛙、海龟、蜥蜴、鸟等动物体内都会诱导合成 MT。但在青蟹中，发现由镉诱导产生的 MT 和由铜诱导产生 MT 是两种截然不同的蛋白。此外，在美国龙虾中的 CuMT 系列无论在结构上还是在功能上也是不同的：其中有一种 CuMT 与解除铜的毒性有关，而另一种却在为生物合成血蓝蛋白提供铜。这表明 MT 基因的表达具有金属特异性。这就使我们有可能通过合成某些特异性的 MT 核苷酸探针来测定金属特异性 MT 的表达水平。

MT 降解速率与 MT 结合的金属种类有关，在小鼠肝脏中，由铜、锌、镉诱导而产生的 MT 半衰期分别为 12～16 h、20 h、70～90 h。铜与锌在 MT 降解过程中都被释放出来，然而镉在 MT 生物合成与生物降解中，都与 MT 紧密地结合在一起。在青蟹体内，观察到了类似的现象。

MT 分离纯化技术主要有：膜分离技术、高效液相色谱、凝胶过滤色谱、离子交换色谱、毛细管电泳法等。MT 没有催化活性，其浓度的测定只能依赖于蛋白质定量分析，现在常用的方法有：利用空间排阻和离子交换层析，结合原子吸收分光光度计的方法；金属置换分析；蛋白质硫醇的极谱分析法；免疫化学分析法等。兔肝 Zn-MT 是常用的 MT 标准品。

野外研究表明水体重金属含量的升高与鱼和海生无脊椎动物中 MT 结合的金属浓度有关。在对英国哥伦比亚的一条受锌、铜、镉污染的河流中，发现 MT 的浓度是指示鱼暴露于重金属强度的一个非常有用的指标。同样，在暴露条件下的河鲈体内，肝 MT 的浓度与环境中镉的富集有一定的相关性。研究已经证实了在镉污染区域中的海洋软体动物体内会出现 CdMT。组织中银、镉、汞等一些非必需金属的浓度反映了这些金属在环境中的水平。在污染区域中生活的青蟹，消化腺中重金属的浓度很高，并且含有结合了镉、铜、锌的 MT。鳃中的 MT 结合了大多数的镉。在从一个距离工业污染源较远的地方采集的蟹，仍然能够从其体内分离出 CdMT。另外，在法国地中海沿岸的三个污染程度各不相同的地点采集到的沐浴角骨海绵 Spongia officinalis 中，发现 MT 的浓度与环境中金属的污染有一定的相关性，其中铜、汞和锌的相关性为显著正相关。这些表明：在水生环境中，MT 可能会是一个指示暴露有毒重金属强度的很有用的指标。

由于 MT 能被多种金属离子直接诱导，且具有一定的特异性，加上其测定程序敏感度较高，目前已被当作生物标志物应用于重金属污染的环境监测等方面。如虹鳟鱼 *Salmo gairdneri* 幼鱼肝脏的 MT 水平和淡水贻贝 *Anodonta grandis* 的 MT 都是金属污染的有效生物标志物。但在哺乳动物、昆虫、甲壳类动物中，发现 MT 能被除重金属以外的很多因素所诱导，如黄体酮、胰高血糖素、白细胞介素 1、干扰素等，并且 MT 的生物合成还会受到生长、繁殖、组织再生、温度及营养条件等多种因素的影响，在昆虫以及甲壳类动物中，还会受到蜕皮的影响。因此在 MT 被当作生物监测标志物应用时，需要综合考虑其他影响因素，排除它们的干扰，才会得到较理想的结果。

6.1.4　应激蛋白

应激蛋白（stress protein，SP）是生物受到热、缺氧、某些金属、乙醇、砷化钠等某些外来污染物质、紫外线、生物、精神等因子刺激时产生应激反馈而合成的蛋白质，因该类蛋白质最初是在生物经历急剧的温度变化的情况下被研究发现的，故又称热休克蛋白（heat shock proteins，HSPs）。普遍存在于各种生物体中，具有分子伴侣、抗应激、调节细胞凋亡、抗氧化、参与机体免疫等生物学功能。根据组成蛋白的氨基酸序列结构、功能及分子质量的不同，将 HSPs 分为 6 个家族：sHSP（分子质量 12～43 kDa）、HSP40、HSP60、HSP70（分子质量 66～75 kDa）、HSP90（分子质量 83～100 kDa）和 HSP110。

HSPs 具有：①很强的保守性，其分子结构不会因为生物的进化程度不同而有较大的差别，同源性都非常高，如真核生物中来源不同的 HSP70 的同源性为 60%～78%，酵母菌和人类的 HSP90 同源性也有 60%；②普遍性，无论是原核生物还是真核生物，在高温刺激下均可合成一类有着很强生物学活性和功能的 HSPs；③非特异性，除热应激以外，其他诸如神经损伤、有害金属离子、病毒或细菌感染等物理、化学或生物应激都可以诱导 HSPs 的产生；④反应快速而短暂，如大豆幼苗在热刺激 3～5 min 就可检测到 HSPs mRNA 的积累，2 h 达到最高值，6 h 下降明显，12 h 后即消失了，说明 HSPs 仅在应激后的特定时间内出现和起作用。此外，不同的 HSPs 存在的部位不同；蛋白翻译效率高；不同的 HSPs 表达量及在体内持续的时间不同，即合成和降解的动力学特性不同；热应激条件下，不同组织 HSPs 表达的种类和数量也不相同，导致 HSPs 的应激表达有着组织特异性。

因为 HSPs 从微生物到人的所有生物中的高度保守性、能被多种多样的环境压力因子所诱导、是细胞自我保护反应的一部分，故可以作为环境污染生物标志物的理想候选指标。研究发现 HSP73 和 HSP72 两种应激蛋白质是高度保守的 HSP70 簇，在暴露于环境干扰时能被明显地诱导合成。特别是 HSP72，正常条件下多数细胞中没有，仅在环境压力存在时合成，这种高度诱导性蛋白质是用作化合物污染的生物标志物的最佳候选指标。真核生物中生物膜上的 HSP60 簇的成员位于线粒体和叶绿体中，促进这些组分中的输导作用和寡聚蛋白质的装配，由于 HSP60 序列高度保守且在受应激条件下细胞中合成率明显提高，同样是生物标志物的一个良好选择。主要检测方法有免疫印迹法、ELISA 法、qPCR 法、流式细胞术等。

例如，线虫 *Plectus acuminatus* 体内诱发的 HSP60 与土壤重金属污染相关，随着土壤中 Cd 和 Cu 浓度的增高，线虫体内 HSP60 含量也相应增加。正蚓 *Lumbricus terrestris* 分别暴露在含有氯乙酰胺、五氯酚和 Pb、Cd、Cu、Hg 等重金属的土壤中，其中肠组织中相应诱发出 HSP70，尽管存在着某些个体差异性，但总体上重复性好，属于敏感的生物标志物。亦有研究表明实验室短期暴露于慢性毒性但急性亚致死的铜浓度下可诱导摇蚊幼虫产生 HSP70 蛋白,人角质形成细胞暴露于 25 μmol/L Cd 离子后,HSP72 的表达增加了 20 倍。此外,有人利用淋巴细胞和血浆 HSP70 作为生物标志物评估钢铁工人炼焦炉暴露情况。

大多数研究数据表明外源污染物质对应激蛋白质的诱导在环境监测和毒理学监测方面具有很好的应用潜力。但还需要做更多研究工作,以准确评价它们的实际用途。如在鱼类、水生无脊椎动物、植物中需要进行更多的应激蛋白质研究,并将组织水平应激反应机理和生物体水平功能的损伤机理联系起来考察和研究,暴露于环境中污染物的土著或迁移生物中高应激蛋白质浓度的持久性也需要在不同环境条件下得到更深入的考查和验证。

此外,也有用卵黄原蛋白(vitellogenin,VTG)作为环境激素污染的生物标志物。如在环境监测和生态风险评价中,可以选取具有代表性的鱼类的卵黄原蛋白作为环境雌激素的生物标志物,其定性和定量方法主要有 ELISA 法和免疫印迹法。

6.1.5 氧化应激和抗氧化反应

6.1.5.1 氧化应激

氧化应激(oxidative stress,OS)是指机体受到对自身有害刺激时产生过多的高活性分子如活性氧自由基(ROS)与活性氮自由基(RNS),导致氧化作用增强的一种氧化还原状态,氧化物的生成速率大于氧化物的清除速率,进而对机体组织细胞产生损害。ROS 包括超氧阴离子($\cdot O_2^-$)、羟自由基($\cdot OH$ 和过氧化氢(H_2O_2)等;RNS 包括一氧化氮($\cdot NO$)、二氧化氮($\cdot NO_2$)和过氧化亚硝酸盐($\cdot ONOO^-$)等。

氧化产物有许多内源性来源:包括黄嘌呤氧化酶,二胺氧化酶,前列腺素合成酶,葡萄糖氧化物等各种酶的活性;线粒体、微粒体、叶绿体的多酶电子传递链;白细胞引起的活性噬菌作用(如嗜中性粒细胞和巨噬细胞)。从环境污染物的生物标志物的角度来看,关注的是有许多结构性有毒化合通过氧化还原循环加速了细胞内氧自由基的产生。氧化还原活性化合物包括芳香二醇、醌、硝基芳香族化合物、芳香羟胺、二吡啶基化合物(如除草剂百草枯)、特定的重金属螯合物。在氧化还原循环中,亲电化合物首先被一种基于 NAD(P)H 相关还原酶催化还原,产生异型生物质基团,然后将非共价电子提供给 O_2 产生 O_2 和能进行下一个循环的亲电化合物。在该循环的每一转变中,发生了还原剂被氧化和氧自由基产生的两种可能有害的事件。此外,细胞色素 P450 相关的芳香羟胺氧化代谢同样是氧自由基的一个重要来源。许多生化干扰物对机体的毒性作用被认为是受氧自由基影响的结果。

6.1.5.2 氧化伤害

部分环境污染物进入生物体后在被氧化的过程中产生大量的活性氧自由基,会引起一系列的生化和生理效应。从生物标志物角度来看,生化干扰主要包括脂质过氧化、DNA 氧化反应,高铁血红蛋白和氧化还原状态。

(1)脂质过氧化

细胞膜和胞内各种细胞器一般都有由脂质双分子层构成的膜性结构,污染物在生物体内氧化还原反应中形成的 ROS 可以攻击这些脂质分子,造成脂质过氧化损伤,从而破坏细胞膜和各种细胞器膜的正常结构,使膜的流动性和通透性发生改变,最终导致细胞结构和功能的改变或破坏。

脂质过氧化是由于多不饱和脂肪酸（2H）链上的—CH₂—失去一个 H 引起的。氧自由基很容易完成这个反应，产生脂质自由基（L·），L 经过分子重排形成双烯自由基，也很容易与 O₂ 反应生成脂质过氧化原子团 LOO·，而 LOO· 极易从临近的多不饱和脂肪酸获取氢形成一个脂质氢过氧化物 LOOH 和一个新的脂质自由基，而这个新的脂质自由基可以起始另一次脂质自由基的链式反应产生更多的 LOOH 和 L·。脂质氢过氧化物在存在二价铁离子的情况下又会转化成烷氧基原子团 LO·，随后与临近的多不饱和脂肪酸反应也可以起始另一次脂质自由基的链式反应。脂质过氧化确切的化学反应以及有关的各种自由基产物非常复杂。

大量研究表明，多种化合物的暴露能够引起生物体内脂质过氧化。例如，暴露于除草剂的鲤鱼，暴露于对乙酰氨基酚、CCl₄、Cd、PCB 的鳕鱼，暴露于 PAH 污染沉积物的鳟鱼及暴露于 O₃ 的松树。丙二醛（malondialdehyde）是脂质过氧化的降解产物，是多种外源污染物引起的氧化性脂质损伤的指示剂。例如暴露于 PCB（Aroclor1254）或镉的鲻鱼 *mugil cephalus* 和大西洋黄花鱼 *Micropogonias undulatus* 肝微粒体的丙二醛浓度明显提高。赤子爱胜蚓（*Eisenia fetida*）暴露于烟碱类杀虫剂吡虫啉、噻虫嗪、呋虫胺和重金属镉、铜、锌的复合污染下，第 28 天时体内丙二醛含量显著高于对照组。

使用最广泛的脂质过氧化测定方法是硫代巴比妥酸法，即用 2-硫代巴比妥酸（TBA）与脂类氧化产物丙二醛（MDA）作用生成一种粉红色化合物，此化合物在 532 nm 下有最大吸收值。通常测试结果表示为 532 nm 下吸光值与丙二醛吸光系数之积，即通常所说的 TBA 值。作为测定脂类氧化的一个综合指标，在考虑到干扰因素的前提下，该法具有简洁、快速、所需仪器少，一次可处理大批样品特点。MDA 的浓度水平作为脂质过氧化的有效指标，可作为一种生物标志物。另外，脂质过氧化产生羰基化合物（如丙二醛）可与蛋白质、氨基酸反应生成含有 N—C═C—C═N 结构并发荧光的席夫碱（Schiff base），此碱具有典型荧光激发光谱和发射光谱（420～470 nm）。因此，用荧光分光光度计测定其荧光相对强度，即可间接反映脂质过氧化水平，且灵敏度很高。席夫碱比 MDA 稳定，也有可能成为一种生物标志物。

（2）DNA 氧化损伤

各种自由基可以攻击 DNA，导致各种碱基氧化产物的生成，可引起 DNA 链断裂、碱基化学结构异常、基因表达异常甚至发生突变。羟自由基攻击 DNA 时可形成至少 3 种修饰碱基：8-羟基脱氧鸟苷（8-OHdG）、5-羟甲基尿嘧啶和乙二醇尿嘧啶。其中 8-OHdG 是羟自由基引起鸟嘌呤 8 位羟化而产生，是最常用的 DNA 氧化应激标志物，主要测定方法有：气相色谱/质谱法、酶联免疫吸附法、毛细管电泳法、高效液相色谱–电化学检测器分析法等。

大鼠原代肝细胞悬液经甲醛染毒 1h 后，其 8-OHdG 含量呈明显上升趋势，与对照组含量相比，15 μmol/L 染毒组和 45 μmol/L 染毒组数值分别升高了 2.2 倍和 4.2 倍，差异显著，表明 8-OHdG 可作为细胞 DNA 氧化应激状态的生物标志物。2014 年 Shono 和 Taguchi 通过测定尿中 8-OHdG 水平，作为 DNA 氧化损伤的生物学标记，发现短时间暴露于邻苯二甲酸单丁酯能够造成青春期大鼠的 DNA 氧化应激损伤。2020 年 Temiz 研究发现生物农药甲氨基阿维菌素苯甲酸盐可导致雄性小鼠肝脏中的 DNA 氧化生物标志物 8-OHdG 水平的增加，表明该生物农药对小鼠具有基因毒性。此外，也有人报道大气颗粒物和挥发性有机物在体外对小牛胸腺 DNA 造成不同程度的氧化损伤，导致 DNA 中 8-OHdG 含量增加，认为 8-OHdG 可作为空气污染物暴露水平及其对 DNA 损伤的生物学标志物。

（3）高铁血红蛋白生成

正常条件，脊椎动物体的红细胞一小部分血红蛋白（1%～2%）以高铁血红蛋白（MetHb）形式存在。在 MetHb 中，血红素一半铁离子中心以氧化状态 Fe^{3+} 形式存在，而失去结合及运输 O_2 的功能。氧自由基的产生有利于 MetHb 的形成，故不断增加的 MetHb 浓度为红细胞内的氧化损伤程度提供了敏感的指标。大量芳香族联氨化合物、喹啉、硝酸和一些过渡金属尤其是铜等能增强 MetHb 的形成。通常采用分光光度法测定血样中 MetHb 浓度，十分简便。MetHb 在 635 nm 处有特征吸收峰，其与氧合血红蛋白在 590 nm 处的光密度相等。因此，细胞经低渗破膜后，对细胞质进行稀释并通入空气（4℃进行），使其完全氧饱和，扫描 500～700 nm 间的图谱，以 $A_{635\,nm}/A_{590\,nm}$ 代表 MetHb 的相对水平。

人失血性休克和力竭运动过程均伴随着组织缺氧和血氧饱和度下降（主要为静脉），组织缺氧可间接通过自由基产生机制使红细胞发生氧化应激，通过测定 MetHb 的水平发现血氧饱和度降低可促进红细胞氧化损伤。在人体体外系统中，如血液、肝匀浆液的去线粒体上清液（肝 S9），氨基苯酸乙酯处理与比利多卡因（一种局部麻醉剂）处理相比能够诱导它们产生更多的高铁血红蛋白。其他动物中关于污染物诱导 MetHb 浓度变化的研究比哺乳动物要少得多。然而，该方法可作为鱼体内有用的、易测的生物标志物。例如，两种萘醌可诱导鱼体内 MetHb 浓度增加。另外，瑞典野外研究造纸废水时，发现生活在造纸厂污水中的鲈鱼体内 MetHb 浓度要高于生活在对照区内的。

（4）氧化还原状态

上述各种效应中的氧化产物来源于与氧自由基的直接反应，然而，由氧自由基产生的化合物的更多的效应是表现在组织和细胞的氧化还原状态。健康的细胞可以控制和保持一些物质的还原状态，尤其是还原型烟酰胺腺嘌呤二核苷酸（NADH）和还原型烟酰胺腺嘌呤二核苷酸磷酸（NADPH）将最终驱动所有的生化反应。GSH 不仅有抗氧化作用，也是控制蛋白质合成与运输时的一种关键的还原剂。在健康细胞中，GSH：GSSG 的比值非常高，通常大于 10：1。产生氧自由基的化合物是对细胞内还原剂强加了一种额外的直接消耗，并对各种代谢过程产生深刻的影响。例如，吡啶核苷酸会被具氧化活性的化合物去电子，GSH 的消耗是由于直接对氧基团的清除，或是作为 Px 活性反应的辅助因子。NADPH 必须被氧化以维持减少的 GSH 水平。更多非直接的、氧化压力作用于还原库，为了抵抗不断增加的氧自由基，就要消耗大量的能量。

机体细胞内不同吡啶核苷酸辅酶的量可以作为生物标志物反应细胞的氧化还原状态。在测定 NADPH/$NADP^+$ 的许多方法中，分光光度法已被广泛使用，HPLC 法也被应用。也有人建立起超高效液相色谱–质谱联用法同时测定细胞内 4 种吡啶核苷酸辅酶（NAD^+、$NADP^+$、NADH、NADPH）的方法。对于 4 种吡啶核苷酸辅酶，该方法均在较宽浓度范围内呈良好线性关系，检出限和定量限分别在 0.03～0.30 pmol 和 0.06～1.20 pmol 范围内，且操作简便、分析快速、准确度高、灵敏度好，适用各种细胞样品中吡啶核苷酸辅酶的快速定量测定。

6.1.5.3 抗氧化剂

机体中多种生化反应能够产生氧自由基，实际上可视作需氧代谢的一种代价，而作为需氧生物体则都具有一套抗氧化系统，起到氧自由基解毒作用。当氧自由基含量超过抗氧化剂系统容量时就会出现氧化伤害。动植物存在两类抗氧化系统，一类是酶抗氧化系统，包括超氧化物歧化酶（superoxide dismutase，SOD）、过氧化氢酶（catalase，CAT）、谷胱甘肽过氧化物酶（glutathione peroxidase，GPx）、谷胱甘肽还原酶（glutathione reductase，GR）、二氢硫辛酰胺脱氢酶（dihydrolipoamide dehydrogenase）、葡萄糖-6-磷酸脱氢酶（glucose-6-phosphate dehydrogenase，G6PD）等；另一类是非酶抗氧化系统，包括谷胱甘肽（GSH）、维生素 C、维生素 E、类胡萝卜素、褪黑素、α-硫辛酸、微量元素铜、锌、硒（Se）等。

（1）超氧化物歧化酶

超氧化物歧化酶（SOD）是一种能够专一清除 O_2^- 的酶，在需氧生物中普遍存在，多位于生物体细胞的细胞质、线粒体以及叶绿体中，能催化 O_2^- 不均衡产生 H_2O_2 的反应。根据其结合的金属离子的种类不同，可以将 SOD 分为四种类型：①Cu/Zn-SOD，是超氧化物歧化酶家族最重要的一类酶，也是清除自由基最重要的成员之一，它有两种基本类型，分别由两个不同的基因编码成一个在N端含有外导向区域的胞外型 Cu/Zn-SOD（主要定位在细胞表面和细胞质基质及人的细胞核内）和不含外导向的胞质型 Cu/Zn-SOD（主要分布于真核生物的细胞质、植物的叶绿体基质和过氧化物酶体以及线粒体的膜间隙，是发现最早、也是存在最广泛的真核生物 SOD）。Cu/Zn-SOD 是由两个相同亚基通过疏水键连接而成的蓝绿色同源二聚体，由于缺少色氨酸和酪氨酸，在紫外光区 260 nm 左右有特征吸收峰，而铜离子的存在则使 Cu/Zn-SOD 的可见光区特征吸收峰出现在 680 nm 处。②Mn-SOD，是需氧生物生存必不可缺的一种 SOD，呈粉红色，分布在真核细胞线粒体中，以同源四聚体的形式存在；原核细胞中，该蛋白由两个亚基组成。Mn-SOD 的可见光区和紫外光区的特征吸收峰分别在 475 nm 处和 280 nm 处。③Fe-SOD，分布非常广泛，在古细菌、专性厌氧菌、兼性需氧菌、有氧固氮菌、蓝藻、原生动物及藻类和高等植物的叶绿体内甚至部分生物的细胞核都发现了该酶，为黄褐色，由两个含铁离子的亚基组成。Fe-SOD 的可见光区和紫外光区的特征吸收峰分别在 350 nm 处和 280 nm 处。④Ni-SOD，最晚被发现，主要存在于蓝藻、绿藻、链霉菌等的细胞质中，具有与其他蛋白质的重复序列较少的特点，在寡聚状态下由四个亚基组成，溶液中则是以六聚体的形式存在。Ni-SOD 的紫外光区的特征吸收峰在 278 nm 处，可见光区特征吸收峰在 380 nm 处。

测定 SOD 的方法有很多种，一般分为直接法和间接法两大类，直接法操作繁琐、需要特定的仪器设备，一般实验室很难使用，故多采用间接法。常用的方法有黄嘌呤氧化酶法和邻苯三酚自氧化法。另外还有化学发光法、光化学法、极谱氧电极法、免疫法等。为分辨特定的化合物对总 SOD 活性的贡献，在以上方法基础上发展了一些改良方法。例如，用氰化物选择性抑制 Cu/Zn-SOD，用 H_2O_2 抑制 Cu/Zn-SOD 和 Fe-SOD。通过使用这些抑制剂，就能区分出有不同金属中心的 SOD 活性，如可以从细胞质 SOD 活性（Cu/Zn-SOD）中分辨线粒体 SOD 活性（Mn-SOD）。此外，采用或不采用抑制剂的 SOD 分析的标准方法，能方便地与电泳结合来区分特殊的同工酶活性。

SOD 是高度诱导性酶，可用作某些外源污染物暴露和毒性效应的生物标志物。当暴露于强氧化剂污染时，生物体组织的 SOD 活性通常被诱导增加，如暴露于百草枯的鼠类肝组织，有肋蚌类 Geukensia demissa；暴露于 SO_2 的白杨树叶 Populus euramericana；暴露于臭氧的挪威云杉树叶 Picea abies 和火炬松叶 Pinus taeda。马齿苋在 Cu、Cd 胁迫下根和芽中 SOD 活性随金属浓度呈先上升后下降的趋势。荠菜在农药吡虫啉胁迫下能提高 SOD 活性。根结线虫侵染番茄幼苗导致叶片 SOD 酶活性明显升高。在野外研究进行 SOD 测定和分析时，发现弗吉尼亚受 PAH 严重污染的伊利莎白河中野生黄鲹体内 SOD 被诱导升高。

（2）过氧化氢酶

过氧化氢酶（CAT），又称触酶，广泛存在于动物、植物和微生物体内，根据其结构的不同分为典型的单功能血红素 CAT、CAT-过氧化物酶以及非典型的锰 CAT。主要功能是清除机体内过量的过氧化氢，能够预防过量的过氧化氢对细胞产生的毒害作用。CAT 活性测定的方法大都基于其催化过氧化氢的分解反应，根据反应生成的氧气量、反应剩余的过氧化氢的量或根据反应时的电子的转移及电流的变化等。主要测定方法有高锰酸钾滴定法、碘量法、紫外分光光度法、荧光分析法、化学发光法、极谱氧电极法、电流测定法、电泳-染色法、放射化学测定法以及简易气量测定法等。

在暴露于百草枯的鼠类及有些蚌类中已观察到 CAT 活性增加。在暴露于两种复杂混合物的鲶鱼中观察到 CAT 显著增长，增加 1.5～2.5 倍。暴露于百草枯的欧洲鲫鱼 *Carassius carrasius* 中红细胞 CAT 活性有短时间增加的现象。Li 等在研究彭泽鲫鱼受重金属镉刺激后体内活性氧的产生以及抗氧化酶系统的变化时发现，不同组织中均能检测到 CAT 活性，而且在镉离子暴露浓度为 0.1mg/L 时，肝组织中该酶的活性最强。此外，在光照、植物激素、臭氧、温度、外源污染物质、过氧化氢、高渗透压及重金属等作用下，植物中的 CAT 表达量以及活性都有所变化。表明 CAT 可以作为一种非常有用的生物标志物。

（3）谷胱甘肽过氧化物酶（GPx）

GPx 是一种含巯基的过氧化物酶，可以清除机体内的 H_2O_2、有机氢过氧化物及脂质过氧化物，阻断 ROS 自由基对机体的进一步损伤。从人和动物组织或细胞中提纯的 GPx 分子质量为 76～95 kDa，为水溶性四聚体蛋白，4 个亚基相同或极为类似，每个亚基有 1 个硒原子。根据氨基酸序列、底物特异性及组织定位，目前把哺乳动物中的 GPx 同工酶分为八大类，即 GPx 1～8。GPx 的活力以催化 GSH 的反应速度来表示。GSH 测定通常采用二硫代二硝基苯甲酸法，其原理是 GSH 和二硫代二硝基苯甲酸作用生成较稳定的黄色 5-硫代二硝基苯甲酸阴离子，在 412 nm 处测定其吸光度，即可计算出 GSH 的量，以单位时间内 GSH 减少量来表示 GPx 的活力。

暴露于 O_3 下的小鼠发现了肺部 GPx 活性显著增加。雄性家蚕 5 龄幼虫脂肪体中 GPx 活性随 Cd^{2+} 胁迫浓度的升高而增加，且具有浓度-效应关系。日本三角涡虫 *Dugesia japonica* 经全氟辛烷磺酸和木醋联合处理后，可增加体内 GPx 等氧化应激生物标志物酶的活性。当植物遭受病原菌入侵、高盐、重金属、机械刺激、干旱、温度及光照等不同因子胁迫作用时，多数 GPx 的表达及酶活性会增强。例如，大豆和挪威云杉暴露于 O_3、苏格兰松树暴露于 SO_3、豌豆同时暴露在 SO_2 和 NO_2 下以及豌豆同时暴露于 SO_2、NO_2、O_3 中，可以强化植物体内的过氧化程度，引起 GPx 等过氧化物酶的活性或表达水平发生变化，有人认为 GPx 等过氧化物酶有可能是目前最可行的关于气态氧化污染物标志物。

（4）谷胱甘肽还原酶（GR）

生物有机体内的 GR 蛋白序列尤其在其底物结合位点上是高度保守的，通常是同源二聚体，分子质量在 100～150 kDa，每个单体含有 1 个黄素腺嘌呤二核苷酸（FAD），在非巯基条件下，GR 易形成三聚体或多聚体。GR 能催化氧化态的谷胱甘肽（GSSG）还原生成还原态的谷胱甘肽（GSH），维持机体内的 GSH 含量和 GSH 库的氧化还原状态，并清除 ROS，是一种基本的抗氧化剂，也是一种非常有用的生物标志物。在暴露于 O_3 的小鼠、豌豆和菠菜等体内发现 GR 标志物增加。鲤鱼生命早期长期接触烟碱类杀虫剂农药噻虫啉会影响个体发育和生长速率，并抑制抗氧化能力，导致 GR 等抗氧化酶活性下降。

（5）谷胱甘肽（GSH）

谷胱甘肽广泛存在于所有生物细胞中，是一种三肽化合物，由谷氨酸、半胱氨酸及甘氨酸组成，在体内以还原型谷胱甘肽（GSH）和氧化型谷胱甘肽（GSSG）2 种形态存在，通常人们所指的谷胱甘肽是还原型谷胱甘肽。它参与二硫化物、硫醚和硫酯的形成，并能通过巯基与机体内的自由基结合，使其还原为容易代谢的酸类物质，加速生物体内自由基的排泄和清除，是胞内代谢过程和机体遭受氧化胁迫时所产生的过氧化物的最有效的清除剂之一。测定谷胱甘肽含量的方法有很多，如荧光法、比色法、碘量法、酶循环法、毛细管电泳法和HPLC 法等。已有研究表明，某些污染物诱导 GSH 合成的增强，例如，暴露于镉和石油下的条纹鳕鱼以及几种暴露于 SO_2 的植物。番茄幼苗在 Cd^{2+} 胁迫下，GSH 含量增加，且根系中的含量大于叶片。当大豆暴露于 O_3 和小鼠暴露于除草剂，GSH 氧化作用将增强。基于人支气管上皮细胞的研究结果，有人提出细胞内 GSH/GST 抗氧化系统的变化可以作为早期评价氧化铁纳米颗粒毒性的生物标志物。

（6）维生素 C

维生素 C（VC）又称为抗坏血酸，是一种重要的水溶性的抗氧化剂，还可作为脯氨酸羧化酶和赖氨酸羧化酶的辅助因子。植物和许多动物都能合成 VC，部分动物由于缺失 VC合成途径中催化最后一步的关键酶 L-古洛糖酸内酯氧化酶（L-gulonolactone oxidase，GLO），而丧失了合成 VC 的能力，需要补充外源 VC 维持生命活动。测定 VC 的方法主要有2，6-二氯靛酚滴定法、直接碘量法、光度分析法、高效液相色谱法和电化学法等。VC 作为生物标志物的运用，仅限于能合成它的动植物中。针叶树暴露在气态氧化学污染物时，体内VC 浓度增加。另外，在大规模的野外研究中发现，生活在白牛皮纸厂的排污水体中的鲈鱼体内的 VC 浓度要高于生活在对照区的鱼。

（7）维生素 E

维生素 E 又称生育酚，是一种植物合成的脂溶性抗氧化剂，但也是动物所需。自然界共有 8 种，包括 4 种生育酚和 4 种三烯生育酚。通常说的维生素 E 即指 α-生育酚，为微黄绿色透明黏稠液体，易溶于有机溶剂，不溶于水，对热稳定，极易被氧化。维生素 E 以苯并二氢吡喃为主要结构，其 6 位酚羟基上有一个较为活泼的氢能与自由基结合形成稳定的化合物，阻断自由基的链式反应，从而阻断氧化反应。在人体内维生素 E 除了具有抗氧化作用外，还具有促进生育、抗衰老、提高免疫力、保护肝脏等功能。维生素 E 的主要分离检测技术包括自动生化分析法、酶联免疫吸附法、气相色谱法、液相色谱法和超高效超临界流体色谱法等。维生素 E 作为一种生物标志物的应用目前仅限于植物体。如气态污染物暴露下的针叶树，其体内维生素 E 浓度增加。

6.1.6　DNA 损伤与修饰

脱氧核糖核酸是生物体内重要的大分子和遗传物质。机体细胞经常受到电离辐射（IR）、紫外线（UV）、烷化剂、亚硝胺类、病毒感染等各种因素的影响，造成如 DNA 单、双链缺口（SSB、DSB），碱基氧化，加合物形成等各种各样的损伤。细胞本身具有修复能力，一旦 DNA 损伤发生，各种修复酶迅速被诱导增加并被活化。如果修复过程中出现缺失、插入等不正确的修复，就会引起异常碱基的累积，导致细胞突变或死亡，产生遗传疾病等。

外源性污染化合物及其活性代谢产物与 DNA 相互作用及产生突变主要按如下顺序进

行，第一阶段，形成 DNA 加合物（DNA adduct）；第二阶段，可能会发生 DNA 的二次修饰，如链断裂或 DNA 修复率提高；第三阶段，DNA 结构的破坏被固定；第四阶段，当细胞分裂时，外源性化合物造成的危害可导致 DNA 突变及其基因功能的改变。由此可见，形成 DNA 加合物是外源性污染化合物及其活性代谢产物与 DNA 相互作用产生 DNA 损伤最早期的作用，随后产生最重要的影响是碱基置换、碱基丢失、链断裂等 DNA 结构的改变。DNA 分子上的碱基、糖及磷酸均可受到化合物的攻击，造成化学性损伤。其中碱基最易被攻击，亲电性化合物主要攻击鸟嘌呤的 N_7 和 C_8、胞嘧啶的 N_3 和腺嘌呤的—NH_2 基；亲核性化合物主要攻击胞嘧啶、胸腺嘧啶的 C_5 位；自由基主要攻击腺嘌呤和鸟嘌呤的 C_8 位和嘧啶碱基的 5、6 位双链。化合物与 DNA 主要是共价结合。

评定污染物的遗传毒性有很多方法，染色体的损伤可以染色后用显微镜观察来确定；非整倍性和其他致染色体断裂的效应可以荧光染色后用流式细胞术来定量；致染色体断裂的作用也可以用细胞中微核的数量来反映；DNA 加合物可以用 ^{32}P 标记法来检定；也可以估计 DNA 断裂数量，并与具有遗传毒性的污染物暴露建立关联，例如有人应用碱性解旋法在环境污染和淡水龟的 DNA 单链断裂之间建立了关联性。

以 DNA 加合物作为生物标志物来评价环境中化学污染物的遗传毒性，近年来受到人们的普遍重视。研究表明多环芳烃、芳香胺、黄曲霉素及各种烷化剂等 100 多种化学物可与 DNA 形成加合物。许多研究发现，污染严重的水体沉积物导致底栖鱼类中 DNA 加合物形成，并表明 DNA 加合物形成与鱼类肿瘤形成有较好的相关性。野外调查发现动物肝 DNA 加合物与污染物之间存在剂量-效应关系。血液淋巴细胞 DNA 加合物的水平也与遗传性污染物的暴露有关。接触苯并[α]芘和芳香胺后，鱼、软体动物体内形成的 DNA 加合物水平可很好地反映这些有机污染物的污染和危害程度。

受损的 DNA 可以被机体自身修复，目前了解比较清楚的修复途径主要有碱基切除修复（base excision repair，BER）、核苷酸切除修复（nucleotide excision repair，NER）、错配修复（mismatch repair，MMR）、DNA 链断裂的重组和重接合修复及 DNA 聚合酶绕道修复 DNA 损伤等。所有修复途径都涉及各种各样的与 DNA 修复有关的酶。目前也已发现一些环境污染物能抑制某些 DNA 修复酶的表达或活性而影响机体的 DNA 修复功能，例如，人类长期暴露于重金属镉环境会使 DNA 修复酶基因 8-氧鸟嘌呤 DNA 糖基化酶 1（8-oxoguanine DNA glycosylase 1，OGG1）表达水平受到显著抑制。

6.1.7 对卟啉合成的影响

卟啉（porphyrin）是一类由四个吡咯类亚基的 α-碳原子通过次甲基桥互联而形成的大分子杂环化合物，在自然界中广泛存在，对生物体的生命活动起着十分重要的作用，如叶绿素、细胞色素 P450、血红素和维生素 B12 等。许多卟啉化合物以与金属离子结合的形式存在于自然界中，如含有二氢卟吩与镁配位结构的叶绿素以及与铁配位的血红素。

卟啉生物合成途径存在于几乎所有真核细胞中，卟啉合成代谢途径可分为：δ-氨基-γ-酮戊酸（ALA）的形成、吡咯单元（PBG）的形成、尿卟啉原Ⅲ的形成、尿卟啉原Ⅲ的氧化、粪卟啉原Ⅲ的氧化、原卟啉原Ⅸ的氧化，共 6 步。涉及许多酶的参与，如 ALA 合成酶、ALA 脱氢酶、胆色素原脱氨酶、尿卟啉原Ⅲ合成酶、尿卟啉原脱羧酶、粪卟啉原氧化酶、原卟啉原氧化酶和亚铁螯合酶等。

卟啉合成途径是血红素蛋白和各种细胞色素合成的必要途径，故环境污染物对卟啉合成的影响对生命活动非常重要，大量哺乳动物实验证明，卟啉对许多有机和无机化学物都非常敏感，如铅、砷、汞、PCBs 和乙醇等都会高度特异性地导致某一卟啉合成途径的酶发生变化，并同时伴随有在尿样的血红素前体和卟啉的增加。因此，常以卟啉合成途径的酶活水平抑制、卟啉的损伤效应或其产物作为生物标志物来评估污染物对机体的损伤作用和暴露水平。例如，有人将家兔排泄物中的卟啉水平作为有机磷杀虫剂二嗪农（diazinon）暴露的非破坏性生物标志物。

另外，在含有亚致死浓度铅和镉的环境中生活的水生生物，其血液和肝脏中也检测到血红素途径的酶活性发生了特异性的改变。有关铅和其他环境因子影响鱼的 ALA 脱氢酶，已经在虹鳟鱼和鳊鱼中检测到。对植物和细菌的研究也表明卟啉氧化酶对过氧化型除草剂敏感。

6.1.8　生物标志物

生态系统各生物组分对外源污染物的暴露可从不同水平上进行响应，但最早的响应必然是从分子水平上开始的，然后逐步在细胞、组织、器官、个体、种群、群落、生态系统等各个水平上反映出来。将生物化学与分子生物学技术应用于外源污染物的生态毒理诊断研究，能够建立起更为精确和敏感的生态毒理指标和方法，可进行环境亚致死含量有毒污染物的生态毒性效应及危害的诊断。

生物标记物是指示环境有毒污染物暴露和有害效应的生物反应，以上提到的生化或分子水平上的生物标记物不仅能显示分子或细胞水平的暴露-效应关系，揭示污染物在分子水平上的作用机制及由此引发的细胞和个体水平上的毒害作用，还能为环境污染物的暴露或危害提供有效的检测手段。由于很多污染物会导致代谢酶活性大幅变化、基因表达异常以及 DNA 损伤等分子毒性机制的发生，因此分子生物标志物不仅具有生物标志物的一般特征而且更为敏感，可以灵敏地检测到环境中低剂量的潜在有毒污染物，并通过多项反应指标提供有关生态毒性的综合信息，能够用作生态污染的早期预警。故掌握污染物危害发生前某些分子生物标记物的具体动态变化情况可以探讨并预测更低剂量环境污染物对生物机体的长期影响及潜在危害，从而及时避免或减轻环境污染的损害。

理想的分子生物标记物应该具有以下特征：①在生物组织高层次毒性效应发生之前就能够被测量出来；②测量应该简便、快速且很经济；③这种测量应具有标准的质量控制/质量保证的实行；④应该对单一毒物或者一组毒物有特异性；⑤毒物和标记物之间必须存在清晰的浓度-效应关系；⑥能够应用于较广范围的前哨种（sentinel species）；⑦在标记物的变化和与毒物有关的个体适应性降低之间建立联系非常理想，但不总是必需的；⑧整个系统应该被理解得足够透彻，以便生物或其所处环境对标记物的影响可以被调和到实验设计和数据解释中。

此外，前面提到的分子生物标记物还具有这些特征：①每一个系统都是多组分系统，所列举的部分反应只适用于这些组分中的很有限的一部分。例如，细胞色素 P450 是多组分系统，只提及细胞色素 P4501A 蛋白，而其他可以作为生物标志物的 P450 蛋白可能具有不同的性质。②这些系统中对污染的反应绝大部分基于哺乳类获得的知识，或者虽然是其他物种但是未涉及环境问题。对于应激蛋白和卟啉途径更是如此。③利用蛋白质作为生物标志物，方法学很重要，对由于污染暴露而出现的变化的解释也很重要。分析蛋白及其活性的方法，主要是分光光度计及其他传统方法。免疫学方法现在已广泛应用于 P450、应激蛋白和金属硫蛋白的诱导。cDNA 探针方法检查 mRNA 表达水平的方法也用于测定鱼或哺乳类体内 P450、应激蛋白和金属硫蛋白的诱导。由于这些分析方法有的是揭示了基因翻译的蛋白水平，有的是揭示了基因转录的 mRNA 水平，因此在污染监测使用中有所不同。由于使用这些方法都需要有装备齐全的实验室和研究者丰富的分析经验及有关蛋白系统的知识。发展更加简便的方法以及降低费用是非常必要的。环境和生物的可变性能够影响这些系统的水平和作用，以及这些系统对污染化合物的反应。例如，繁殖状况能明显影响鱼类的 P4501A 对污染物诱导的反应，甲壳动物的蜕皮会影响金属硫蛋白水平。一些蛋白质的含量、功能或反应也具有许多难以解释的季节性变化。营养状态、疾病状况及组织受损也能影响这些系统以及它们对环境污染的反应。对影响强度及其作用机理的理解可以使我们能建立起更精确的分子生物标志物与污染物质暴露和毒性效应的关联。

分子生物标志物仍然是生态毒理学研究中的重点，利用生物化学和分子生物学手段，研究生态系统中各种受试生物在有毒物质胁迫下的生物标志物及其机理，能够更好地阐明组织、器官、个体和种群水平上的生态毒理学机制。目前随着分子生物标志物的研究不断深入，各种分子水平上的诊断方法或技术相继涌现，但都尚未大范围推广应用。好多问题还有待研究和必须弄清，例如：①标志物间的相互联系。生物机体内各种分子生物标志物间往往相互影响、相互作用，关系错综复杂，例如细胞色素 P450 活性的形成完全依赖于血红素的生物合成途径；某些金属即可诱导血红素氧合酶活性，也可以诱导金属硫蛋白。如能弄清各种类别的分子生物标志物之间的相互联系和影响，就可以拓宽其在任何所给定的环境污染问题的使用性和研究范围。在实际应用的基础上，通过单一生物标志物得到的结论就可以由其他生物标志物的研究再加以独立地确认。②与更高等级效应的关联性。部分分子生物标志物与更高等级效应的关联已经被证实和阐明，例如，人体内细胞色素 P450 的诱导很可能与肺癌有关。随着各类研究的不断深入和扩展，将会揭示更多的分子生物标志物与更高生物水平效应的直接联系。等等。

故还需加强研究，一是从基础方面应该进行这几方面研究：①在各种体系中建立污染毒物引起反应的分子机制，并确定结构—活性关系；②弄清这些体系的生物和环境变量的分子生物学基础，以及它们对污染毒物的反应；③确定各种标志物水平变化之间的联系以及生理上和更高组织水平上的毒性影响。二是从应用方面来讲，不但要弄清各系统反应之间的联系，而且在野外研究中需要检测生物体内外的污染物的剂量或浓度；在野外研究中，还要让生物标志物方法更具有实用性，同时比较生物化学体系与其他生物标志物的反应的异同，以及不同标志物的敏感性等。

6.2 细胞和组织器官水平上的影响

6.2.1 对细胞的影响

细胞是生物的基本组成和结构单位。当污染物作用于生物体时，首先产生生物化学与分子水平上的毒性效应，严重时将导致细胞损伤，主要表现为细胞结构和功能的改变。不同种类的细胞因具有的形态结构和功能不同，对污染物的敏感性也不一样。研究污染物对细胞层面上的影响，可以阐明污染物毒害作用的本质，评价污染物的有害性及在早期警报污染物可能会对生态系统造成的影响。

6.2.1.1 亚细胞水平的影响

细胞是由细胞膜封闭的内含各种细胞器的基本生命单元。细胞膜和各种细胞器执行特定的功能以维持细胞和机体的正常生命活动。污染物可引起细胞膜和各种细胞器的结构和功能的异常改变，导致亚细胞水平上的损伤效应，且很敏感，可以用作生物标志物对生物损伤状况和污染物暴露水平进行评估。

（1）细胞膜

细胞膜是由脂质双分子层和镶嵌蛋白等构成，主要功能是参与细胞内外的物质交换。某些污染物可引起膜的脂质成分发生氧化作用而损伤细胞膜，使膜的完整性遭到破坏，导致细胞内容物外溢或过多水分进入细胞，发生肿胀。例如，大气污染物 SO_2 经气孔进入植物叶组织后，溶于浸润细胞壁的水分中，产生 SO_3^{2-} 或 HSO_3^- 然后被细胞氧化成 SO_4^{2-}，并产生了氧自由基，引起膜的脂质成分过氧化，伤害了细胞膜；较低浓度的焦性没食子酸就能诱导铜绿微囊藻 *Microcystis aeruginosa* 细胞产生活性氧，进而引发脂质过氧化并造成藻细胞膜的损伤。某些污染物还可影响细胞膜的离子通透性。例如，拟除虫菊酯杀虫剂和 DDT 均可作用于细胞膜的 Na^+ 通道，干扰 Na^+ 通过细胞膜，影响依赖于神经细胞膜的 Na^+ 或 K^+ 通透的神经信息传导。此外，有些污染物可与细胞膜上的受体结合，从而干扰了受体的正常生理功能。环境雌激素双酚 A（BPA）可与跨膜的 G 蛋白耦联受体 30（G protein-coupled receptor 30，GPR30）结合，介导多种雌激素信号途径而干扰内源雌激素功能。

（2）细胞核

外源污染物可使细胞核发生很多改变，主要有：①核大小改变，通常细胞功能旺盛可引起核增大，细胞功能下降时核体积则变小、染色质变致密。②核形改变，不同种类的细胞大多具有特定形状的核，生物体在污染物作用下，其细胞内核的形状可能会发生改变。③核结构改变，主要表现为核膜及染色质的改变，如染色质边集、核浓缩、核碎裂、核溶解等，核的这些结构改变为核和细胞不可恢复性损伤的标志，预示细胞濒临死亡或已死亡。④核内包含物，某些细胞遭受污染物暴露损伤时核内会出现各式各样的包含物，可为内质网断片、溶酶体、糖原颗粒、脂滴等胞质成分，也可为进入细胞的异物。⑤核仁改变，细胞受损时核仁变小和/或数目减少。例如，经镉暴露处理后，长江华溪蟹次级精母细胞的核发生变形，核膜膨大破裂，核质外流，染色质颗粒增多且聚集成堆，核仁减少甚至消失。再如，Hg^{2+} 和 Cd^{2+} 胁迫下，随着污染物浓度的增加和胁迫时间的延长，满江红 *Azolla imbricata* 细胞的核染色质凝集，核仁消失，核膜破裂。

（3）线粒体

线粒体是氧化磷酸化部位，是细胞内主要的能量形成场所。细胞受到污染物伤害时，会引起线粒体数量改变，如急性细胞损伤时线粒体崩解或自溶导致其数量减少，细胞慢性损伤时，线粒体通常发生适应性增生，一般不会减少，有时反而增多；会引起线粒体大小改变，主要是线粒体肿大，包括基质型肿胀和嵴型肿胀，缺氧、射线、渗透压改变、微生物毒素以及其他各种有毒物质均能引起线粒体肿胀，器官萎缩时，线粒体则会缩小变少；也会引起线粒体结构改变，急性细胞损伤时线粒体嵴往往被破坏，慢性细胞损伤时线粒体的蛋白质合成被抑制而影响新的嵴的形成。污染物除了引起线粒体上述改变外，还可以影响线粒体的氧化磷酸化和电子传递功能。例如，大鼠子宫内给甲基汞，肝线粒体密度降低，新合成的线粒体膜结构蛋白数量下降，呼吸功能和膜标志酶活性均受到抑制。摄入荧光聚苯乙烯微粒可造成双齿围沙蚕 *Perinereis aibuhitensis* 肌肉细胞线粒体水肿。又如，在我国农业生产上广泛应用的含氮类杀虫剂杀虫双是沙蚕毒素的衍生物，对家蚕具有极强的毒性，在低剂量和长期暴露后，可导致家蚕绢丝腺细胞线粒体嵴减少、线粒体变小等形态结构改变。经四溴联苯醚和六氯联苯联合染毒的大鼠海马神经细胞线粒体出现肿胀、嵴断裂，严重者空泡化，进而出现神经元细胞浓缩，甚至严重变性。

（4）内质网

内质网由膜组成的一系列片状的囊腔和管状的腔，彼此相通形成一个隔离于细胞基质的管道系统，可分为粗面内质网和滑面内质网两大部分。当细胞受到黄曲霉毒素、芳香胺和多环芳烃等化学致癌物损伤时，粗面内质网上行使蛋白质合成功能的核蛋白体常脱落于细胞质内，使得蛋白合成减少或丧失。粗面内质网在细胞变性和坏死过程中也可能会出现肿胀，严重时会互相离散、膜上的颗粒发生脱失，内质网本身进而可断裂成大小不等的断片和大小泡。滑面内质网具有生物转化作用，能对部分污染物进行代谢解毒。在细胞受到污染物损伤时滑面内质网也可出现小管裂解为小泡或扩大为大泡状的现象。某些污染物经代谢活化产生的自由基也能破坏内质网结构和微粒体膜上的一些重要组分，如混合功能氧化酶。研究发现，正常黑藻叶细胞中多为粗面内质网，当用 3 mg/L Cr^{6+} 和 4 mg/L As^{3+} 处理 3 d，该黑藻叶细胞内核糖体明显减少，改以滑面内质网为主，且部分膨胀成囊泡状。经四溴联苯醚染毒的大鼠，随着染毒剂量的增加，其海马神经细胞内质网出现肿胀、扩张、脱颗粒，部分出现溶解、消失。

另外，污染物还可影响微管、微丝、高尔基体、溶酶体等其他细胞器及细胞质基质和其组分。例如，导致高尔基体肥大、萎缩或者出现扁平囊的扩张以及扁平囊、大泡和小泡崩解。也能导致溶酶体解体，其内的水解酶溢出，引起细胞自溶，产生细胞损害。

6.2.1.2 细胞水平的影响

（1）细胞变性

细胞变性（cell degeneration）系指细胞或间质内出现异常物质或正常物质的量明显增多而表现出一系列形态和功能的变化。除了严重的变性很难恢复而导致细胞坏死外，通常变性是可复性改变，变性细胞的结构和功能随着污染源消除后可恢复。细胞变性之一为含水量异常增多导致细胞肿胀，之二为胞内物质变性与异常堆积，不同性质和来源的污染物可以导致各类物质在细胞和间质内变性与异常堆积，如脂肪变性、玻璃样变性、纤维素样变性、黏液性变性、淀粉样变性、细胞内糖原沉积、病理性色素沉积和病理性钙化。例如，合成香料是一种持久性的环境污染物，容易在动物组织中积累，研究发现佳乐麝香和吐纳麝香通过对聚异戊二烯甲基化蛋白甲基酯酶的抑制能够诱导人神经母细胞瘤细胞或肺癌细胞变性和凋亡，认为接触香味可能会对易患退行性疾病的人构成重大风险。铜中毒后鲫鱼肝细胞呈现颗粒样变性、玻璃样变性、细胞质融合、细胞界限模糊等细胞变性特征，甚至坏死。

（2）坏死

体内局部组织或细胞死亡后出现的形态学改变称为坏死（necrosis），细胞核的改变是细胞坏死的主要形态学标志，如核固缩、核碎裂和核溶解。与活细胞相比，坏死细胞的细胞质更加亲酸，线粒体膨胀，有更多的胞质颗粒出现。坏死也可以通过细胞移位或与组织中正常位置分离来指示，如细胞从鳃上皮或动脉壁脱落。

有毒污染物对机体的损伤可导致不同类型的坏死。凝固性坏死（coagulation necrosis）：往往胞质蛋白大量凝固，细胞看上去不透明，且细胞外形和在组织内的位置在死亡后仍会保持一段时间。如哺乳动物可因食入酚或无机汞的急性暴露使其消化道细胞发生凝固性坏死。液化性坏死（liquefactive necrosis）：主要是细胞酶的释放致使细胞快速分解而造成的。在许多发生液化性坏死的细胞组织中常形成充满液体的坏死空隙。干酪样坏死（caseous necrosis）：细胞分解形成一团脂肪和蛋白质，因含脂质较多，坏死区呈黄色，状似干酪。坏疽性坏死（gangrenous necrosis）：为凝固性坏死和液化性坏死的结合，通常由于刺伤和接下来的感染形成。脂肪坏死（fat necrosis）：在死亡的脂肪细胞里有皂化脂肪的沉积。骨骼肌蜡样坏死（Zenker's necrosis）：与凝固性坏死相似，但只发生在骨骼肌上。在所有细胞坏死类型中，凝固性坏死似乎能最好地反映毒性作用。机体通过溶解吸收和分离排出处理坏死组织，未处理完的坏死组织则由肉芽组织取代或由周围新生结缔组织包裹使其钙化。

（3）炎症

炎症（inflammation）是对机体损伤的局部组织所呈现的反应，使损伤因子消除或局限在一定范围，清除或吸收坏死的组织和细胞，并对损伤进行修复，经常与毒物引发的坏死相联系，可以被用作毒性效应的生物标志物。例如有毒污染物暴露引起的肝坏死会伴有炎症。炎症过程是损伤和抗损伤的统一过程，既有损伤因子直接或间接造成组织和细胞的破坏，又有通过炎症充血和渗出反应来稀释、杀伤和包围损伤因子，还有通过实质和间质细胞的再生使受损的组织得以修复和愈合。

炎症的主要症状是热、红、肿、痛和功能障碍。热是由于动脉性充血及代谢增强所致，白细胞产生的白细胞介素 I、肿瘤坏死因子及前列腺素 E 等也可引起发热；红是由于炎症病灶内充血所致；肿是血液中液体经血管壁流入发炎组织的结果，慢性炎症时，组织和细胞的增生也可引起局部肿胀；痛与多种因素有关，局部炎症病灶内钾离子、氢离子的积聚，特别是前列腺素、5-羟色胺、缓激肽等炎症介质对神经末梢的刺激是引起疼痛的主要原因，炎症造成的组织肿胀压迫神经末梢可引起疼痛，此外，发炎的器官肿大，会使被膜上的神经末梢受牵拉而引起疼痛；功能障碍，炎症灶内实质细胞变性、坏死、代谢障碍，炎性渗出物造成的压迫或机械性阻塞等都可引起发炎组织器官的功能障碍。此外，疼痛也可影响肢体的活动功能，如急性膝关节炎症，会因疼痛而使膝关节活动受到一定的限制。

6.2.1.3　细胞突变与癌变

（1）致突变作用

生殖细胞或体细胞的遗传物质发生改变导致遗传信息变化并产生新的表型效应即为突变（mutation）。自然条件下发生的突变称为自发突变（spontaneous mutation），受各种因素诱发的突变称为诱发突变（induced mutation）。环境因素引起机体突变发生的作用称为环境致突变作用或环境诱导作用（environmental mutagenesis）。能诱发突变的环境因素可分为化学因素、物理因素（电离辐射、紫外线等）和生物因素（如病毒感染），其中广泛存在的机体接触机会较多的化学因素起着主要作用。能引起突变作用的化学物称为化学诱变剂（chemical mutagen），常见的有亚硝胺类、多环芳烃类、甲醛、苯、砷、铅、DDT、烷基汞化合物、甲基对硫磷、敌敌畏和黄曲霉毒素 B1 等。有毒污染物导致生物体引起的各种突变的结果，对健康大多存在很大的潜在威胁。虽然这些突变理论上也有可能出现有益的结果，但概率很小，而且很难鉴别和控制，所以不论突变的结果怎样，都应将致突变作用视为外来污染物毒性作用的一种表现。

体细胞突变是发生在正常机体细胞中的突变，比如发生在皮肤或器官中的突变，这样的突变可引起接触诱导物的个体发生肿瘤、畸胎及其他疾病，或者死亡，但不会遗传给下一代，除非通过无性繁殖将突变的遗传信息传递给子细胞或者新的个体。如果突变发生在将成为配子（精子和卵子）的性细胞中，可以导致两种后果：一是突变细胞不能与异性配子结合，或者形成的受精卵细胞在胚胎发育过程中出现死亡，因此这种突变又称为显性致死突变（dominant lethal mutation）；二是引起遗传性疾病（hereditary disease），如果生殖细胞发生的突变为非致死性，则能够通过有性生殖传递给后代，引起先天性遗传缺陷，使生物基因库（gene pool）受到影响。

1）突变的类型

根据遗传物质 DNA 改变范围的大小可将突变分为基因突变（gene mutation）、染色体突变和基因组突变。

① 基因突变

是指遗传物质 DNA 的改变，一般局限于某一特定的位点，故又称为点突变（point mutation），可分为碱基置换、移码突变、整码突变、片段突变等类型。

碱基置换（base substitution）可分为转换和颠换，指 DNA 序列上的某个碱基被其他碱基置换，引起密码子改变，造成编码的蛋白质结构及功能发生变化，最后导致表型发生改变。嘌呤碱基 G 与 A 或嘧啶碱基 T 与 C 之间的置换叫转换。嘌呤碱基与嘧啶碱基之间的置换叫颠换。如果碱基置换导致编码的蛋白质中一个氨基酸被其他氨基酸取代，称为错义突变（missense mutation）。依据置换的氨基酸在蛋白质中的位置和作用，错义突变可能使基因产物失活，或仅对基因产物的功能产生一定的影响，也有可能无影响；如果碱基置换产生的新密码子与原密码子具有兼并性，编码相同的氨基酸，则称为同义突变（samesense mutation）；如果碱基置换使 mRNA 上编码氨基酸的密码子变成终止密码子，则称为无义突变（nonsense mutation），可使蛋白质合成提前终止，产物不完整或无功能。

移码突变（frameshift mutation）指遗传密码子读码顺序的改变，当 DNA 分子的某位点插入或者缺失的碱基数目为非 3 的倍数，造成该位点之后的三联体密码子产生移位错误的改变，往往会使基因产物发生很大的改变，引起明显的表型效应，常出现致死性突变。

整码突变（codon mutation）又称密码子的插入或缺失，指在 DNA 链中增加或减少的碱基对正好为一个或几个密码子，此时基因产物多肽链中会相应增加或减少一个或几个氨基酸，而此部位之后的氨基酸序列并无改变。

片段突变指 DNA 链中某些小片段核苷酸序列发生改变，这种改变有时可波及两个基因甚至数个基因，涉及数以千计的核苷酸。主要包括核苷酸片段的缺失、重复、重组及重排等。按严格的定义，基因突变是一个基因范围内损伤导致的改变。当损伤大到超过一个基因甚至几个基因范围时就介于基因突变与染色体畸变之间的不明确的过渡范围。因缺失的片段远远小于光学显微镜可观察到的染色体缺失，故称小缺失（small deletion），往往是 DNA 链断裂后重接的结果，有时在减数分裂过程中发生错误联会和不等交换也可造成小缺失。小缺失通常会引起突变。小缺失游离出来的 DNA 片段可整合到另一染色体的某一位置而形成插入，也可倒转后仍插入原来位置而形成基因重排（gene rearrangement）。

② 染色体突变

染色体突变指染色体结构的变异，也称为染色体畸变。有毒污染物的胁迫常导致机体染色体突变。染色体突变是染色体或染色单体断裂所致，当断端重接不在原处或不发生重接就会出现染色体结构异常。诱发这种断裂作用的物质称为断裂剂，多数化学断裂剂像紫外线一样只能诱发 DNA 单链断裂，故称拟紫外线断裂剂。DNA 单链断裂需经 S 期进行复制，才能在中期细胞中出现染色单体型畸变（chromatid-type aberration）。少数化学断裂剂与电离辐射一样可诱发 DNA 双链断裂，故称为拟放射性断裂剂。由于拟放射性断裂剂能在细胞周期任一时期发生作用并在立即到来的中期观察到染色体结构改变，故称 S 期不依赖断裂剂（S-independent clastogen）。任何断裂剂产生的染色单体型畸变，都将在下一次细胞分裂时演变为染色体型畸变（chromosome-type aberration）。染色体或染色单体受损发生断裂后，断端可重新连接或互换而表现出裂隙、断裂、断片、微小体、无着丝点环、环状染色体、双着丝点染色体、倒位、易位、插入、辐射状体等各种畸变类型。

裂隙（gap）是指一条或两条染色单体上出现"无染色质的区域"，且该区域的宽度小于其染色单体的横径，所分开的两段染色体仍保持线性关系。通常不认为裂隙为染色质损伤，故在计算染色体畸变率时不考虑裂隙。断裂（break）与裂隙一样是染色体上狭窄的非染色带，但带宽超过染色单体宽度，分开的两段染色体无线性关系。

断片（fragment）、微小体（minute body）和缺失（deletion）。一个染色体发生一处或多处断裂而不重接且远远分开，就会形成一个或多个无着丝粒部分和一个有着丝粒部分。无着丝粒部分称为断片。若断片呈圆点状，比染色单体的宽度还小，则称为微小体，可成对或单个出现。如果一个细胞只有一个微小体应疑为染色单体的断片；如成对出现且为数不少，则认为来源于基因扩增的结果，并非染色体断裂。在细胞分裂时断片不能定向移动而丢失在胞质中，于是保留在核中的有着丝粒部分缺少了部分遗传物质，故称缺失。若缺失发生在染色体或染色单体的末端，称为末端缺失；若缺失发生在臂内任何区域则称为中间缺失。

无着丝点环（acentric ring）为无着丝粒的染色体或染色单体断片两端相连而呈环状。染色体两臂均发生断裂且带着丝粒部分的两端连起来形成环，称为环状染色体（ring chromosome）。常伴有一对无着丝点的断片或微小体。双着丝点染色体（dicentric chromosome）是由两条染色体断裂后，由两个带有着丝粒的部分连接而成。

倒位（inversion）是指某一染色体发生两处断裂后中间部分旋转 180 度重新连接起来的现象。如果被颠倒的仅涉及长臂或短臂的某一区域称为臂内倒位，如果被颠倒的区域覆盖有着丝粒则称为臂间倒位。

易位（translocation）指从某一染色体断裂下来的片段接到另一非同源的染色体上的现象。两条非同源染色体各发生一处断裂，其断裂的片段相互交换重接成为两个结构重排的染色体称为相互易位（reciprocal translocation）或对称易位（symmetrical translocation），也称平衡易位（balanced translocation）。两条非同源染色体各发生一处断裂，若仅一个染色体的片段连接到另一个染色体上称为单方易位，或不对称易位，或不平衡易位。三个和三个以上染色体发生断裂，其断裂片段交换重接而形成的具有结构重排的染色体称为复杂易位。复杂易位有时可形成三着丝粒、四着丝粒等多着丝粒染色体。不对称易位有可能是两个带着丝粒的片段在断端重接而形成一个带两个着丝粒的染色体。如果两着丝粒都具主缢痕功能，就称为双着丝粒染色体；只有一个着丝粒具有主缢痕功能时则称为末端重排。

插入（insertion）和重复（duplication）。一条染色体的片段插入到另一条染色体上称为插入。如插入片段的碱基序列与着丝粒的位置关系与原来方向相同，叫顺向插入，否则叫反向插入。当插入片段使染色体具有两段完全相同的片段时，称为重复。

辐射状体。两个染色体的染色单体间的不平衡易位可形成三条臂或四条臂构型的染色体，分别称为三辐射体（triradial）及四辐射体（quadriradial）。三个或三个以上染色体间的单体互换则可形成复合射体（complex radial）。

上述染色体的小缺失、重复、倒位、平衡易位等属稳定型畸变，可通过细胞分裂而传递下去，并在细胞群中维持；而染色体断裂形成的无着丝点断片、无着丝点环、双着丝点染色体及辐射状体则是不稳定的，由于有较多的遗传物质损失或对有丝分裂的妨碍，经常会造成细胞死亡。

③ 基因组突变

指基因组中染色体数目的改变，也称染色体数目畸变。每种生物都有其固定的染色体数目和核型。体细胞的染色体数目通常是生殖细胞的二倍，称为二倍体（diploid）。生殖细胞通过减数分裂染色体数目减半，称为单倍体（haploid）。染色体在细胞分裂过程中出现复制异常或分离障碍就会导致细胞染色体数目的异常，可能表现为非整倍性畸变（aneuploidy aberration）和整倍性畸变（euploidy aberration）。非整倍性畸变指细胞在减数分裂或有丝分裂过程中丢失或增加一条或多条染色体。缺少一条染色体时称为单体（monosome），缺少一对同源染色体时称为缺对染色体（nullisome），增加一条染色体时称为三体（trisome），增加一对同源染色体时称为四体（tetrasome）。整倍性畸变指染色体数目的异常是以染色体组为单位的增减，可能出现单倍体（monoploid）、三倍体（triploid）或四倍体（tetraploid）。超过二倍体的整倍性畸变也统称为多倍体（polyploid）。无论是非整倍体性还是整倍体性染色体数目异常的细胞或个体部分都称为异倍体（heteroploid）。

2）致突变作用的机制

① DNA 损伤与突变

碱基类似物的取代：有些外源污染物质与组成 DNA 分子的四种碱基结构相似，称为碱基类似物，可在 DNA 合成时取代正常碱基而掺入 DNA 分子中引发突变。5-溴脱氧尿嘧啶分子结构与胸腺嘧啶的非常相似，唯一不同的是前者在 C5 位置上是 Br 原子，而后者是甲基，在 DNA 合成时前者可与后者竞争而掺入 DNA 链中。

DNA 加合物形成：如芳香族化合物苯并[α]芘经代谢活化后形成的亲电子基团 7，8-二氢二醇-9，10-环氧化物可与 DNA 共价结合形成加合物而引起突变。还有些化合物可提供甲基或乙基等烷基与 DNA 发生共价结合，这类化合物称为烷化剂，可使 DNA 碱基烷化引起配对特性改变而导致碱基置换型突变，也可能使碱基与脱氧核糖结合力下降引起脱嘌呤、脱嘧啶作用而导致移码突变、DNA 链断裂等。

改变碱基结构：部分诱变剂能与碱基发生相互作用导致其结构发生改变，如亚硝酸可使胞嘧啶、腺嘌呤氧化脱氨基分别形成尿嘧啶和次黄嘌呤而导致配对关系发生变化，引起突变。

大分子嵌入 DNA 链：有些具有平面环状结构的化合物可通过非共价结合方式嵌入核苷酸链之间或碱基之间，影响 DNA 复制酶或修复酶对 DNA 的复制功能，引起碱基对的增加或缺失而导致移码突变。

② 染色体非整倍体及整倍体的诱发

细胞在第一次减数分裂时同源染色体不分离，或第二次减数分裂或有丝分裂过程中姐妹染色单体不分离，致使分裂后的子细胞中，一个细胞会多一条染色体，另一个细胞则少一条染色体，从而形成染色体非整倍体。如氯化镉、水合氯醛等都是已知的染色体非整倍体诱发剂。

多倍体的形成涉及整个染色体组。如有丝分裂过程中已正常复制的染色体因纺锤体受损，染色单体因不能分离到子细胞中而导致染色体数目加倍形成四倍体。减数分裂的异常也可使配子形成二倍体，受精后则可形成多倍体的受精卵。一个卵子如与多个精子结合受精也可形成多倍体。

③ DNA 损伤修复与突变

机体对 DNA 损伤具有修复能力，只有那些不能被修复或修复过程中出现错误的 DNA 损伤才会被固定下来，并传递到后代的细胞或个体中，引起突变。DNA 损伤修复系统包括光复活修复、O^6-甲基鸟嘌呤修复、核苷酸切除修复、碱基切除修复、错配修复、非同源末端连接和同源重组修复、SOS 修复等。光复活修复只作用于紫外线引起的 DNA 嘧啶二聚体，机制是 400 nm 左右波长的可见光激活了能分解紫外线照射而形成的嘧啶二聚体的光复活酶，该酶从低等单细胞生物一直到鸟类都有，而哺乳类却没有。O^6-甲基鸟嘌呤修复是通过 O^6-甲基鸟嘌呤-DNA 甲基转移酶对在 O^6 位上含有烷基的鸟嘌呤进行修复。核苷酸切除修复主要修复那些影响区域性的染色体结构的 DNA 损伤，一般是先切除损伤区，然后在 DNA 聚合酶的作用下，以露出的单链为模板合成新的互补链，最后用连接酶将缺口连接起来。碱基切除修复是 DNA 糖基化酶等酶类参与的切除和替换由内源性化学物作用产生的 DNA 碱基损伤。错配修复指错配的碱基可被错配修复酶识别后进行修复，能够校正 DNA 复制和重组过程中非同源染色体偶尔出现的 DNA 碱基错配。非同源末端连接和同源重组修复可修复 DNA 双链断裂的损伤，非同源末端连接是极其容易出错的一种修复方式，它通过末端处理加工将断裂的 DNA 结合在一起，但是末端处理过程中会导致部分 DNA 片段的缺失；而同源重组修复使用未受干扰的正确的模板 DNA 来恢复原来的 DNA 序列，是高保真的，不易出错的一种修复方式。SOS 修复指机体在自身 DNA 严重受损或复制受限时启动的一种应激应答机制，其中 DNA 多聚酶起重要作用，在无模板情况下，进行 DNA 修复再合成，并将 DNA 片段插入受损 DNA 空隙处，用以维持基因组的完整，提高细胞的生成率，但留下的错误较多，因而又称易出错修复（error-prone repair），使细胞有较高的突变率。

（2）细胞癌变

如果细胞生长、分裂失控，无限增殖，不再分化，并迁移、扩散、浸润其他组织，建立继发的肿瘤克隆，形成新的浸润灶，便恶变成癌。这类细胞便是癌细胞或称转化细胞。有 80%～90% 的人类癌症由环境因素引起，包括物理因素、生物因素和化学因素。在环境因素引起的肿瘤中，80% 以上为化学因素所致。化学致癌作用指化学物质引起的正常细胞发生恶性转化并发展成肿瘤的作用，化学致癌物指具有化学致癌作用的物质。

物理性致癌因素有：①电离辐射，包括 X 射线、γ 射线、亚原子微粒（β 粒子、质子、中子或 α 粒子）的辐射以及紫外线照射。因为辐射能使染色体断裂、易位和发生点突变，容易激活癌基因或者灭活肿瘤抑制基因，故能致癌。长期接触各种射线可以引起多种不同的恶性肿瘤，如皮肤癌、急性和慢性粒细胞性白血病、肺癌、甲状腺癌、乳腺癌、骨肉瘤等。②热辐射的促癌作用。如克什米尔人腹部所患的"怀炉癌"与他们冬季习惯用怀炉取暖有关；我国西北地区居民常在臀部发生皮肤癌，与他们冬季用炕取暖有关，故又称"炕癌"。

生物性致癌因素主要是某些病毒，能引起细胞癌变的病毒称肿瘤病毒（tumor virus）或致癌病毒（oncogenic virus），包括 DNA 病毒和 RNA 病毒。致癌病毒常常带有与真核细胞基因组中的癌基因（C-oncogene 或 Proto-oncogene）同源的基因（V-oncogene），在感染过程中，它们能将 V-oncogene 整合进宿主基因组中，转录翻译成 V-oncogene 的蛋白质，从而干扰细胞的正常生长、增殖与分化，使细胞发生转化，引起癌变。此外，致癌病毒介导的细胞融合可引起染色体不稳定，容易造成基因组突变，从而也可以诱导癌变。已发现有 50 多种 DNA 病毒能引起动物肿瘤。与人类肿瘤发生密切相关的 DNA 病毒主要有以下三种：①人类乳头状瘤病毒（human papilloma virus，HPV）。该类病毒主要与子宫颈、肛门及生殖器区域的鳞状细胞癌的发生有关。HPV 的致癌机制可能与早期病毒基因产物极易和抑癌基因 Rb 及 p53 的产物结合并使其不能抑制细胞生长有关。②Epstein-Barr 病毒（EBV）。伯基特淋巴瘤、霍奇金淋巴瘤、T 淋巴细胞/NK 细胞淋巴瘤、T 细胞淋巴增殖性疾病等及鼻咽癌与之有关。EBV 能使受染的 B 细胞发生多克隆性的增生，在正常的个体中这种增生不会维持太久，可以控制；倘若患者的免疫功能由于疟疾或其他原因受到损害，则受感染的 B 细胞将持续增生，如再进一步发生使 c-myc 激活的 t（8：14）类附加突变，就会导致生长控制丧失，最终形成单克隆性的肿瘤。③乙型肝炎病毒（hepatitis b virus，HBV）。肝细胞性肝癌的发生与慢性 HBV 感染有密切的关系。HBV 的致癌作用可归纳为：HBV 侵染会造成肝的慢性损伤，导致肝细胞会不断再生，从而使像黄曲霉毒素 B1 类的其他致癌因素的致突变作用更易发生；HBV 可能编码一种称为 X 蛋白的调节因子，该因子可激活受感染肝细胞中的部分原癌基因；HBV 的整合在某些患者中可能会导致抑癌基因 p53 的失活。RNA 病毒有 14 个科，其中逆转录病毒科中肿瘤病毒亚科具有致癌作用，称为肿瘤病毒，该亚科的病毒均含有逆转录酶，故又称为逆转录病毒。RNA 肿瘤病毒致癌作用较广，可使人类产生肉瘤、白血病、淋巴瘤和乳腺癌等肿瘤疾病。对动物逆转录病毒致癌的研究发现，由于病毒类型的不同，它们是通过转导（transduction）或插入突变（insertional mutagenesis）这两种机制将其遗传物质整合到宿主细胞 DNA 中，并使宿主细胞发生转化的。根据诱发肿瘤的速度和能力，可将逆转录病毒分为两种：①急性转化病毒。诱发肿瘤的潜伏期较短，通常只需几周，对体外培养的细胞具有单独转化能力，但该类病毒部分基因丧失，不能单独复制子代病毒，为一种缺陷性病毒。因这类病毒含有从细胞的原癌基因转导的病毒癌基因，如 src，abl，myb 等，感染细胞时，将以病毒 RNA 为模板，通过逆转录酶合成 DNA 片段并整合到宿主的 DNA 链中进行表达，从而使细胞发生转化。肉瘤病毒和部分白血病病毒就属于这类病毒。②慢性转化病毒。诱发肿瘤的潜伏期较长，为 4～12 个月，无单独转化培养细胞的能力，为非缺陷性病毒，病毒复制基因完整，能在被感染的细胞内复制增殖。这类病毒不含癌基因，但有促癌基因，当感染宿主细胞后，促癌基因也能借助于逆转录酶的作用而插入到宿主细胞 DNA 链中的原癌基因附近，导致原癌基因激活并且过度表达，而使宿主细胞转化。属于这类病毒的有乳腺癌病毒、人 T 细胞白血病病毒等。

对动物有致癌作用的化学致癌物有 1000 多种，部分可能和人类肿瘤有关。少数化学致癌物在体内可直接致癌，如烷化剂。多数化学致癌物必须在体内进行代谢、活化后才能致癌，常被称为间接作用的化学致癌物或前致癌物，其代谢活化产物被称为终末致癌物，如 3，4-苯并芘即为间接致癌物，其终末致癌物为环氧化物。所有的化学致癌物都具有亲电子结构的基团，如环氧化物、硫酸酯基团等，这些基团可与细胞内的核酸大分子的亲核基团共价结合，形成加合物，导致 DNA 的突变，故化学致癌物多数是致突变剂。某些化学致癌物的致癌作用可由于其他无致癌作用的物质协同作用而增大。增加致癌效应的物质有巴豆油、激素、酚和某些药物，常被称为促癌物。主要的化学致癌物质有以下几类。一、间接作用的化学致癌物。①多环芳烃：主要存在于石油、煤焦油、烟草燃烧的烟雾中，此外，烟熏和烧烤的鱼、肉等食品中也含有该类物质。致癌性特别强的有 3，4-苯并芘、1，2，5，6-双苯并蒽、3-甲基胆蒽及 9，10-二甲苯蒽等，极小剂量即可使实验动物患上恶性肿瘤，如涂抹皮肤会引发皮肤癌，皮下注射则会引发纤维肉瘤等。多环芳烃通常是在肝中经细胞色素氧化酶 P450 系统作用形成环氧化物后才具有致癌性的。②芳香胺类与氨基偶氮染料：印染厂工人和橡胶工人的膀胱癌发生率较高主要与乙萘胺、联苯胺、4-氨基联苯等致癌的芳香胺类物质有关。如在食品工业中曾使用过的奶油黄和猩红等氨基偶氮染料，可使实验大白鼠患上肝癌。以上两类化学致癌物均需在肝等部位代谢后才会发生致癌作用。③亚硝胺类：该类物质致癌谱较广，可诱发实验动物多种器官发生肿瘤。由于亚硝酸盐通常作为肉、鱼类食品的保存剂与着色剂而容易进入人体，在胃内的酸性环境下，可与食物中的各种二级胺合成亚硝胺，再在体内经过羟化作用而活化致癌。④真菌毒素：主要以黄曲霉毒素为主，广泛存在于霉变的花生、玉米及谷类等食物中。黄曲霉毒素种类很多，致癌性最强的当数黄曲霉毒素 B1，据估计其致癌强度比奶油黄高 900 倍，且不易被加热分解，煮熟后食入，仍有活性，化学结构为异环芳烃，需在肝内经混合功能氧化酶氧化成环氧化物后才会有致癌活性。这种毒素主要诱发肝癌。二、直接作用的化学致癌物。①烷化剂与酰化剂：如抗癌药中的环磷酰胺、氮芥、苯丁酸氮芥、亚硝基脲等。这类抗癌药物的使用常可导致癌症患者发生第二种肿瘤，通常是粒细胞性白血病。此外，使用烷化剂的非肿瘤患者发生恶性肿瘤的概率也大大高于正常人，故这类药物不宜多用。②其他直接致癌物：镍、铬、镉、铍等金属元素对人类也有致癌作用。如镍与鼻咽癌和肺癌发生有关，镉与前列腺癌、肾癌的发生有关，铬则可引起肺癌等。某些非金属元素和有机化合物亦能致癌，如砷能诱发皮肤癌，氯乙烯可使塑料工人易患肝血管肉瘤，苯可导致白血病等。

引起癌细胞发生的主要原因就是上述的辐射、病毒、化学因素及与遗传有关的细胞癌基因，除了这四类主要因素外，癌细胞的发生还与以下几个因素有关。①慢性炎症刺激。慢性炎症时常产生某些细胞生长因子，以促使细胞持续增生，并使得 DNA 易发生突变而导致肿瘤。例如，发生慢性皮肤溃疡、慢性胆囊炎、慢性宫颈炎等炎症时常会发生癌变。②异物。石棉和石棉制品能导致人的胸膜间皮瘤，如长期暴露于石棉纤维的工人，胸膜间皮瘤的发生率可达 2%～3%。动物实验也已证明植入动物体内的塑料、金属片，玻璃纤维等异物可诱发各种肉瘤。③社会心理因素。儿童时期父母早亡、离异、不和睦、长期分离，成年后工作学习紧张过度、丧偶、人际关系不协调、事业失败、理想破灭等都是导致癌症的重要社会心理因素。据研究，个体的性格特征与恶性肿瘤也有一定的关系，如具有内向、怪僻、多愁善感、易冲动等性格的 C 型个性特征者患恶性肿瘤者较多。此外，内分泌因素、性别和年龄因素、种族和地理因素等在肿瘤的发生过程中可能也起到了一定的作用。

癌从本质上说是某些基因发生突变或缺失，而使细胞生长或分化失去控制而造成的。凡能引起遗传物质 DNA 损害（突变）的各种环境与遗传致癌因子可激活癌基因或（和）灭活肿瘤的抑制基因，干扰生长因子的形成或灭活，影响信号的接受、传导和响应，使细胞发生转化。被转化的细胞可先呈多克隆性增生，经过一段时间的演进过程，其中一个克隆可相对无限制地扩增，并通过进一步突变，形成具有不同特点的异质性亚克隆，获得浸润和转移的能力，结果形成恶性肿瘤。主要致癌机制有：①细胞癌变多阶段假说。在对肿瘤发生的多阶段性研究过程中，发现至少存在两个基因的突变，通常都会涉及 ras 与 p53 这两个基因。随着肿瘤恶性度的增强，发生突变的基因数目还会逐渐增加。表明单个癌基因转化正常细胞能力有限，常需 2 种或多种基因的共同参与。也就是说，在致癌物作用下，细胞发生的第一个突变可能通过癌基因激活而使细胞永生化，但至少还需发生第二个突变，以使细胞分化受阻，因为只有细胞的增殖和分化都发生异常，才会完全转化。在转基因动物实验中，已证实某些肿瘤的发生除需癌基因激活外，还需抑癌基因失活或丢失。在对胃癌、食管癌、肺癌、乳腺癌和结肠癌、直肠癌等的长期研究基础上，肯定了细胞的癌变及肿瘤的发生、发展是多种基因多种方式变异累积的结果，主要是癌基因和抑癌基因顺序性改变的结果。如结肠癌的发生过程就是一个多阶段的过程，涉及多种基因的变异。首先，正常结肠上皮由于 5 号染色体上 APC 基因的改变而使上皮过度增生；随后，由于 DNA 丢失甲基基团而产生早期肠腺瘤；接着，若 12 号染色体上 ras 基因发生突变则会演变为中期肠腺瘤，进一步发生 18 号染色体上 DCC 基因缺失就会过渡到晚期肠腺瘤，此后由于染色体 17q 上 p53 基因缺失而产生结肠癌，如再有其他基因的改变就可导致肿瘤向远处转移，因此认为癌变过程是多基因改变的多阶段过程。②原癌基因的激活。细胞原癌基因是细胞基因组的正常组成部分，具有一定的功能，在细胞生长发育过程中起着重要的调控作用，平时表达水平较低，不具致癌性。但在不同致癌因素作用下可被激活为有致癌活性的癌基因，其编码产物能促进细胞无限生长，且不受控制，使细胞向恶性方向转变。其具体激活机制有插入诱变、点突变、染色体易位和基因扩增等几种主要方式。③DNA 甲基化异常对于肿瘤发生的影响。在真核细胞中，胞嘧啶的甲基化约占整个胞嘧啶的 3%，这些甲基化部位 90% 存在于 CG 序列中。在细胞生长分化或损伤修复过程中，新复制的 DNA 为半甲基化，还需由 DNA 甲基转移酶将 5-腺苷甲硫氨酸的甲基转移至胞嘧啶环的第 5 位碳原子上，以维持 DNA 甲基化的稳定水平，从而维持细胞表型和遗传的稳定性。任何因素只要干扰了甲基转移酶的作用或激发了再甲基化作用，均可导致 DNA 的异常甲基化，使得有关基因的功能发生变化，出现一系列的生理、病理特征。在肿瘤组织中，发现 DNA 甲基化模式发生了改变，常表现为 DNA 广泛的低甲基化和局部区域的高甲基化共存于一种组织，这种改变将会导致基因组的不稳定。目前对肿瘤组织高甲基化、低甲基化共存现象的解释是：一方面致癌物与 DNA 相互作用形成加合物，阻碍了甲基转移酶的甲基化作用，使 DNA 甲基化降低；另一方面，致癌物又可激发 DNA 的再甲基化作用，使一些未受致癌物影响的 CpG 序列发生甲基化。DNA 甲基化异常可能通过影响染色质凝聚以及癌基因和抑癌基因的表达而参与肿瘤的发生、发展。当 DNA 低甲基化时，中期染色体便不能很好地凝聚，致使染色单体配对和分离障碍，从而造成染色体结构、数目异常，并使染色体脆性位点的不稳定性增加。基因 5′端调控区序列的甲基化可改变 DNA 的构型，使其与转录因子很难结合而无法正常表达。相反，基因低甲基化则为基因的顺利表达创造了必要的结构基础，是基因得以高效表达所必须具备的条件。因此，低甲基化与癌基因的过度表达相关，而高甲基化则与抑癌基因的表达水平下降或完全失活有关。④端粒酶和肿瘤发生。端粒是真核生物染色体的末端序列，由串联重复的 TTAGGG 序列及其相关蛋白质所组成。其生物学功能是提供非转录 DNA 的缓冲物、保护染色体末端免于融合和降解，并在染色体定位、复制、保护和控制细胞生长及寿命等多个方面发挥重要作用。端粒长度的维持通常依靠端粒酶依赖型的端粒维持机制（mechanism for telomere maintenance by telomerase，TA）和比较少见的端粒酶非依赖型的端粒维持机制即端粒延伸替代机制

（alternative mechanism for lengthening of telomere，ALT）。大多数体细胞因不含端粒酶，细胞复制一次，端粒就缩短一点，细胞复制一定次数后，即会死亡。绝大多数恶性肿瘤往往通过活化端粒酶而不是 ALT 机制来维持端粒长度的稳定，端粒不会因细胞复制而缩短，故瘤细胞可以永生。端粒酶的激活除了能够阻止端粒缩短以维持染色体与基因组的稳定外，还可以促进肿瘤的形成及裂变。研究发现，在缺失端粒酶的裸鼠细胞中引入致癌基因 ras，可以表达 SV40 抗原，但很难形成肿瘤；相反，若引入端粒酶催化亚基因与非致癌基因 ras 共表达，则细胞极易形成肿瘤。说明端粒酶有助于肿瘤的形成。现普遍认为端粒酶能增强癌细胞的转移能力，而 ALT 却无此功能，因此端粒酶缺失虽然不会影响肿瘤的初步形成，但要维持肿瘤的发生、发展及恶性转化，则必须要有端粒酶的参与。⑤核糖体与肿瘤发生。核糖体是合成蛋白质的细胞器，主要成分为核糖体 RNA 和核糖体蛋白质（ribosomal protein，RP），其功能主要是参与蛋白质的合成。若核糖体蛋白基因表达异常则将影响核糖体的功能，除能够引发免疫、代谢等疾病外，也能够导致肿瘤发生。大量研究表明，RP 的表达水平在多数肿瘤中均发生了改变。选择性增高的 RP 在前列腺肿瘤中有 L7a，L37，S14；选择性降低的 RP 在结肠癌中有 9a，S8，S12，S18，S24，L13a，L28，L32，L35a；还有一些肿瘤中存在多种核糖体蛋白的缺失或突变。核糖体蛋白参与肿瘤发生的主要机制可能有如下三点：调节癌基因和抑癌基因的表达、调节转录和翻译、调节凋亡。⑥基因组"巨变"与肿瘤发生。研究人员对不同种类的人类癌细胞进行了大规模基因检测后发现部分癌细胞在一条或多条染色体的局部区域发生了结构巨变，而这些变化是很难用传统的 DNA 损伤模型来解释。他们推测在细胞内的某一生理过程中，由于电离辐射、端粒损耗等原因造成一条或多条染色体断裂成若干碎片，在细胞即将恶变的情况下，DNA 修复元件试图将染色体碎片重新连接到一起，在此过程中常会发生很多错误，正是这些错误促使了癌症的发生。因此他们认为在一些癌症发展中，细胞内的某一生理事件中的染色质巨变能够引发许多致癌突变，导致癌症的快速发生。目前已在白血病、膀胱癌、乳腺癌、结直肠癌等 40 多种肿瘤中发现染色体发生了结构巨变现象。基因组"巨变"既能增加原癌基因的拷贝数，提高这些基因的表达水平，从而引起肿瘤发生；也能通过抑癌基因的丢失或失活促进肿瘤发生；还能导致基因融合，而一些融合基因也是肿瘤发生的重要因素。

6.2.2 对组织器官的影响

高等动物和植物都是由不同组织器官构成的一个统一整体。器官一般由不同组织构成，例如植物的叶片是由表皮组织、栅栏组织、海绵组织等不同组织构成的。不同组织和器官可进一步组合成一个系统，以完成一个整体性功能。例如，高等动物的消化系统是由口腔、咽喉、食管、胃、小肠、大肠、肝脏、胰腺等组成的；排泄系统是由肾脏、输尿管、膀胱和尿道等组成的；心血管系统包括心脏、动脉、毛细血管和静脉等。

有毒污染物进入机体后，可能被转运和分布到机体的各个组织器官，并引起毒性效应。有些污染物进入机体后，只对部分器官产生直接毒作用，这些器官称为靶器官（target organ）。例如，放射性碘主要积累在哺乳动物的甲状腺中，可引起甲状腺癌；镉积累在哺乳动物的肝和肾中，可破坏肾细胞，致使蛋白质从尿中排出，引起蛋白尿；甲基汞作用于哺乳动物的脑，使神经系统出现问题，俗称水俣病。污染物作用于靶器官后，若毒作用直接由靶器官表现出来，则该靶器官就是效应器官；若这种毒作用是通过某种病理生理机理而由另一个效应器官表现出来，则该靶器官就不是效应器官。例如，有机磷农药通过抑制胆碱酯酶活性造成胆碱能神经突触处乙酰胆碱积累而作用于神经系统，表现为瞳孔缩小、流涎、肌束颤动等。故有机磷农药的靶器官是神经系统，效应器官则是瞳孔、唾液腺和横纹肌等。蓄积器官是有毒污染物在体内的蓄积部位，其内的污染物浓度高于其他器官，但对蓄积器官并不一定显示毒性效应，说明靶器官有时并不等同于蓄积器官。如 DDT 等有机氯农药的蓄积器官是脂肪组织，靶器官则是中枢神经系统和肝脏。靶器官通常是直接接触、吸收有毒污染物的器官，有时也有可能是远离接触、吸收部位的器官。如大气中的污染物二氧化硫可直接刺激上呼吸道、气管及支气管等呼吸系统，而大气中的污染物铅经肺吸收后却主要对神经系统和造血器官起作用。

植物吸收 SO_2、O_3、氟化氢、乙烯等大气污染物后，叶组织会逐渐坏死，出现绿色减退，变黄、变褐，叶表面显现被伤害的点、片斑痕，严重时导致叶、蕾、花、果实等器官脱落。植物吸收污染物氟化氢时，在叶尖和叶缘积累到一定浓度后就会使组织坏死，叶片出现脱落。乙烯可使洋玉兰 *Magnolia grandiflora* 的花瓣和花萼因脱水而枯萎。农药污染对植物组织和器官产生的主要影响有：叶片失绿、褪绿、黄化、叶斑、穿孔、焦枯、卷叶、厚叶、落叶、花瓣焦枯、落花、果实脱落、畸形、根粗短肥大、缺少根毛等。

污染物对动物组织器官的影响比较复杂。研究过程中，常用于观察和分析的器官有肝、肾、神经、生殖器官、血液、呼吸器官、消化器官和内分泌器官等，发现不同污染物的影响差别很大。以污染物重金属为例，铅可损害动物造血器官（骨髓），干扰血红素合成，引起贫血，还可损害神经系统引起末梢神经炎，出现运动和感觉障碍。镉影响和损害动物的肝脏和肾脏，引起痛痛病。汞之所以能引起水俣病就是其能影响和损害动物的神经系统。

鱼鳃是典型的易受环境污染物伤害的动物器官之一，由许多鳃丝排列组成，每根鳃丝的两侧又生出许多细小的鳃小片，是气体交换的主要场所，起离子调节作用的泌氯细胞主要存在于鳃丝的上皮。当暴露于金属、洗涤剂、硝基酚等有毒污染物时常导致炎症发生，表现为鳃小片的外层上皮经常剥离，在自身和内层上皮细胞之间留下扩大且充满液体的空隙，里面的粒性白细胞密度升高。若在锌的急性暴露下，泌氯细胞出现肿胀和扩张的线粒体，并与上皮细胞分离，表明坏死的发生。彩虹鳟鱼 *Salmo gairdneri* 暴露于造纸厂污水成分之一的去氢松香酸，会使鳃丝的泌氯细胞数量增加。食蚊鱼 *Gambusia holbrooki* 暴露于无机汞，不但泌氯细胞的数量会增加，体积也会增大。泌氯细胞的增生和过度生长虽是对鳃损坏引起的离子失衡而做出的补偿性应答，但又会引起鳃小片的融合，降低其气体交换能力。铝暴露下可使鲑鱼苗大量鳃小片融合，致使气体交换能力减弱，鱼苗生长缓慢甚至死亡。

6.3 对个体的亚致死效应

亚致死效应（sublethal effect）是指有毒污染物以不引起个体直接死亡的浓度或剂量对生物体所产生的效应。一般认为这些效应主要体现在机体的某些重要生理过程、生长、繁殖、行为、发育等过程发生了一些变化，从而降低了个体的适应性，被认为是有害的。

6.3.1 Selye 应激

讲到亚致死效应时常用到应激的概念，其含义是亚致死剂量的有毒污染物的暴露使得个体在次佳状态下活动。Selye 注意到如果向人体施加某些药物超出一般的剂量，人体会做出非特异的反应，并将这种非特异的反应称为应激，具体定义为：在一个生物系统中，由所有诱导出来的非特异性的变化组成的综合征。与 Selye 应激相联系的全身适应综合征（general adaptation syndrome，GAS）包括警觉反应期、适应或抵抗期、衰竭期共 3 个阶段。每一阶段都是用来抵御机体内稳态的偏移，或者是重新回到内稳态。第一阶段即警觉反应期是对应急源的短期反应，主要是血压和心率提高。由于这些短期、耗能集中的机制只能维持一段时间，若应激源持续存在，生物将增强组织水平上的补偿，如肾上腺皮质增大，而进入第二阶段，即适应或抵抗期。处于这一阶段的哺乳动物也会出现胸腺、淋巴结和脾的收缩以及胃溃疡等有害反应。如果高剂量的应急源暴露持续很长的时间，就会超越个体抗拒改变的极限而进入第三阶段，即衰竭阶段。由于这一阶段个体补偿应激源效应的能力逐渐丧失，随着暴露的继续，最终会导致个体死亡。

Selye 应激是一个特殊的综合征，不包括坏死损伤或金属硫蛋白诱导等现象。因为坏死形成的损伤不是对应激源的反应，而多数情况下，金属硫蛋白的诱导是对镉、铜、汞、银和锌等一类化学物质的特定反应。PAH 对细胞色素 P450 单加氧酶的诱导也不是 Selye 应激反应，但上一章提到的对某些应激源的细胞应激反应似乎适合 Selye 应激的概念。下面将要描述的大多数亚致死效应都不属于 Selye 应激。

6.3.2 对生长的影响

环境污染可引起动物机体的摄食率下降和新陈代谢异常，导致生长和发育的障碍。当生物机体从食物获得的能量超过机体维持正常的生理代谢所需的能量时，生物机体将利用能量进行生长发育和繁殖后代；反之，则不能生长发育，甚至会死亡。例如，在酸性条件下生活的鱼，在低 pH 指和高浓度铝的结合条件下生活的绿树蛙蝌蚪，以及生活在高氨条件下的大嘴鲈鱼 *Micropterus salmoides*，均因摄食速率下降而导致生长减慢。再如贝类 *Mytilus edulis* 随三丁基锡暴露浓度升高，生长发育也明显下降受阻；0.9 mg/L 的重金属锌暴露能明显抑制淡水中钩虾 *Gammarus pulex* 的生长，导致后代体重下降。尽管某些污染物不会影响生物机体摄食率和生理代谢，但由于机体对污染物的解毒过程需要消耗大量的能量，也会导致生长发育障碍。例如，频繁地蜕皮避免金属的储藏；免疫系统和解毒酶运行；高浓度的重金属使跳虫 *Onychius armatus* 积蓄金属的肠细胞不断脱落，与对照相比，虽然摄食率并未发生明显变化，但生长率下降了。

6.3.3 对发育的影响

6.3.3.1 发育的一般毒性

部分污染物可以影响胚胎发育，导致胚胎死亡、畸形、功能缺陷或生长缓慢。通常有毒污染物特定的发育效应能够在胚胎发育的一些关键时期发生。例如，汞在子宫内对人体胚胎发育的影响包括巨头人症、不对称头骨、头骨眼部深陷、低智商、肌肉协调性差、听力丧失或减损、语言不畅、行走能力差和智能障碍。事实上，大多数发育毒理学的研究都将重点放在卵在污染物暴露时或之后所产生的效应或影响。例如，汞、硒、DDE 和 DDT 的暴露可引起鸟卵的孵化率下降；硒的长期暴露可引起鸟类发育出眼、翅、喙、心及脑畸形的胚胎。污染物暴露对鱼最常见的影响是骨骼系统及相关肌肉组织、循环系统和视觉系统的问题以及生长延迟。骨骼系统的问题有脊柱侧凸（scoliosis）和脊柱前弯曲（lordosis）。此外，亚致死剂量的杀虫剂除了对昆虫产生致畸作用以外，还能够影响昆虫的化蛹率、蛹重及发育历期。如用亚致死剂量的茚虫威处理小菜蛾，可使其化蛹率和体重明显降低，显著延长发育历期，抑制了小菜蛾的发育。经过亚致死剂量的氰戊菊酯和甲氰菊酯处理的棉铃虫 3 龄幼虫，发育到蛹后，蛹的重量下降，处理剂量越高，差异越显著，且处理组出现畸形蛹。

测量环境污染物发育效应的标准化试验多采用蛙类非洲爪蟾胚胎致畸试验（frog embryo teratogenesis assay-Xenopus，FETAX）。FETAX 试验是一种替代哺乳动物的快速筛选发育毒物的方法，试验资料可外推至包括哺乳类等其他动物。试验过程中，将卵在不同浓度的污染物中暴露一段时间，如 96h，记录每一处理浓度中被暴露卵的死亡率和存活胚胎的畸形率，计算出导致 50%卵死亡的浓度（LC_{50}）和产生 50%畸形胚胎的浓度（半效应浓度 EC_{50} 或半致畸浓度 TC_{50}）。LC_{50} 除以 EC_{50} 得出的畸形指数（teratogenic index，TI）反映了被测试污染物的发育危险性，TI 值越高表示受试污染物的发育危险性也越高。若 TI 值小于 1.5，表明受试污染物的发育危险性很小。

6.3.3.2 对性别特征的影响

外源性雌激素可以引起个体性别特征的改变。它们通过与雌激素受体结合，调节对雌激素做出响应的基因活性，从而扰乱激素系统，影响性器官发育、行为和生产。例如，雌激素化学物质可改变海鸥筑巢行为，受影响的雄海鸥会忽略筑巢，雌海鸥则会成对地共同筑巢。外源性雌激素类化学物质包括 DDT、DDE、二噁英、PCB、烷基苯酚以及随污水排出的医药品等外来化学物质。一些外源性雌激素类化学物质可与激素受体结合并诱导出异常高的响应；另一些无雌激素活性，只是与激素受体结合后阻碍了正常激素的行为；还有一些如 DDE 可以作为雄激素受体拮抗剂而阻碍雄性激素受体的调节过程。

红耳龟 *Trachemys scripta* 的性别决定与温度有关，当卵在 26～28℃下孵育全部产生雄性个体，然而在卵壳表面施用 200 μg 的 2′, 4′, 6′三氯-4-联苯则导致孵出的幼龟全部是雌性。污染物暴露也能导致雌性雄性化。例如，暴露于造纸废水的食蚊鱼因摄入了被耻垢分枝杆菌 *Mycobacterium smegmatis* 转化成具有雌激素效应的固醇类化合物（豆甾烷醇和 β-谷甾醇）出现性畸变，雌性身上长出生殖足、阴茎或输精管等雄性特征。再如，有机锡化合物，特别是三丁基锡（TBT），因对多种海洋污损生物具有长期有效的杀生效果而被大量用于船舶防污漆。TBT 在防污的同时，也对许多非目标生物造成严重的损伤，其最显著的生态毒理学效应是能引起腹足类雌性个体性畸变，产生不正常的雄性特征，包括阴茎和输精管的形成，严重时会导致雌性个体生殖能力丧失，造成种群的衰退甚至局域性灭绝。

6.3.3.3 发育的稳定性

发育的稳定性指生物在环境中发育成稳定表型的能力。在特定环境中，发育的稳定性与个体适应性相联系，通常不能获得稳定表型的个体显示出较低的存活率和繁殖能力。无论在实验室还是野外，测量发育稳定性相对经济、容易、简单，有普遍的适用性，故发育的稳定性作为污染物效应的指示物具有一定的优势。

发育的稳定性可以通过量度与最完美形式的偏离来检测，对于双侧对称的生物，经常通过与完全对称的偏离来计算。在最理想的条件下，应该有极小的波动性不对称。当条件与最理想范围相差不断扩大，如污染物浓度越来越高时，波动性不对称就会增加，这种增加实质上就可以反映发育稳定性的偏离。已有不少研究通过测量波动性不对称来评价污染物的毒性效应，如有人测量了距乌克兰一家造氨厂不同距离生长的田旋花 *Convolvulus arvensis* 的特征，发现离工厂最近距离生长的田旋花叶子波动性不对称最高。黑腹果蝇 *Drosophila melanogaster* 被喂以铅或者苯，其波动性不对称会相应增加，表明果蝇保持稳定型表型的能力降低了。

6.3.4　生殖毒性

生物繁殖能力受到污染物影响而减弱或完全丧失最终会导致种群数量下降，甚至导致物种绝灭。不管是野外研究还是实验室研究，污染物的生殖毒性一直是检测亚致死效应常用的指标之一。前面已经提到部分环境激素类污染物可以引起野生动物性发育和雄性生殖器异常，甚至会引起个体性别特征的改变，大大降低了这些动物的生殖能力。

有些环境污染物可造成生物体繁殖障碍，一般表现为产卵量、卵孵化率和幼体存活率下降，以及繁殖行为的改变等。如昆虫长期暴露于亚致死剂量的杀虫剂，可影响雌虫求偶率；改变雌虫性信息素各组分比例和浓度，干扰雌虫性信息素的合成或释放过程；干扰雄虫对性信息素反应的一些过程，包括起飞、定向、飞行速度和降落信息素源等；抑制或延迟昆虫交配；最终降低产卵量和卵的孵化率等。白亚口鱼倘若生活在金属污染的湖中，可使其所产的卵体积变小，孵化后的鱼苗存活率降低。炼油厂的废水污染可降低紫海胆卵的受精率。污染物影响鸟类繁殖的最典型的效应就是 DDT/DDE 对蛋壳腺中 Ca 依赖性 ATP 酶的抑制而阻碍了 Ca 向壳腺细胞的运输使蛋壳变薄，导致鸟蛋易破、易碎，从而繁殖能力受损，随后人们又发现多氯联苯、汞、铝等许多污染物都能产生鸟蛋壳变薄的效应。蛋壳变薄已作为一个敏感指标评价污染物对鸟类繁殖的影响，称之为蛋壳的厚薄指数（thinness index），它等于壳的质量（mg）与壳长宽积（mm^2）之比。有机磷杀虫剂可引起家燕的精子数量减少。

环境污染物可直接作用于人和哺乳动物生殖发育过程中的任何环节，也可通过影响神经系统-内分泌-性腺等间接作用于生殖发育过程。对雄性的生殖毒性主要表现在：①影响睾丸生精细胞。棉酚可作用于精子发育过程的不同阶段，最终导致精子减少、不育；马拉硫磷和敌敌畏均能引起精子数目下降、畸形精子增多和性功能减退；二硫化碳及铅、镉、汞、锰等重金属对多种动物的睾丸有损害作用，表现为睾丸明显萎缩、精子生成障碍。②影响内分泌功能。铅可干扰下丘脑-垂体-睾丸轴的正常功能，影响促性腺释放激素的释放，进而影响血清中促卵泡生成激素（FSH）、促黄体生成激素（LH）、睾酮的含量。长期接触二硫化碳的人与对照相比，血清中 FSH 含量显著下降，而 LH 含量则明显升高。因此，LH 含量升高可作为评价二硫化碳对男性生殖系统损害的早期检测指标。③影响性功能和生殖功能。如铅、镉、汞、锰等重金属可引起男性中毒患者性淡漠、性欲明显减退和阴茎不能勃起等。对雌性的生殖毒性主要表现在：①影响卵细胞。二硫化碳可使雌性动物卵巢发育异常、动情周期改变、受孕能力降低、抑制受精卵和胚胎的正常发育。②影响内分泌功能。卵巢的功能和生殖周期受到体内下丘脑-垂体-性腺轴为主的内分泌系统调节。外源污染物可影响其中的任何一个环节而对生殖造成损害作用。一定剂量的苯、甲苯、二甲苯等有机溶剂会造成女子或雌性动物的生殖功能损害，具体机制可能是该类化合物能够直接作用于下丘脑，干扰垂体-卵巢系统，使得内分泌调节异常所致。林丹等有机氯类农药可导致雌性大鼠垂体和子宫的重量明显下降。③影响子代。如子代畸形、死胎、功能发育不全等。

6.3.5 对生理的影响

污染物的亚致死剂量的暴露常导致机体某些生理机能的改变，这种生理机能的改变标志着机体维持正常功能能力的降低，且可以用来推测毒物的作用机制。例如，许多有机磷和氨基甲酸盐杀虫剂类乙酰胆碱酯酶抑制剂通过损伤知觉和神经肌肉的活性而影响非靶生物和靶生物的摄食、呼吸、游泳等活动。某些生理效应具有一定的阈值浓度，如氨对虹鳟鱼 *Oncorhynchus mykiss* 的毒性就是如此，一定范围内氨浓度的提高引起流入鱼体水量的增加可被尿量相应增加而抵消，只有高于某阈值浓度，氨才能够致鱼死亡。

动物生理变化的亚致死效应研究常包括受损的行为（如游泳速度或耐力）、呼吸、排泄、离子调节、渗透压调节和食物转化效率等。植物生理变化的亚致死效应研究常包括水分状况、气孔功能、根生长、呼吸作用、蒸腾作用、氮或碳的固定、叶绿素含量和光合作用。对毒物呼吸效应的研究在正常、静止或最大活动的范围之内直接描述氧气的消耗水平。代谢范围指在最大和最小活动水平上氧气消耗速率之差，反映了机体的呼吸能力或为各种需要或活动所能提供的能量。氧气消耗速率可以与氮（氨）的排泄速率（O：N 比值）结合起来，反映呼吸对碳水化合物和脂源相对于氨基酸脱氨作用的依赖程度。例如，苯暴露的库里鲻鱼 *Mugil curema* 和金属暴露的虾 *Macrobranchium carcinus* 的 O：N 比值就发生了明显地改变。

为了解决具体问题，常需要更加复杂的代谢指示物。例如，能量分析可以揭示在毒物暴露下能量平衡的破坏。可以用被污染物暴露的个体能量收支计算出生长余地（scope of growth）。生长余地（P=产量）是个体从食物中摄取的能量（A）减去呼吸（R）和排泄（U）所用的能量：$P=A-R-U$。P 值反映了可以用于个体生长和繁殖后代的能量。暴露在有毒污染物中的生物对毒物的解毒需要消耗一定的能量，因此预计的生长余地将有所减少。腺苷酸能荷（adenylate energy charge，AEC）也可以反映分解和合成代谢之间能量转化的平衡：$AEC=（ATP+1/2ADP）/（ATP+ADP+AMP）$。ATP、ADP 和 AMP 分别代表三磷酸腺苷、二磷酸腺苷和一磷酸腺苷的浓度。如暴露于镉的溪虾 *Procambarus pubsecens* 和淡水虾 *Palaeomonetes paludosis* 的 AEC 有所降低，表明这些被污染物暴露的动物降低了能量状态。

通过检测与呼吸器官相关的运动可以确定有毒污染物对呼吸活动或呼吸器官的亚致死效应。经常用的一个试验就是将鱼放置在一个装有有毒溶液或污水的容器中，容器装有电极用来测量呼吸运动产生的低电压电场变化。没有污染物时，电势随时间的变化呈现出规则均一的呼吸运动，一定时间间隔后伴有鳃清（gill purge）。鳃清指不连贯的周期性水逆流经过鳃，以清除鳃表面多余的黏液。有污染物存在时，呼吸器官表明常因污染物刺激导致较多黏液的产生，鳃清的频率会增大。例如，蓝鳃太阳鱼 *Lepomis macrohirus* 暴露于重金属或含氯碳氢化合物，以及美洲红点鲑 *Salvelinus fontinalis* 暴露于低浓度的甲基汞或无机汞时，它们的鳃清速率都有所提高。供氧信号的频率和大小也是亚致死效应的敏感指标。亚致死浓度的镉、铜、锌、含氯碳氢化合物等有毒污染物通常使供氧信号频率升高，而供氧信号大小降低。污染物暴露下，鱼的离子调节和渗透压调节能力也会降低。例如，在加氨海水中的大西洋鲑 *Salmo salar* 血浆渗透压增加、DDT 的暴露可扰乱美洲鳗鲡 *Anguilla rostrata* 的渗透压调节能力，经氨暴露的大西洋鲑、镉暴露的比目鱼 *Platichthys flesus* 和铜暴露的虹鳟鱼的离子平衡都遭到破坏。酸性条件本身或与高浓度氨组合在一起也能改变鱼的离子调节能力。

污染物暴露对植物的许多生理过程产生的影响也曾经被研究和检测过。钴、镍和锌等金属的暴露可改变菜豆 *Phaseolus vulgaris* 幼苗的水平衡、气孔关闭和叶片取向。PCB 和重金属的暴露能够减弱植物的光合作用。臭氧和 SO_2 等大气有害污染物可阻断植物叶绿素合成或增加对叶绿素的破坏，而导致叶片缺绿病（chlorosis）。重金属能够影响植物的呼吸作用、改变碳和氮的固定、抑制光合作用。

6.3.6　对行为的影响

行为毒理学是研究各种物理、化学及生物因素的作用而导致动物产生异常行为的科学。有毒污染物对动物行为的影响主要有：对污染物的回避行为、捕食行为、学习行为、警惕行为和社会行为。

回避行为是指动物能主动避开受污染的区域，迁移至未受污染的清洁区域的行为。例如，蚯蚓对部分杀虫剂非常敏感，当土壤中杀虫剂含量达到其半数致死浓度的 1/25～1/5 时，就会出现明显的逃离或迁移行为。目前已知能对污染物产生回避反应的水生动物主要有各种鱼、虾、蟹等，此外，水生昆虫也有一定的回避能力。如大西洋鲑在产卵时节为了躲避生活区域中锌和铜的污染向上游迁徙；杂色鳉 *Cyprinodon variegatus* 对 DDT 有较强的回避能力，阈值为 0.005 mg/L；鲫鱼 *Carassius auratus* 对农药杀螟松的回避阈值是 10 μg/L，比致死浓度低两个多数量级。有毒污染物造成的生物回避使环境中生物种类组成、区系分布随之改变，从而打乱原有生态系统的平衡。一些经济鱼类失去索饵场和产卵场，一些仍留在污水中的鱼类会出现更多的病鱼。

捕食行为的破坏可导致生物机体获得资源减少，最终引起生产量的下降或发育和繁殖受阻。部分污染物除了影响动物的食欲直接导致捕食停止外，可影响搜索猎物策略和感觉系统而降低捕食能力；也可影响对猎物的选择而降低捕捉猎物的效率；还可以影响捕捉后处理的时间而降低捕食能力。例如，用铜暴露蓝鳃鱼、用铅和锌暴露斑马鱼和去垢剂烷基苯磺酸暴露旗鱼，均发现这些鱼类捕捉猎物后处理时间被这些污染物暴露所延长，最终导致拒食和捕食能力下降，这可能是污染物引起动物的味觉阻断而产生。因为这些捕食动物用视觉来搜寻、鉴别、捕捉和处理它们的猎物，而拒食可能是由于味觉受污染物的影响失去功能而不能证实这一被捕猎物是否可食。再如，亚致死剂量的杀虫剂能影响天敌昆虫在作物上的分布和寄生性昆虫的定位：菜少脉蚜茧蜂很少停留在有抗蚜威、氯菊酯或马拉硫磷残留的植株上；稻虱缨小蜂接触亚致死剂量的吡虫啉后其远距离定位寄主的能力被严重损害；亚致死剂量的毒死蜱能改变寄生蜂对寄主利它素的行为反应。此外，农药污染可以减少蜘蛛的结网频率和影响网的大小和精确性，使得蜘蛛结网时间后延、网面积和辐射丝的数目减小等，最终影响蜘蛛的捕食能力。

动物本身的警惕行为使其具有逃避被捕食的能力，一旦警惕行为被破坏，就很容易被捕食掉，从而增加了死亡率，使种群数量下降。例如，电离辐射和汞的暴露可以影响食蚊鱼逃避被鲈鱼捕食的能力。通常温度、杀虫剂、五氯苯酚和镉等污染物均能降低某些水生生物逃避被捕食的能力。

学习行为是动物通过实践获得新信息并改变之后的行为模式以获得更好地适应或生存，是一种综合性的神经高级活动。动物的学习行为受神经系统支配，是一项比较敏感的行为指标，通过测试学习行为的功能变化，可有效评价污染物对动物的神经毒性及潜在危害。研究发现东莨菪碱与毒死蜱的暴露均对蚯蚓的学习能力造成了损伤，且蚯蚓的学习能力损伤随着暴露浓度的增高而加重。动物长期接触有铝的污染后记忆受损，铅、汞中毒均可使动物记忆力减弱，贫铀的污染可导致大鼠学习能力下降等。

有机磷农药可以抑制鸟类的乙酰胆碱酯酶（ACHE）的活性，引起神经系统中毒。当AChE 活性下降到正常水平的 50%时，就会导致鸟类行为的改变，如受有机磷农药污染致脑组织中 AChE 活性被抑制 50%时的紫翅椋鸟 Sturnus vulgaris 表现为姿态效应改变。这里的姿态指紫翅椋鸟休息时通常一足站立，受污染的紫翅椋鸟休息时一足站立时间明显改变，这是由于有机磷农药影响了紫翅椋鸟的神经系统，损害了鸟的平衡和协调功能。

鸟类行为改变还表现在对领地的失控和不能照顾它们的后代。受污染的鸟类可能发生机体的某些伤害，从而增加了被其他生物捕食的可能性，为了逃避被捕食，受损伤的鸟类会躲避到一个安全的地方，失去对原有领地的控制。受伤害的鸟类若处在繁殖期，则表现为破坏和舍弃了孵蛋且不照顾它们的后代，导致繁殖率下降及幼鸟死亡率增加。例如，对喷洒有机磷农药区域的云杉中 13 对白喉带鹀 Zonotrichia albicollis 和附近未喷洒农药对照区域的云杉中 7 对白喉带鹀进行跟踪观察，结果发现喷洒区的成年白喉带鹀因放弃了它们领地或死亡等原因减少三分之一，同时发现处在繁殖期鸟的育雏方式受到破坏和舍弃了孵蛋，导致幼鸟数量下降，只有对照区的四分之一。

处在生态系统中的每个生物体必须与其他物种竞争、捕食、躲避捕食、领地占领、寻找配偶等。在这些活动过程中，某些亚致死损伤可能会对生物个体造成致死性的后果。一个生物体在接触亚致死剂量的污染物时虽能存活，但如果其逃避捕食者或自身取食能力遭到影响而下降或丧失的话，其在自然环境中与其他物种竞争就处于不利地位而可能死亡，这种死亡被称为生态死亡。例如，农作物害虫受到亚致死剂量杀虫剂的影响后通常是有可能恢复的，但恢复是一个耗能过程，倘若耗能较多，身体恢复过程则会变慢，从而延缓害虫的生长发育，导致其遭受天敌攻击的机会、寻找食物的压力、甚至错过寄主物候期的可能性都会增加，其种群的增长难度也就相应增加。如遭受恶虫威暴露而损伤的地甲虫在实验室条件下通常几天内就能恢复，但在野外大田条件下特别容易被蚂蚁攻击。反之，如果害虫受到亚致死剂量杀虫剂的影响后恢复相对较快，则其种群增长受到的影响就相对较小。

6.4 个体的急性和慢性致死效应

6.4.1 急性、慢性和特定生命阶段的致死效应

在一定剂量或浓度的有毒污染物作用下能引起动物死亡，这样的剂量或浓度被称为致死剂量或致死浓度。死亡比例的大小（死亡率）常常被作为一个重要的生物学指标，用以评价污染物的毒性大小。根据接触有毒污染物时间的长短可将动物的致死效应分为急性和慢性两种。急性致死是指短时间内（96h 或更短）接触较高剂量或浓度的有毒污染物后引起的生物个体死亡。急性致死效应通常在接触毒物后短时间内发生，但有时也会在接触毒物后很长一段时间才发生死亡。例如，短暂地暴露于高浓度的铍致死效应要过一段时间后才能显现。在环境暴露结束之后，在人肺部少量沉积的铍能引起细胞免疫反应。慢性致死指生物个体较长时间接触毒物后才导致的死亡，通常慢性致死试验时间长度至少应是所试生物寿命的 10%，

但也有例外，试验时间达不到这种长度规定的也被作为慢性试验来讨论。对于致死性试验，还有另一个基于生命阶段的区分方法。详尽的生命周期研究可以确定生物在其所有生命阶段的死亡、生长、发育、繁殖等情况。关键生命阶段试验（critical life stage testing）着重于特定的生命阶段，如初生阶段。通常最关键的生命阶段被认为是生命早期，于是又发展出早期生命阶段试验（early life stage test）。关键生命阶段这个词指的是个体对毒物最敏感的生命阶段，并不一定是对种群的生存能力最关键的生命阶段。因此，在某一生命阶段个体的死亡未必会对种群统计或该种群的区域性灭绝风险造成多大影响。例如，有毒污染物造成牡蛎所产幼体数量下降 10%对牡蛎种群灭绝的可能性产生的影响很小。在正常条件下，蜉蝣时期的牡蛎幼体本来死亡率就非常高，而牡蛎种群已经适应了这种年际的种群补给的大范围变化。

6.4.2 影响致死效应的因素

不同生物种类对同一种污染物的反应各不相同。例如，引起 50%水生生物死亡的铜浓度范围：枝角类为 5～300 μg/L，软体动物为 40～9000 μg/L；而引起这两类生物 50%死亡的汞浓度范围分别为 0.02～40 μg/L 和 90～2000 μg/L。同一生物不同的生理状态、年龄、发育阶段等也影响污染物的致死作用，例如，暴露 96 h，引起刚孵化出的鲤鱼苗死亡的镍浓度为 6.10 mg/L，而引起体长 4～5 cm 的幼鱼死亡的镍浓度为 35.0 mg/L。通常生命的早期阶段往往是对有毒污染物最敏感的时期。机体脂肪储存量的增加一般可减少六六六、DDT 等脂溶性污染物的急性毒性作用。动物的摄食行为、解毒功能也能影响污染物的致死作用。某些生物预先接触较低浓度的污染物后会发生生理功能及结构的改变，从而使其以后再次接触到该类污染物时可以忍受更高的浓度，即半数死亡浓度有所上升。如预先接触过低浓度铜的彩虹鳟鱼以后对铜暴露的耐受能力将得到提高。因此，生物对于有毒污染物致死作用的敏感性除了与生物本身遗传特性有关外，还与生物后天获得性或适应性有关。

污染物对生物的致死效应还受到许多物理、化学及环境等非生物因素的影响，包括污染物的种类及其理化性质、暴露时间、环境条件及多种污染物的综合作用等。例如，驯化和环境温度可以影响镉对蜗牛的 LC_{50} 值，光照可以影响容易光解的污染物毒性。一些化学物质可以提高生物组织对光的敏感性，导致这些组织对光效应的敏感性增加。例如，用土霉素处理过的斑点叉尾鮰 Ictalurus punctatus 对太阳光极为敏感，更易导致皮肤晒斑和眼部病变等损害。水质条件包括水温、pH、硬度（溶解的钙、镁浓度之和）和溶解氧等也可以影响污染物的毒性，例如温度增高会增加污染物的致死效应；氮在碱性条件形成的非离子氨（NH_3）对生物致死效应明显，而在酸性条件下形成的铵离子则对水生生物无明显毒害；淡水的硬度能影响酸雨、铍、镉、铜、铅和锌等对水生生物的毒性作用。

6.5 对种群的毒理效应

通常个体毒性实验和外推法是无法了解种群以及生态系统水平上出现的问题，生物个体的损伤或死亡以种群的观点来看意义不大，因为只有极少数生物能充分发挥生殖潜力和个体成长，而大多数生物在简短的生命之后都会死亡。生态风险评价中所涉及的问题是有关种群、生态系统、产量和持续性效应，这些更高水平组织上的反应很难从个体毒性试验水平上来预测。

种群（population）是指在同一时期内占据特定空间的同种有机体的集合群，是分布在同一生态环境中能够自由交配繁殖的个体群，但又不是同种生物个体的简单相加，因为种群具有个体所没有的三个基本特征：数量特征、空间分布特征和遗传特征。数量特征受出生率、死亡率、迁入率和迁出率4个基本参数影响；空间分布特征主要是指聚集分布、随机分布和均匀分布，小范围的分布称为分布格局（distribution pattern），大范围的分布称为地理分布（geographical distribution）；遗传特征指种群的遗传性质。污染物对生物机体的影响除了表现在分子、细胞、组织器官和个体等不同水平上，也可在种群水平上表现出来。污染物对种群的影响主要表现为种群密度改变、结构和性别比例的变化、遗传结构的改变和竞争关系的改变等。

6.5.1 对种群密度的影响

种群密度（population density）是指单位面积或单位空间内的个体数量。出生率和死亡率是影响种群增长的最重要因素。污染物通常导致个体数量减少，种群密度下降，如有毒污染物使生物个体死亡率增加、繁殖率下降，最终导致种群密度下降。但有些污染物也能导致个体数量的增加和种群密度上升，例如，当有机耗氧污染物和氮、磷元素排入贫营养湖泊，会改变此湖泊的营养状态，促进某些生物个体生长，使其种群密度上升，特别明显的是某些藻类的种群密度快速上升，甚至可导致种群的大爆发，发生"水华"。农药的滥用可造成天敌减少，从而容易引起某些害虫大爆发。

种群年龄组成是指一个种群中不同年龄个体数目的比例，各个年龄段个体在整个种群中都占有一定的比例，形成一定的年龄结构。由于不同年龄段个体对种群出生率有不同的影响，所以年龄结构对种群数量动态具有很大影响。通常根据繁殖能力具备与否为标准将种群个体分为幼年个体、成年个体和老年个体三个年龄段。根据年龄组成可将种群分为增长型、稳定型和衰退型三种类型。增长型种群中老龄个体较少，死亡率小，幼年个体多，说明出生率大，种群的出生率大于死亡率，是迅速增长的种群；衰退型种群的情况正好相反，种群中幼年个体比例减少而老龄个体比例增大，种群的死亡率大于出生率，种群总的发展趋势是密度减小，逐渐衰退；稳定型种群中，各个年龄段的个体比例适中，介于增长型种群和衰退型种群之间，出生率与死亡率大致相平衡，在较长的一段时间内种群密度不会发生较大的变化，种群保持稳定。大量研究表明鱼类的早期生命阶段（卵-幼鱼）比成年阶段对污染物更敏感，可导致鱼类的孵化率下降、胚胎死亡、幼鱼死亡率增加等，长期污染使得某些鱼的种群中年青个体比例减少，老年个体比例增大，死亡率大于出生率，种群年龄结构趋于老化，逐渐演变为衰退型种群。此外，由于污染物导致捕食与被捕食关系的改变，种群的年龄结构和种群大小也会相应发生改变。

种群性别比例是指种群中雄性个体数目和雌性个体数目的比例。环境污染，特别是环境激素的污染对生物的性器官发育和生殖功能均有可能造成影响，使种群性别比例失调，出生率下降，最终致使种群密度减少。六六六、DDT、多氯联苯等环境激素类有机污染物对一些野生动物的性器官发育有影响，可导致野生动物性逆转，雌性雄性化和雄性雌性化，改变种群的性别比。例如，研究发现31种类固醇激素可诱导9科34种雌雄异体鱼类和6科13种雌雄同体鱼类的性逆转。又如英国的15个污水处理厂排出水可使雄鲤鱼体内形成卵黄蛋白原，出现雌性生化特征。再如长江水质污染使野生中华鲟鱼的雌、雄鱼性腺发育退化，受精时间缩短，精子寿命也从原来的 10～30 min 缩短到现在的 3～5 min，发现近几年捕捞获得的野生中华鲟鱼个体中雌鱼明显多于雄鱼，雌雄比达 5：1，有时高达 10：1，性别比例严重失调预示着中华鲟鱼种群正在衰退之中。另外，农业生产中经常利用性引诱剂来诱杀害虫的雄性个体，从而破坏了害虫种群正常的性别比例，雄性个体数量的大大减少使得很多雌性个体无法得到交配的机会而难以繁殖后代，导致害虫的种群密度明显下降，达到事半功倍的杀虫效果。

6.5.2 对种群遗传特征的影响

有毒污染物除了可以通过引起生物个体死亡来影响种群密度之外，还可以改变物种的遗传特征，导致种群变化。工业生产中，由于煤炭污染使周围环境变成黑色，栖息在当地的动物体色跟随着环境颜色的改变而进化成较黑的颜色，这种现象被称为工业黑化。已发现 100多个物种有工业黑化现象，其中多数属于鳞翅目类昆虫，特别是白天休息晚间飞行活动的蛾子工业黑化现象最为明显。研究表明，在工业黑化严重的地区，黑化的椒花蛾个体比例大量增加；然而，随着大气污染的减轻黑化的椒花蛾的密度则开始逐渐下降。

动物的抗性进化在生态毒理学上是一个普遍现象。大量杀虫剂的研制和使用对于害虫的防治起到了积极作用。然而，那些对杀虫剂有较强耐受性的害虫却得以生存下来，且随着杀虫剂的使用频率增加，它们的耐受性有逐渐提高的趋势，即抗性增强。多种杀虫剂的使用还使某些昆虫对不同杀虫剂产生交叉抗性。此外，杀虫剂的长期大量使用，也使得一些非靶标生物对杀虫剂产生了抗性，如喷洒杀虫剂时被不经意暴露的食蚊鱼种群中曾发现受单个基因控制的对异狄氏剂和其他环二烯类杀虫剂的耐受性。

6.5.3 污染对种群毒性的评价方法与应用

6.5.3.1 种群水平的评价终点

种群研究一般比较关注风险评价中的一系列引人注目的终点，包括种群数量、平衡丰度（equilibrium abundance）、稳定性、恢复时间、灭绝时间、最小存活种群（minimum viable population）、耐受性分布（tolerance distribution）、大小及年龄结构、性别比、基因多样性和种群增长率。常用的评价终点是种群的个体数量，内禀增长率和灭绝时间等。种群数量是野外调查和试验测试最直接且容易获得的参数，常用于个体较小、难以鉴定年龄的生命周期比较短的物种。因影响种群数量的因素较多且波动较大，故实际应用并不多。种群增长率常常被用作种群水平上的评价终点，只要是其能够综合个体水平上很多指标之间的相互作用，比其他种群评价终点更敏感。有人将污染物对个体生活史（存活和繁殖）以及种群增长率的影响进行了比较，发现种群增长率与个体生活史参数相比能更好地评估污染物毒性效应。种群灭绝时间是一个综合性更高的种群评价终点，可用于评价有毒化学品对鸟类种群的风险。种群水平的生态风险评价包括时间和空间上的种群信息，需要明确考虑生境及种群特性，根据期望的评价结果选择相关的评价终点十分重要。

6.5.3.2 种群水平风险评价中生活史的一般推论

某些固有的种群会不会因为他们的生活史而对环境压力表现的更脆弱？在种群生命过程

中，会不会某些生命过程比其他生命过程更重要呢？理论分析表明生命周期长的大型哺乳动物、史前鸟类和鲸等脊椎动物对于人类的捕杀要比寿命较短但繁殖快的鹌鹑和凤尾鱼等种群敏感得多。相反，寿命较短的生物面对那些会造成生命危机的短时间灾难则要脆弱得多。理论上非密度制约的种群的生长和生殖要比密度制约的种群脆弱得多。因此，一个种群对于一种污染物毒性的具体反应将取决于生态环境中的生物多样性、生物生存和繁殖的年龄选择性以及对污染物的耐受强度等多种因素。量化的结论一般需要对主要的种群进行逐一的研究和分析。

6.5.3.3 不确定性的表达与演绎

在风险评价中有着许多不确定性的因素，种群分析中潜在的重要因素有：时间和空间的环境变量；敏感度的个体性差异和生命阶段的差异；出生或死亡的随机性等。生物存在着个体间差异和生命周期的差异。即使平均生命跨度可以精确估计，每个个体生物有一个不确定的时间跨度，由此产生了出生与死亡的随机性。瞬时的环境变量与种群模型结合已经有详细的研究报道。周期性的与随机的变量也已有研究。实用的数学工具主要有时间序列分析和随机建模。这些方法可以用来定量分析环境变量，如估计一些重要的驱动性变量（温度，降雨量）的周期性函数，或者用来估计分布的可能性或暂时变化种群参数。

6.5.3.4 密度依赖

种群调节是种群生物学中一个最基本的问题，高繁殖率的种群靠什么来防止无限制地增长？在人类的大量捕杀面前鱼类和其他野生生物种群又是怎样继续生存的？通常当种群数量达到一定大小时，某些与密度相关的因素就会发生作用，通过降低出生率和增加死亡率而抑制种群数量的增长；而当种群数量降低到一定水平以下时，出生率就会增加，死亡率则会下降。由于自然环境中空间、食物等资源有限，大部分自然种群不可能长期按指数增长，而是在一定范围内受到密度依赖反馈的调节，使种群维持在适度的范围内。密度依赖反馈调节是种群可持续生存的基础，在保护生物学和害虫管理方面发挥了重要作用。当生态风险评价加入生物密度因素时，需要弄清楚化学污染物对种群的毒性效应与密度依赖是相互独立的加和作用，还是随种群密度的变化而变化；如果二者之间相互影响，还要弄清楚是拮抗作用还是协同作用。若是拮抗作用，种群密度较高时，化学品的毒性作用较弱，表明该种群的密度依赖程度较高，在受到污染物暴露损伤时，能够通过提高出生率得到补偿；若是加和作用，化学品的毒性效应则不受种群密度影响；若是协同作用，种群密度越高，化学品的毒性效应越强，表明该种群的密度依赖程度较低，对多种胁迫因素敏感性较高。外部的死亡率因素往往与密度依赖关系表现出复杂的相互作用。与个体水平相比，种群水平的繁殖方式更复杂，化学污染物可能通过多种毒性效应对生物种群产生影响，若在种群预测模型中加入其他生物学功能（如食物资源竞争），则会使预测结果更接近真实情况。对于长期毒性效应的预测，如果不考虑密度依赖，可能会削弱模型的预测能力。

6.5.3.5 遗传变异

为了适应杀虫剂的使用和化学品暴露等带来的环境压力和变化，生物会产生一定的遗传变异。遗传变异可以用来描述当前和历史种群的特性，例如，种群大小和种群结构。由于学科发展缓慢，与遗传相关的种群动力学研究资料不多，遗传变异较少用于生态风险评价。随着许多基因功能被破译，基因信息的获取越来越容易，遗传信息的改变得到了更合理的解释，这些研究进展有助于更好地理解环境压力、遗传变异和种群持续生存之间的关系。遗传变异可分为中性变异、有害变异和适应性变异。通过随机遗传漂变会使中性遗传变异减少，通过突变和基因流动则会使中性遗传变异增加。中性遗传标记分析为确定种群结构、估计有效种群大小和迁移率等提供了一种方法或手段，且可以用来推断群体之间的历史和地理关系。尽管将遗传学、统计学和毒理学相结合来研究毒性和耐受性的分子机制，可以更好地解释种群水平生态风险评价，但是目前尚未有建立好的相关预测模型。因此，科学、合理地将遗传变异应用于种群水平生态风险评价显得越来越重要。遗传信息可以结合考虑种群状况、脆弱性和持续性等因素来反映种群水平的生态风险评价。例如，遗传信息可以使种群结构和健康得到更好的表征，预测种群生存风险，解释有毒污染物等长期胁迫因素的影响。另外，遗传信息还能够用来阐明集合种群结构、与交互动力学有关的结构特征。从空间尺度上解释环境特征和压力源时，景观遗传学框架可以揭示多种环境和生物因素共同影响种群的作用规律。

生态风险评价引入遗传变异的关键点在于遗传信息影响生态风险评价终点的机理和规律研究。适应性化学变异常导致与毒理学途径相关的基因活性下调或与防御途径相关的基因活性上调。虽然化学耐受遗传的生物化学或遗传机制还有待深入研究，但目前昆虫对有机磷农药抗性的一些机制已得到阐述和验证，动物和植物对金属适应的机制通常与金属防御途径有关的螯合蛋白、金属硫蛋白等上调有关。此外，也已弄清脊椎动物中芳基碳氢化合物受体通路中的有关基因，并阐明其在耐受剧毒二噁英类化合物中的潜在作用。这些研究结果为化学污染物生态风险评价中引入遗传变异打下了良好基础。

6.5.3.6　空间结构

个体、种群及群落的空间位置与种群统计学、种间竞争和捕食者–猎物相互作用等具有同等的重要性，种群和群落的空间结构是构成生态学理论重要的一环，将更符合真实景观的空间结构和动物种群之间的关系引入生态风险评价将会极大地降低生态风险评价的不确定性，为有效地制定保护对策提供科学依据。美国环境保护局规定在风险评价过程中必须将化学品的毒性效应、迁移障碍和景观斑块结构的变化等作为生态风险评价的附加因素以充分反映时间和空间的影响。按照对空间处理方式的不同，可将空间结构研究途径分为以下 3 种：①集合种群（metapopulation），将空间看成由内部均质的生境岛屿构成的网络，物种不均匀地分布在斑块中，每个亚种群有特定的繁殖与死亡率，可通过迁入和迁出过程关联在一起；②数学模型研究，假定空间是连续、均一的，适用于连续空间内有局部相互作用和有限运动的生物个体；③景观生态学，从更为复杂的空间格局出发，充分考虑了生境的空间异质性，生物体分布在一组相互作用、具有不同结构、功能和动态的异质性区域中。集合种群是研究物种空间分布的常用途径，根据生物体在斑块之间迁移程度的强弱，可将集合种群分为孤立种群（isolated populations）、经典集合种群（classical metapopulations）、斑块种群（patchy populations）、大陆–岛屿集合种群和源–汇集合种群（main-land-island and source-sink metapopulations）和连续性种群（continuous populations）5 种类型。另外，遥感、全球定位系统和地理信息系统等技术的不断发展，大大提高了空间结构数据的获得和处理能力，为景观生态学在种群动态方面的研究提供了强有力的支撑。

6.5.4 种群分析常用的生物结构化模型

由于个体基因和环境等因素的影响，种群的个体之间存在年龄、发育阶段、体长、性别和遗传信息等多种结构差异，这些差异不但影响个体存活率、繁殖率、增长率、新陈代谢和能量消耗等生命活动参数，而且也决定着群体行为。生物结构种群模型考虑了种群的生物结构，表达了不同生命阶段对压力源的各自不同的响应，比非结构化种群模型具有更高的真实性和精确性，也能够更准确地反映物种的特征。应用最广泛的生物结构种群模型目前是Euler-Lotka 方程和预测矩阵及其变体。

6.5.4.1 Euler-Lotka 方程

在研究污染物对种群增长率的影响时，相对简单的方法是对繁殖力的定量分析，这种理论是由 Lotka 于 1925 年提出，逐步发展到目前这种形式的 Euler-Lotka 方程。该方法中将年龄作为影响生物繁殖力和死亡的唯一参数，利用生命表参数对繁殖力进行定量分析，只需通过实验室测试或野外调查获取种群的年龄结构，并不考虑种群密度对种群增长率的影响。其最基本的形式可用数学方程表示如下：

$$\sum_{x=1}^{n} e^{-rx} l_x m_x = 1$$

式中：n 为种群中生物的最大年龄，x 为生物的年龄，r 为内禀增长率，l_x 为生物从出生到 x 岁的存活率，m_x 为 x 龄生物繁殖后代的平均数。其中 r 参数需要使方程左边等于 1，如果 $r>0$，种群将无限增长，如果 $r<0$，种群将会灭绝，如果 $r=0$，种群将不改变。这表明，如果稳定种群的年龄组成将趋向于稳定的年龄分布，那么种群中的生物年龄组的比例在两代之间应是相同的，一旦达到这种状态，不管是种群还是生物在每个年龄组的比例，将会随时间指数增长。

有毒污染物暴露导致的 r 值变化可作为慢性毒性指标，用作种群效应的评价指标，r 值的变化可以通过实验测定的存活量和繁殖量计算，也可以采用生物量动态模型估算。对于两性生殖的水蚤等桡足类动物，一般通过计算产幼雌体的比率、每个雌体产下的无节幼虫数量和后代雌体所占的比率的乘积得出繁殖量，故对亲代种群增长率的研究需要持续 2 个完整的世代。Breitholtz 等在研究麝香类污染物对美丽猛水蚤 *Nitocra spinipes* 的种群毒性效应时，对 Euler-Lotka 方程进行了改进，用本世代的个体存活率、性别比和产幼雌体比率的乘积代替每个雌体的产雌率，不考虑污染物对美丽猛水蚤不同世代影响的差异，从而将实验周期缩短到 24 d。

6.5.4.2 预测矩阵

年龄结构或者发育阶段结构预测矩阵与种群生长率潜力模型（Euler-Lotka 方程）有密切关系。这两种方法几乎在同一时间内由同一批人发展。自从 20 世纪 40 年代后期，Euler-Lotka 方程是种群分析的首要方法，直到 60 年代矩阵模型才被经常使用，并在 70 年代写进教科书中。最简单的矩阵模型是线性"Leslie 矩阵"，它包含的信息与种群潜在增长率模型相同，只是这种信息用几何形式或矩阵形式表现出来，每个种群的丰度变化可以通过矩阵方程及时表现出来：$N(t)=LN(t-1)$，式中：$N(t)$ 和 $N(t-1)$ 是向量，包含了每一年龄组生物体的数量（N_0，$\cdots$，N_k）；L 是矩阵，定义为：

$$L=\begin{Bmatrix} S_0f_1 & S_1f_2 & S_2f_3 & \cdots & S_{k-1}f_k & 0 \\ S_0 & 0 & 0 & \cdots & 0 & 0 \\ 0 & S_1 & 0 & \cdots & 0 & 0 \\ 0 & 0 & S_2 & \cdots & 0 & 0 \\ \cdots & \cdots & 0 & \cdots & \cdots & \cdots \\ 0 & 0 & 0 & \cdots & 0 & 0 \end{Bmatrix}$$

式中：S_k 为生物从一个时间段到另一个时间段的存活概率；f_k 为生物在年龄 k 时的平均生育率。

这种结构一般是通过将种群特征或生命率分配给种群中不同类别的个体来反映，并假定同一个类别的个体具有相同的生命率。该方法的难点是如何给不同类别种群分类，以及如何充分反映物种生活史的复杂性。可参考已有研究中使用的对生物生长阶段的确定方法。有研究者假定化学物质及其他环境胁迫因子与生物过程之间不存在相加或协同作用，采用年龄结构投影矩阵模型和 28 d 毒性测试分别评估了 20 种化学品对糠虾 *Americamysis bahia* 的毒性效应，证明了美国当前的水质标准在种群水平上对糠虾具有保护作用。另外，只要有足够的时间，任何密度依赖的模型种群要么无限增长，要么灭亡，故累积种群行为超过一代的种群大部分都会引入密度依赖，如 Barnthouse 等人应用随机、密度依赖的种群模型测试暴露于污染化合物环境中的鱼类生活史、捕捞量、死亡率、环境变化及化合物毒性，预测鱼类种群的反应。

6.5.4.3　空间模型（spatial models）

非结构化模型、生物结构化模型和个体模型等均假定在均质空间条件下进行预测，并未涉及复杂空间结构。随着计算机和地理信息系统等技术的快速发展，现在可以非常精确地模拟景观的精细尺度细节，以及依赖于空间的扩散和入侵等生物过程，研究者对生物随机迁移、食物链和污染物暴露的空间异质性有了更多的关注，并开发出多种相应的预测方法，其中集合种群模型（metapopulation models）和空间显式模型（spatially explicit models，SEMs）是应用较为成熟的两类空间模型。

（1）集合种群模型

集合种群是由空间上彼此隔离，但功能上存在相互联系的 2 个或以上的亚种群组成的种群斑块系统。集合种群模型通过反映种群亚单位的空间布局和环境，增强了模型的生态真实性，便于阐明空间变化的污染物暴露对栖息于空间异质化环境中种群的影响，如斑块的大小、距离和密度，种群在斑块间的迁移速率和迁移形式，以及种群在斑块内的灭绝速率等。此类模型常见的有 Levins 模型（Levins models）、晶格模型（lattice models）、关联函数模型（the incidence function model）和源–汇动态模型（source-sink dynamics models），其中 Levins 模型是最早的集合种群模型，建立了给定时间内某一物种占据栖息地百分比、占据生活区后的消失速率及繁殖速率之间的关系，即 $dP/dt=cP(1-P)-eP$，式中 P 为某一物种生活的斑块占总栖息地的百分比，c 为种群在生活区的繁殖速率，e 为种群在生活区的消失速率，t 为连续时间。该模型假设环境中的大量离散斑块之间通过物种迁移互相联系，而忽略了斑块之间的大小、栖息适宜性和斑块间距等的差异。平衡状态下，只要种群在斑块内的繁殖速率大于灭绝速率，亚种群就会一直存在。

Levins 模型考虑的基本过程与变量虽说都是保护生物学中的基本问题，然而对于真实的种群管理来说又显得过于简单而无法应用。因此有人在此模型的基础上，建立了一般性的集合种群模型，研究了某一个斑块被持久性有毒污染物和可降解有机物污染后，生活区的空间排列与连通对集合种群的影响。也有人扩展了 Leslie 矩阵法，用集合种群模型研究了河道网络中镉排放对具有一定空间分布的褐鳟 *Salmo trutta* 种群的影响，计算不同暴露条件下褐鳟的种群生长率、年龄结构与空间分布，发现：排放到不同河流层次中的镉，对褐鳟种群增长率虽具有相同的毒性效应，但也能影响褐鳟种群的空间分布。

（2）空间显式模型

空间显式模型将理论与个体生物觅食行为和繁殖结合在一起，并与特定可测量的栖息地特征关联，预测栖息地变化对种群的影响，强调生态真实性和预测的准确性。生物体分布在真实的由不同类型的栖息生活区构成的区域中，且适合于研究物种生存。与集合种群模型相比，该模型能更好地描述实际种群动态。由于考虑了景观生境类型、数量、质量和排列等特征以及环境污染源的空间分布等，模型汇总的大量参数需要经验数据来验证。空间显式模型随着计算机和地理信息系统等技术发展得到了较大的发展和应用。曾有人将其应用在有害废弃物站点管理方面，对比目鱼暴露在疏浚材料弃置地点的空间显示建模，将暴露模型与生物结构或基于个体的模型、种群动态公式相结合，来描述危险废物场址污染物空间分布不均的情况下的原地沉积物对比目鱼种群水平的影响。

6.5.4.4　个体模型

个体模型种群的健康是每个个体健康程度的集体表现，而个体之间对环境行为和生理反应以及受到随机事件影响的可能性均存在着一定差异，如在相似的胁迫条件下，每个个体的繁殖能力或死亡概率会有所不同。个体模型是根据生物个体特征建立设计的对成百上千个个体的活动进行数值模拟，来推测种群总体水平的性质。该模型涵盖了大量特定的公式用于模拟个体年龄、大小和性别等，通常还考虑多个生物体停留和交互的特殊情况或环境，以求从生物个体级别信息推测种群总体响应水平。

有两种广泛应用的方法用来发展个体模型，一种注重于蒙特卡洛（Mont Carlo）模拟，另外一个强调方程的分析。其中分析法最大的优势在于得到的结果更具有普遍性，易于校正和理解。而细节水平的东西，则不是分析法容易得到的。个体分析模型一般强调代谢、生长和化合物毒性代谢动力学等生理特征。早期个体模型方法常用于模拟溞类生长-繁殖模型、鱼类种群管理等。Kooijman 和 Metz 首次将其运用于毒物代谢动力学，通过研究有毒化合物对大型溞个体生长和繁殖的影响来预测种群增长率。随着计算机和统计学的发展，在模拟方法中，种群分析通过计算机来模拟每个个体的日常活动，包括的程序和系数的个数是不受限制的，如有人模拟了季节性温度，雄性个体大小分布和巢密度对于 1 岁以下的小嘴海鲈鱼增长和存活的影响，所用模型综合考虑了温度和大小依赖性的产卵，巢的防卫，能量，觅食行为以及个体大小依赖的同类相食。一般模拟几百个个体一年时间的模型在计算机上只需要短短的几分钟就能完成，模拟法运用的主要局限是所需数据数量和复杂程度。

6.5.4.5　动态能量预算（dynamic energy budget，DEB）

为应用较多的生物能量学模型，它认为在全生命过程中，生物的能量流动和物质循环保持动态平衡，从外界获取的物质和能量通过同化作用贮存在生物体内，用于自身的维持、生长、发育和繁殖。其中基于 k 规则的动态能量预算模型（k-rule DEB model），提出一部分能量 k 分配给维持和生长，剩余能量（$1-k$）则用于发育和繁殖。生物为了实现生命的优化可以通过改变自身维持、生长，发育和繁殖过程的能量分配来应对外界污染物和环境因子的胁迫。由于该模型将生物体的生理特征与种群生长率和年龄分布、有毒化学品的暴露浓度和作用模型等联系在一起，故可用于个体模型参数推导，也可用于预测其他模型涉及的特征参数，如有人以代谢、生长、觅食行为及猎物选择等参数建立了鱼类生命阶段和年龄的方程，其中关于鱼类个体的生物能学、繁殖及觅食行为等详细模型均需要通过 DEB 相关模型方法来进行模拟校正。DEB 模型主要应用于栖息在相似的环境中且生活周期相对简单的水生生物，在实验室实验和野外调查均得到了应用。目前利用能量分配理论进行种群外推的研究实例和报道主要集中在溞类、糖虾、摇蚊和鱼盘螺 *Valvata piscinalis* 等生命周期较短、易繁殖的水生无脊椎动物。

6.5.5　污染的种群毒性评价与应用

早在 20 世纪 40 年代，发达国家就已经开始进行种群水平的风险评价研究。美国环保局分别在 1993 年和 1998 年的风险评价指南中将种群风险评价列为生态风险评价的方法之一。上述各种模型的建立与应用工作大多是与优势种群的管理或者濒危种群的保护有关，近来对于毒性问题的应用开始增多。如繁殖潜力模型现在经常被用来阐释水蚤类的生命周期的毒性试验，也有运用繁殖潜力去探测污泥毒性对于鱼类种群的假设效应。另外一些研究运用了预测矩阵，在所有这些研究中，污染物就像猎杀和捕捞一样被认为是另一个死亡率源。

6.5.5.1　杀虫剂对于猛禽的影响

美国环境保护总局 1989 年根据种群水平上的评价提议取消一种粒状杀虫剂卡巴呋喃（carbofuran）的登记使用，这种杀虫剂在美国主要用来控制土壤和谷类等农作物叶子上的害虫，具有半衰期短，低生物累积潜力和无致癌性等许多良好的特性，但对鸟类具有神经毒性，一个小小颗粒的杀虫剂足以杀死一只小鸟，杀虫剂的实地实验可以观察到小鸟的死亡，且在实际运用中导致鸟类死亡的例子也已经被证实。同时还观察到该杀虫剂对于腐食动物，食虫动物和猛禽的二级毒性。美国环境保护总局运用一个随机矩阵预测模型，沿着弗吉尼亚 James 河的下游去演示杀虫剂对于秃鹰种群的潜在死亡效应来估计每个特定年龄的年存活率。每个巢的雌性的繁殖力假定为随机的，范围在 0～4 之间。运用 9 对可喂养的和 40 个未成熟的各种年龄的鸟类，模拟了超过十年的种群生活史，发现种群预测对于成熟动物的死亡率有极高的敏感性，导致每年 10% 死亡率的杀虫剂水平就足以导致平均丰度下降。

6.5.5.2　杀虫剂暴露对于鹌鹑的影响

胆碱酯酶抑制是一个生理标志，可精确地表示对神经毒性杀虫剂的暴露，抑制越强，死亡的可能性越大，由于胆碱酯酶抑制可以实际测量，故有人用一个种群预测矩阵模型把胆碱酯酶抑制水平和种群变化联系起来。在两种假定的杀虫剂处理水平上预测暴露 8 周后种群的变化，发现在高的处理浓度水平上所有暴露的鸟类将被杀死。

6.5.5.3 石油污染中海鸟种群的恢复

研究者运用密度依赖预测矩阵模型评估石油污染对于美国大西洋中部海鸟种群的影响。在这个模型中，每个饲养的鸟可以产生的幼鸟数量与整个成年鸟类的种群规模成反比，利用已发布的生命表中的数据发展了青鱼鸥和普通燕鸥的饲养群体模型，然后再用这模型评价海鸟从石油污染事故中的恢复，未用到毒性数据。假定种群的不同部分被石油污染杀死，恢复作为一个与石油有关的死亡率的个体大小和分布的函数来检验，各种检测包括：①初孵鸟平均死亡率；②幼鸟平均死亡率；③饲养鸟平均死亡率；④各个年龄段平均死亡率；⑤初孵鸟死亡率与成鸟死亡率的函数关系。

特别容易受攻击的年龄段个体被杀死的比例在 25%～95% 之间，不同地点之间响应模式不同，但对不同物种则很相似。与理论推测一致，针对任何一个水平的死亡率，生活史长、繁殖率低的燕鸥种群恢复要比青鱼鸥种群慢得多。某些情况下，可能只有初孵的鸟受到影响，而在另一种情况下，可能所有年龄的鸟都受到影响，但后者恢复需要更多的时间。一次严重的石油泄漏事故即使杀死了 95% 的青鱼鸥幼鸟，如果其他年龄的鸟没有受到影响，这时种群的恢复将需要花费 5 年时间。而一次中度的石油泄漏如果将会杀死暴露于其中的每个年龄段的 25% 的鸟，整个种群的恢复则需要 20 年时间。

研究者将海鸟种群模型和石油泄漏模型结合起来使用，用于评价海上油田发展对海鸟种群的影响，从而可以估计海鸟种群风险与海上油田发展战略的相对风险，即比较管道输送与桶装石油的风险。有人运用了类似的方法，假设白令海峡发生石油泄漏的情况下，可对 Pribiloff 岛海豹种群的风险进行评价。

6.5.5.4 化学物毒性对于鱼类种群的影响

将毒性试验数据和鱼类种群模型联系起来评估毒性试验数据的生态应用，主要有两种不同的方法。其一，用标准的存活率和出生率数据计算繁殖潜力的指标，这个指标被定义为一个一岁雌性个体对下一代的新成员期望贡献。繁殖潜力指标经常用于评价发电厂冷却系统对鱼类种群的影响，也可以被用来评价湖中酸沉积对鱼类种群的影响，但该指标还没被用来估算将来的丰度和年龄组成。其二，因繁殖潜力法不能描述自然环境中的变量和密度依赖性，有人发展了密度依赖、随机矩阵预测模型用于深入研究墨西哥湾鲱鱼种群和美国弗吉尼亚州东南部切萨皮克湾条纹鳍种群，这些模型运用了简便的预测矩阵，但是含有小于 1 岁的鱼存活系数和密度依赖及随机可变成分，这个系数可根据已经发表的这两个种群的丰度、年龄结构和死亡率统计等数据来估计。关于污染物暴露对生殖力的影响可以具体表示为在种群矩阵中每个特定年龄段的生殖率和生殖率的降低值的乘积，未考虑污染物对于 ≥1 岁的鱼类存活率的效应，因为那些在幼年生命阶段就受到致死效应的鱼类个体假设它们未满 1 岁就死亡了，而污染对年龄大的鱼的致命效应可以简单表现为特定年龄的存活率与相似系数的乘积。

6.6 对群落的毒理效应

生物群落是指生活在一定自然区域内、相互间具有直接或间接关系的所有生物的总和，包括这一区域内所有生物种群。由于群落中生物的相互作用，故群落绝不是其组成物种的简单相加，而是一定地段上生物与环境相互作用的一个整体。因此，群落具有种群所不具备的一些特征：①具有一定的外貌，如组成群落的各种植物常常具有极不相同的外貌；②具有一定的种类组成，如每个群落都是由一定的植物、动物和微生物种类组成，一个群落中物种的多少和每个种群的数量是度量群落多样性的基础；③形成一定的群落环境，如森林中能形成特定的与周围农田或裸地大不相同的群落环境；④不同物种之间的相互作用。而且群落还有一定的动态特征、分布范围、特定的群落边界特征。另外，群落有大有小，有自养的，也有异养的。通常环境遭受污染后，多数生物种类数量减少，只有极个别生物种类数量增加，导致生物多样性减小、群落物种组成和结构改变。原有的生物种类与环境中各种物质之间所建立的关系发生变化，出现了新的生物与生物、生物与环境之间的关系，这种新的关系需要经历长期的、反复地自然修复才能达到新的生态平衡。

6.6.1　对优势种的影响

优势种是指在群落中优势度大的物种，即该物种生存能力强、个体数量多、生物量大，且对群落结构与环境有明显控制作用的物种。它在群落功能中占重要的位置，可用多度的相对等级来代表，或用物种在群落中所占的比例来表示。群落主要层中的优势种决定着群落的内部结构和特殊环境，是群落的创造者和建设者，称之为建群种。如果群落主要层的优势种由多个物种组成，则称之为共建种。群落中优势度较小的物种一般称为附属种，虽然也参加群落的建设，但对群落内部环境的影响作用最小。群落中物种优势度可通过物种的密度、覆盖度、频度和生产量来反映。

环境污染可使群落的优势种发生改变，从而影响群落的组成和结构，甚至还影响到群落的性质。例如，对位于燕山南麓的陡河水库热污染调查研究表明，热污染使水体增温，改变了原来的生态环境，引起一系列动、植物种群的变化。水体增温前，以硅藻门的直链藻和金藻门的锥囊藻为浮游植物优势种；浮游动物以象鼻蚤和剑水蚤为优势种；底栖动物主要是摇蚊幼虫和大型螺蚌，寡毛类数量则很少；鱼类中鲤鱼和鲫鱼为优势种。水体增温后，蓝藻和绿藻为浮游植物优势种；浮游动物中以轮虫和原生动物为主；底栖动物中大型螺蚌减少，小型螺数量增多，蜉蝣目幼虫消失；鱼类中鲫鱼数量急剧减少，被小型的杂鱼替代。

6.6.2　对群落中种群的组成和结构的影响

耐污种是指只在某一污染条件下生存并能大量繁殖的物种。如颤蚓、蜂蝇幼虫等仅在有机物丰富的水体中生活、繁衍。这类生物具有独特的结构与机能而适于在低氧条件下生活，如颤蚓头部钻在污泥中摄食，尾部则露在污水中不停摆动进行呼吸；蜂蝇幼虫具有长尾巴，可露在水表，空气通过尾部的气管进入体内而行呼吸活动。敏感种是指对环境条件变化反应敏感的物种，对环境因素的适应范围比较狭窄，环境条件稍有变化即不能适应而死亡。如大型水生无脊椎动物中的石蝇稚虫、石蚕蛾幼虫和蜉蝣稚虫等都只能在清洁的水体中生活，一旦水体受污染、溶解氧不足时就难以生存。在环境遭受污染后，群落中各物种的数量逐渐发生着变化，出现了新的生物与环境的物质循环关系。一般是耐污种在污染环境中增多，逐渐演变成优势种，而敏感种数量则不断下降萎缩甚至逐渐消失，狭污性种群被广污性种群所代替，在某些情况下，污染环境中的群落可出现正常环境条件下并不出现的一些物种，从而引起群落组成和结构发生改变。例如，在严重污染的第二松花江哈达湾江段，研究发现喜污性的普通等片藻 *Diatoma vulgare* 代替了喜清水性的颗粒直链藻 *Melosira granulata*，并出现了耐

污种泥生颤藻 *Oscillatoria limosa*，耐污性的绿眼虫 *Euglena viridis* 代替了清水性的浮游动物，并出现了耐污性的萼花臂尾轮虫 *Brachionus calyciflorus* 和壶状臂尾轮虫 *Brachionus urceus*。且鱼类区系也发生了变化。再如，在工业废水长期污染的土壤中，氨氧化菌群群落结构也会有明显的改变，如 Subrahmanyam 等人在对印度西部半干旱地区马西河流域的未污染区、中度污染区、高污染区土壤进行调查研究后发现：3 个采样地中的氨氧化菌群群落有明显的不同，认为氨氧化菌群群落结构对长期工业污染敏感，可以用于土壤质量监测。

6.6.3 对物种多样性的影响

群落中物种多样性（species diversity）是指群落中物种的数目（丰富度）和每一物种的个体数目（均匀度）。故组成群落的物种越丰富，群落的物种多样性就越大；每个物种的个体在物种间分配越均匀，群落的物种多样性也会越大。群落中物种的多样性不但能反映生物群落或生境的复杂程度，也能反映群落的稳定性与动态以及不同自然地理条件与群落的相互关系，多样性大的群落，往往群落异质性大，稳定性高。环境污染对物种多样性的影响主要表现为：污染物的直接毒害作用；污染引起环境的改变，导致物种丧失生存的环境；污染物通过生物富集作用影响食物链后端生物的生存与繁殖。污染物可导致敏感种消失，耐污种增加，群落中物种数量下降，严重污染时会导致多数物种绝迹，使物种多样性下降。污染物也能引起群落中物种的相对密度的变化而改变物种的多样性。故物种多样性已被作为一个敏感的群落指标广泛地应用于评价污染物对群落结构的影响。

严重的环境污染能引起群落中某些生物数量快速增长或下降，使物种多样性发生改变。如水体富营养化能引起少数有害藻类的数量大增，而多数藻类生长则受到抑制，物种数目大大减少。同时富营养化使水体透光度下降，导致高等水生植物不能进行光合作用而逐渐消失。另外，富营养化水体中有害藻类产生的毒素明显增加且严重缺氧而引起鱼类大量死亡。因此，在富营养化水体中，除了部分有害藻类和耐污无脊椎动物外，多数物种或种群数量极度减少或消失，水体生物多样性严重下降。除了常见的大气、水、土壤等污染对生物多样性产生威胁外，一些新型污染的影响也在逐渐显现。例如，电力的广泛应用使黑暗的缩短与缺失，已对物种生存和生物多样性产生不可忽视的影响，长时间暴露于光照之下的许多夜行性物种增加了被捕食的风险，也在一定程度上改变了动物的繁殖规律，两栖类物种的大量灭绝可能与这类污染直接相关。因此，"光污染"和"噪声污染"等新型污染源在生物多样性研究和保护中也已引起高度重视。

6.7 对生态系统的毒理效应

6.7.1 污染物对生态系统的影响

生态系统是在一定时间和空间范围内，生物和非生物成分通过物质循环、能量流动和信息交换而相互作用、相互依存所构成具有一定结构和功能的一个生态复合体。生态系统是生态学上的一个结构单位和功能单位，有如下共同特性：内部具有自调节、自组织、自更新能力；具有物质循环、能量流动、信息传递功能；营养级数有限；是一个动态系统。生态系统的概念更加强调它在物质循环、能量流动、信息传递中的功能，既注重生物群落也注重无机环境。环境污染通常会引起无机环境的改变和部分栖居生物的损伤，从而影响或破坏生态系统功能。

有四种效应可能出现在生态系统水平的试验和模型中，个体或者种群水平上则不会出现：①对种群相互关系产生影响，例如，对逃避捕食者的能力产生影响；②对一种群的影响导致对与之相关的种群的非直接的影响，例如，对某一动物的毒性效应会导致对应的捕食者数量降低；③生态系统结构特征改变，例如，物种或者营养级的数目改变；④生态系统功能特性的改变，例如，初级生产量的改变。在生态系统水平上进行生态毒理学效应的评价主要有两个原因：①评价的终点可以是生态系统的特性，例如，超营养作用发生的概率或者生物多样性的减少。这时所用到的方法必须能评价那些生态系统特性的反应。②生态系统水平的评价方法可以对低水平的终点进行评价，例如，对鱼类种群繁殖的毒性效应评价可以使生态系统模型用于评价由食物网中较低水平生物的直接效应而造成的对鱼类产生的非直接的效应。生态系统方法的特殊之处在于它可以运用多层次的例证来增加它们的可信度，用以补充低水平方法在评价方面的欠缺。因此，生态系统水平的试验和模型在生态风险评价中具有一定的用武之地。

环境污染物对生态系统产生的不利影响主要有以下几个方面：①进入环境的污染物达到一定浓度水平时，造成初级生产者急性、慢性损害，使光合作用产物和营养元素的吸收减小，生态系统的初级生产力下降，故从能量流动源头对生态系统的功能产生破坏作用。②环境污染能造成食物链中对污染物敏感的或抗性弱的物种规模减小甚至消失，使得食物链中其前一环节的物种因失去捕食压力而种群规模上升，其后一个环节的物种因失去食物来源而随之消失或被迫改以其他生物为食，结果原有食物链缩短或形成新的食物链，而破坏了原有食物链或食物网中的物质循环和能量流动。③生态系统的营养循环中，生产者生产的有机物被分解者分解和矿质化，能再度进入营养循环。环境污染物可影响营养循环中的某一进程，而降低分解者对有机质的分解、矿化速率。有些环境污染物还可抑制高等植物的共生微生物，如根瘤固氮菌，从而降低营养物质的吸收，减少营养元素的生物可利用性。酸性化学污染物则可增加土壤中营养物质的淋溶和土壤矿物的风化流失，也可增加植物残留物中有机物的分解和流失。环境污染物的这些作用对生态系统营养物质循环造成了不可逆转的严重破坏，导致生态系统日夜恶化，逐渐走向衰亡。

环境污染能够破坏生态系统及其稳定性，主要体现在以下几方面：生态系统中的物种数目和各物种个体数量大大减少；生态系统的生物种群结构遭到破坏；能量流动和物质循环不能正常进行，环境条件恶化。例如，大气 SO_2 和 NO_2 污染常导致酸雨发生，酸雨降低了土壤和水体的 pH，从而影响陆地生态系统中土壤肥力、并使淡水生态系统中水体性质恶化，导致土壤微生物、土生高等植物、藻类、浮游动物、鱼类等生物的种类减少、密度降低，从而严重破坏了这些生态系统。再如，农药不当施用可使土壤中 90%以上的蚯蚓死亡，间接影响到土壤结构，使土壤板结、肥力下降，不利于植物生长，导致陆地生态系统受损。滥用农药虽然能大量杀死特定害虫，但同时也杀死了相应的天敌，由于害虫种群的恢复比它的天敌要快，结果反而使这种特定害虫大量增加。又如，果园里施用农药不仅消灭了害虫及其天敌，也一并消灭了给果树传授花粉的昆虫，影响果树授粉结实。此外，由于农业生产中化肥的大量施用，造成水体的氮、磷等污染，常导致湖泊水体富营养化及沿海赤潮等，从而对淡水生态系统和海洋生态系统造成了一定的危害。水体富营养化及外来物种入侵可使某些物种暂时或长期过度增长，其他物种则急剧减少，使得生态系统的种群结构发生明显改变，破坏了生态系统的平衡。例如，世界百大外来入侵种之一的水生生物凤眼莲，在与本地水生植物竞争光、氧和生长空间等资源时处于优势，能快速增值，使得大量本地水生植物生长繁殖受阻，种群密度逐渐降低，甚至灭绝。因此，人类的工农业生产活动对生态系统所造成的干扰和破坏已经达到非常严重的地步，不得不引起政府部门和全社会的高度重视。

6.7.2 生态系统模型

生态系统模型力图去表示在微宇宙、中宇宙和实地试验中所提出的大部分相同的生态结构和过程。因其不受自然范围、时间范围和可在这些人工生态系统中被分开研究的生物种类的限制，可被用来评价特定环境的时空范围的风险，也可用来检测因为发生反应的严重性或必需的试验尺度而不能通过实验得出的生态系统干扰，还可帮助完成大量的不能用生态系统水平实验完成的评价。确定一个模型是生态系统模型的最关键原则是对光、温度、营养元素等非生物系统组分的清楚说明，而且还要说明来自一个或几个营养级上的生态种群，例如，初级生产者、消费者和分解者。主要有能量流动模型和物质循环模型等。

6.7.2.1 能量流动模型

生物潜在能量的捕获、分配、变形以及消散仍然是生态系统基础研究的一个焦点。每一个生态系统都有达到一定生物产量的潜力。它主要取决于能量的基本来源，通常是太阳能。任何生态结构都是当这种潜能组合起来才存在的，受到了基本的物质资源可用性的限制。能量捕获的正常速率可以量化地评价生态系统状态，故生态系统的功能状态可以通过综合一定时空范围的大致的初级生产量来确定。生态系统生产量（P）和呼吸量（R）可以用来量度自然生态系统功能的手段，稳定状态的生态系统中的 P/R 比率大约是 1。如果一个系统水平的压力增加了总呼吸量，或者系统生产量减少了，又或两者都发生了，那么 P/R 比率将会下降。因此 P/R 比率的变化可用来评价生态系统对外界干扰的反映状况，也可以用作生态系统风险分析中的一个终点。在生产和呼吸之间是在系统中传递能量的食物网，因此，在生态系统中能量流动偏离正常的方式，也被看作生态系统水平的一个终点。

相关模型有很多，如有人构建了一个稠密的多物种草地种群（草坪）和多种消费者在整个温和草地生态系统的碳元素流动模型。主要生产者亚模型的状态变量包括：自由水，土壤水，根，芽，花，枯枝落叶的生物量，及许多多年生植物的长期死亡。输入资料包括：云密度，相对湿度，降雨量，雪深，气温和风速。消费者亚模型需要定义地上和地下的食草动物，放牧牲畜，食树叶动物，包括恒温动物和变温动物。利用该模型设计改变了新西兰山地试验地区的绵羊放牧强度，储备率以及放牧管理的选择。

标准水体模型（SWACOM）中，水生食物网包括：十种按功能定义的浮游植物，五种浮游动物，三种食浮游生物的鱼和一种食鱼动物。生态系统不确定性分析法需要食物网中水蚤、藻类、鱼等代表物种的毒性资料以及特定有毒化学品的估计暴露浓度（假定时间不变）。该模型用微分方程来模拟食物网中种群生物量的日变化。输入数据包括：日光量，温度，营养。与模型假设及一些重金属和有机污染物毒性数据相联系，预见风险的敏感性已经被检验了。水体模型本身决定于详细数据敏感性分析。对选定模型组分的预见毒性效应已经与试验池塘中酚类化合物实际测得的效应相比较。另一个沿海的和深海的包括在 SWACOM 的延伸模型中的食物网组分产生了用于生态风险评价的全面水体模拟模型（CASM）。

Bartell 等人用动力学化学物前景模型（FOAM）合成了一种模拟毒性效应的方法来提出水生生态系统的合成前景和效应模型（IFEM）。该模型曾经被用于检验假定水生系统中萘的前景和毒性效应，目前仅用于多环芳烃。食物网包括：藻类，水中悬垂生物，大型植物，细菌，浮游动物，深海昆虫，大型深海无脊椎动物，食腐质的鱼类和杂食类鱼。该模型模拟了悬浮颗粒物，泥沙和沉积物的动力学。它预测了每种模型组分中毒物浓度变化的时间以及对基本生长过程的亚致死的影响而引起的种群大小变化的时间。

Park 等构造了一维溪流模型（AQUATOX）来模拟有毒化学物对水生食物网的影响。模型中的状态变量包括：浮游植物、浮游动物、底栖动物、两种很有用的鱼类、碎石、氨、硝酸盐、磷酸盐和溶解氧。该模型采用基本的一天时间步骤和微分方程根据个体致死率的变化推断毒物的影响。该模型被广泛用于标准的溪流和蓄水池等激流群落生态系统中。必需的输入资料包括：毒物降解的物化参数和生物生产平衡的默认值。如果可行的话，特定位点可以合并。应用于特定位点的初始生产量，模型参数也是需要的；默认值被应用于整体模型，它将模拟每一物种的生物量和毒物浓度。

Ecopath with Ecosim 是基于能量收支平衡原理描述生态系统能量流动过程的计算机应用软件，该软件可以对生态系统的结构、能量流动过程和营养动力学特征进行量化分析，并用于水生生物生态容量的评估。在 Ecopath 模型中，生态系统被划分为若干具有生态关联的功能组或功能群，这些功能组包括有机碎屑、生态系统中的生物种群甚至是不同年龄段的同种鱼类，基本覆盖该系统中能量流动的渠道。根据能量平衡的原理，模型构建一组联立线性方程组，以此对生态系统中不同功能组的能量流动或物质循环进行分析描述，最后通过建立食物矩阵使生态系统达到平衡，从而获得目标生态系统在某一时间点的静态平衡模型。可定量评估生态系统的能量流动特征、发育状况和成熟度等，是研究水域生态系统的重要工具。齐延凯等人利用该模型比较分析了白洋淀淀区之一的鲥鳠淀生态修复区和对照区的生态系统结构、食物网变化和能量流动特征。鲥鳠淀对照区模型由红鳍原鲌，乌鳢，黄颡鱼，（鳘、贝氏鳘、似鳊），鲫，鲢，麦穗鱼，（虾虎鱼、小黄黝鱼），（中华鳑鲏、大鳍鱊等小型碎屑食性鱼类），泥鳅，虾类，螺，其他底栖生物，浮游动物，浮游植物，水生植物，碎屑共 17 个功能组构成；鲥鳠淀试验区模型由红鳍原鲌，乌鳢，鳜，黄颡鱼，（鳘、似鳊），鲫，鲢，草鱼，团头鲂，麦穗鱼，（虾虎鱼、小黄黝鱼），（中华鳑鲏、兴凯鱊等小型碎屑食性鱼类），泥鳅，虾蟹类，螺，其他底栖生物，浮游动物，浮游植物，水生植物，碎屑共 20 个功能组构成。模型分析表明生态修复区食物网结构更为复杂，能量传递效率有所提高，但生态系统的营养流经食物链的长度缩短了，物质再循环的比例有所下降，并且生态修复区存在生产量大于呼吸量的情况。建议鲥鳠淀区域应该适当放流肉食性、草食性鱼类，定期捕捞滤食性鱼类，以增加生态系统的能量流动，促进生态系统的良性发展。

此外，还有人提出了一套普通的微分方程用于模拟铜对 Taub 标准水生微观世界中水生种群的毒性效应；用于不足 1 m 深而且表面积没有 1 m² 的狭长池塘模型；用于模拟 700 L 海水罐中浮游植物、浮游动物、碎石、细菌、浮游动物排泄物质的动力学模型；适用环境为受以碎石为基础的食物网影响的林地溪流汞污染的模型；用于模拟美国西北部特有的小溪的动力学的生态过程模型；以及应用于水质管理计划的河湾口模型，等等。

6.7.2.2　物质循环模型

生态系统的物质循环又称为生物地球化学循环，指无机化合物和单质通过生态系统的循环运动。生态系统中的物质循环可以用库和流通两个概念概括。库是由存在于生态系统里某些生物或非生物成分中一定数量的某种化合物构成的，生态系统中的物质循环实际上是物质在库与库之间的彼此流通。流通量指单位时间和单位面积内通过的营养物质的绝对值，用周转率和周转时间表示有关库的相对重要性。周转率=流通量/库中营养物质总量；周转时间=库中营养物质总量/流通量。生态系统的物质循环可分为水循环、气体型循环和沉积型循环三大类型。所有物质循环都是在水循环的推动下完成的。气体型循环中物质的主要储存库是大气和海洋，循环速率比较快，物质来源充足，不会枯竭。参与沉积型循环的物质主要是通过岩石的风化和沉积物的溶解转变为可被生物利用的营养物质，循环速率比较慢。

在外界干扰的作用下，生态系统中的物质循环方式会发生改变，比如，森林生态系统在伐木业和病虫害的影响下会导致氮元素的过量流失。为了描述生态系统中物质流动的方式，在 1976 年人们引入了一种关于营养循环效率的方法——循环指数（CI），它是基于对生态系统的各部分营养元素流动所进行的计量经济学的进出系统的量的分析。系统途径中的营养元素流动的变化可以被用于评价生态系统对外界压力的反应。营养循环效率可以用作分析生态系统风险的一个终点。

关于物质循环过程的模拟，通常采用的是物质流分析方法（substance flow analysis，SFA）。该方法基于物质守恒原理，通过系统分析的方法确定系统边界内物质循环的各个过程（系统要素），以及各个过程之间的物质流（要素联系），采用定量核算的方法（如系数法）来确定物质流的大小。主要包括两个步骤：①定性分析，包括系统边界划定、系统过程确定、过程之间关系分析等，通常采用 Microsoft Visio、Microsoft PowerPoint、e!Sankey 等流程图绘制工具来构建概念模型；②定量分析，包括核算方法确定、数据采集、模型计算和结果分析等，主要采用 Spreadsheet 的计算方法（比如 Microsoft Excel 等）进行计算和作图分析。这种分析方法将物质循环的分析过程割裂成两个独立的部分，容易造成分析思路不连贯以及概念模型与核算模型不一致的问题，并且随着研究系统复杂度的增加，出错的可能性也会增大。而维也纳工业大学水质、资源与废物管理研究所研究团队开发的 STAN（subSTance flow ANalysis）建模软件平台，实现了流图绘制与模型核算结果的一体化，在可视化方面可以通过线条的粗细来表征流的大小，并且支持 Microsoft Excel 数据导入导出。STAN 已被广泛地应用于物质流分析中。Liu 等人在研究中国 1600～2012 年磷循环过程时，提出了一种新的物质流核算技术，将复杂的概念模型以矩阵形式加以刻画，并将核算模型从复杂的 Spreadsheet 中提取出来，实现模型与数据的分离，据此还开发了 R 软件包 sfc（substance flow computation），实现了长时间序列复杂磷循环过程的定量建模分析和不确定性评估。盛虎等人还提出了复杂物质循环过程模拟概念模型与定量计算公式，建立了基于数据库、模型库、结果库、分析库 4 库分离的复杂物质循环过程建模方法，并基于 EnVirLab 环境虚拟仿真实验平台对该模型模拟复杂物质循环过程的可行性进行了验证。

早在 1981 年就有人用微分方程模拟了草地生态系统中的碳、氮和硫的流动。模型的组分包括非生物、初级生产者、土壤和反刍动物亚系统。除了模型参数和分隔室的初始条件，必需的输入数据包括：SO_2 储存、太阳辐射、气温、降雨量、相对湿度和风速。该模型模拟了 1 m² 典型草地在 1 d 时间范围内的反应。用 1975 年的资料来校准模型参数，用 1976 年和 1977 年的资料来预测地上生物量、土壤水含量和叶子中的硫含量对模型进行了进一步的确证，发现 1976～1977 年的模型预测几乎总是在测量值的标准误差之内的。同年也有人构建了一个模型来模拟草地生态系统中 SO_2 储存对硫循环的影响。模型中的状态变量包括：活的芽、根的生物量、死亡叶子、枯枝落叶、线虫、细菌、霉菌和土壤硫酸盐。风速轮廓，叶子的抵抗力，沉积速率和土壤湿度资料影响着这个模型。虽然主要时间范围是 1 d，然而有几个模拟过程都采用 1 h 的时间范围。该模型模拟了 1 m² 草地的动力学。模型的证明就是把主要草种——蓝茎冰草 *Agropyron smithii* 芽中硫的预测值与随时间（5～9 月）变化的测量浓度相比较。

Kwonpongsagoon 等人以物质流分析为框架，分析 1998～1999 年期间澳大利亚经济中的镉流动，利用各种来源的现有数据来完成澳大利亚经济中所有镉的流动，为了确定各操作和应用阶段的镉流量，进行了一些假设和判断。研究结果以图表的形式显示出来，包括经济系统的总体图，发现澳大利亚的镉资源与锌、铅、铜、铁、石灰石和石膏资源有关；工业设施和生活垃圾的现场处理可导致镉的大量积累。

磷（P）是一种营养元素，资源有限，且不能被任何其他物质替代。为了克服矿物磷矿供应有限的问题，并为其可持续管理做出贡献，需要更好地了解磷矿流。Theobald 等人对德国柏林-勃兰登堡地区的 P 进行了物质流动分析，发现了在研究系统内，农业土壤呈现最大的负平衡（−3617 t P），这与低磷肥施用量和低牲畜密度有关；森林土壤紧随其后（−424 t P），可能是由风化和大气沉降造成的补偿输入，但无法明确界定。认为文献中以往在许多磷物质流分析中，大气沉降到土壤库的量被高估了，森林生产力可能变得更加有限。土壤中磷的累积量以填埋场（3492 t P）和城市土壤（664 t P）最大。最大的流量来自农业，其次是人类消费。农用土壤效率较高（127%），表现为畜禽密度低和矿质磷的输入导致土壤负平衡。农业土壤是向水体排放磷的最大贡献者。就该地区而言，天气变化是主要作物去除磷的主要驱动因素（50%范围），影响总磷去除量约 46%。废水中磷的回收效率很高（91.5%），但对农业的循环利用效率很低（11%），忽视了废水中磷的巨大潜力。研究结果为改善林业、农业、人类消费、废物和废水管理以及城市土壤等社会各部门的磷管理奠定基础。

马林等人利用养分流动的方法建立区域氮素流动模型，以食物链养分流动的重要载体化肥、饲料、食物和废弃物氮素养分作为研究对象，将研究对象分为 3 个系统，作物和畜禽生产系统是整个流动的核心，家庭消费系统是流动的驱动力。模型中选取的作物 17 类，畜禽 10 类，并把家庭按照农村和城镇进行了划分，用到的参数和算法 600 多个。分析氮素养分在黄淮海区三省两市（北京市、天津市、河北省、河南省、山东省）的流动状况。发现 2005 年，黄淮海区化肥、饲料、植物食物和动物食物氮素盈缺率分别为 33%、−120%、38% 和 65%。养分势是区域食物链养分流动的原动力，此外，人口数、城镇化率、耕地面积、GDP、运输距离、运价、市场价格和政府调控等也是影响食物链氮素养分在区域间流动的重要因素。2005 年，黄淮海区化肥、食物是氮素的源，饲料是氮素的汇。北京地区化肥、饲料和食物均为氮素的汇。北京地区单位耕地承载外地区调入的氮素养分负荷为 872 kg/hm²。即使这些养分全部在本区域返还农田还存在很大的环境风险。该研究认为应该对环北京都市圈食物链氮素养分进行区域间协同管理。

6.7.2.3 其他模型

在自然主义者和种群生态学家看来，发展生态系统水平的方法用于风险分析或评价是可行的，他们将种群组成认为是生态系统的重要性质之一。对自然主义者来说，某区域内的植物和动物量根据它们各自的性质来决定，与其他生态系统功能的影响无关。被评价的本地物种的减少，或者不需要的外来物种的出现被视为生态系统的退化，可用物种多样性的概念来测量。以种群为主导进行生态系统风险分析的方法不仅对自然主义者和非专业人士有很强的吸引力，还有很多使用价值。如果敏感物种被确定在生态系统中可以发挥重要功用，毫无疑问种群水平的措施将会有助于保护生态系统，例如，微甲壳类在水生环境食物网结构中可以作为一个传递初级生产量到其他营养级的中间渠道而扮演着一个非常重要的角色。水蚤类动物对许多毒物都很敏感，可被用作生态系统水平的指示生物。

生态系统稳定性是可被用于发展风险分析或评价方法的另一个可测量的性质，基于生态系统稳定性上的方法的成功发展需要对以下 3 个因素进行仔细考虑：①生态系统组成部分的稳定性必须通过系统结构和功能中的自然系统多样性的背景来评价；②对不同生态系统的稳定性进行恰当的比较需要考虑被比较的系统在一定时空范围内的特征，而仅从人类的角度评价系统变化会导致对生态系统稳定性的曲解；③生态系统结构和功能以及生态系统稳定性之间的潜在联系。生态系统稳定性不能仅仅通过它的组成物种或种群的属性来预测，有效的风险评价模型和手段需要对生态系统结构与稳定性的联系进行连续地研究。

在生态系统稳定性中至少已将有生态系统的抗性和弹性应用于生态系统风险分析。假定有恰当的范围，抗性与由一些干扰所引起的正常范围系统行为的变化是成反比的。弹性计算的是在干扰以后回到干扰以前状态的速率。抗性和弹性可以通过一个或多个的系统参数来确定。抗性和风险相反，对干扰的抗性越低，风险就越大。弹性则与生态系统恢复直接相关，弹性越大的系统恢复的可能性越大。就像生态系统风险是对干扰产生的有害反应的概率一样，生态系统恢复也包括受干扰后系统能否恢复干扰以前的状态，以及如果可以的话，何时可以恢复等内容。因此，恢复可以弥补风险而且需要对可能的框架进行评价。

食物网集合模型已经被发展来探索那些控制食物网和生态群落的因素的其他假说。食物网是指生态系统中生物间通过摄食关系构成的复杂网状营养关联，食物链通常是用来综合指示能量从食物网底端的初级生产者、有机碎屑到顶端捕食者之间的流动。食物链长度（FCL）表征了生态系统食物网从初级生产者到顶级捕食者之间的营养级数，是一个反映食物网物质转换与能量传递的综合指数，是生态系统中最重要的特点之一，既反映了从初级生产者到顶级捕食者能量流动，又反映了顶级捕食者对低营养级的影响强度。FCL 通过影响群落结构、物种多样性、生物间营养交互作用以及生态系统内部群落的稳定性，进而改变生态系统的主要功能，例如资源要素循环、初级生产力、与大气的碳交换、生物操纵以及全球变化、污染物生物富集从而决定生物体内污染物的浓度，并且也很大程度上决定了包括被人类食用的大部分鱼类等顶级捕食者的污染物的浓度。食物网集合模型提出食物网量度，包括：物种多样性、营养链的数量、食物链长度、草食动物部分、被捕食物种对捕食者的比例和关联度。与传统的生物量或能量流动模型相比，各种集合模型更适合从自然化的角度探索干扰物种间相互作用的可能性。

Armitage 和 Gobas 2007 年开发出一个模型，通过对污染物消除过程的计算，用于估计陆地食物链中有机商业化学品的生物放大潜力和有机-土壤生物富集因子。使用土壤-蚯蚓-鼩鼱食物链对模型进行了测试，并应用该模型成功证实：①辛醇-空气分配系数（K_{OA}）< $10^{5.25}$，化学物质不会发生生物放大作用。虽然这样的 K_{OW} 值在鱼类中已算是很高且最适合鱼类的生物放大；②$K_{OA} \geq 10^{5.25}$ 和 K_{OW} 在 $10^{1.75}$ 至 10^{12} 之间的化学品具有生物放大潜力，除非它们的代谢速度足够快，例如，超过 0.3 d^{-1} 或对鼩鼱来说半衰期为 2.5 d。

Muller 等人基于生物因子的生物积累放大模型，对地衣-驯鹿-狼食物链进行了模拟研究，在同位素分析法的基础上计算生物放大因子，评估陆生环境中全氟羧酸盐和全氟磺酸盐的输入情况及其在陆生哺乳动物中的生物放大潜能。生物放大因子通过全氟羧酸盐和全氟磺酸盐在驯鹿和狼组织中的浓度和全身浓度进行计算并用于生物放大和营养放大评估。发现 9～11 个碳的全氟羧酸盐营养放大因子为 2.2～2.9、全氟辛烷磺酸盐营养放大因子为 2.3～2.6，具有显著的生物放大作用。陆生哺乳动物食物网中全氟羧酸盐和全氟辛烷磺酸盐营养放大因子与食物链长度的关系与前人研究相似，但本研究营养放大因子的绝对值约为海洋环境的 2 倍。该模型中对污染物在食物链中的转化研究更为详细，但是考虑到生物体之间摄食关系的不确定性、环境介质中浓度的不确定性和生物的迁徙特性等因素，应用营养放大因子来研究陆生系统生物放大效应仍存在一定的挑战。

Jørgensen 建立了有毒物质分布–迁移–效应模型，成功用于埃及阿布基尔（Abukir）海湾、丹麦 Faborg 峡湾内重金属铬在水体、沉积物、鱼类、无脊椎动物中的分布和累积模拟，描述铬在水体中的浓度分布以及其在各层食物链中的含量，可为水域污染物削减、栖息地修复、生物保护等生态环境管理提供决策支持。

逸度在化学热力学中表示实际气体的有效压强，它等于相同条件下具有相同化学势的理想气体的压强。Czub 和 McLachlan 2004 年提出了一个基于逸度的非稳态机理模型用来预测亲脂性有机污染物在人体内积累情况。模型中牛体内的污染物主要源于空气、土壤、水和牧草，而人体内的污染物主要源于牛肉、牛奶和鱼类等食物。该模型假设污染物在人体组织中是均匀分配的，人体组分是水和脂质，而作为有机物载体的蛋白质则被忽略。该模型考虑到环境中温度的变化，使用理化参数少且便于操作，预测结果和监测结果具有高度一致性，使研究从环境经过食物链到人体体内的化学逸度变化成为可能，对评估暴露于生物累积性有机污染物的人体健康状况有重要意义。

王敏杰等利用 Level III 逸度模型对苯并[α]芘在辽河口湿地大气、水体、土壤、沉积物和植物中的分布进行模拟，通过灵敏度分析确定了模型的关键参数，并对模拟结果进行验证，成功模拟了各相中苯并[α]芘浓度分布，并根据模拟结果计算了各相间的迁移通量，发现大气、水体、土壤、沉积物和植物中苯并[α]芘的浓度分别为 7.79×10^{-11}、2.52×10^{-6}、6.32×10^{-4}、1.10×10^{-3} 和 1.51×10^{-8} mol/m³，模型计算值与同期实测值吻合较好，验证了模型的可靠性。土壤和沉积物是苯并[α]芘最主要的储库，占该区域总量的 94.0%；大气和水的平流输入是该区域苯并[α]芘的主要来源，占总输入量的 99.3%，大气和水的平流输出是其损失的主要途径，占总输出量的 92.8%；各相间迁移通量以水体向沉积物的迁移通量为最大，其次为沉积物向水体的迁移，然后是大气向土壤的迁移。揭示苯并[α]芘在各相间的迁移过程，为其合理控制和管理提供理论依据。

每个河口生态系统有其自身的属性，同时存在着来自周围环境的胁迫。Patricia 利用概念模型分析压力项对美国佛罗里达州东海岸最大的咸水水体之一（圣露西河口）的系统属性作用以及通过何种路径影响着系统特性，评价其生态效应。该模型将压力源概括为 6 项：水文条件的变化、河口盐度的变化、营养盐和溶解态有机物的汇入、污染物的汇入、航运和渔业的压力和河口物理性状的改变，并图示了压力项对关键生态属性的影响，有利于研究者深入了解系统内较为复杂的相互作用和关联，为有效开展系统修复和环境管理奠定基础。

6.7.2.4　模型的选择和发展

可用于生态系统风险分析的模型数量随着使用者的标准变化而变化。在选择或发展模型过程中，风险分析者应该考虑：①什么是风险？整体分析过程中所用的特定终点是什么？该终点的相对空间-时间范围是什么？②哪些信息可以用于分析？除了毒理学资料，还有生态学资料，及与那些资料相关的不确定性的来源和大小。

显然，选择模型要依赖于模型的输出有多么紧密地规定风险终点，及特定应用过程中是否有充分信息来适用该模型。通常选择一个用于风险评价的基本研究模型将取决于是否可以很容易地修正这一模型。任何模型的变化必须彻底检验，并尽可能地进行验证。模型的最低限度要求就是应该服从于详尽的敏感性分析，它比将为风险评价提供基础的生产过程模拟的实施更为重要。

在发展模型的过程中，要考虑的因素有许多与在选择模型过程中的相同。发展模型的主要优势在于使用者可以设计该模型去专门用于解决手头的问题，并能精确规定风险终点并确定下面的信息需要。设计一个由于缺少信息而不能用于评价的模型是没有意义的。在构建模型的过程中，必须认识到为了模型本身而合并错综复杂的生态状态可能会使模型的性能过于简单。相应地，如果进行充分的校准，变得过于武断的模型也可能与任何一套实际数据相吻合。同样，观察值和模型之间的一致性可能通过不止一套的参数值而得到。过于简单的模型可能产生数据的总体模式，却不能与任何特殊的观察值相一致。出于要与对模型中生态学/毒理学现象的理解水平相一致的原因，应该选用审慎的步骤去探索不同的模型结构并加入复杂性，使模型的结果与观察值更接近，从而达到可以进行风险评价的目标。

6.8 景观到全球水平的毒理效应

有关污染物对景观到全球水平的毒理效应研究报道不是很多，尚不能满足环境保护事业的需要，但这方面研究的每一项成果都引起了人们的极大关注。如酸雨形成、臭氧层破坏、温室效应、持久性有机污染物的全球性分布和毒性作用等方面的研究进展和成果。

环境污染物可通过多种途径向整个景观生态甚至向全球转运和分布，对景观和生物圈造成生态胁迫和污染，其主要的转运途径有：①经过空气扩散和空气运动传播和转运。例如，气体污染物释放到大气后能够很快扩散传播，欧洲的工业烟雾可扩散到北极，英国工业产生的气体污染物 SO_2 能够扩散到挪威，通过形成酸雨等方式对挪威森林造成严重危害；美国西部加利福尼亚海岸城市排出的大量汽车尾气经过空气传播和转运对坐落在美国东部的山区同样造成了污染危害；某些挥发性有毒农药在农田施用后一个星期内就有90%以上农药成分挥发到空气中，再经过大气转运就能从一个沿海城市或农村出发使整个太平洋水面污染。②经过水流和洋流传播和转运。进入水域的污染物能够随水流在大江大河中进行远距离转运造成更大范围或区域的污染，如若污染物进入海洋，还能够随着洋流造成全球环境污染。③通过生物迁移、食物链或食物网进行传播和转运。某些物种可以用不同的方式利用各种栖息地，它们能够从一个污染的生态系统迁移到另一个未受污染的生态系统，随之带入污染物，如随季节不同而定时迁徙的鸟类或洄游的鱼类等；还可以通过食物链或食物网从一种生物传递到另一种生物，不仅使某些污染物从食物链的最低端生产者到最高级消费者逐渐富集，而且使更多的生物种类参与污染物的远距离传播。因此，有必要从景观和全球水平上研究和认识污染物的生态毒理学效应。

6.8.1　景观水平的生态毒理效应与研究

6.8.1.1　景观和景观生态学的概念

景观一般指反映内陆地形地貌景色的图像，例如草原、森林、山脉、湖泊等；或指某一地理区域的综合地形特征；或指人们放眼所见到的自然景色。生态学中的景观定义可概括为狭义和广义两种。狭义景观指几十到几百公里范围内由不同生态系统类型所组成的异质性地理单元，反映气候、地理、生物、经济、社会和文化综合特征的景观复合体则称为区域。狭义景观和区域可统一称作宏观景观。广义景观是指出现在从微观到宏观不同尺度上的、具有异质性或缀块性的空间单元。此概念强调空间异质性，其空间尺度随研究对象、方法、目的等而变化，且突出了生态系统中多尺度和等级结构的特征。

景观生态学是研究景观单元的类型组成、空间格局及其生态学过程相互作用的综合性学科。它是地理学科中的景观学和生物学科中的生态学的交叉，把地理学对地理空间相互作用的横向研究与生态学对生态系统功能相互作用的纵向研究结合为一体，以景观为对象，通过能量流、物质流、物种流、信息流与价值流在地球表层的交换，研究景观空间结构、内部功能、时间与空间的相互关系及时空模型的建立等。一个景观系统是一个大的地理面积。在生态系统没有一个分割清晰的边界，一个景观通常由不同类型的生态系统组成，然而在某些地区，一个简单的生态系统可能覆盖相当大的面积，以至于导致生态系统和景观系统区别差异的模糊。

生态学家们近几年不仅研究个体、群落或生态系统水平的自然过程，而且对整个景观系统给予了充分的重视。其主要原因是大多数生态系统的研究对于检测某些重要的自然过程都显得太小。景观生态学同时具有空间性和时间性，其特点是：①景观结构，即景观组成单元的类型、多样性及其空间关系；②景观功能，通过能量、物质和组织流等发生的景观结构与生态学过程的相互作用或景观结构单元之间的相互作用；③景观动态，即景观在结构和功能方面随时间推移发生的变化。

许多污染物质能够对自然生态系统产生大面积的影响，因此需要在自然景观框架内对这些污染采取相应的措施。自然地理通过景观对这些危害的扩散产生影响，如斜坡，陡坡和山崖外观影响了不同地点的污染物的物质和能量的流动，在一定的空间范围内，物理和气候因素往往影响着污染物的危害作用，例如，在美国东部湖泊酸度的广泛研究中，某些区域性趋势都是由于水文状况、气候条件和附近的土地利用情况造成的。

在景观生态毒理学较大的空间区域内，必须对自然状况进行长时间的观察才能估测一种化学品污染的影响。如最初认为释放到河流中的 PCB 可能只是产生很小的环境健康问题，因为他们被沉渣所掩埋，但随着时间的推移，它们慢慢地被活化并转移到被认为它们不可能到的环境空间。某些系统的一些化学污染最初可能并不表现出能够观察到的效应，但是，在一段时间内多次重复同一种污染的时候，系统有可能会失去对该污染的忍受能力。

很多生态毒理学家早已研究了污染物对于单个物种的效应，而近年来主要注重于研究污染物对整个生态系统的影响。然而，生态毒理学最终必须认清污染物对整个景观的影响。由于生态系统边界无法严格地区分和污染物在生态系统之间的运动十分频繁，加上某些污染物的存在是如此广泛，因此必须在更广泛的层次中检测这些污染物的影响。

6.8.1.2　环境污染物的景观效应

每个生态系统都是开放的，不同生态系统之间并不存在严格的界限，污染物质可通过不同方式在生态系统之间运动或迁移，加上某些污染物是难降解的持久性污染物，故能在非常广泛的空间范围内分布并长期存在。因此，很有必要在更广的范围内检测和研究这些污染物对于景观的影响。例如，由于受到铜矿开采和冶炼所产生的大量酸雾的影响，使田纳西州大烟山国家公园里的树木生长速率变慢，由原本森林覆盖的绿色景象变成了沙漠一样的环境。1989 年 3 月埃克森的一艘 300 m 长的油船瓦尔迪兹号在阿拉斯加州的威廉王子峡湾附近触礁并发生泄漏，致使相当于 26 万桶的原油渗漏到海水中，从而污染了 3367 km² 的水域，杀灭了食物链基层的微生藻类及浮游生物，引起大约 4000 只阿拉斯加水獭、28 万只海鸟、2800 只海獭、300 只斑海豹、250 只白头海雕以及 22 只虎鲸死亡，阿拉斯加地区一度繁盛的鲱鱼产业在 1993 年彻底崩溃，大马哈鱼种群数量始终保持在很低水平，在这一区域栖息的小型虎鲸群体濒临灭绝。不仅对当地景观造成极大危害，而且还可通过水生动物和鸟类的迁徙把这次原油泄漏的影响扩大到更远的地方。Sánchez 等人通过建立特定的模型研究了景观级毒物暴露对野生动物种群的感染影响，模型中景观被分为"有毒污染"和"原始"栖息地，假定受毒物污染的栖息地是任何人类改变的栖息地，在那里野生动物会遇到杀虫剂、重金属或其他污染物，使用微分方程来跟踪动物的感染状态和当前栖息地的种群动态。结果表明不断增长的城市化，如果伴随着更高水平的有毒物质，可能会导致面临如传染性疾病等其他压力的野生动物数量急剧下降。

6.8.1.3 生态毒理学中的景观指示物

在生态系统水平运用的初级生产力或物种多样性和丰度等许多胁迫指示物可以在整个景观中被测量，但随着这些指示物不断增加而变得意义不大，例如，农业流失会引起在农业用地上的生产力的减少，而在湖泊中的生产力的增加，由此遮盖了它们的变化，这主要表现在测定适合于大范围的指示物和不同生态系统之间的关系上，这些景观指示物的精确性和有效性主要是：其本身所包含的生态系统和它们之间关系的景观、在整个景观中的种族爆发和灭绝的结构性变化、污染物在系统之间的流动和侵害的恢复等功能性的变化。

（1）景观本身作为一种指示物

包括景观的各类生态系统在数量和空间上的变化可以作为对景观的胁迫或景观对胁迫的敏感性的指示物。据此提出了许多定量景观模型，然而将这些模型的计算方法转换成生态系统的可能性十分复杂。这些景观模型的测定区分了森林和农业等不同景观，但是这些测量方法能否说明生态系统的胁迫以及对危害的敏感性至今仍有争议。

1988 年的黄石公园大火和酸雨等许多大范围的自然和人为的干扰表明：就当前的知识认识水平上，在胁迫的作用下景观模式所发生的变化是难以预测的。表明作为生态毒理侵害的指示物，景观模型是很难来测量的。

那么这些景观模式的检测能否在一个可预测的状态用来决定哪个景观对胁迫更加敏感呢？这种预测对于生态毒理风险评价中的景观异质性是很有作用的。高水平的景观异质化可以增加污染物质的扩散，从而增强了这个地区被某种化合物胁迫作用的效果。例如，为肥料和杀虫剂从农田扩散出来提供了通道。穿越阿拉斯加冰河的道路导致了由于温度上升道路的扩展和冰的融化。某些情况下，异质性景观可能有利于污染物的扩散，许多研究表明小面积的森林可以将在农业中过度的肥料进入水生系统前吸收掉而在农田景观中显示出特有的重要性。因为景观异质性对外界干扰的敏感性是多样化的，故景观异质性的测定，例如，分段的衡量和污染物指示剂，虽能够在不同类型的景观中区分出来，但是并不能作为生态系统对胁迫敏感性的预测指标。

景观生态学家强调了在整个大空间范围内全部时间段内生态过程观测的重要性，很多的科学家已经花费了很多精力来测定一段时间内的景观变化。Forrnan 和 Gordron 建议用景观模型在一段时间内的测量来构建景观变化模型。利用不同时间段测量的数据，建立的景观变化模型之间的差异可以表现出生态毒理胁迫。此种技术能够表达森林类型对大气污染物（或者某种生态系统对于气候变化）所产生的长期动态变化过程。由于没有长期数据组的存在，想利用这些作为化学物干扰的指示物，并检测景观变化的方法，就显得比较困难。当然试图区分景观变化是由于化学物干扰引起的，还是由人类干扰引起的，或自然本身的连续变化引起的，也是非常困难的。

由此可知，污染物可干扰景观空间结构和变化，同时景观空间结构和变化又能影响污染物的扩散，不同的测量空间结构和变化的方法的有效性是有限的。

（2）景观水平的结构性指示物

污染胁迫有时可能不会引起景观类型的变化，但会引起系统内部某些个体组成部分功能的变化。通常胁迫的生态系统指示物被分为结构性和功能性。Carins 和 Pratt 提出了结构和功能之间关系的三种可能的改变情况：功能和结构紧密的联系；功能的改变并不引起结构的变化；结构的改变并不导致功能的变化。对于结构和功能这两种指示物的相关性和有效性，一直存有争论，最好同时考虑两种类型。

因为不同景观组成部分的差异性，对种群多样性或食物链的长度等生态系统水平上的结构性的测定，在景观水平上并没有多大的用处，如比较一个森林和一个小溪的物种的多样性是毫无意义的。但在整个景观中，在相近的生态系统中着眼于某个物种多样性将更加有效果，整个大面积范围内某个物种的消亡和扩散能够用作大范围的生态毒理胁迫的指示。

指示物类群通常有某些特定的特征，如 Ruder 和 Edwards 将湖鳟作为大湖地区水质的指示物的有效性时认为：①有大量基础性数据的积累；②鳟鱼作为一个最终预测物扮演了一个关键的生态位置；③湖鳟在这个地区的水生态系统中分布很广；④湖鳟的生活特性已被掌握；⑤湖鳟的重要性被大家所认同；⑥鳟鱼对人类的干扰很敏感。虽然这些特征在任何指示物中都有，但能够同时满足所有这些要求的物种则很少。如果一个指示物种群在景观中被利用了，那在一个生态系统以上的系统也是有用的，例如秃鹰被建议用来作为大湖地区的有机氯的指示物。

某些分类群落因为分布地理范围广泛并对胁迫很敏感，而被建议作为环境健康状况的区域性指示物。例如，因为地衣对大气污染相当敏感，特别是 SO_2 能侵害光合色素，故很多地区的大气污染指示物都用地衣；鸟是因为分布广泛，且对于很多毒物都有直接的敏感性，而能作为区域性检测系统。Karr 等人通过食物链或栖息地的改变和已经存在的大量的数据信息，发展了一个利用鱼和海底大型无脊椎动物来评价大面积水生生态系统的健康情况的方法，如何确定这些指示物种的分布在很大程度上得益于 GIS 系统和已有的相关数据。

在景观范畴内研究物种的扩散和减少是很重要的，比如大范围内的物种多样性规定了某一特定的生态系统内种群的存在和缺失。如果一个辽阔的区域受到有毒污染物的重复胁迫或广泛作用，由于被侵害的单一的生态系统内的种群栖息地受到破坏，就会导致一个物种的灭绝。随着景观中组成部分被干扰得越来越多，那些重新占主导地位的种群的来源则也逐渐变得稀少，这使得景观中生态系统的恢复能力也随之减弱。

虽然某些景观的结构性组成部分对于大范围的生态毒理胁迫很敏感，可以用作指示物，但在实际应用中选择合适的指示物和侵害结果还是有一定难度的。理想化的指示物种应该广泛地分布于景观中，对所有毒物有最大敏感性，且对生态系统功能很重要，事实上能满足所有这些条件几乎是不可能的。首先，没有哪个物种能对所有有毒污染物胁迫都很敏感。其次，只有很少的物种能广泛分布于特定的某些景观的所有生态系统中。此外，通过解释一个物种的消亡和扩散，很难说明其对于一个景观的重要性，我们只能暂时讨论地球上每一物种的确定估计值。随着人类对整个生境的广泛干扰，一些不会引起系统功能丢失的物种在生态系统进程中会逐渐消亡灭绝，然而要确定哪些物种的丧失会导致整个系统的崩溃则是非常困难的。即使能够选择合适的指示物种，但要弄清引起生态系统中结构发生变化的原因也是非常困难的。一个特定物种的消亡，原因是复杂多样的，可能是由于直接和间接作用于有机体的简单的化学胁迫，或者是一种疾病的扩散、居住环境的改变、某些突发的自然随机事件等，也有可能是这些因素的相互作用结果。

（3）功能性景观指示物

生态系统的功能测量通常包括生产力和总生物量的比率，群落呼吸作用以及营养循环比例等。由于景观中不同的生态系统间存在大量的生物多样性，以上指标的测量并不是很适合在景观水平上，如能使用景观功能的测定方法则会好得多。因此有人建议把在景观中各个生态系统间营养流上的污染效应作用于整个景观的干扰的传播速率和景观从干扰中的恢复能力作为景观指示物。大多数生态系统在功能性特性发生变化之前能忍受很多结构性变化，然而随着胁迫水平提高到破坏正常营养机制的极值时，通常会在生态系统水平上增加营养物质和初级生产力的输出，进而在景观水平上表现为整个生态系统之间不断增加的物质流。Jason和 Watson 发现，从一个金属溶矿中溶出的铅，因破坏了一个森林中的微生物群落，而导致土壤中流失到水生生态系统中的营养物质不断增加。酸雨也可引起类似的危害。

另一种景观整体的测量指标是整个景观能容纳化学物质胁迫扩散的能力，在一个景观中不同生态系统的空间结构通过保持或解毒化学物质不同程度地影响了有毒化学物质在景观中的扩散。通常景观中不同的生态系统要么充当污染物的源头，要么充当纳污系统。例如，农业景观中森林可以充当水生生态系统过剩营养污染物的纳污接收体，而在湿地中通常帮助酸雨污染的传播。在前面所举的例子中森林和湿地的数量减少或污染源生态系统的数据增加，都会造成生态系统抵御那些污染物扩散的能力改变。

除了空间结构以外，作用于景观的化学物质胁迫的扩散还依赖于生态系统组成部分的健康程度。在加拿大金属矿渣释放出的物质引起了大量的酸雨，导致了石灰沉积层的缓冲能力下降，由此引起附近湖泊的酸化，并进一步造成水底泥炭的酸化，导致其中有毒金属释放到地下水中。Giblin 等人研究发现由于过量的营养物质的输入而形成的沉渣中不断增加的氧化物导致了两种通常保存在湿地中的金属铅和铁的流失。

化学物胁迫除了破坏景观中生态系统限制干扰扩散的能力外，还能限制景观从干扰中恢复的能力，例如，锌矿附近的森林从火的干扰中恢复的能力要比那些没有经受过强烈的大气或土壤污染过的森林差。

破坏景观内功能性特性的化学物胁迫的例子虽有很多，但定量这种干扰的方法却很少。整个景观的营养和污染流的测量方法难以确定，且在这些生态系统被破坏前，想要测量生态系统的抗性和弹性也是非常困难，此外也没有什么合适的方法来确定功能改变的原因。

6.8.1.4　用计算机模拟模型和遥感技术及地理信息系统作为工具

多年来计算机模拟模型已经用来预测有毒物质对生态系统的影响，近些年地理信息系统（geographic information system，GIS）已经用来在大面积上将这些小区域模型联系起来，例如，Costanza 等人将 2479 个小区之间的营养流的模型连接起来，利用只占 1 km^2 的土地的每一小区来评价某一管理模式的长期效应。Schindler 和 Minn 等人综合了化学和生物学模型来预测美国和加拿大东部区域性酸雨对水生生态系统的影响。GIS 方法也曾被用于分析佛罗里达州神约翰河盆地非点源污染地区的环境污染状况，该分析整合了环境污染物在地表径流中的量和浓度、雨水处理的地点和处理效率、规划的土地利用的变化、土壤类型、降雨量、水文和当前水质等方面的信息，从而预测了严重有害污染物在神约翰河区域产生的地点，在较大尺度上预测污染物对环境影响的重要特征。但其特点也是为了得到相互之间的结果而被简单化，在这些模型中那些生态过程会发生的变化也被修正过，而在大区域的计算机模型中很少能被证实的。尽管存在着这些缺陷，但还是必须采用这些模型，因为它使得贯穿整个景观系统的所有的生态系统的测量成为可能，也可以通过大范围的人工实验来测定所有化合物胁迫的影响。

遥感（remote sensing）技术可在不与所研究的土地或水面有任何实际接触的情况下取得并分析数据。它们大多是基于对来自所研究地区的可见光、红外线或者辐射能的测量来确定该地区的性质或特点。例如，可以用红外光谱特点来定义大面积区域的植被群落类型。在飞机上安放敏感的辐射探测器可用来定位和监测发生泄漏的美国能源部核设施的 γ 辐射。也可根据海面上浮油具有较高的紫外线和蓝光辐射对其进行探测和追踪。GIS 是 20 世纪 60 年代随计算机技术的发展而产生的一门研究空间信息的全新技术，是在计算机系统的支持下，用计算机数据库技术对空间信息进行存储、分析、评价和辅助决策的计算机硬件和软件系统。GIS 的数据具有空间定位的特征，可以对其中的地理数据进行各种处理、分析、统计、模拟，其存储的数据和分析的结果还可以输出成各种地图及辅助说明文件。因此 GIS 尽管十分复杂，且模型很少能做出准确的预测，但仍是处理景观生态学问题和复杂数据库的有效途径和工具。如那些环境监测和评价程序所得到的大量数据。GIS 能够累计那些无固定来源的污染数量。GIS 也可以用来统计各种环境胁迫以及发生源，并以此提出将引起生态系统破坏的高风险点的假设。总的来说 GIS 系统可以用来确定能将极小的污染地的破坏降低到最小的方法和模式。GIS 另一个好处就是它具有展现多种生态系统的空间顺序的能力，由此，确定在大范围模型中生态系统之间的物质和有机体的总和。很明显 GIS 本身并不能解决确定生态毒理学的景观指示物的问题，但它是这方面研究所使用到的很有用的工具。

6.8.1.5　景观毒理学发展的障碍

景观毒理学发展的障碍首先是缺乏大量的数据。我们对非干扰系统的了解并不完整，且一般情况下自然过程的控制范围也不是很清晰。在毒性测试的领域中，一般是从单个物种水平开始，逐步到对社会或生态系统影响的测量上；而在景观组织水平上，很少有毒性指示物被采用。自从有了地理信息系统，使景观测量技术成为可能。随着更多的实验在更广泛的时间和空间范围内完成，将会获得更多景观组织水平上的数据和信息。其次，污染物的影响作用可以在不同的组织层次上检测，但要明显地区分化学胁迫作用在不同层次之间的影响是非常困难的，比如作用在某一层次的影响会蔓延到更高或更低的层次。例如，某一物种数量的减少可以有以下几个原因导致的：①对这种物种所达到的实际可接受水平的污染物；②被有毒物质作用的受害物种的减少，而受害物种却是这种物种的食物或猎物；③由于有毒物质影响而使被捕食者数量急剧减少的生态系统中的食肉动物的入侵，以及各种原因的综合。再次，地球生态系统的主要部分已经被大量有毒污染物干扰了，因此很难确定具体是哪一种有毒物质或哪几种有毒物质相互作用引起的某一生态系统的反映，且很难弄清这种有毒物质的来源，例如，由不同来源的病毒引起最普通的感冒。随着生物组织的层次逐渐变得复杂，那些作用或相互作用于某一特定的生态系统的不同化学胁迫迅速增加，在 Illinois 的某一研究中发现，水生生物系统中磷含量水平的增加不仅源自于农业生产过程的磷流失，也有源自于城镇的磷流失；臭氧和 SO_2 毒害之间的相互作用所引起大片东部白松的矮小化。化学胁迫的时空边界十分模糊不清是造成难以分辨景观胁迫源头的原因之一。最后，对景观生态毒理学研究的障碍是相对于自然环境随机性而言的，在大范围内确定有毒物质的直接反应十分困难。这个问题在某种程度上并不好解决，然而基于大范围研究和长期数据有助我们对自然环境多样化的认识。此外，传统的研究技术用于景观层次的研究也十分困难，微观和宏观模型限制了在生态系统上赋予的特殊应用，在景观水平上几乎无法使用。

6.8.2 大陆和半球范围的生态毒理效应

大气中的某些气体污染物和悬浮细小颗粒物可以从源出地漂浮扩散到几百到上千公里之外，从而对相连的大陆和所处的半球也产生一定的生态危害。通常大陆和半球范围的生态毒理学问题往往也是全球生物圈的生态毒理学问题，二者只是一种人为的分类而已，并没有绝对的界限。故有人把此类问题归于全球范围的生态问题。

6.8.2.1 酸沉降

二氧化硫和二氧化氮是大气中常见的气体污染物，可以借助空气运动从污染源出地进行远距离传播，能与大气中的水结合或吸附在大气颗粒物上，在几千公里之外的地方产生酸沉降（acid deposition），在大陆和半球范围内引起生态危害。这在工业发达的北欧、北美和部分亚洲地区已引起高度重视。

调查研究表明，挪威南部 5000 个湖泊中因受酸沉降影响有 50% 的湖泊无鱼，其中有 90% 是 1960 年后无鱼的；25% 湖泊中鱼种类减少，密度降低，有 1750 个鱼种消失，900 个鱼种受到严重影响。加拿大安大略南部的所有湖泊也都受到酸雨的危害，56% 的湖泊中鱼类种群减少，24% 的湖泊中鱼类已经完全绝迹。酸沉降还可以增加营养物质从植物和森林土壤中的滤出，镁和钾从土壤中的滤出会造成这些基本植物养分的缺乏，铝从土壤中固相的释放可导致对植被的直接毒性，此外酸沉降也能造成树叶的坏死病变、植物对疾病的易感性增加、叶表面蜡质腐蚀速率的增加以及通过抑制根瘤的形成而降低豆类植物的固氮能力。综合这些酸沉降对森林的效应，就不难解释酸沉降导致欧洲北部和中部许多针叶林和阔叶林生态系统中植被出现生长减慢与种群结果改变现象，甚至树木死亡，大片森林被毁坏。事实上，酸雨能够引起植被生长速率和生物量的急剧下降，从而直接影响到全球植被生态系统的生产力。

6.8.2.2 臭氧层破坏

氟氯烃（CFCs）污染对大气平流层中臭氧层的破坏作用是大陆和半球范围内另一严重

的生态毒理学问题。氟氯烃是一类人工合成的含氯有机化合物，作为制冷剂、发泡剂、洗净剂、推进剂等被广泛应用于现代工业和家庭生活中。人类生产或生活活动中释放出的氟氯烃可以进入大气层中的平流层，在那里受到波长 175～220 nm 紫外线照射时产生 Cl，Cl 与臭氧分子反复发生反应，消耗掉大量臭氧分子，据推算一个 Cl 可破坏 10 万个臭氧分子。另外，臭氧层中的水蒸气、氮氧化物（NO、NO_2）等污染物，以及农业上大量使用氮肥所产生的污染物都会加速臭氧层的耗损。因此，随着环境污染的不断增加，臭氧层中的臭氧浓度则逐渐减少。30 多年前就已经发现南极上空出现了臭氧层空洞，其面积达到中国国土总面积的 2 倍多，北极上空的臭氧层也薄了 1/10，极点上空则差不多薄了 20%。到目前为止，臭氧层空洞依然存在，并且总臭氧量还在继续减少。

大气臭氧层能够吸收 99%以上来自太阳的紫外线辐射，故随着平流层臭氧浓度的减少，到达地球表面的紫外线辐射强度就会增加，给地球环境和人体健康带来极大危害。首先，紫外线辐射的过量暴露对人体健康造成严重危害：轻者引起皮肤和眼睛损伤；重者增加皮肤癌和白内障的发病率，有研究指出臭氧层减少 1%可使皮肤癌患者增加 4%～6%；另外紫外线辐射的过量暴露还能够使人体免疫力下降，导致某些传染病的发病率增加。其次，大气平流层臭氧浓度的减少还对生态环境及农、林、牧、渔业造成严重影响，使水稻、小麦、棉花、大豆等农作物产量大幅度下降。此外，过强的紫外线辐射可破坏和降低海洋表面浮游生物的种类和数量，进而破坏整个海洋食物链或食物网结构。

6.8.3　生物圈水平的生态毒理学效应

某些环境污染物能够被强大的气流（如大气中的苯并芘）、洋流（如海洋中的多氯联苯）、物种迁徙及当地人类活动转运到全球各个地方，有些环境污染物因全球各地的人类活动不断产生，如化石燃料燃烧引起的 CO_2 浓度升高。这些全球性环境污染物对整个生物圈产生着严重的生态毒理学效应，是当代人类面临的最为严峻的问题之一。

6.8.3.1　持久性有机污染物的全球生态毒理学效应

持久性有机污染物（persistent organic pollutants，POPs）是指对通过化学、生物和光解过程进行环境降解具有阻抗性的有机化合物，因其在全球广泛分布及在地球生态循环中的高度富集而对整个生物圈产生着严重的生态毒理学效应。2001 年 5 月 22 日，为了保护人类健康和环境免受持久性有机污染物影响，联合国环境规划署在瑞典斯德哥尔摩主持通过了《关于持久性有机污染物的斯德哥尔摩公约》，要求各缔约方采取措施，淘汰或限制公约管制POPs 名单上的滴滴涕、氯丹等 12 种持久性有机污染物化学品的生产和使用。截至 2019 年 5 月公约第九次缔约方大会审议通过，又有 18 种（类）新 POPs 物质被增列入公约管制物质名单。此外，另有全氟己基磺酸及其盐类和相关化合物、得克隆及其顺式和反式异构体、甲氧滴滴涕等 POPs 类物质在推荐审查过程中。POPs 具有持久性、半挥发性、易蓄积和危害性等特点，使得它们能对全球生物圈产生持久而严重的生态毒理作用。

（1）持久性

POPs 在自然条件下很难化学分解，也很难通过生物代谢或微生物降解等方式分解。因此 POPs 一旦释放到环境中就可以在环境介质中存留数年或更长时间。有研究者测定分析了鱼脂肪中有机氯农药和多氯联苯的含量，并与早年的研究作比较，发现这些物质含量虽然在逐渐减少，但仍然存在。

（2）半挥发性

POPs 通常具有半挥发的特性，故能从水体、土壤中以蒸气的形式进入大气环境并可吸附在悬浮颗粒物上，在气流的带动下经过远距离迁移后仍会以原毒物的形式重返地面。正由于 POPs 具有半挥发性和高持久性，几乎在世界各个角落都有分布。在全球范围内，无论是大陆、沙漠、海洋，还是南北极地区都可检测到 POPs 的存在。污染物的浓度一般在其排放地点最高，随着迁移距离增大，浓度逐渐降低。然而，除挥发性较低的 DDT、狄氏剂外，POPs 从热带和亚热带挥发经"全球蒸馏"到达高纬寒带，因"冷凝效应"使其沉降下来，故随迁移距离增大，浓度反而有所增加，显现出与温度呈反比，与纬度呈正比的分布规律。对六六六的一种异构体 α-HCH 的分布研究发现，它的浓度在赤道脉冲释放后，在附近海水中的质量浓度为 0.2 ng/L，而在北纬 80°其浓度却增加到 6 ng/L。

（3）生物蓄积性

POPs 的正丁醇/水分配系数大，生物浓缩因子高，容易从周围环境富集到生物体内，且通过食物链逐级放大，当到达食物链顶端高级动物体内时其浓度甚至高达中毒浓度，引发各种生态毒理学效应。研究已证实亲脂性的有机氯农药通过食物在人体内的蓄积程度很高。

（4）危害性

POPs 多数对各种生物以及人类有较高毒性，一旦进入生物体后就会在生物体内的脂肪和组织器官中逐渐积累，到达一定浓度后就会对生物体造成损害。在《寂静的春天》（*Silent Spring*）一书中曾描述到农药 DDT 类 POPs 引起鸟类和其他动物种群数量减少的问题，唤起了全社会对环境问题的关注。部分 POPs 的化学结构与动物体内的甲状腺激素和性激素等相似，它们对机体的影响涉及整个神经–免疫–内分泌网络系统。例如，PCBs 在生物体内以毒性更高的高氯取代物为主，即使低剂量也可对生物内分泌、免疫力、生殖和神经系统产生强烈干扰和破坏，影响生物的繁殖和生长发育，进而严重破坏生态平衡。还有些像二噁英类化合物的 POPs 毒性很大，不但有致癌性、免疫和生殖毒性，而且也是内分泌干扰物，具有引起雄性动物雌性化的作用。此外，哺乳动物体内蓄积的 POPs 可通过胎盘和哺乳传递给子代，导致死胎或畸形，进而导致种群数量减少。

6.8.3.2　全球气候变暖效应

大气中的二氧化碳可强烈地吸收 1200～1630 nm 波长的地面辐射产生的红外线，将能量截留在大气之中，而不能向外空间辐射，使地面和大气的温度升高，引起全球气候变暖效应，又称温室效应。化石燃料的燃烧逐年增加和全球范围内森林和草原破坏不断加剧是大气中二氧化碳浓度异常升高的主要原因。能够引起温室效应的气体被称为温室气体，主要有二氧化碳、甲烷、一氧化碳、二氯乙烷、四氯化碳、氟氯烃等。此外，大气颗粒物也是引起温室效应的主要因素之一。故在温室效应防治对策中，应当全面考虑所有温室气体和大气颗粒物污染的控制。

全球气候变暖效应对整个地球的生态平衡将造成巨大影响。首先气候变暖可导致极地、高山的冰雪融化，假若南极冰块全部融化，可导致全球海平面上升 65 m。其次，还可使海水热膨胀，也将导致海平面上升。研究发现过去 100 年中海平面上升了 10～25 cm，预测 21 世纪末则会达到 50～110 cm。海平面的上升将给人类造成巨大的灾难和影响。世界海岸带面积

虽只有约 5×10^6 km²，但却集中了世界耕地的 1/3，是全球人口密集、大都市云集、经济发达之地。为使海岸和海岸城市避免因海平面上升而遭受危害，就必须耗费大量人力和物力对航道、堤防、运河、河流等各种水利设施进行改建升级。海平面上升会引起海水倒灌、洪水排泄不畅、土地盐碱化等严重后果，也会严重影响航运、水产养殖业等。另外，海陆变迁还可能改变地球板块应力的原有平衡，诱发地球板块运动活跃，增加破坏性极强的海啸、地震等灾难的频率和强度。

温室效应对全球不同地域造成的影响有明显的不同，除了引起生态系统发生巨大改变之外，还能引起世界降雨和干湿地区的变化，进而迫使世界各国的经济结构发生变化。尽管局部地区可能会有益，但从全球角度考虑，整个社会应对经济结构的变化所付出的代价将大大高于可能得到的一点益处。世界降水的重新分配，使原有水利工程毫无用武之地外，还必须投巨资兴建新的水利工程。另外，世界降水的重新分配还有可能使洪灾、旱灾增多和加重。

问题与思考

1. 简述细胞色素 P450 的结构与功能及为什么可以作为生物标志物。
2. 乙酰胆碱酯酶的抑制可作为哪些农药的生物标志物？
3. 什么酶是低铅暴露及其影响的最敏感、最特异、最成熟的生物标志物？
4. 检测机体内哪种酶的活性可推断微囊藻毒素的含量和对生态系统的影响？
5. 简述应激蛋白的种类及哪些可以作为良好的生物标志物。
6. 动植物存在的酶抗氧化系统包括哪些酶？
7. 动植物存在的非酶抗氧化系统包括哪些物质？
8. 理想的分子生物标记物应具有哪些特征？
9. 简述污染物可引起哪些亚细胞水平上的损伤效应。
10. 污染物细胞水平的影响有哪些？
11. 简述致突变作用的机制。
12. 污染物对发育的影响有哪些？
13. 有毒污染物可影响动物哪些行为？
14. 试解释急性致死、慢性致死。
15. 污染物对种群的毒理效应有哪些？
16. 种群水平的评价终点有哪些？
17. 群落具有哪些种群所不具备的特征？
18. 试解释优势种、耐污种。
19. 生态系统是生态学上的一个结构单位和功能单位，有哪些共同特性？
20. 有哪些效应可能出现在生态系统水平的试验和模型中，个体或者种群水平上则不会出现？
21. 试解释景观、景观生态学。
22. 举例说明环境污染物的景观效应。
23. 生态毒理学中的景观指示物有哪些？
24. 试解释地理信息系统。

25. 酸沉降引起的生态危害有哪些?
26. 臭氧层破坏引起的生态危害有哪些?
27. 持久性有机污染物有哪些?
28. 全球气候变暖效应对整个地球的生态平衡将造成哪些影响?

主要参考文献

安丽荣, 卞文新, 刘宝华, 等. 2021. 环境胁迫对氨氧化菌群的影响研究进展. 应用与环境生物学报, 27 (3): 808-815

蔡群. 2011. 谷胱甘肽转移酶的研究进展. 海南医学院学报, 17 (12): 1735-1738

陈明帅, 徐超, 宋兴超, 等. 2016. 热休克蛋白的研究进展. 经济动物学报, 20 (1): 44-53

陈修才, 周世萍, 李惠娟, 等. 2021. 一种基于蚯蚓学习行为的神经毒性实验方法研究. 生态毒理学报, 16 (1): 119-125

陈莹琦, 辛佳芮, 黄百芬, 等. 2022. 人体血液维生素 E 检测技术进展. 预防医学, 34 (1): 46-52

丛艺, 周建行, 孙粒钧, 等. 2019. 荧光聚苯乙烯微粒在沙蚕体内的摄入、排出及其毒性效应. 海洋环境科学, 38 (2): 161-166

崔皓, 王淑平. 2012. 土壤中抗生素的生态毒性及其分子生物标志物技术的研究进展. 生态毒理学报, 7 (12): 113-122

丁顺华, 陈珊, 卢从明. 2016. 植物叶绿体谷胱甘肽还原酶的功能研究进展. 植物生理学报, 52 (11): 1703-1709

杜海涛, 丁旭, 周耀东, 等. 2017. 杀虫剂对小菜蛾亚致死效应的研究进展. 现代农药, 16 (4): 1-5

高丽荣, 王亚韡, 郑明辉, 等. 2020. 四十年科研创新, 助力持久性有机污染物纳入全国环境监测体系. 中国科学院院刊, 35 (11): 1321-1327

龚勋, 牛翠娟. 2013. 动物维生素 C 的合成能力及其影响因素. 生物学通报, 48 (4): 1-3

郭栋, 庞良芳, 周宏灏. 2010. 尿苷二磷酸葡萄糖醛酸基转移酶基因多态性的研究进展. 生理科学进展, 41 (2): 107-111

韩文素, 王丽红, 孙婳婳, 等. 2011. 杀虫剂对昆虫的亚致死效应的研究进展. 中国植保导刊, 31 (11): 15-20

何保山, 张长辉, 左春艳, 等. 2010. 食品中维生素 C 含量检测研究进展. 江西农业学报, 22 (10): 111-114

何康信, 周启星. 2013. 污染胁迫下的分子生物标志物和分子诊断技术. 农业工程学报, 29 (7): 1-16

何平, 王爱国, 夏涛, 等. 2008. PBDE-47 单独和与 PCB153 联合染毒对大鼠神经发育的影响. 环境与健康杂志, 25 (9): 763-766

侯文彬, 许艳萍. 2015. 维生素 E 功能研究进展. 中国医学工程, 23 (2): 199-201

胡人阁, 马红霞, 孔令聪. 2021. 细菌 SOS 修复及 SOS 靶位抑制剂的研究进展. 中国抗生素杂志, 46 (6): 529-537

黄钰清, 杨燕宁. 2022. 氧化应激在糖尿病性角膜病变中的研究进展. 国际眼科杂志, 22 (3): 399-402

霍颖异, 谢木西丁·买热帕提, 吴敏. 2022. 超高效液相色谱-质谱联用法同时快速测定细胞中的 4 种吡啶核苷酸辅酶. 应用化学, 39 (2): 332-339

季晓亚，李娜，袁圣武，等. 2017. 环境雌激素生物效应的作用机制研究进展. 生态毒理学报，12（1）：38-51

贾贞，王丹，游松. 2009. 谷胱甘肽的研究进展. 沈阳药科大学学报，26（3）：238-242

李培军，熊先哲，杨桂芬，等. 动物生物标志物在土壤污染生态学研究中的应用. 2003. 应用生态学报，14（2）：2347-2350

李纾然，谌翰林. 2020. 细菌氧化应激反应的研究进展. 化工管理，28：107-108

李爽，刘群. 2021. 寄生虫谷胱甘肽转移酶的研究进展. 中国兽医科学，51（1）：113-118

李停停，宗婧婧，高学慧，等. 2018. 金属硫蛋白的研究进展. 安徽农业科学，46（25）：15-18

李莹莹，马玉欣，朱国平. 2021. 南极海洋生物持久性有机污染物：水平、传递与风险评价. 应用生态学报，32（2）：750-762

李正辉，杜海涛，丁旭，等. 2017. 杀虫剂对昆虫生殖行为亚致死效应的研究进展. 农药，56（1）：1-5

李志刚，许自成，苏永士，等. 2010. 植物谷胱甘肽研究进展. 江西农业学报，22（4）：118-121

廖伟，刘娜，冯承莲，等. 2020. 种群水平生态风险评价方法概述及其在环境管理中的应用. 生态毒理学报，15（1）：2-16

刘春，李凯彬，王庆，等. 2013. 苯并[α]芘诱导阿部鲻虾虎鱼细胞色素 P4501A1 表达的研究. 安全与环境学报，13（3）：1-5

娄文勇，赵莹，彭飞，等. 2017. 环氧化物水解酶的研究进展. 华南师范大学学报（自然科学版），49（6）：1-6

马林，魏静，王方浩，等. 2009. 基于模型和物质流分析方法的食物链氮素区域间流动——以黄淮海区为例. 生态学报，29（1）：475-483

马森. 2008. 谷胱甘肽过氧化物酶和谷胱甘肽转硫酶研究进展. 动物医学进展，29（10）：53-56

孟祥坤，缪丽君，董帆，等. 2019. 无脊椎动物乙酰胆碱酯酶研究进展. 环境昆虫学报，41（3）：508-519

孟紫强. 2009. 生态毒理学. 北京：高等教育出版社

齐延凯，陈曦，郭楠楠，等. 2021. 基于生态通道模型的鲥鯼淀生态系统营养结构和能量流动研究. 中国水产科学，28（6）：762-772

乔新荣，张继英. 2016. 植物谷胱甘肽过氧化物酶（GPx）研究进展. 生物技术通报，32（9）：7-13

申霞，Li BL. 2015. 生态模型在河口管理中的应用研究综述. 水科学进展，26（5）：739-751

盛虎，刘欣，芦昕雨，等. 2021. 复杂物质循环过程模拟方法与平台实现：以畜禽养殖系统磷循环为例. 资源科学，43（3）：465-476

施华宏，朱小兰，王蕾，等. 2009. 腹足类性畸变研究进展. 海洋环境科学，28（4）：463-468

宋茵. 2018. DNA 损伤修复的分子机理研究进展. 西南医科大学学报，41（1）：94-96

宋展，高鑫，吴冕，等. 2020. 细胞色素 P450 酶的结构、功能与应用研究进展. 微生物学通报，47（7）：2245-2254

苏优拉，张逸，李嘉宾，等. 2012. 卟啉的生物合成途径与化学合成方法的比较. 大学化学，27（6）：1-11

孙文静，王晓艳，祁鹏志，等. 2018. 苯并[α]芘（BaP）对褐菖鲉（*Sebasticus marmoratus*）肝 CYP1A1 酶活性、基因表达及蛋白表达的影响. 海洋与湖沼，49（4）：897-903

孙雪梅，刘碧云，鲁志营，等. 2013. 焦性没食子酸对铜绿微囊藻的氧化胁迫效应研究. 中国环境科学，33（10）：1835-1841

王方海，金立培. 2017. 发育生物学. 2 版. 北京：科学出版社

王华芳，展海军. 2009. 过氧化氢酶活性测定方法的研究进展. 科技创新导报，19：7-8

王敏杰，郎印海，程芳芳，等. 2012. 辽河口湿地苯并[α]芘的多介质归趋研究. 中国海洋大学学报：自然科学版，42（12）：120-125

王雪莉，高宏. 2016. 持久性有机污染物在陆生食物链中的生物积累放大模拟研究进展. 生态与农村环境学报，32（4）：531-538

王志才，邹树平，顾恺，等. 2016. 环氧化物水解酶的特性及其应用研究进展. 发酵科技通讯，45（4）：204-209

魏辅文，聂永刚，苗海霞，等. 2014. 生物多样性丧失机制研究进展. 科学通报，59（6）：430-437

魏婧，徐畅，李可欣，等. 2020. 超氧化物歧化酶的研究进展与植物抗逆性. 植物生理学报，56（12）：2571-2584

吴顺华，郑玉建. 2006. 地方性砷中毒生物标志物的研究概况及展望. 新疆医科大学学报，29（9）：12-14

武阳，常青，杨旭. 2009. 不同浓度甲醛致大鼠肝细胞 DNA 氧化损伤作用. 环境科学学报，29（11）：2415-2419

谢秋玲，郭勇. 1997. 超氧化物歧化酶活力测定方法及其进展. 广东药学，4：1-4

杨晨，耿月攀，田然. 2021. 哺乳动物谷胱甘肽转移酶研究进展. 南京师大学报（自然科学版），44（1）：91-98

姚芹，吴顺华. 2009. 谷胱甘肽转移酶与砷的关系. 中国地方病防治杂志，24（1）：28-31

于德玲，王昌留. 2016. 过氧化氢酶的研究进展. 中国组织化学与细胞化学杂志，25（2）：189-194

于永兴，张晓娜，姚琳，等. 2020. 双壳贝类中的持久性有机污染物生物标志物的研究及其应用. 食品安全质量检测学报，11（22）：8151-8156

袁红霞，褚峰，秦粉菊，等. 2014. 镉胁迫对家蚕脂肪体脂质过氧化物含量及抗氧化酶活性和 mRNA 表达的影响. 昆虫学报，57（2）：168-175

袁牧，王昌留，王一斐，等. 2016. 超氧化物歧化酶的研究进展. 中国组织化学与细胞化学杂志，25（6）：550-557

张丛，张海珠，常静，等. 2015. 四种拟除虫菊酯类杀虫剂对枸杞蚜虫的毒力及对三磷酸腺苷酶和谷胱甘肽 S-转移酶活性的影响. 农药学学报，17（2）：235-240

张欢，何亮，张培育，等. 2013. 食物链长度理论研究进展. 生态学报，33（24）：7630-7643

张蕾，张培军，郭曦尧，等. 2020. 热应激蛋白与病毒免疫应答研究进展. 中国预防兽医学报，42（2）：207-211

张润杰. 2015. 生态学基础. 北京：科学出版社

张同舟，张学振，刘婉婧，等. 2021. 微囊藻毒素急性暴露对斑马鱼卵巢的损伤效应. 水生态学杂志，42（2）：116-123

张阳德，王宁，廖明媚，等. 2012. DNA 损伤和修复在肝癌中的研究进展. 中国现代医学杂志，22（13）：57-61

赵晓娜，张鹏，赵义斐，等. 2019. 金属卟啉衍生物催化降解污染物研究进展. 环境化学，38（9）：2067-2080

赵燕. 2007. 8-羟基-2-脱氧鸟苷的生物学意义及其尿中含量的测定方法. 癌变·畸变·突变，19（5）：418-420

赵勇，兰珂，王翔，等. 2012. 血氧饱和度降低可促进红细胞氧化损伤. 生物医学工程学杂志，29（2）：323-327

周启星，孔敏翔，朱琳. 2004. 生态毒理学. 北京：科学出版社

朱守民. 2003. DNA 损伤修复基本方式的研究进展. 国外医学分子生物学分册, 25（5）: 270-272

朱子薇, 张健, 王倩, 等. 2020. 卟啉代谢途径高价值产物及其微生物合成研究进展. 中国科学: 生命科学, 50（12）: 1405-1417

左玉. 2009. 脂质过氧化及抗氧化剂抗氧化活性检测方法. 粮食与油脂, 2: 39-42

Newman MC, Unger MA. 2007. 生态毒理学原理. 赵园, 王太平译. 北京: 化学工业出版社

AbdElgawad H, Zinta G, Hamed BA, et al. 2020. Maize roots and shoots show distinct profiles of oxidative stress and antioxidant defense under heavy metal toxicity. Environ Pollut, 258: 113705

Ajima MNO, Kumar K, Poojary N, et al. 2021. Oxidative stress biomarkers, biochemical responses and Na$^+$-K$^+$-ATPase activities in Nile tilapia, *Oreochromis niloticus* exposed to diclofenac. Comparative Biochemistry and Physiology Part C: Toxicology & Pharmacology, 240: https://doi.org/10.1016/j.cbpc.2020.108934

Al Bakheet SA, Attafi IM, Maayah ZH, et al. 2013. Effect of long-term human exposure to environmental heavy metals on the expression of detoxification and DNA repair genes. Environmental Pollution, 181: 226-232

Armitage JM, Gobas FABC. 2007. A terrestrial food-chain bioaccumulation model for POPs. Environmental Science and Technology, 41（11）: 4019-4025

Ayuk-Takem L, Amissah F, Aguilar BJ, et al. 2012. Inhibition of polyisoprenylated methylated protein methyl Esterase by synthetic musks induces cell degeneration. Environmental Toxicology, 29（4）: 466-477

Bali SG, Kaur P, Jamwal VL, et al. 2020. Seed priming with jasmonic acid counteracts root knot nematode infection in tomato by modulating the activity and expression of antioxidative enzymes. Biomolecules, 10（1）: 98 https://doi.org/10.3390/biom10010098

Barnaba C, Ramamoorthy A. 2018. Picturing the membrane-assisted choreography of cytochrome P450 with lipid nanodiscs. Chem Phys Chem, 19（20）: 2603-2613

Barnthouse LW, Suter GW, Rosen AE. 1990. Risks of toxic contaminants to exploited fish populations: Influence of life history, data uncertainty and exploitation intensity. Environmental Toxicology and Chemistry, 9（3）: 297-311

Bartell SM, Gardner RH, O'Neill RV. 1992. Ecological Risk Estimation, Lewis Publishers: Boca Raton, FL

Berthet B, Mouneyrac C, Perez T, et al. 2005. Metallothionein concentration in sponges（*Spongia officinalis*）as a biomarker of metal contamination. Comparative Biochemistry and Physiology, Part C, 141: 306-313

Breitholtz M, Wollenberger L, Dinan L. 2003. Effects of foursynthetic musks on the life cycle of the harpacticoid cope-pod *Nitocra spinipe*s. Aquatic Toxicology, 63: 103-118

Brumley CM, Haritos VS, Ahokas JT, et al. 1995. Validation of biomarkers of marine pollution exposure in sand flathead using Aroclor 1254. Aquatic Toxicol, 31: 249-262

Canli EG, Canli M. 2021. Characterization of ATPases in the gill of freshwater mussel（*Unio tigridis*）and effects of ionic and nanoparticle forms of aluminium and copper. Comparative Biochemistry and Physiology Part C: Toxicology & Pharmacology, 247: https://doi.org/10.1016/j.cbpc.2021.109059

Czub G, Mclachlan MS. 2004. A food chain model to predict the levels of lipophilic organic contaminants in humans. Environmental Toxicology and Chemistry, 23（10）: 2356-2366

Ehsan M, Yazdi T, Amiri MS, et al. 2021. Bio-indicators in cadmium toxicity: Role of HSP27 and HSP70. Environmental Science and Pollution Research, 28（21）: 26359-26379

Elfaki I, Mir R, Almutairi FM, et al. 2018. Cytochrome P450: polymorphisms and roles in cancer, diabetes and atherosclerosis. Asian Pacific Journal of Cancer Prevention, 19（8）: 2057-2070

Espin S，Martinez-Lopez E，Jimenez P，et al. 2015. Delta-aminolevulinic acid dehydratase（delta ALAD）activity in four free-living bird species exposed to different levels of lead under natural conditions. Environmental Research，137：185-198

Fu J，Xie P. 2006. The acute effects of microcystin LR on the transcription of nine glutathione S-transferase genes in common carp *Cyprinus carpio* L. Aquatic Toxicology，80（3）：261-266

Guo RM，Pan LQ，Lin PF，et al. 2017. The detoxification responses，damage effects and bioaccumulation in the scallop *Chlamys farreri* exposed to single and mixtures of benzo[α]pyrene and chrysene. Comparative Biochemistry and Physiology，Part C，191：36-51

Haasch ML，Prince R，Wejksnora PJ，et al. 1993. Caged and wild fish：induction of hepatic cytochrome P-450（CYP1A1）as an environmental monitor. Environ. Toxicol. Chem.，12：885-895

Hernandez-Moreno D，Perez-Lopez M，Miguez MP，et al. 2012. Porphyrin levels in excreta of rabbit as non-destructive biomarkers of diazinon exposure. Environmental Toxicology and Pharmacology，34（2）：466-472

Jørgensen SE. 1991. Modelling in environmental chemistry. Amsterdam：Elsevier

Karouna-Renier NK，Zehr JP. 2003. Short-term exposures to chronically toxic copper concentrations induce HSP70 proteins in midge larvae（*Chironomus tentans*）. Science of the total enviroment，312（1-3）：267-272

Kooijman SA，Metz JA. 1984. On the dynamics of chemically stressed populations：the deduction of population consequences from effects on individuals. Ecotoxicology and Environmental Safety，8（3）：254-274

Kwonpongsagoon S，Waite DT，Moore SJ，et al. 2007. A substance flow analysis in the southern hemisphere：cadmium in the Australian economy. Clean Technologies and Environmental Policy，9（3）：175-187

Le TTY，Zimmermann S，Sures B. 2016. How does the metallothionein induction in bivalves meet the criteria for biomarkers of metal exposure? Environmental Pollution，212：257-268

Liu X，Sheng H，Jiang SY，et al. 2016. Intensification of phosphorus cycling in China since the 1600s. Proceedings of The National Academy of Sciences，113（10）：2609-2614

Manikandan P，Nagini S. 2018. Cytochrome P450 structure，function and clinical significance：a review. Current Drug Targets，19（1）：38-54

Muller CE，De Silva AO，Small J，et al. 2011. Biomagnification of perfluorinated compounds in a remote terrestrial food chain：lichen-caribou-wolf. Environmental Science and Technology，45（20）：8665-8673

Nayak S，Patnaik L. 2021. Acetylcholinesterase，as a potential biomarker of naphthalene toxicity in different tissues of freshwater teleost，*Anabas testudineus*. Journal of Environmental Engineering and Landscape Management，29（4）：403-409

Park JD，Habeebu SSM，Klaassen CD.2002.Testicular toxicity of di-（2-ethylhexyl）phthalate in young Sprague Dawley rats.Toxicology，171（2-3）：105-115

Patricia S. 2005. Lucie Estuary and Indian River lagoon conceptual ecological model. Wetlands，25：898-907

Sánchez CA，Altizer S，Hall RJ. 2020. Landscape-level toxicant exposure mediates infection impacts on wildlife populations. Biology Letters. 16：20200559. http://dx.doi.org/10.1098/rsbl.2020.0559

Sharma A，Thakur S，Kumar V，et al. 2017. 24-epibrassinolide stimulates imidacloprid detoxification by modulating the gene expression of *Brassica juncea* L. BMC Plant Biology，17：56 https://doi.org/10.1186/s12870-017-1003-9

Shi GX，Xu QS，Xie KB，et al. 2003. Physiology and ultrastructure of *Azolla imbricata* as affected by Hg^{2+} and Cd^{2+} toxicity. Acta Botanica Sinica，45（4）：437-444

Shono T，Taguchi T. 2014. Short-time exposure to mono-n-butyl phthalate（MBP）-induced oxidative stress associated with DNA damage and the atrophy of the testis in pubertal rats. Environmental Science and Pollution Research，21（4）：3187-3190

Soimasuo R，Jokinen I，Kukkoen J，et al. 1995. Biomarker responses along a pollution gradient effects of pulp and paper mill effluents on caged whitefish. Aquatic Toxicol.，31：329-345

Šrejber M，Navrátilová V，Paloncýová M，et al. 2018. Membrane-attached mammalian cytochromes P450：an overview of the membrane's effects on structure，drug binding，and interactions with redox partners. Journal of Inorganic Biochemistry，183：117-136

Subrahmanyam G，Shen JP，Liu YR，et al. 2014. Response of ammonia-oxidizing archaea and bacteria to long-term industrial effluent-polluted soils，Gujarat，Western India. Environmental Monitoring and Assessment，186（7）：4037-4050

Temiz O. 2020. Biopesticide emamectin benzoate in the liver of male mice：evaluation of oxidative toxicity with stress protein，DNA oxidation，and apoptosis biomarkers. Environmental Science and Pollution Research，27（18）：23199-23205

Theobald TFH，Schipper M，Kern J. 2016. Phosphorus flows in Berlin-Brandenburg，a regional flow analysis. Resources，Conservation and Recycling，112：1-14

Van Veld PA，Westbrook DJ，Woodin BR，et al. 1990. Induced cytochrome P-450 in intestine and liver of spot（*Leiostomus xanthurus*）from a polycyclic aromatic hydrocarboncontaminated environment. Aquatic Toxicol，17：119-132

Velisek J，Stara A. 2018. Effect of thiacloprid on early life stages of common carp（*Cyprinus carpio*）. Chemosphere，194：481-487

Wang B，Li DP，Yuan ZQ，et al. 2020. Evaluation of joint effects of perfluorooctane sulfonate and wood vinegar on planarians，*Dugesia japonica*. Environmental Science and Pollution Research，27（15）：18089-18098

Yan XJ，Wang JH，Zhu LS，et al. 2021. Oxidative stress，growth inhibition，and DNA damage in earthworms induced by the combined pollution of typical neonicotinoid insecticides and heavy metals. Science of The Total Environment，754：141873 https://doi.org/10.1016/j.scitotenv.2020.141873

Yang XB，Zheng JP，Bai Y，et al. 2007. Using lymphocyte and plasma Hsp70 as biomarkers for assessing coke oven exposure among steel workers. Enviromental Health Perspectives，115（11）：1573-1577

Zhang WJ，Gao JL，Lu L，et al. 2021. Intracellular GSH/GST antioxidants system change as an earlier biomarker for toxicity evaluation of iron oxide nanoparticles. NanoImpact，23：100338. https://doi.org/10.1016/j.impact.2021.100338

第 7 章　常见污染物的生态毒理学

7.1　铅

重金属一般指相对密度在 5.0 以上的金属，共有 45 种。由于砷和硒的毒性和部分性质与重金属相似，故通常也将砷、硒列入重金属范围内。常见的重金属元素有生物毒性显著的汞、镉、铅、砷等，具有毒性的铜、钴、镍、锡、钒、锌等。重金属元素的离子一般是有毒的，比如铜单质无毒，而铜离子能使蛋白质变性，有毒。但是铁除外，二价铁离子是组成人体血红蛋白的重要元素。各种重金属元素在人体内的正常含量均小于体重的 0.01%，属于微量元素。比较人体、地壳和海水中金属元素的含量发现必需金属元素在体内的含量几乎与海水中的含量呈正相关，而有毒金属在海水中却较低。研究表明在生物演化过程中环境元素丰度是控制生物元素丰度的重要因素，同时各生物元素在体内的绝对含量及相对比值是生物演化过程中形成的，为了维持人体健康只容许这些元素在一定范围内波动，且环境元素与生物元素不断交流以保持动态平衡关系。重金属一旦污染了土壤，就难以彻底消除，且易被植物吸收，通过食物链进入人体而超过人体所适应的变动范围，体内不同元素之间的固有比例被破坏，发生金属中毒，危害人体健康，引起疾病，甚至死亡。那些非必需的、甚至有毒的如汞、镉、铅等重金属元素在环境中含量很低，在生命起源和生物演化早期阶段未被选择利用，生物体对它们的相对适应能力更差，一旦进入人体后，对人体的危害也就更大。汞、镉、铅、铬、砷等重金属已广泛应用于工业生产，是当前生态毒理学研究的重点对象之一。

除了对人体健康的危害之外，重金属对生态系统的胁迫效应也已有许多研究报道，涉及它们的暴露途径、毒性效应、毒作用机理、毒性诊断以及如何通过正确调控物理、化学和生物学因子来减少甚至消除它们的毒性效应等各个层面。下面应用毒理学的观点和方法，从生态学的角度探讨典型重金属铅（Pb）对生态系统及其植物、动物、微生物组成部分的有害作用和相互影响的规律及机制。

7.1.1　暴露途径

铅是一种银灰色质软的重金属，原子量 207.19，相对密度 11.35，熔点 327.50℃，沸点 1740℃。400～500℃时可蒸发，形成气溶胶污染环境。空气中铅蒸气可迅速氧化成氧化亚铅并凝集为烟尘。铅在空气中易在表面形成一层氢氧化铅薄膜，使里面的铅不能进一步氧化。铅在水中可在表面形成一层铅盐防止里面的铅溶解。铅与稀硫酸反应在表面生成一层难溶的铅盐可防止继续腐蚀。除乙酸铅、氯酸铅、亚硝酸铅和氯化铅外，一般的铅盐，难溶或不溶于水。铅及其化合物的毒性与其分散度和溶解度有关。硫化铅难溶于水故毒性小；三氧化二铅、氧化铅等较易溶于水则毒性较大；铅蒸气形成的烟，颗粒较小，化学性质活泼，且易经呼吸道吸入，毒性较铅尘大。

铅是构成地壳的元素之一，含量约为 13mg/kg，主要存在于方铅矿（PbS）及白铅矿（$PbCO_3$）中。铅有 4 种稳定的同位素 ^{204}Pb、^{206}Pb、^{207}Pb 和 ^{208}Pb，后 3 种同位素是 ^{238}U、^{235}U 和 ^{232}Th 的放射性衰变的最终产物。天然物质由于原生的 Pb、U 和 Th 的含量不同和年代不同，其同位素丰度组成也不同，这一特征比较稳定，一般不因其所经历的化学、物理过程而改变。铅的主要用途是：①制造铅蓄电池，铸铅字，做焊锡、奖杯、熔断保险丝、印刷合金、耐磨轴承合金、焊料、榴霰弹弹丸、易熔合金模具等；②作建筑工业隔音材料和装备上的防震材料等；③制造放射性辐射、X 射线的防护设备；④作为陶器釉料的成分，用于屋顶、防水盖片及彩绘玻璃窗等。铅在自然界主要以硫化物和氧化物形式存在，少数为金属状态，并常与锌、铜等元素共存。岩石的风化、人类的生产活动，使铅不断由岩石向大气、水、土壤、生物转运，使人类的生存环境含铅量增高。20 世纪 80 年代全球铅年开采量为 340 万～400 万 t，其中 50%可循环利用，剩下一半则以不均匀形式进入环境中。2019 年全球精炼铅产量为 1296 万 t，2020 年仅我国铅产量就达到 644.3 万 t。铅污染主要来自煤炭、汽油燃烧产生的废气；冶炼、制造以及蓄电池、铸造合金、电力电缆统包铅、油漆、颜料、农药、陶瓷、塑料、辐射防护材料等使用铅制品的工矿企业的生产活动；易含铅食品，如皮蛋、爆米花等；报纸、杂志等印刷品的油墨；化妆品、染发剂、釉彩碗碟等；超标使用农药的农作物等。汽车使用的含铅汽油中常加入作为防爆剂的四乙基铅，而四乙基铅在汽油燃烧中大部分分解成无机铅盐及铅的氧化物随汽车尾气排出，成为最严重的铅污染源。环境中的铅可在大气、土壤、水体界面间不断地迁移和循环。由于循环和频繁的界面过程，扩大了铅对生态系统暴露的范围和持续时间，进而加剧了其对生命系统的毒害效应。

7.1.1.1 大气铅暴露途径

铅是列入我国大气环境质量标准的重金属之一，大气铅污染主要以大气颗粒物的形式存在。据联合国 1970 年调查报告，当时每年排入大气中的铅约为 1.8×10^4 t，主要来自城市工业生产的"三废"排放和交通运输的汽油燃烧两大方面。随后，每年排入大气中的铅不断上升。据报道，大气中铅的天然暴露浓度为 $0.01 \sim 1$ $\mu g/m^3$，欧洲大气含铅量达到 $0.055 \sim 1.34$ $\mu g/m^3$，平均 0.18 $\mu g/m^3$；北美洲为 $0.045 \sim 13$ $\mu g/m^3$，平均为 2.7 $\mu g/m^3$；日本大气含铅量范围在 $0.06 \sim 13.2$ $\mu g/m^3$，平均为 0.4 $\mu g/m^3$。空气中铅含量，随地理位置、时间、气象而变化。

我国珠穆朗玛峰观测站夏季大气中铅的浓度为 0.0133 $\mu g/m^3$。因该地区海拔高，人类活动少，此浓度值可看作北半球大陆地区的大气环境铅的本底值。因长期使用加铅汽油，20 世纪 90 年代，我国部分城市大气中铅的浓度一般在 $0.12 \sim 0.49$ $\mu g/m^3$，平均为 0.38 $\mu g/m^3$。1997 年 7 月北京市禁止使用含铅汽油，2000 年 1 月全国范围内禁止生产车用含铅汽油，同年 7 月禁用车用含铅汽油。汽油无铅化的实施大大减少了机动车尾气中铅的排放，对降低城市大气环境中铅浓度有着非常重要的作用。北京市实施汽油无铅化以后，城区大气中铅的年均浓度有了明显下降，如 1999～2001，城区 PM2.5 中的铅浓度年均为 0.31 $\mu g/m^3$，2006 年则降到 0.14 $\mu g/m^3$。目前我国城市大气中的铅浓度通常不超过《环境空气质量标准》（GB 3095—1996）规定的年平均浓度 1.0 $\mu g/m^3$ 的限值，符合世界卫生组织提出的 $0.5 \sim 1.0$ $\mu g/m^3$ 的城市空气铅浓度年平均标准。

2001 年的监测数据显示沈阳市区大气环境中铅浓度时空分异明显，铅浓度为 0.345～5.330 μg/m³，平均 1.877 μg/m³。铅污染最严重的地区是铁西区沈阳冶炼厂附近。沈阳市各功能区大气中铅浓度以工业区为最高，达 3.274 μg/m³，下面依次是商业区、二类混合区、一类混合区，铅浓度最低的是居民文教区，为 0.402 μg/m³。且距离污染源越远，大气中铅浓度则越低。上海市 2002 年冬季大气中铅的平均浓度为 0.369 μg/m³，比 2001 年同期下降了28%；2003 年冬季下降到 0.237 μg/m³；2004～2005 年上海市大气中铅的年均浓度进一步降至 0.167 μg/m³。燃煤烟尘、钢铁烟尘和汽车尾气是上海市大气中铅的主要排放来源，对大气中铅的贡献率分别为 41%～53%、33%～39% 和 14%～23%。我国东南沿海地区大气铅污染主要来源于工业用铅，汽车尾气排放所占比例则较低，如广州和佛山两地大气铅污染比较严重，大气中铅的质量分数高达 1% 左右，陶瓷工业很可能是造成珠三角地区大气铅污染的主要来源。

大气环境中的铅及其化合物主要是以无机颗粒物或有机气体的形式存在，主要来源有天然暴露和人为暴露两类。天然暴露来源指岩石风化、土壤侵蚀、飞扬的地面尘粒、火山爆发烟尘、森林火灾烟尘和海洋气溶胶等自然现象释放到环境中的铅，约为人为暴露量的十分之一。人为暴露包括：铅及其他伴生矿的开采、选矿；铅冶炼；废旧蓄电池回收等再生铅生产；玻璃制造；粉末冶金生产；电子产品锡铅焊料和使用；燃料油、燃料煤燃烧废气的排放；聚氯乙烯生产加工；油漆、涂料、颜料、彩釉、化妆品、化学试剂及其他含铅制品的生产和使用；含铅垃圾焚烧排放等。

汽油无铅化之前，空气中铅的最大排放源是用抗爆剂四乙基铅作为添加剂的汽油为动力的机动车尾气排放。四乙基铅在机动车发动机中燃烧后成为铅盐，以颗粒物的形式排放到空气中。据检测每升汽油中含铅量为 200～500 mg，若以汽车每小时行驶 60 km，每 15 km 消耗 4.5 L 汽油计算，每秒钟可排出 1.0～2.5 mg 的铅。截至 20 世纪 80 年代，据估计世界上有 2 亿辆汽车，每年从尾气中排出的总铅量约 4.0×10^5 t，它们进入大气后，约有 2.8×10^5 t 经雨水进入海洋，1.2×10^5 t 散落进入地面。

燃煤产生的工业废气污染也是大气铅污染暴露的一个重要途径。煤的含铅量通常为 2～80 mg/kg，我国煤的含铅量平均约为 20 mg/kg。煤炭燃烧后灰分约占 20%，其中约 1/3 灰分排入大气中形成含铅量约为 100 mg/kg 飘尘。进入大气中的 Pb 最后归宿是海洋和土壤。

有关铅产业链造成的大气铅污染主要包括：①铅、锌等金属矿山开采，在矿石破碎、筛分、磨矿等工序和露天堆放含铅尾矿过程中，都会产生含铅扬尘；②铅冶炼和加工，我国铅冶炼生产工艺中以传统的烧结-鼓风炉工艺而获得的铅产量占全国总产量 80% 以上，该工艺生产过程中会产生烧结焙烧含铅烟尘、熔炼含铅烟尘、烟化含铅烟尘以及电解含铅烟尘（铅电解厂制作阳极板时，须对粗铅或电解残极进行熔化，在此过程中会排放很多含铅烟尘）等；③铅蓄电池生产及再生铅的利用，铅蓄电池生产过程中制粉、涂片、制板、化成等工段均会排放铅含量较高的烟尘，再生铅冶炼厂的原料主要是各种报废的铅蓄电池，由于我国再生铅生产企业规模小，缺少规范的厂房和污染防治措施，采用手工解体废铅蓄电池、铅泥晾晒、与其他废杂铅基合金废料混合用反射炉冶炼的生产工艺，不仅使得冶炼铅回收率低，且因铅蒸气、铅尘等不经处理直接排放而造成铅污染严重；④铅材生产加工，铅板、管、丝、网及铅锡涂层等铅材是化学及其相关工业的一种很重要的耐腐蚀材料，此外铅在铸造工艺中应用也很广泛，其铸造产品包括轴承、铅字板、密封垫圈、弹头、压舱配重等，甚至大型核电站防辐射层的整体铸件，在铅材生产过程中铸造工艺等高温工段会产生释放含铅烟尘。

钢铁工业造成的大气铅污染。钢铁生产时，一些铅含量较高的矿石在烧结和高炉、转炉、电炉冶炼等工艺过程中，400～450℃高温时就会有一定量的铅蒸气释放出来，可形成高分散度的气溶胶态而污染大气环境。有研究发现，烧结和电炉、转炉冶炼排放的烟尘中平均含铅量达到 6.104 mg/g。在碳钢精炼过程中，每生产 1t 钢铁会产生 10～15 kg 烟尘，烟尘中铅量高达 4%～9%，主要存在形态是氧化铅。铅浴淬火是钢丝等温热处理常用的方法之一，铅浴淬火过程中，温度一般在 500℃以上，会产生大量铅蒸气，铅蒸气在空气中迅速氧化，以氧化铅的形态形成铅烟尘，凝集并弥漫于生产车间内，排入大气环境后则会造成铅污染。

玻璃、陶瓷制造业造成的大气铅污染。含铅玻璃具有良好的防辐射、导电、光学、可加工等性能，在现阶段甚至今后很长时间内还会生产使用。计算机、电视机的显像管玻壳生产过程中玻璃熔融产生大量烟尘，铅在烟尘中主要以氧化铅、硅酸铅、硫酸铅的形式存在。年产 300 万只显像管玻壳的企业大约每年产生含铅粉尘 500 t。另外，晶质玻璃中通常也含有较多的氧化铅，日用陶瓷的生产过程中使用的釉和装饰颜料中含有铅。在熔制玻璃和烧制陶瓷的过程中，受热熔化的铅，有些会脱离液面随后生成氧化铅或其他的铅盐，以气溶胶的状态悬浮在空气中，形成含铅烟尘。

电子产品行业造成的大气铅污染。电子行业中，绝大多数钎焊工作是在 300℃以下完成的，故多选择锡或锡-铅合金作为钎料。而铅的沸点较低，在焊料制造和钎焊过程中，焊料中的铅挥发，并在随热空气上升的过程中被迅速氧化，污染大气。

PVC 加工、油漆生产造成的大气铅污染。PVC 广泛应用于建材、电线电缆和其他各种塑料制品，加工过程中需加入稳定化助剂防止 PVC 热降解，以保持制品的物理性能。我国生产的 PVC 电缆料中，主要使用铅盐类稳定剂。PVC 配方中铅的浓度达到 1.3%～2.2%。细小的铅盐类稳定剂粉末在搬运、称量、投料、研磨等过程中会有许多粉尘逸散到空气中，对周围环境造成铅污染，影响危害相关的作业工人。黄丹、红丹、铅铬绿和铅白等含铅化合物能使油漆颜色持久保持鲜艳，但也使油漆产品存在铅污染的问题。在油漆生产、使用时，这些含铅化合物部分会扩散到环境中，且油漆风化剥落后也造成环境中铅含量增加。

垃圾焚烧造成的大气铅污染。废弃的含铅 PVC 制品、玻璃、家具、家用电器、电子产品、铅蓄电池等和其他垃圾大量堆积在一起，使垃圾中重金属的含量呈上升趋势。城市固体垃圾中含铅量可达 1～50 g/kg。在垃圾焚烧过程，铅经历蒸发、气相和表面反应、冷凝和团聚以及飞灰吸附等过程，虽然焚烧后废气经净化处理后才排入大气，但一般会有少量铅随之排放。

7.1.1.2　水体铅暴露途径

水体铅的暴露途径可来自土壤、岩石、飘尘和机动车的废气，包括土壤径流、大气远程传输及沉降等过程使得铅转入水体环境。铅化合物在水中不易溶解。海水中的铅含量为 0.03 μg/L，天然淡水中的含铅量平均为 3 μg/L，美国城市地面污水含铅量可达 69.5 μg/L，农村也达 7.4 μg/L，其中可溶性铅占 9%～28%。水体中铅的浓度为 0.042～1 mg/L 时，就会出现人类慢性铅中毒事件。世界卫生组织制定的饮水中铅的最大容许浓度为 0.1 mg/L，美国饮水中铅的最大容许浓度则为 0.05 mg/L，灌溉水中铅浓度不允许超过 5 mg/L。我国规定饮水中铅的最大容许浓度不超过 0.1 mg/L，农灌用水铅浓度不允许超过 0.1 mg/L。

7.1.1.3　土壤铅暴露途径

土壤中铅有来自矿物和岩石等自然来源，平均天然暴露浓度为 15～20 mg/kg，高于铅在地壳中的平均浓度 12.5 mg/kg。世界范围内土壤铅含量介于 3～200 mg/kg，平均值为 35 mg/kg。不同地区因土壤类型、母质和气候等因素造成土壤铅含量差异较大。铅的人为来源途径中，矿山开采、金属冶炼和汽车废气排放等是环境中铅的主要来源，此外燃煤、油漆涂料、含铅肥料和农药等也是铅污染的部分来源。人类和工业等活动产生的铅大部分回归到土壤中。

过去 50 年间，排放到全球环境中的铅约有 7.83×10^5 t，其中大部分进入土壤，致使世界各国土壤出现不同程度的重金属污染。我国土壤铅背景值均值为 23.6 mg/kg，离城市远的未污染土壤铅含量为 10～30 mg/kg，城区公路两旁以及低污染区域的土壤铅含量为 30～100 mg/kg。我国城郊、污水灌溉区和工矿等 320 个重点污染区中，重金属含量超标的农产品面积约占污染区农产品总面积的 80% 以上，其中铅是最严重的污染元素之一。根据 2000 年有关部门对 10 个省会城市城郊农产品质量调查统计发现我国大中城市郊区蔬菜、粮食、水果、肉类与畜产品中铅的超标率分别为 38.6%、28.0%、27.6%、41.9%、71.1%。据调查，南京市郊 25 个菜地土壤铅含量均值达到 29.7 mg/kg，约有 92% 的菜地土壤中铅含量高于南京地区自然土壤铅背景值 24.8 mg/kg；成都土壤铅含量变化范围介于 61.0～115.0 mg/kg，均值为 77.3 mg/kg，所有土壤铅含量均超过成都市土壤环境背景值 22.3 mg/kg；辽宁省铁岭柴河铅锌矿区土壤铅含量为当地背景值含量的 5 倍，矿区玉米籽中铅含量则是国家食品卫生标准的 16～21 倍。

铅污染的土壤主要出现于公路两侧、城市区、菜地以及污灌区等地。

随着汽车行业不断壮大，汽车尾气造成的公路两侧土壤铅污染问题已得到普遍重视。汽车尾气中 70% 的铅沉降于公路两侧的土壤中，产生了程度不同的铅污染暴露。如在美国 12 条高速公路两旁的土壤铅污染暴露达到 126～700 mg/kg，与交通量和离公路远近有紧密关系。有研究指出公路两侧土壤中铅含量主要分布在距公路 0～50 m 内，距离公路 70～150 m 以外则基本达到当地土壤的背景值水平。公路两侧土壤铅含量随着距公路垂直距离的外延呈指数形式下降，重度污染与中度污染的临界点以及中度污染与轻度污染的临界点（距离）分别为距公路 10 m 和 65 m 处。影响公路两侧土壤铅含量分布的因素除了土壤母质之外，还有交通流量、车辆类型、地形与路面状况、绿化带配置等交通状况以及当地风力、风速、降雨量、径流量等气象条件。

城市土壤铅污染来源主要分为自然成因和人为输入两部分。自然成因就是指成土母质为城市土壤铅的重要来源之一。人为输入主要包括城市交通运输、生活垃圾堆放以及工业固废排放等人为活动引起的土壤铅污染。汽车尾气排放、轮胎添加剂中的铅元素均可影响到土壤中铅的含量，研究发现土壤中铅的积累量与交通流量密切相关。城市生活垃圾与工业废弃物的堆放及填埋对其附近城市土壤中铅的含量与化学形态特征有着明显的影响，有研究发现城市附近土壤中铅的含量与形态分布特征与垃圾中的铅含量及其有效态含量呈明显的正相关。城市区内各区块由于土地利用方式的不同造成其土壤铅含量分布也存在显著差异，通常城市交通道路两侧土壤的铅含量要明显高于城市内公园土壤的铅含量，工矿区土壤的铅含量则明显高于居民区、商业区、风景区等其他功能区。此外，城市区土壤的铅平均含量均明显高于城郊农区以及林地，如纽约市城区土壤中的铅含量是农区土壤中铅含量的 2 倍左右。

随着工业化及城市化程度的不断提高，水资源日趋紧张，全国有近 80% 的城市缺水。水资源的匮乏致使污水成为灌溉用水的重要组成部分。目前我国局部地区污水处理率仍然低，灌溉水质重金属污染严重超标。污水中的铅、汞、镉等重金属会在土壤中富集且难降解、毒性强，使得土壤重金属污染的问题日益突出。研究表明污灌区是土壤铅污染的多发地之一。通常污灌区土壤铅含量随着污水中铅离子浓度的升高而增大，且污染程度随着污水灌溉时间的延长不断加重。如 2008 年的报道指出北京市凉水河污水灌溉区土壤中铅含量在 90.1～136.1 mg/kg，平均值 111.5 mg/kg 为该地区土壤背景值含量的 4.53 倍，说明长期的污水灌溉已经使凉水河污水灌溉区土壤发生明显的铅累积。另有 2008 年的报道显示天津大沽排污河污水灌溉区土壤中铅的平均含量为 44.7 mg/kg，其耕作层和底层土壤中铅的污染指数分别为 2.0 和 1.6，说明该污水灌溉区土壤铅含量呈中度污染，其耕作层和底层土壤中铅的相对富集系数均为 2.6，则显示该污水灌溉区土壤中铅呈现低度富集。珠江三角洲典型污灌区土壤铅的分布状况是表层土壤受到的铅污染程度与表层土壤受污水灌溉强度密切相关，土壤表层各化学形态铅含量从大到小依次为残渣态＞氧化物结合态＞弱有机结合态＞碳酸盐结合态＞强有机结合态＞水溶态＞离子交换态，底层土壤受到的铅污染的程度与土壤的松散密实程度密切相关。

此外在矿山和冶炼厂附近的农田铅的暴露浓度可因大气降尘而剧增。如英国一大型铅锌矿冶炼厂附近，土壤含铅量达 1500 mg/kg，在 40 km 以外土壤铅含量才降至 100 mg/kg 以下。在大型铅矿区，土壤铅污染暴露浓度高达 6680 mg/kg。

7.1.2　代谢过程

7.1.2.1　吸收

铅主要从消化道、呼吸道和皮肤进入人体。进入消化道的铅 5%～10%可被吸收，吸收部位主要在十二指肠，经门静脉到达肝脏，然后一部分进入血循环，一部分由胆汁排进肠道，随粪便排出。肝细胞膜能主动吸收血浆中的铅而将其排入胆汁，故胆汁中铅浓度可比血浆中高出 40～100 倍。铅进入呼吸道后 25%～30%被人体吸收，其余则随呼气排出。空气中粒径大于 55 μm 的铅微粒主要沉着在鼻腔和咽喉部，只有粒径小于 1 μm 的铅微粒才能到达肺泡。肺泡腔内因 CO_2 的存在呈弱酸性，使铅易于溶解，从而可经肺泡弥散进入血循环，或者由吞噬细胞吞噬进入淋巴系统；也可咳出，再咽入消化道。

7.1.2.2　分布

进入血液的铅，约 90%与红细胞结合为非扩散性铅，少量与血浆蛋白结合，成为结合性铅或称为可扩散性铅，主要为磷酸氢铅和甘油磷酸铅。可扩散铅可通过生物膜进入中枢神经系统，故生物活性较大。进入血液中的铅，起初分布于肝、肾、脾、肺、脑中，以肝、肾中含量最高。几周后则转移进骨骼、毛发、牙齿等处，以磷酸铅的形式沉积下来。体内的铅大约 90%以上存在于骨骼内，血液中的铅仅占有体内总铅量的 2%。通常软组织铅能直接引起毒害作用，硬组织的铅具有潜在毒作用。故测定血铅的量可作为评定人接触铅的水平及诊断的主要依据。头发铅含量可反映慢性铅暴露水平。如污染较严重的城市居民均比污染较轻的郊区居民的头发铅含量要高，反映了有众多汽车的城市空气铅污染比郊区农村严重，城市居民慢性铅暴露水平比郊区居民高。

7.1.2.3　排泄与蓄积

人体内的铅大部分经肾脏由尿排出，小部分随粪便、唾液、乳汁、汗液及月经排出。极少量的铅也可经毛发和指甲排出。因消化道吸收很少，食入的铅大部分从粪便排出，故粪便中的铅含量非常接近食物中的铅含量。通常人体每日从粪便排出的铅含量达 0.02～0.03 g，从尿液排出的铅含量为 0.02~0.08 mg/L。人体内的铅可蓄积，故随年龄增长而增加。有报道称美国人从婴儿到中年，肺和肾中铅含量均增加了 3 倍，骨中铅含量增加了 10 倍。人体内不同组织中铅的生物半减期有所不同，如血铅为 18 d 左右，软组织中的铅为 20 d 左右，骨中铅的生物半减期则长达 21 年之久。

7.1.3 生态毒理效应

7.1.3.1 对植物的影响

植物主要通过根、茎、叶吸收土壤和大气中可溶态的铅，积累到一定程度后植物表现出来的毒害症状一般为植株矮小、生长缓慢、褪绿、产量下降等。生长在铅含量达到 1000 mg/kg 土壤里的小麦，植物矮小、叶色灰绿、成熟延迟、结实减少，小麦籽粒铅含量可达 1.5 mg/kg。当土壤铅含量在 1000 mg/kg 时，水稻表现出植株矮化、叶片出现褐色斑点、分蘖数减少、生育期推迟、根系短少等明显危害症状，并且水稻茎叶重、根重、株高、分蘖数等均与添加的铅量成明显的负相关。

经 0.01 mmol/L 铅处理可促进向日葵幼苗根系和生物量的增长，当处理浓度增加到 0.1 mmol/L 时，则抑制向日葵幼苗根系和生物量的增长，叶片出现黄色斑点和失绿等症状。同样，一些药用植物的生物量积累对铅胁迫的响应也表现出"低促高抑"现象，例如，当土壤铅浓度≤1000 mg/kg 时，玉竹生物量随着铅浓度的升高而逐渐增加，当土壤铅浓度＞1000 mg/kg 时，其生物量积累受到明显抑制，表明栽培玉竹土壤中的铅临界值为 1000 mg/kg。

朱强等人采用盆栽方法研究了不同浓度铅胁迫对十字花科 5 种植物（桂竹香、二月兰、遏蓝菜、香雪球和板蓝根）株高、根系和地上部分生物量、丙二醛含量以及超氧化物歧化酶和过氧化物酶活性的影响，发现 5 种植物株高、根系和地上部分生物量随着铅浓度的增加不断下降，丙二醛含量随着铅浓度的增加则不断上升，在一定铅浓度范围内时，超氧化物歧化酶和过氧化物酶活性随着铅浓度的增加不断提高，但超出这个范围内，超氧化物歧化酶和过氧化物酶活性下降。

此外，研究发现重金属铅对米氏凯伦藻也具有较强的毒性，随着重金属浓度的提高，可导致米氏凯伦藻细胞的叶绿素 a、叶绿素 b 含量下降，类胡萝卜素含量提高，最大光能转化效率下降，丙二醛升高，超氧化物歧化酶活性整体呈现先升高后下降的趋势，过氧化氢酶活性上升。在月牙藻 Raphidocelis subcapitata 中，铅对叶绿素 a 的合成和含量均有影响，并能改变脂类组成等。

7.1.3.2 对动物的影响

在供试土壤中添加 Pb(NO₃)₂ 模拟受污染土壤，发现土壤中铅浓度和暴露时间均对蚯蚓体内铅含量产生明显影响，暴露 7d 和 21d 后，蚯蚓体内铅含量随土壤中铅浓度的增加而增加，且蚯蚓体内铅富集系数均小于 1，说明赤子爱胜蚓对土壤中的铅离子没有富集作用。暴露于 2000 mg/kg 的铅浓度下，蚯蚓死亡率升高，体重显著下降，繁殖受到抑制。在测试浓度 0~1000 mg/kg 范围内，对赤子爱胜蚓体内超氧化物歧化酶、过氧化物酶和过氧化氢酶活性均产生了显著的影响，暴露 1 d 后，对蚯蚓体内 3 种抗氧化酶活性呈现激活作用，暴露 21 d 后，蚯蚓体内过氧化物酶和过氧化氢酶活性均随土壤中铅浓度的增加而降低。

低剂量铅暴露导致斑马鱼胚胎孵化率下降，发育畸形甚至死亡、行为改变和斑马鱼成年学习记忆缺陷。铅暴露浓度达到 75 mg/L 时，斑马鱼胚胎死亡率开始明显增大，而且胚胎死亡率随着剂量的增加而增加，铅对斑马鱼胚胎 96h 的 LC$_{50}$ 为 113.978 mg/L，当暴露浓度增加时，实验组胚胎发育出现脊柱弯曲，囊心腔肿大等异常发育现象，且畸形程度随暴露剂量的增大而加重。铅暴露能增加罗非鱼肝胰脏丙二醛含量，降低总抗氧化能力和谷胱甘肽水平。鲫鱼随着铅暴露浓度的增高，体内铅含量增加，血清中乳酸脱氢酶和过氧化氢酶活性下降；肝胰脏匀浆液中过氧化氢酶和总抗氧化能力活性下降，丙二醛含量增加。

在小鼠中，铅暴露可增加肝脏的谷丙转氨酶、谷草转氨酶和碱性磷酸酶活性，慢性暴露诱导肝毒性，抑制肝脏关键硒蛋白水平，并引起氧化损伤。亚慢性铅暴露可抑制小鼠精子的发生、发育和下调睾丸组织 Y 染色体基因 Ddx3y 蛋白的表达。例如，雄性小鼠受亚慢性剂量乙酸铅染毒后，睾丸曲细精管内细胞排列松散、紊乱、层次不清，精原细胞层和初级精母细胞层之间间隙变宽，且随着铅浓度的增加生精细胞明显减少，表明亚慢性铅暴露可影响小鼠精子的生成和发育；此外，染毒后的小鼠睾丸组织中 Ddx3y 蛋白表达显著下调，且具有剂量-反应关系，表明铅对小鼠睾丸组织 Ddx3y 蛋白表达具有明显的抑制作用，Ddx3y 蛋白可能是铅诱导雄性生殖毒性作用的靶蛋白。在大鼠中，铅暴露可上调海马组织和 PC12 细胞中兰尼碱受体（RyRs）的水平，诱导神经退行性疾病；发育期会损害骨微结构和干扰骨代谢，且对幼鼠效应更明显；改变食物摄取量和血液生理调节，引起肝脏和肾脏组织损伤，损害空间学习和记忆。

铅能抑制心肌兴奋性，作用于蒲氏纤维，减慢心肌传导，同时铅能与 ATP 形成铅-ATP 复合体，干扰细胞内质子梯度，抑制线粒体呼吸，降低 ATP 浓度，影响心肌收缩。大鼠饮用含 100 mg/L 乙酸铅的水，可见心率增加和心脏收缩增强。铅通过影响心肌收缩进而可致心律失常。用 30 μmol/L 铅液灌注离体大鼠心脏，发现铅可致冠状动脉收缩，干扰心脏扩张，导致冠状动脉血流量下降，即低剂量铅能增强心肌对去甲肾上腺素的收缩反应，增加心肌负荷心脏。铅能致心肌退行性脂肪变性及小动脉尤其是肾、脑和心冠状动脉硬化。给鸽子喂食含 800 μg/kg 氯化铅的饲料 6 个月后，可见动脉粥样硬化灶明显增加。长期低剂量铅暴露（饮水中＜100 mg/L）与大鼠高血压相关。

7.1.3.3　对人体的影响

（1）急性中毒

急性铅中毒很少见。意外摄入的铅很大量时可发生急性中毒。如锡器盘、铅壶、彩釉陶器、含铅绘料涂布里层的玻璃器皿等含铅餐具将大量铅溶出进入食物时，食入后可引起人体中毒。幼儿啃嚼含铅油漆的玩具和家具等也可产生中毒，服用过量的黑锡丹、樟丹等含铅药物同样可引起中毒。铅对人的最小经口急性中毒剂量约为 5 mg/kg，成人一次口服乙酸铅 2～3 g 可中毒，致死剂量约为 50 g。曾有人口服铬酸铅不到 1 g 即发生死亡；误服黄丹 15.6 g 发生急性中毒；用樟丹（铅氧化物的一种）治疗癫痫，20 d 内共服 5 g 左右可发生亚急性中毒。急性中毒时，贫血是主要症状之一；患者口内常有金属味、流涎、恶心、呕吐、便秘或腹泻，并有阵发性腹绞痛；可见神经系统受损出现的中毒性脑病，如狂躁、谵妄、视力减退以至失明、失语、麻痹、幻觉、神志模糊以及剧烈头痛、喷射状呕吐、惊厥等脑水肿症状；肾受害的中毒性肾病，可见近端肾小管功能异常，尿中出现氨基酸、葡萄糖等；肝损伤可引起中毒性肝炎等。个别患者还可发生麻痹性肠梗阻，消化道出血等。

（2）慢性中毒

一般认为空气铅浓度在 0.05 mg/m³ 以上，长期接触可引起慢性铅中毒。每日吸入铅量在 10～20 mg，经过数周；或每日吸入铅量在 2 mg，经过数年，可致慢性中毒。慢性铅中毒主要症状如下：①血液系统，慢性铅蓄积可抑制心肌传导，引起左室肥大，血压升高，能抑制血液中 δ-氨基乙酰丙酸脱氢酶和血红素合成酶，影响血红素合成而出现贫血，面色苍白、心悸、气短、疲劳、易激动及轻度头痛，血象中网织红细胞与点彩红细胞增多，血铅含量增高，平均值为 100～200 μg/L，上限值估计为 0.4～0.5 mg/L。②神经系统，铅中毒早期常表现为头昏、头痛、失眠、健忘、易兴奋等神经衰弱综合征，小儿可出现多动症。铅中毒对中枢神经系统的作用是引起脑病，发病前常有顽固性头痛，随后出现贪睡、呕吐、视力模糊、肌肉痉挛、意识模糊、病理可见脑肿胀或水肿，可出现脑水肿的体征，检查可见脑压增高，脑脊液中铅含量、蛋白质及白细胞略微增多。慢性铅中毒时周围神经最严重的典型症状是由桡神经损害引起的非对称性腕下垂，此外是伸肌无力。多数中度和重度铅中毒病例常见到四肢无力、两手握力减退，少数可见局部性皮肤触觉和痛觉减退等。③消化系统，慢性铅中毒患者口内有金属味、食欲减退、便秘、腹隐痛。腹绞痛见于中等及较重的中毒病例，发作前常先有一段时间顽固性便秘及腹隐痛。多为突然发作，每次持续数分钟至数小时不等。痛的性质为阵发性，多在脐周，发作时多伴呕吐、脸色苍白、出冷汗。检查为舟状腹，无固定压痛点，似乎按压腹部可稍缓解。发作时，血压常升高，主要是收缩压升高，眼底动脉有痉挛现象，驱铅治疗后症状可逐渐消失。职业性铅中毒引起肝脏损害者不常见，但生活性铅中毒引起的肝损害已有报道。④其他方面。对肾脏有一定损害。慢性铅中毒主要损害肾小管的功能。铅还可降低机体的免疫功能，使对感染的抵抗力降低。小儿铅中毒在 X 光片上可见长骨骨骺密度增加带，可能是小儿骨骺血管丰富，而有较多血铅沉积所致。铅也可降低呼吸系统抵御感染的能力。

（3）生殖毒性与致畸作用

0.002～0.2 mg/kg 的小剂量铅和短时间（10 天中作用 6 次）作用，可引起大鼠的睾丸和前列腺增重，前列腺肥大，精子生成受到破坏，有丝分裂异常，精子异常，精液流动性下降，性细胞中 RNA 合成和分解降低。雌性大鼠的动情期紊乱，卵巢皮质层萎缩，卵细胞异常。交尾前或孕期给大鼠注入铅，胚胎鼠发育不完全，往往引起流产或死胎。据报道，铅可引起小鼠和仓鼠的后代出现中枢神经系统和骨骼畸形。将乙酸铅注射入大鼠和小鼠后，其骨髓细胞染色体畸变率增加。铅中毒工人外周血淋巴细胞染色单体型畸变率增加。铅作业女工中发生死胎、流产、畸形及早产者较多。

（4）致癌作用

有调查表明英国铅管工人支气管肺癌校正死亡率较高，说明铅对苯并芘（BaP）诱发工人肺癌可能有协同作用。给大鼠口服或皮下注射铅盐，可引起肾肿瘤；氧化铅和 BaP 对仓鼠有协同致癌作用；四乙基铅可使小鼠发生肝癌。

（5）环境铅污染引起铅中毒症状

环境铅污染引起的慢性中毒多在局部地区发生，职业接触低浓度铅，当经过一段时间后，血铅达 0.4～0.6 mg/L 时，就会出现贫血、头痛、头晕、疲乏、记忆力减退、失眠、易被噩梦惊醒等症状，并常伴有消化不良、食欲不振、恶心、腹痛、大便秘结、齿龈的边缘上有蓝色的铅线等。此外，对下一代儿童的智力发育也有影响。1969 年日本东京某一区域因汽车废气污染发生居民慢性铅中毒事件，中毒症状主要有神经衰弱症候群、中毒性多发性神经炎、中毒性脑病、间质性肾炎或肾萎缩，以及心肌损伤等症状。对于从事铅作业的工人要加强个人防护和医学监护。一般监测人体铅暴露的指标有：血铅、尿铅、发铅、尿中或红细胞中 δ-氨基乙酰丙酸脱氢酶。

7.1.4　毒性作用机理

铅既不是植物生长发育的必需元素，也不是动物所必需的营养元素。因此，欧洲共同体（现简称欧盟）把铅列为"灰色元素"，严格限制向环境中排放。铅可通过产生 ROS 引起 DNA 氧化和随后的损伤；可与机体内一系列蛋白质、酶和氨基酸内的官能团，主要是与巯基相结合，从多方面干扰机体生化和生理功能；可抑制呼吸色素（如血红素和细胞色素）的生成，通过抑制线粒体的呼吸和磷酸化而影响能量的产生，以及通过抑制三磷酸腺苷酶而影响细胞膜的运输功能；可引起线粒体损伤、细胞凋亡和细胞内谷胱甘肽耗竭；它还被认为通过取代蛋白质中的锌元素和减少这些蛋白质与 DNA 的结合来改变基因表达。铅对生物致癌的机制涉及 DNA 损伤、DNA 合成或修复的抑制和致断裂作用。在工作场所接触铅与人类膀胱癌、胃癌和肾癌的风险有关。

7.1.4.1　对动物和人体的毒作用机理

在人体内，铅的毒性作用以对骨髓造血系统和神经系统损害最为严重。在动物实验和临床病例中，可见白蛋白的巯基、氨基和羧基的含量降低，各种酶如过氧化氢酶、红细胞内的 δ-氨基酮戊酸脱氢酶及红细胞膜 ATP 酶等的活性降低；肝、肾、肠管中葡萄糖-6-磷酸脱氢酶和谷氨酸脱氢酶等活性改变；由于色氨酸代谢紊乱，可使尿中 5-羟吲哚乙酸排泄增加，以及血浆肾素活性和醛固酮分泌降低等。在轻度中毒或中毒早期，机体损害以功能性为主；在严重中毒或中毒晚期则可发生器质性，甚至不可逆性病变。

（1）影响卟啉代谢

损害骨髓造血系统，引起贫血。卟啉代谢紊乱是铅中毒主要和较早的变化。卟啉是血红素合成过程中的中间产物。铅对血红素合成过程中的许多酶有抑制作用，如腺嘌呤磷酸核糖转移酶（APRT）和鸟嘌呤磷酸核糖转移酶（HPRT），其中最敏感的是 δ-氨基酮戊酸脱氢酶，影响氨基酮戊酸形成叶胆原；同时又抑制铁络合酶，阻碍了原卟啉与二价铁的结合，使血红素合成受到干扰，引起低色素贫血。贫血发生的另一原因是溶血。这是由于正常红细胞膜上的 ATP 酶有控制细胞内外的钠、钾离子浓度的作用，当铅抑制 ATP 酶以后，引起红细胞内钠、钾离子和水分的大量脱失而致中毒性贫血。故在显微镜下可见溶血现象和溶血时出现的不成熟红细胞增多。此时血铅含量可高达 0.6～0.9 mg/L，尿铅含量可达 0.13～0.15 mg/L。血红素合成受到抑制时，还可导致氨基酮戊酸和粪卟啉在血液中的含量增高，并从尿中排出。因此，尿中氨基酮戊酸和粪卟啉增高可看作铅中毒的早期征象。

（2）损害神经系统

引起末梢神经炎，出现运动和感觉异常，常见伸肌麻痹。伸肌麻痹可能是由于铅抑制肌肉内的肌磷酸激酶，使肌肉内的磷酸肌酸合成受抑而减少，导致用于肌肉运动的能量减少所致。也可能是神经和脊髓前角细胞有变性，阻碍了伸肌神经冲动的传递而造成麻痹。感觉异常，常见上肢前臂和下肢小腿出现麻木和肌肉痛，早期有闪电样疼痛，进而发展为感觉减退和肢体无力。

铅可随血流进入脑组织，引起小脑和大脑皮质细胞损伤、干扰脑细胞代谢活动，导致营养物质和氧气供应不足。由于能量缺乏，脑内小毛细血管内皮细胞肿胀，管腔变窄，血流淤滞，血管痉挛，造成脑贫血和脑水肿，发展成为高血压脑病。四乙基铅的脂溶性很强，是一种强烈的神经毒物，对脑组织的毒性很大，主要侵犯脑视丘，及其下部，使大脑皮质的代谢紊乱，故出现交感和副交感神经系统障碍，并因大脑皮质病理性功能亢进而出现神经症状，当生产环境中四乙基铅浓度达到 100 mg/m³ 时，人只需吸入 1 h 即可中毒。四乙基铅对巯基基无亲和力，尚无合理的治疗方法。

幼儿大脑对铅的损害远比成人敏感。环境中特别是大气环境中的铅，对儿童智力发展和行为会产生严重影响。有人报道，对血铅浓度超过 0.6 mg/L 的平均 9 岁的儿童进行观察，几年后，发现有智能障碍、痉挛性疾患及行动异常。铅也能透过母体的胎盘，侵入胎儿体内，特别是侵入胎儿的脑组织，危害后代。

（3）引起血管痉挛

铅中毒可致血管痉挛，导致一系列病症。细小动脉痉挛可引起细小动脉硬化；皮肤血管收缩可引起面色苍白的"铅容"；肾小动脉硬化与痉挛可引起肾血流量少，引起中毒性肾病。铅中毒时，腹绞痛、视网膜小动脉痉挛和高血压往往相伴发生，可能都是小动脉痉挛引起。铅中毒引发的高血压脑病也是由于脑血管痉挛、脑贫血和脑水肿引起。铅暴露引起血管痉挛的机体机理尚未明了。

（4）对消化系统的损害

铅暴露引起的肠管阶段性痉挛或麻痹，可能与肠壁的碱性磷酸酶和三磷酸腺苷酶的活性受铅抑制而使葡萄糖和钾离子代谢紊乱导致的平滑肌痉挛有关。

铅对肝脏损害的程度，与接触铅量的多少、时间长短、中毒途径有关。铅中毒引起的肝脏损害多见于经口服的铅中毒者。可引起肝大、黄疸、甚至肝硬化或肝坏死。这种肝损伤除了铅可直接损害肝细胞外，也可能是肝内小动脉痉挛引起局部缺血所致。

进一步研究发现活性铅可诱导肝细胞氧化应激，使肝细胞自由基增加，脂质过氧化，各种抗氧化剂（MDA、SOD 等）降低；还能抑制 NOX2 和 CYP2E1 等基因的转录，引起 DNA、DNA 甲基化、线粒体应激、电子传递链、IRE1-JNK 通路等的改变，粗面内质网损伤，核固缩，炎症和 NF-κB 蛋白过表达。另外证实活性铅所致的 CYP7A1 基因和 HMGR 表达的变化可引起胆固醇代谢的改变和肝细胞坏死。

（5）钙对无机铅中毒的缓解作用

铅与钙在体内代谢过程相似。故凡能促进钙贮存和排泄的因素，也可影响铅的贮存和排泄。钙与铅在骨盐中可相互取代。高钙饮食能促进铅在骨骼内贮存。当食物中缺钙、血钙降低、酸碱平衡紊乱，或因过劳、感染、发热、饮酒、饥饿、外伤等原因，可使大量贮存在骨中的铅迁入到血液中，使血铅浓度升高，引起铅绞痛等症状发生。甚至有些患过铅中毒的工人，脱离铅作业若干年后，仍可发生铅中毒症状的再现。

7.1.4.2　对植物的毒作用机理

（1）光合速率降低

叶绿素不仅是光合作用过程中光能吸收和传递的主要色素分子，同时也是原初光化学反应的载体。研究表明低浓度铅胁迫促进叶绿素含量增加，随着铅暴露浓度升高，板蓝根、黄芪、杨梅、大叶黄杨、香根草、银杏和空心莲子草等多数植物叶绿素含量下降。在铅的胁迫下，香根草叶绿素 a/b 值保持相对稳定，说明可能合成叶绿素 a 和叶绿素 b 的叶绿素合成酶的活性受到铅胁迫的影响是同步的；而大叶黄杨叶片中叶绿素 a、叶绿素 b、叶绿素 a+b 含量和叶绿素 a/b 值，银杏叶绿素 a/b 值，伴随铅暴露浓度的升高而不断下降，且存在明显的负相关性。草木樨叶绿体超微结构随着铅暴露浓度的升高而受到破坏，出现基粒片层消失、类囊体空泡、基粒垛叠混乱等现象，最终导致膜系统崩溃，叶绿体产生球形皱缩。通过透射电子显微镜在细胞质和叶绿体中可观察到沉积的铅粒，同样铅也能损伤线粒体和细胞核的亚显微结构。因此，当铅在植物体内累积到一定量时，损害叶绿体结构，破坏叶绿素合成过程并影响叶绿素合成酶活性，使叶绿素含量下降，光合速率降低，从而影响光合作用、呼吸作用以及碳水化合物代谢等过程，最终导致植物生长减缓甚至死亡。

（2）影响抗氧化酶系统

植物在正常的代谢过程中，体内由超氧化物歧化酶（SOD）、过氧化物酶（POD）和过氧化氢酶（CAT）等多种抗氧化酶组成了一个有效的活性氧自由基清除系统，能清除各种因子所诱导产生的过多自由基，其活性常被用作植株抗氧化能力强弱和对环境变化敏感程度的指标。费菜 SOD 活性随着重金属铅暴露时间的延长和浓度的增加而降低。玉竹受到铅暴露时，POD 活性增强，并激发植株自身的防御机制，在一定程度上抵制和清除铅对植物带来的伤害。牛蒡幼苗叶片中 SOD 与 POD 活性、膜荚黄芪幼苗 POD 活性、构树幼苗叶片 SOD 与 CAT 活性均表现出：随着铅浓度增加先升高后降低的趋势。但构树幼苗叶片 POD 活性随着铅胁迫浓度的增加而逐渐增强，且始终表现出较高的活性。香根草、大叶黄杨、芦竹等药用植物的 SOD、POD、CAT 活性在较低浓度铅胁迫下都有不同程度的增强，但随着铅浓度升高，活性则逐渐减弱。因此，低浓度的铅胁迫大多能促进 SOD、POD、CAT 活性的增加，这可能是低浓度重金属铅胁迫对植物起着一种积极的刺激作用，从而清除自由基保护植物生长，但这些抗氧化酶活性随着铅胁迫浓度的进一步增加而下降，表现为抑制作用逐渐增强，膜透性增大，使细胞内一些可溶性物质外渗，破坏了细胞内酶及代谢作用原有的区域性，最终导致植物生长受到抑制。

（3）渗透调节物质增加

丙二醛（MDA）是细胞膜脂在过氧化物酶作用下的主要分解产物，其含量高低可反映植物遭受逆境伤害的程度。随着铅胁迫浓度的增加，植物体内或叶片中 MDA 含量有明显上升趋势，例如，喜旱莲子草、玉竹叶片、香根草叶片、藿香蓟叶片。不过，铅胁迫浓度在 0～300 mg/L 时，牛蒡叶片中 MDA 含量变化不大，表明较低浓度铅胁迫对植株伤害并不明显，当铅胁迫浓度超过 600 mg/L 时，MDA 含量则急剧增加，可能是由于高浓度铅胁迫下，植物体内产生并积累大量活性氧，引发细胞膜脂过氧化，损伤膜的正常结构和功能。

脯氨酸是细胞内重要的渗透调节物质，当植物遭受逆境胁迫时，植物体内脯氨酸大量积累，其积累的多少反映植物遭受胁迫及伤害程度的大小。青稞幼苗在 50mg/L 浓度铅胁迫下脯氨酸含量变化不大，直到第 8 d 时升高才比较明显，说明该浓度的铅对青稞幼苗的胁迫程度不强。不超过 10 mg/L 的低浓度铅处理，金盏银盘叶片脯氨酸含量可被诱导而增加，从而减小膜脂过氧化程度，维持植物体内的水分平衡，对植物起到一定的保护作用，提高植物的相对抗性。

7.1.5 生态毒性诊断

铅对高等植物的毒性效应通常用种子发芽试验、根生长试验和早期植物幼苗生长试验三种方法来观察。

7.1.5.1 种子萌发

铅对种子萌发有抑制作用。在黄瓜种子的发芽试验中，随着铅浓度的增加，黄瓜种子的发芽势、发芽率均呈下降趋势，高浓度的铅溶液严重抑制了种子的萌发。当铅浓度为 125 mg/L 时，对黄瓜种子发芽势、发芽率的抑制达到显著水平；当铅浓度达到 1000 mg/L 时，受试黄瓜种子的发芽势为 0，其发芽率也仅有 46.8%，铅胁迫对其发芽率的抑制水平达到 40%以上（表 7-1）。

表 7-1　不同铅浓度对黄瓜种子发芽的影响（引自刘俊华等，2017）

Pb^{2+}浓度（mg/L）	发芽势（%）	发芽率（%）	发芽抑制率（%）
CK（0）	67.5±5.7[a]	79.6±8.9[a]	—
31.25	64.8±6.2[a]	78.3±8.5[a]	−1.63
62.5	55.4±5.1[b]	71.9±7.3[ab]	−9.67
125	48.8±4.5[b]	64.3±6.9[b]	−19.22
250	21.4±3.3[c]	60.2±5.7[b]	−24.37
500	16.7±3.0[c]	54.9±5.3[bc]	−31.03
1000	0[d]	46.8±4.1[c]	−41.21

注：表中数据为 3 个重复的平均值±标准误。同列数据后面字母不同，表示差异显著（$P<0.05$），本章中其他表中含义同此

用 10 mg/kg、20 mg/kg、50 mg/kg、100 mg/kg、200 mg/kg 的 $Pb(NO_3)_2$ 溶液处理绿豆种子，发现种子发芽势和发芽率均受到铅胁迫的显著影响，随着铅浓度的增加，绿豆种子的发芽势、发芽率均呈下降趋势，但在较低浓度（10 mg/kg、20 mg/kg）下未受到明显抑制，当铅浓度达到 100 mg/kg 或以上时，种子发芽势和发芽率均出现明显降低，显著低于对照组。

另外，在小白菜种子、萝卜种子、小麦种子等试验中，均发现：随铅胁迫浓度的增加，这些种子的发芽率、发芽势、发芽指数和活力指数等均呈先升高后下降的趋势。例如，当铅浓度为 50 mg/L 时，萝卜种子萌发率大于对照，对萝卜种子的萌发表现为轻微的刺激效应，当铅浓度为 400 mg/L 时对萝卜种子有轻微的抑制作用，差异不显著，当铅浓度达到 600 mg/L，800 mg/L 时，对萝卜种子萌发均表现为抑制作用，差异显著。

7.1.5.2 根生长变化

不同浓度铅处理培养黄瓜种子 8 d 后，其胚根长度随处理浓度的增高而降低（表 7-2），当铅浓度为 125 mg/L 时，黄瓜幼苗的根生长受到强烈抑制，且与对照间差异显著；在高浓度铅溶液处理条件下，受试黄瓜种子胚根生长受到的抑制作用愈加显著，尤其在 1000 mg/L 浓度铅溶液处理下，黄瓜种子在培养周期内未能生根。

表 7-2 不同铅浓度对黄瓜幼苗根长的影响（引自刘俊华等，2017）

Pb^{2+}浓度（mg/L）	根长（mm）	根长抑制率（%）
CK（0）	47.3±3.51[a]	—
31.25	46.8±3.67[a]	-1.06
62.5	45.5±2.69[a]	-3.81
125	36.3±3.10[b]	-23.26
250	25.6±3.42[c]	-45.88
500	13.9±1.31[d]	-70.61
1000	0.7±0.24[e]	-98.52

在 Pb（NO$_3$）$_2$ 溶液处理绿豆种子萌发试验中，发现 10 mg/kg 的浓度下，根长就已受到明显的抑制，显著低于对照组，随着铅溶液浓度的不断升高，根长不断减小，浓度高至 200 mg/kg 时，根长降至仅 1 cm 左右。

在小白菜、小麦、萝卜等种子萌发试验中，均发现胚根长随铅胁迫浓度的增加而降低，表明重金属处理后对幼苗根的生长产生不同程度的抑制作用，随着处理时间的延长，根的生长速率递减。在高浓度组（5×10^{-3}～1×10^{-2} mol/L）处理中，铅表现出强烈的抑制作用，处理 24 h 后根即停止了生长。在 5×10^{-5} mol/L 浓度铅的处理组中，根长仅为 4.52 cm，比对照降低 47.7%，差异达到显著性水平 $P<0.05$。

7.1.5.3 幼苗生长

不同浓度铅处理培养黄瓜种子 8 d 后，其芽的长度均随处理浓度的增高而降低，当铅浓度为 500 mg/L 时，对黄瓜苗高产生了强烈的抑制作用，当浓度高达 1000 mg/L 时，黄瓜幼苗地上部分的生长受到显著抑制，抑制率为 40.93%（表 7-3）。

表 7-3 不同铅浓度对黄瓜幼苗苗高的影响（引自刘俊华等，2017）

Pb^{2+}浓度（mg/L）	苗高（mm）	苗高抑制率（%）
CK（0）	45.2±3.02[a]	—
31.25	46.7±3.30[a]	3.32
62.5	43.5±2.28[ab]	-3.76
125	42.3±1.25[ab]	-6.42
250	42.1±2.17[ab]	-6.85
500	41.0±2.18[b]	-9.29
1000	26.7±1.35[c]	-40.93

注：表中"抑制率"数据为正值，表示具有促进生长作用

不同浓度铅溶液处理对黄瓜幼苗全株鲜重和干重也有一定影响：幼苗鲜重随着铅溶液浓度的增高而下降，在 125 mg/L 时即已显著低于对照组，抑制率达到 15.37%，但此浓度处理下，幼苗干重低于对照组，差异不显著；幼苗干重随铅溶液浓度的升高，其下降的趋势较缓，直到铅浓度达到 500 mg/L 时，与对照组相比才表现出显著差异。进一步分析可知，在 31.25 mg/L 的低浓度铅溶液处理下，黄瓜幼苗鲜重与干重均略高于对照组，随着溶液浓度的升高，铅胁迫对幼苗鲜重、干重的抑制水平渐趋明显，尤其对幼苗鲜重的抑制作用更为显著，在 1000 mg/L 时，对黄瓜幼苗鲜重和干重的抑制率分别达到 59.27%和 33.14%（表 7-4）。

表 7-4　不同铅浓度对黄瓜整株幼苗鲜重、干重的影响（引自刘俊华等，2017）

Pb²⁺浓度（mg/L）	全株鲜重（mg）	鲜重抑制率（%）	全株干重（mg）	干重抑制率（%）
CK（0）	267.4±14.73ᵃ	—	17.5±1013ᵃ	—
31.25	272.2±15.61ᵃ	1.80	18.2±1.02ᵃ	4.00
62.5	247.6±13.87ᵃᵇ	−7.40	16.4±0.61ᵃᵇ	−6.29
125	226.3±12.67ᵇᶜ	−15.37	16.0±0.58ᵃᵇ	−8.57
250	212.9±10.99ᶜ	−20.38	16.1±0.68ᵃᵇ	−8.00
500	180.8±7.55ᵈ	−32.39	15.3±0.49ᵇ	−12.57
1000	108.9±5.34ᵉ	−59.27	11.7±0.54ᶜ	−33.14

注：表中"抑制率"数据为正值，表示具有促进生长作用

在 Pb（NO₃）₂ 溶液处理绿豆种子萌发试验中，从绿豆幼苗全株长度来看，对照组绿豆幼苗长势最好，株高约 14 cm，高于所有铅胁迫处理组，铅浓度为 200 mg/kg 时，绿豆幼苗植株长势最弱，株高平均约 6.8 cm。同时铅暴露对绿豆幼苗的鲜重也有明显的影响，对照组绿豆幼苗鲜重每株约 260 mg；铅浓度为 10 mg/kg 处理组绿豆幼苗鲜重每株约 250 mg；当铅暴露浓度为 20 mg/kg 时，幼苗鲜重已显著低于对照组；而铅浓度高达 200 mg/kg 时，绿豆幼苗鲜重每株仅约 198 mg，具有明显的剂量效应。

在萝卜、白菜种子萌发试验中，同样发现：随着铅浓度的增加，幼苗鲜重不断下降，且在铅离子胁迫下，萝卜、白菜幼苗子叶的叶绿素总含量均下降明显。这可能与铅离子抑制叶绿素生物合成中的某些关键酶有关。

7.1.5.4　急性中毒

急性铅中毒并不多见，但意外摄入大量铅时则可发生急性中毒。含铅餐具将大量铅溶出进入食物时，食入后可引起中毒。幼儿啃嚼含铅油漆的玩具和家具等也可产生中毒。铅对人的最小经口急性中毒剂量约为 5 mg/kg。表 7-5 列出了一些铅盐对大鼠、兔和狗等动物的毒性大小。

表 7-5　某些铅盐的生物毒性（引自周启星等，2004）

化合物	试验生物种类	暴露途径	毒性指标	剂量 化合物（mg/kg）	剂量 Pb（mg/kg）
金属铅粉末	大鼠	腹腔注射	LD	—	1000
乙酸铅	大鼠	腹腔注射	LD₅₀	150	95
	兔	静脉注射	LD	50	32
	狗	静脉注射	LD	300	191
磷酸铅	豚鼠	口服	MLD	1000	860
二氧化铅	豚鼠	腹腔注射	LD₅₀	220	173
硝酸铅	大鼠	腹腔注射	LD	270	169
	大鼠	腹腔注射	MLD	10	64
四乙基铅	兔	皮下注射	MLD	32	20.4
	兔	静脉注射	MLD	22	14

据报道某钢铁劳动服务公司组织工人进行铅钢及锰钢的氧割分解，当天无风，工人露天作业，作业四周堆满需要氧割的含铅废钢，高度约 2 m 左右，面积约 10 m²，5 名工人同时

进行工作，作业操作环形进行，刚切割的废钢都堆积在工人周围，形成了一个半封闭的作业环境，切割烟尘不能较好地弥散，工人在工作中佩戴普通的纱布口罩，无其他防护措施，连续工作 2 d，6~8 h/d，5 名工人都不同程度地出现了头昏、头痛、乏力、恶心、咽部不适、嘴唇周围麻木的症状。经检查血铅>400 μg/L 者 3 人，收住院治疗。根据其职业史、临床表现、辅助检查结果，被诊断为"职业性急性铅中毒"3 例。给予依地酸钙驱铅治疗，经 3 个疗程治疗后，症状体征消失，血铅、尿铅、肝功能正常，痊愈出院。

另有报道某港务局集装箱码头从国外进口了 15 个装有工业废弃物铅精粉的集装箱，整个集装箱呈冷冻状态，正常工作程序应为：开箱解冻，浇水湿化，然后卸载转运。当时从事此项工作的有 80 名工人，未按正常卸载程序操作，开箱解冻后即用锨挖、镐刨成碎块搬运，工作现场粉尘弥漫，工人们在工作中无任何防护的情况下，连续工作 10~20 h，休息时就近饮水就餐，下班后也没有换衣服。多人相继出现头晕、乏力、恶心、呕吐、腹痛等症状。男患者 35 例，女患者 2 例，年龄 19~53 岁，铅接触时间 10~20 h。住院后根据其职业史、临床表现、辅助检查结果等被诊断为职业性铅中毒。

有人以赤子爱胜蚓为实验对象，采用滤纸急性毒性试验法研究铅污染对蚯蚓的急性毒性效应，并采用 2D 装置评价蚯蚓的掘穴行为响应。结果表明：①通过滤纸接触法，铅单一污染下赤子爱胜蚓的半致死浓度 48 h（LC_{50}）为 439.33 mg/L。②随着铅暴露浓度的增加，蚯蚓洞穴总长度和每日最大深度与对照相比显著下降，处理第 7 天，150 mg/kg 铅胁迫下蚯蚓洞穴总长度和每日最大深度与对照相比分别降低了 85.63% 与 59.65%。相关分析表明，洞穴长度与暴露时间、铅暴露浓度、暴露时间×铅暴露浓度均存在极显著的相关性；洞穴每日最大深度与暴露时间、铅暴露浓度、铅镉暴露浓度存在极显著的相关性。该研究建立了剂量-效应关系来评估重金属对蚯蚓的直接毒性与潜在风险，为蚯蚓掘穴行为的洞穴长度与深度作为潜在且有前途的生物标志物提供了理论支持与科学依据。

7.1.5.5　慢性中毒

据资料报道，每天吸入 10~20 mg 的铅，经过数周，或每日 2 mg，经过数年，可致慢性中毒，引起血液系统、神经系统、消化系统障碍。动物慢性中毒表现为食欲不振、呕吐、消瘦、贫血、虚弱、间歇性腹痛、关节僵硬，运动失调、痉挛等症状。

曾有报道某冶炼有限公司 6 名工人到诊所就诊，临床症状均为腹胀、腹痛、恶心、呕吐、纳差、大便干结。经调查认定是一起慢性铅中毒事件。诊断依据如下。①确切的职业史：在冶炼过程中接触含铅矿及铅产物。②临床症状及体征支持：腹痛、恶心、呕吐、食欲不振、大便干结、小便黄、口腔内有金属味。腹痛性质多为绞痛，且多在脐周部位，用手按压可减轻腹痛，疼痛可放射至腰部（腰带状疼痛）。体征：面色苍白、精神不振、病态面容。部分就诊工人口腔牙龈周围出现"铅线"。③实验室检查支持：5 名就诊工人的和 1 名有共同职业接触史但尚未出现症状的炉前工的尿铅含量均达到和超过《中华人民共和国国家标准 职业性慢性铅中毒诊断标准及处理原则》中"铅吸收"标准：0.08 mg/L。

另有某铅蓄电池加工企业铅污染引起的疑似职业性慢性铅中毒 1 例的报道。该患者入院时脸色苍白，主诉腹痛、腹胀、恶心、呕吐，伴黑便，入院时血红蛋白含量 87 mg/L，肝功能丙氨酸转氨酶略增高，胃镜、肝脾肾 B 超未见明显异常，检验结果显示贫血、血红蛋白下降，因对症治疗效果不理想，怀疑可能与作业环境有关。调查发现所在工作厂房简陋，生产设施落后，劳动防护用品缺乏，大量铅尘、铅烟逸出，是引起职业中毒的主要原因。经检测患者尿铅含量为 2.39 μmol/L（正常参考值 < 0.34 μmol/L），结合职业史、症状体征以及现场调查，初步判断为疑似职业性慢性铅中毒。

7.1.5.6　微生物数量变化

土壤添加铅后，使土壤微生物失去原有的生态状况，随着铅浓度的增加，对微生物数量的影响逐渐明显，大肠杆菌、八叠球菌对铅比较敏感，其次是巨大芽孢杆菌和绿色木霉。微生物数量随着铅含量的增加而减少，单一菌大肠杆菌、八叠球菌可能是土壤微生物对铅毒性较好的指标。顾宗濂等于 1987 年报道，不同铅浓度对微生物影响不同（表 7-6），在 0～4000 mg/kg 土壤铅含量范围内，放线菌和硝化菌的数量与铅浓度呈负相关，对放线菌、硝化菌的抑制浓度为 1000～4000 mg/kg；而铅对细菌具有刺激作用，刺激浓度为 3000～4000 mg/kg。据报道，铅在 10～50 mg/kg 时，即可抑制真菌的生长，而对细菌的抑制作用即使在 500 mg/kg 时也很少。

表 7-6　不同浓度铅对土壤微生物数量的影响（单位：万个/g 干土）（引自顾宗濂等，1987）

铅浓度（mg/kg）	真菌	放线菌	细菌	硝化菌
4 000	2.13	3.3	4 270	0
3 000	0.20	5.0	4 400	0
2 000	0.10	7.3	1 370	0
1 000	0.40	4.7	1 530	0
700	0.13	10.3	770	9 000
500	0.17	9.3	330	25 000
250	0.20	4.7	300	4 000
0	0.43	19	670	150 000

采用温室盆栽土培方法，有人研究了土壤中不同浓度重金属铅对盆栽玉米土壤微生物（细菌、放线菌、真菌）数量的影响。结果表明，在重金属铅处理下，当铅浓度为 100 mg/kg 时，细菌数量为对照的 87.4%，细菌数量随铅浓度的增加而降低；当铅浓度为 100 mg/kg 和 300 mg/kg 时，放线菌的数量分别为对照的 403.1% 和 205.4%，当铅浓度为 800 mg/kg 时，放线菌数量降为对照的 35.3%（表 7-7），表明低浓度的 Pb 能够促进土壤放线菌数量的增加，高浓度时则表现为抑制作用；土壤真菌数量在 3 种不同浓度的铅处理中均明显受到抑制。

表 7-7　不同浓度铅处理下土壤中 3 大类群微生物变化情况（引自李勇等，2009）

菌种	Pb 浓度（mg/kg）			
	0	100	300	800
细菌（10^4CFU/g）	27.52±7.00	24.04±7.87	19.63±6.08	19.34±7.14
放线菌（10^5CFU/g）	51.07±51.75[a]	205.89±1.32[b]	104.92±25.58[ac]	18.04±51.75[ac]
真菌（10^2CFU/g）	5.34±0.63[a]	1.57±0.76[b]	2.20±0.96[b]	2.56±2.25[b]

王彦雨等人研究不同浓度的铅对土壤微生物区系和功能多样性的影响，发现：向土壤中添加硝酸铅，显著降低了可培养细菌、放线菌和真菌微生物的种群数量，这种抑制作用随着铅浓度的升高而增强，随着培养时间的延长而减弱。铅浓度、细菌、真菌和放线菌数量两两间呈极显著负相关关系。低浓度铅处理（100 mg/kg）在培养初期（1 d）显著减少了可培养

细菌和放线菌的数量，降低率分别为 27.43% 和 30.89%；高浓度铅处理（2500 mg/kg）在整个培养期内均对真菌数量产生显著抑制作用，且抑制率维持在 90% 左右。从培养初期到中期（1～14 d），随着铅浓度升高土壤微生物群落活性和功能多样性指数显著下降（中浓度铅处理除外），培养后期（28 d）各个浓度铅处理的土壤微生物的丰富度和优势度均显著增加。与对照、低浓度铅和高浓度铅处理相比，中浓度铅处理（500 mg/kg）更有利于保持黄褐土较高微生物的群落代谢活性和功能多样性。3 种可培养微生物功能群对黄褐土添加硝酸铅的敏感度依次是放线菌、细菌和真菌。结果表明，在黄褐土地区真菌可以用来指示较为严重的土壤铅污染状况，放线菌和细菌可以用来指示铅污染程度较轻的土壤环境状况。

7.1.5.7　对土壤酶活性的影响

土壤胞外酶作为土壤重要的活性组分，是一种具有催化作用的活性蛋白，通过催化土壤中有机质的分解、矿化和周转来参与生态系统中的养分循环，是反映土壤质量的关键生物学指标。胞外酶对土壤中重金属含量变化反应很敏感，重金属可以直接与底物反应或者间接改变微生物群落结构来抑制或刺激酶活性。因此，土壤酶活性是衡量土壤生物学活性和土壤健康的重要指标，可用于监测土壤重金属污染状况和土壤肥力。

重金属对土壤不同酶的活性影响有所不同。铅对土壤脲酶和转化酶有较强的抑制作用，其他依次为过氧化氢酶、磷酸酶。当加入土壤中的铅达到 1200 mg/kg 时，脲酶活性降至原来活性值的 57%，转化酶、过氧化氢酶和磷酸酶则分别降到原来活性的 59%、74%～81% 和 94%。

重金属对土壤不同酶的活性影响还与土壤酸碱度、利用方式、植被类型等因素有关。有人研究了四川酸性紫色土、中性紫色土、石灰性紫色土中不同浓度的铅对水稻根系过氧化物酶的影响，发现在不同土壤铅浓度下，水稻根系过氧化物酶处于受抑制与促进的多次交替过程中，这种过程反映了水稻根系过氧化物酶活性的促进与抑制；在较高浓度下，铅对过氧化物酶的影响反映不出土壤类型的差别，但在低浓度下，可以反映出这种差别；根据根系过氧化物酶的被抑制至生成抗性的转折点，确定了三种土壤铅的临界浓度分别为 250～500 ppm、700～1000 ppm、500～700 ppm（1 ppm=10^{-6} mg/kg）。还有以森林和耕地紫色土为研究对象，探明了外源铅在 6 种不同浓度水平下（0、50 mg/kg、100 mg/kg、250 mg/kg、500 mg/kg、1000 mg/kg）对土壤微生物酶活性的影响，发现：森林土壤中微生物酶活性总体较耕地土壤高；在连续培养 56 d 后，森林土壤中除亮氨酸氨基肽酶外，碱性磷酸酶、酸性磷酸酶、β-葡萄糖苷酶、乙酰基氨基葡萄糖苷酶等其余 4 种酶活性与铅外源添加量和有效态铅呈显著或极显著正相关，外源铅污染促进了林地中 C 和 P 的矿化循环过程；耕地土中酸性磷酸酶、β-葡萄糖苷酶、亮氨酸氨基肽酶活性与铅外源添加量和有效态铅呈显著或极显著负相关，在铅质量浓度≥250 mg/kg 时，酸性磷酸酶基本失活，铅质量浓度达 1000 mg/kg 时，亮氨酸氨基肽酶抑制率为 95.8%，外源铅污染抑制了耕地中养分元素的矿化循环过程。研究发现铅锌废渣场周边土地利用方式转变过程中土壤铅含量与 β-1，4-葡萄糖苷酶、纤维素二糖水解酶、β-1，4-木糖苷酶、亮氨酸氨基肽酶、β-1，4-N-乙酰葡萄糖苷酶和酸性磷酸酶等 6 种土壤胞外酶活性呈显著负相关（$P<0.05$）。此外，还有人采用盆栽试验研究了酸性黄壤铅污染下黑麦草、狗牙根、早熟禾和翦股颖 4 种草本植物根际土壤酶活性的变化，发现 4 种植物根际土壤中过氧化氢酶活性、淀粉酶活性和中性磷酸酶活性与土壤铅含量都表现出负相关性，

与淀粉酶活性负相关达到极显著，铅对黑麦草和狗牙根根际土壤脲酶活性表现出低浓度下激活高浓度下抑制，早熟禾和翦股颖根际土壤脲酶活性与土壤铅含量表现出正相关性。

7.1.6　调控措施

可采用物理、化学和生物修复等各种技术和措施，来降低进入土壤环境中的铅的活性和移动性，达到减少重金属污染危害的程度。

7.1.6.1　物理化学法

（1）客土法或换土法

客土法、换土法和填埋是较为常见的物理修复措施，通过对污染土壤采取加入净土、移除旧土和深埋污土等方式来减少土壤中重金属污染。Douay 等人在法国北部某一冶炼厂附近进行三次换土整治项目，将含有高浓度铅的土壤移走并替换为洁净的土壤，发现土壤置换后种植的蔬菜质量有了明显提高；在 20 世纪 90 年代美、英、日等国家先后实现了此法的应用，但由于其投资成本大，易发生二次污染和降低土壤肥力等而难以广泛推广。

（2）隔离包埋技术

该技术主要采用水泥、钢铁等材料，在出现铅污染的土壤周围建立起隔离墙，将受到铅污染的土壤和周围环境分隔开来，从而降低土壤中的铅污染给周围环境带来不利的影响，避免污染场地的废水渗入周围环境。若想防止污染场地污水渗漏现象，可以在污染土壤的表面铺设一层合成膜，或者在土壤下层铺设一层由水泥与石块形成的混合层。该方法需要消耗大量资源，且操作不当还会造成二次污染，因此该技术还需要进行深一步的探究。

（3）淋洗法

淋洗法主要是指向土壤中添加淋洗剂，将土壤固相中的铅离子转移到淋洗液中，然后收集淋洗液，并对其中的 Pb^{2+} 进行回收处理，从而实现对污染土壤的修复。淋洗法的关键是淋洗剂的选择，目前淋洗剂主要有无机淋洗剂、有机酸淋洗剂、螯合剂和表面活性剂等。这些淋洗剂通过调节土壤 pH 可间接地改变铅的分布形态，或者直接对土壤中铅产生吸附、离子交换、络合或沉淀等作用，从而降低土壤中铅的有效浓度和生物活性。Wang 等人利用 H_3PO_4、K_2CO_3、CH_3COOK、KH_2PO_4、HNO_3 和 KNO_3 共 6 种不同浓度的清洗溶液对沙质污染土壤进行淋洗处理，发现不同淋洗剂对铅的去除率影响很大，其中 HNO_3 为最佳淋洗液，当 HNO_3 体积分数为 1% 时，铅去除率为 60.6%；当 HNO_3 体积分数增加到 3% 时，铅的去除率提高到 68%。有人成功构建了适合于矿区铅污染土壤的低共熔离子液体–苹果酸复合淋洗修复技术体系。在苹果酸浓度为 0.76 mol/L、氯化胆碱–尿素浓度为 6%、振荡时间为 5.05 h 的条件下，铅去除率达到 73.13%。淋洗法原位、异位处理均可，操作费用较低，且可对淋洗液中的重金属进行回收利用。缺点是对黏土和腐殖质含量高的土壤处理困难，且淋洗剂的化学性质容易破坏土壤结构，存在着二次污染的问题。

（4）电化学法

电动修复技术是一种原位土壤修复技术，具有操作简单、环境影响小等优点，还能够测定污染土壤中的铅含量。具体操作过程中，需要把电极插入污染土壤的两侧，通电后，土壤中的带电粒子会发生迁移，朝相反电极移动，最终汇集在电极上，从而清除重金属。万玉山等人采用电动修复技术对铅含量为 1580 mg/kg 的土壤进行修复，在电压梯度为 1.0 V/cm、修复时间为 96 h 和电解液为 CH₃COOH 的条件下，总铅去除率为 35.43%，总能耗为 81.5 kWh。若采用间歇通电法，交换频率为 48 h，总铅去除率可达到 67.2%，总能耗则降为 45.29 kWh，故间歇通电法可有效提高铅去除率并减少电能消耗。缺点是场地修复均匀性差，存在污染物聚集的现象，靠近阴极部分由于铅的沉淀作用导致其含量超标；酸性电解液对电极的腐蚀；通电时间较长、能耗高且修复率不如化学修复；不适用于导电性差的土壤。

有人将电动和淋洗法结合起来对某工业污染场地中的铅污染土壤进行修复，采用 40.3 V/cm 高电压梯度直流电场以提高土壤温度，促进铅的解析，同时提高离子的电迁移速度，解析后的铅离子在直流电场作用下从上往下迁移，随淋洗液流出，在微负压条件下进入收集瓶，实验通电时间 80 min，耗电 337 kWh/m³，土壤中的铅浓度由原来的（410±16）mg/kg 降至（252±10）mg/kg，低于当地土壤健康风险评估阈值，实现了修复目标，且淋洗可以有效阻止铅在阴极聚集形成聚焦带，提高修复效果。

（5）调节土壤 pH

在酸性土壤中施入石灰是降低重金属对植物毒害的最有效的方法之一。施入的石灰提高了土壤的 pH，使部分铅离子形成难溶的氢氧化物沉淀，因而可加强土壤铅的结合程度。研究发现石灰和钙镁磷肥联合使用可有效降低土壤铅的可移动性。若将磷酸钙按一定比例，加入铅污染的土壤中，土壤中水溶性铅物质将会减少 56.8%～100%，因为磷与铅可生成难溶的磷酸氯铅类矿物。在一项开展的重金属铅迁移、积累影响的研究中，发现在铅污染的土壤上，施用不同量的石灰可降低铅的活性及其在植物体内的累积量（表 7-8）。

表 7-8　不同处理大豆体内铅含量（mg/kg）（引自周启星等，2004）

处理	根	茎叶	籽实
对照	3.46	2.99	0.383
Pb（300 mg/kg）	43.52	12.98	0.232
Pb（300 mg/kg）+石灰（1.5 g/kg）	37.75	11.47	0.358
Pb（300 mg/kg）+石灰（3.0 g/kg）	23.12	8.397	0.291

（6）施入固化剂

固化稳定技术指的是向受污染的土壤中投放一定量的化学试剂，来改变土壤 pH、有机质含量等理化性质，从而间接改变土壤中铅的存在形态，或者直接与土壤中的铅发生反应，使土壤中的铅金属钝化成不溶性、毒性低和难迁移的物质，从而降低其在土壤中的生物有效性，对其起到固化稳定作用。常用的固化剂有磷酸盐类、黏土矿物类和生物炭类等物质。磷酸盐和污染土壤中的铅可以反应，形成磷酸铅，其在环境中比较稳定，能够有效减少铅的生物有效性。在一项研究磷酸盐岩石对污染土壤中铅的固定作用，将 0、1 g、2 g、4 g 磷灰石分别加入 10 g 含 Pb 浓度为 2560 mg/kg 的土壤中，混合后加适量水放置一段时间，发现此磷灰石能去除污染土壤中 56.8%～100% 的水溶性铅。固化稳定技术已经在国内外得到广泛使用。该技术操作简单，成本投入少，修复成效好，被广泛应用在重金属污染场地修复中。

（7）增施有机物质

土壤加入的有机物质可促进土壤对 Pb 的吸收、螯合，减少植物对 Pb 的吸收量，减少 Pb 对作物的危害。腐殖酸是动、植物残体腐烂分解的产物，是一种天然大分子有机物，其分子内含有大量羧基、羰基、醇羟基和酚羟基等多种活性官能团，具有良好的生理活性和吸收、络合、交换等功能，常被施用到土壤中来改变和影响重金属在土壤环境中的形态转化、移动性和生物有效性。通过盆栽试验，发现腐殖酸能有效降低铅在土壤中的迁移、转化和生物毒性，随着腐殖酸施用量的增加，土壤中铅去除率最大可以达到15%，且腐殖酸可以抑制土壤中铅离子向植物的转运，减少铅在油菜中的积累。萝卜在施用腐殖酸肥料后，其器官含铅量较对照组明显下降，根下降 9.51%～68.5%，叶下降 26.27%～73.8%。在重庆的某个铅污染场地稳定化修复技术研究中，发现加入 2% 的腐殖酸和 5% 的磷酸二氢钠，养护时间为7 d 的条件下，土壤中铅的浸出浓度由 41.70 mg/L 降至 0.16 mg/L，低于《生活垃圾填埋场污染控制标准》（GB 16889—2008）中规定的 0.25 mg/L 浓度限值。在另一项模拟铅污染农田土壤的钝化效应研究中，也发现腐殖酸和磷酸盐复配施用效果更好，尤其是与难溶性的羟基磷灰石复配施用效果最显著，土壤乙二胺四乙酸二钠盐和生物可利用性提取态铅的质量分数分别降低了 29.7%、18.1%。

7.1.6.2 生物调控措施

生物调控法主要利用特殊的植物和微生物去除土壤中的重金属或降低土壤中的重金属活性、毒性。

（1）植物修复

植物修复技术是指在重金属污染土壤中种植超积累植物，有效吸收土壤中的重金属，然后对植物进行整体处理，之后继续种植植物，减少土壤的重金属含量，最终使其满足环境保护要求。超积累植物具备重金属吸附和降解功能，所以修复能力较强。植物修复技术应用在目前仍存在一些问题：如大部分超积累植物生长效率较低，同时植株较小，重金属富集速度偏慢，机械化操作难度大；一种超积累植物通常会吸收一种或者多种重金属，如果土壤重金属含量偏高，植物将会发生中毒现象，影响重金属污染土壤治理效果；超积累植物死亡并腐烂会让重金属重新进入土壤中；超积累植物的收割处理容易产生二次污染。

1）铅污染土壤的植物修复机制。植物对铅的修复机制主要可分为 4 类：①根系物质活化铅，根系是植物体直接接触和吸收土壤铅的主要器官，植物根系会分泌乙酸、乳酸、苹果酸等一些酸性物质，与铅形成可溶性络合物，促进铅在根际土壤中的迁移，从而降低铅在根际土壤中的有效态含量，减少铅害。植物根系还可通过与植物共生微生物的代谢活动或分泌物来转化活性较低的赋存形态的铅，提高其在土壤中的生物有效性。在工程应用中，可以人为地调控根系环境及接种共生微生物以促进植物对铅的吸收、转运和贮存。②根系对铅的吸收、转运。根系对铅的吸收方式主要为表面吸附，具体吸附能力与根的吸附表面、吸附位点、平衡浓度等有关。铅进入根系后，通过水运输到细胞壁、细胞间隙等质外体空间，或通过主动运输过程进入共质体导管，经植物呼吸、蒸腾等作用转运到植物地上部分。③植物对铅的跨膜运输、细胞贮存。铅进入植物体后，会被贮存在根系细胞或被转运到地上部，在植物体内多以游离态为主，植物体自行或主动地将铅转入液泡中隔离铅，降低铅毒，再跨膜运输到植物细胞或组织内。铅主要贮存于植物细胞间隙中，细胞壁和液泡次之，细胞质最低。铅在植物体组织器官内的分配浓度依次为根＞茎＞叶＞籽粒。④植物对铅的耐性，主要是阻止铅进入细胞或组织；或通过植物抗氧化性的提高避免细胞受到氧化损伤；部分植物可通过根系分泌黏液为铅提供配位基团来沉淀铅离子或将铅离子吸附到细胞壁上，阻隔土壤铅离子进入细胞内；有的植物还能通过细胞壁局部增厚及组分的变化来降低铅的生物毒害。

2）可工程应用植物的筛选。早在 1977 年就有人提出了超富集植物（hyperaccumulator）

的概念，超富集植物最主要的特征就是地上部的重金属含量大于地下部的含量，地上部的含铅量临界值为 1000 mg/kg，转运系数应大于 1。常用筛选方法有野外采样法和盆栽模拟试验法，大多数重金属超富集植物主要通过野外采样法发现；盆栽模拟试验可以观察植物的生长状况及通过控制栽培条件等方式探究植物与污染物的反应机制及毒理反应。富集、超富集植物大都通过生物进化或工程培育等方式形成，因生物量小、生长速度缓慢、耗时长等缺点还未能广泛利用。已有的具有修复土壤铅污染能力的植物可分为地上部富集型、根部囤积型、规避型及指示型 4 大类。①地上部富集型植物是植物地上部富集铅含量明显高于地下部，主要有淡黄香青、五叶草、车前、鲁白、蔗茅、笔管草、莎草、千里光、风毛菊、凤尾蕨 10 种植物。在四川甘洛铅锌矿区发现的凤尾蕨、蔗茅中根部含铅量高达 1%。②根部囤积型植物富集铅的主要部位为地下部，主要有鬼针草、细毛鸭嘴草、长蒴母草、渐尖毛蕨、斑茅、毛轴莎草、木贼、东方香蒲 8 种植物。鬼针草能够在高浓度铅土壤上正常生长，将土壤中的铅富集在其根部，降低铅在土壤中的含量。③铅规避型植物对铅具有高度耐性，可抵制或者降低植物根系对铅的吸收，铅基本沉淀在根系表面，只吸收少量土壤中的铅，主要有类芦、盐肤木、大叶醉鱼草、小鳞苔草、野艾蒿、裂叶喜林芋、丛毛羊胡子 7 种植物。大叶醉鱼草能够在高浓度铅污染土壤中正常生长，植株含铅量为 24.2 mg/kg。④铅指示型植物。在铅污染土壤中，对土壤铅污染最为敏感的是过氧化氢酶和脲酶活性，而马唐对过氧化氢酶、脲酶活性具有较好的恢复作用，可有效地改善铅污染对于土壤酶的破坏。马唐在土壤铅浓度为 0~500 mg/kg 下能正常生长，其生长状况及土壤酶的成分可作为制定相应的补救措施的重要依据。

可工程应用植物的基本要求是：能正常生长，生物量大，富集铅并具有一定观赏价值。按其生长环境、生长特点、株高、地下部铅积累和地上部分铅积累、景观价值以及是否有经济效益等 7 个指标，综合评价出具有工程应用潜力的植物主要有车前、斑茅、凤毛蕨、柳叶箬、毛轴莎草、木贼、鬼针草、渐尖毛蕨、千里光、五叶草，共 10 种植物。其中，车前草、五叶草的每公顷干草产量分别为 120~150 kg、4500~10 000 kg，故每公顷车前草、五叶草地上部可以吸收的铅量分别为 0.224~0.281 kg、6.129~13.62 kg，而且五叶草每年可以刈割 2~3 次。

3）螯合诱导植物修复技术。在土壤中，铅具有一定的迁移性，人们可以通过螯合诱导强化植物对铅的吸收能力。重金属铅一般富集在植物根茎位置，朝地面迁移的难度大，即便是印度芥菜这种对铅有着明显吸附效果的植物，其地上部分吸附效果远不如根部。添加适量的螯合剂，能够活化土壤中的铅，提升其生物有效性，增加植物对铅的吸附率，让其转移到植物地上部分。螯合诱导植物修复技术即通过人工外加螯合剂使被土壤固相键结合的重金属重新释放并进入土壤溶液，成为溶解态或易溶态，从而有效提高植物对重金属的吸收或富集效率。施用螯合剂就能很好地促进植物对铅的吸收，因此螯合诱导重金属活化技术已被认定是最有发展前途的重金属强化吸收技术。

螯合剂是一种多齿状的配位基，通常被作为土壤微量元素提炼剂或化学肥料而使用，它能与单一金属离子形成杂环化学复合物。常用螯合剂主要有多羧基氨基酸类螯合剂（APCAs）和天然小分子有机酸类螯合剂（LMWOAs）两类。其中 APCAs 是含有 N 和 O 原子的有机化合物，几乎能与所有的金属离子形成稳定的配合物，如人工合成的螯合剂 EDTA（乙二胺四乙酸）、DTPA（二乙基三胺五乙酸）、HEDTA（羟乙基替乙二胺三乙酸）、EGTA（乙二醇双四乙酸）、EDDHA（乙二胺二乙酸）、CDTA（环己烷二胺四乙酸），以及天然螯合

剂 *S*，*S*-EDDS（*S*，*S*-乙二胺二琥珀酸）和 NTA（二乙基三乙酸）等，因 APCAs 具有较强的活化能力而被广泛应用。LMWOAs 是螯合诱导植物修复研究中应用较多的另一类螯合剂，如柠檬酸、草酸、酒石酸、苹果酸、丙二酸等天然小分子有机酸，它们能促进金属离子的解吸附作用，通过与金属离子形成可溶性的络合物来增加金属离子的活性和移动性。

在常见的 EDTA、HEDTA、DTPA、EGTA、EDDHA 等螯合剂种类中，已经证明 EDTA 对铅的螯合提取效果最好，在 10 mmol/kg 的 EDTA 处理下，印度芥菜地上部的铅含量最高达 15 000 mg/kg。并且通过水培试验发现，经铅和 EDTA 处理的印度芥菜，其地上部分能同时积累 EDTA 和铅，且以铅-EDTA 的形式向上运输，植物体内 EDTA 与铅的比例关系为 1∶0.67。但是 EDTA 价格较贵、不易降解，在促进植物吸收土壤中重金属的同时，容易导致处理场所的重金属的淋洗，向周围环境和地下水迁移，造成二次污染，存在较高的潜在风险。此外高剂量的 EDTA 会对植物、微生物产生毒害作用。

在中度重金属污染的土壤中施加 EDTA 或 EDDS，EDDS 促进重金属在植物中的运输和累积能力强于 EDTA，而且 EDDS 螯合作用的有效半衰期在 3.8～7.5 d，EDTA 的有效半衰期在 36 d 以上，表明 EDDS 的生物降解速率远高于 EDTA，而且是一种天然螯合剂，可作为 EDTA 的替代品广泛使用。有人将 EDTA 和 EDDS 结合起来使用，发现 EDTA/EDDS 为 2∶1 增强玉米地上部铅浓度的效果最好，分别是单独使用 EDTA 和 EDDS 的 2.4 和 5.9 倍。由于 *S*，*S*-EDDS 人工合成成本高，使得其在土壤修复中的应用也受到了限制。壳聚糖是一种优良的植物生长调节剂，具有调节植物生长、诱导植物抗病性等功能，由于其具有与植物纤维素相似的六元环醚的规则结构，并含有羟基、胺基，是一种天然的阳离子交换剂，对金属离子有强络合吸附作用。研究表明含硫壳聚糖螯合剂（SCTA-I）的作用仅次于 EDTA，施加 SCTA-I 能提高铅在植物体内的传输速度 120 倍以上。SCTA-I 既保持了壳聚糖络合性强，易被植物吸收、无毒及环境相容性好等特点，又具有含巯基化合物对重金属强的配位能力和高的络合选择性，是一种很好的环境友好型螯合剂。

（2）微生物修复

微生物修复技术就是利用微生物对某些重金属的吸收、沉积、氧化和还原等作用，减少植物摄取，从而降低重金属的有效性和毒性，根据修复原理，该技术可以分为生物甲基化、生物还原沉淀等类型。生物甲基化是一种蒸发技术，能够让铅污染土壤发生铅甲基化，使其容易蒸发。生物还原沉淀则利用硫酸盐还原菌的作用，将硫酸根还原成 HS—，之后 HS—可以和土壤中的铅反应生成 Pb_2S，发生沉淀现象。例如，在重污染区域，镉、铅等重金属含量较高，大部分植物无法存活，而真菌自身具备较强的耐活性，能够在这种环境中存活，因此人们可以利用部分大型真菌治理铅污染土壤。

Rhee 等人从苏格兰的一个前铅矿区分离鉴定出两种真菌，拟青霉 *Paecilomyces javanicus* 和绿僵菌 *Metarhizium anisopliae*，这两种真菌，能够将金属铅转化为绿辉石。他们在真菌存在和不存在的情况下培养铅粒，证实真菌产生的有机酸等代谢物促进了流动铅类的释放，随后以辉石的形式沉淀。Povedano-Priego 等人研究了从腐烂的木材中分离的真菌菌株对磷酸铅的生物矿化作用。他们通过测试最低抑制浓度（MIC，不发生明显真菌生长的最低金属浓度）评估了黑曲霉 *Aspergillum niger*、产黄青霉 *Penicillium chrysogenum* 和绿色木霉 *Trichoderma viride* 三种不同的真菌对 Pb^{2+} 的耐受性，发现黑曲霉和产黄青霉可抗高浓度铅，MIC> 8 mmol/L。从摩洛哥污染土壤中分离出 36 种微生物（真菌）中，研究发现曲霉属和青霉属菌株对重金属的耐受性最强，能够在高浓度的金属环境下生长（铅的 MIC 在 20～25 mmol/L

之间），是铅污染土壤生物修复的重要候选菌株。Iram 等人研究了黑曲霉对印度城郊农业区重金属污染土壤中高浓度铅的生物吸附能力的 pH 和温度效应，发现在 pH 为 4～5.4 范围内，菌株对铅的吸收效率最高，为 21.5%，在较高的 pH 下，金属离子的吸收能力有所降低。在温度效应方面，黑曲霉在较宽的温度范围内表现出相当大的吸收效率，在 37℃时记录的最大生物吸附效率为 45.5%。

细菌应对重金属存在时的生存策略包括形成磷酸盐、碳酸盐或硫化物等金属沉淀，在细胞内积累，与铁载体结合，以及通过细胞表面或细胞外聚合物物质的生物吸附。如类球红细菌 *Rhodobacter sphaeroides* 能够改变铅的形态，将其转化为硫酸铅和硫化铅等惰性化合物的形成，从而降低其生物利用度；黄色考克氏菌 *Kocuria flava* 可通过方解石螯合降低铅的生物利用度，方解石螯合是由大量的脲酶形成的；非脱羧勒克氏菌 *Leclercia adecarboxylata* 通过产生胞外聚合物质来应对铅的存在所引起的压力，这种聚合物质主要是由能够结合铅的蛋白质形成的，因此将铅留在细胞外来调节铅吸收。

辅助细菌与耐金属植物联用可以提高修复效率，Chen 等人在利用台湾贪铜菌（TJ208）及其宿主植物含羞草来去除重金属污染物的研究中发现，自由生长的 TJ208 细胞能够吸附 50.1 mg/g 的铅，而接种含羞草 21d 后，铅的吸附量增加到 485 mg/g，与无细菌接种的含羞草相比，铅吸附量增加了 86%，表明根瘤菌在促进结瘤植物的金属吸收中起着关键作用。此外，还发现结瘤植物中的金属积累主要发生在根部，占总金属吸收的 65%～95%，而结瘤和嫩枝分别只占总金属吸收的 3%～12% 和 2%～23%。

7.2　农药

农药是指用于预防、消灭或者控制危害农业、林业的病、虫、草和其他有害生物以及有目的地调节植物、昆虫生长的化学合成物或者来源于生物、其他天然物质的一种物质或者几种物质的混合物及其制剂。还包括提高这些药剂效力的辅助剂、增效剂等。

世界上使用农药最早可追溯到公元前 1000 多年，古希腊的《荷马史诗》就已有记载用硫黄熏蒸达到杀虫防病的作用。我国早在公元 900 年左右就开始使用信石、雄黄、硫黄、百部、黎芦等无机化合物及植物提取物用于杀灭害虫。19 世纪中期，欧洲开始将除虫菊、鱼藤和烟草三大杀虫植物制成产品上市销售。随后出现的砷酸铅、砷酸钙等砷制剂以及硫酸烟碱的工业化生产，则标志着农药已成为化学工业产品。19 世纪末，随着石灰硫黄的广泛使用与法国科学家制成波尔多液用于防治作物、果蔬病害，农药即开始进入到科学发展的阶段。

20 世纪 40 年代以前，农药种类仍以无机物和天然植物为主。这些无机农药如砷、汞、铅、铜、钡的化合物和天然植物及其产品为第一代农药。至 1939 年瑞士科学家发现了有机氯滴滴涕的杀虫活性，促使农药进入以有机合成为主的迅速发展阶段，人们开始大量合成和广泛使用有机磷、有机氯与氨基甲酸酯等各类有机农药用于害虫的防治。此外，二硫代氨基甲酸盐等保护性杀菌剂的开发与应用和 2，4-滴特殊生理效应的发现，使用有机合成杀菌剂、除草剂及植物生长调节剂等也开始迅速发展。这些种类繁多的有机农药被称为第二代农药。由于大量有机农药的生产和滥用，人们逐渐意识到化学农药对环境的严重污染，为了减少化学农药对环境生态系统及人体健康的影响与危害，人们开始致力于探索各种非化学防治方法，开发出众多具生物活性物质的农药新品种。1967 年第一个保幼激素类似物被研制出来，1973 年荷兰合成了灭幼脲，随之，蜕皮激素、抗保幼激素以及几丁质合成酶抑制剂等相继用于害虫防治，这些则属于第三代农药。而信息素、性诱激素及拒食剂等行为改性药，则被视为第四代农药。其他对将来农药生产具有指导作用的新型天然产物和脑激素拮抗物被列为第五代农药。微生物农药以其易于培养和大规模工业化生产、专一性强、经济高效，也已形成一支新兴农药产业。迄今，在世界各国注册的农药品种已有 1500 多种，其中常用的有 300 余种。我国是农药生产和使用大国，2000 年至 2014 年，我国农药的总使用量连续增加，由 73.16 万吨增长至 374.4 万吨。我国单位面积化学农药的平均用量比世界高 2.5 至 5 倍，每年遭受残留农药污染的作物面积达 12 亿亩，尽管从 2015 年之后，农药的总使用量有所下降，但长期以来，农药的大量使用给生态环境和人体健康带来了一定的潜在危害。

7.2.1 农药的分类

农药的分类方法多种多样，可以按照防治对象、制造成分和来源分类，也可以按照作用力式和毒理机制以及化学结构来分类。

按来源可将农药分为生物源、矿物源及化学合成三大类。按其所属化合物类型可分为无机、有机、抗生素与生物碱（素）等数个类别。其中有机合成类型按化学结构可分为：有机氯化合物、有机磷化合物、有机氮化合物、有机硫化合物、氨基甲酸酯、拟除虫菊酯、酰胺类、杂环类、苯氧酸酯类、酚类化合物、脲类化合物、醚类化合物、酮类化合物、三氮苯与二氮苯类、苯甲酸类、脒类化合物、香豆素类化合物、杂环类化合物等。

按农药的毒性和残效期长短可将农药分成高毒长效农药（常用药有久效磷、甲基异柳磷、克百威、涕灭威、杀线威、水胺硫磷、杀虫脒、甲拌磷等）、高毒短效农药（常用药剂有甲基对硫磷、烟碱、对硫磷、氧化乐果等）、中毒长效农药（常用药剂有亚胺硫磷、伏杀硫磷、倍硫磷、杀螟丹、丁硫克百威、氯氰菊酯、甲氰菊酯、保松噻、三唑锡、哒螨酮、三环唑、速灭杀丁、来福灵、天王星、溴氰菊酯、NC-129、乐果、杀虫双、双甲脒、敌磺钠等）、中毒短效农药（常用药剂有喹硫磷、敌敌畏、抗蚜威、速灭威、异丙威、混灭威、鱼藤酮、三氟氯氰菊酯、毒死蜱、五氯酚钠等）、低毒长效农药（常用药有氟氯氰菊酯、醚菊酯、氟苯脲、噻嗪酮、溴螨酯、四螨嗪、噻菌灵、氯苯嘧啶醇、三唑酮、灭锈胺、三乙膦酸铝、多菌灵、棉隆、氯菊酯、灭幼脲三号、三氯杀螨醇、卡死克、尼索朗、克螨特、五氯硝基苯、百菌清、甲氧滴滴涕、灭幼脲一号、三氯杀螨矾、三环锡以及多数除草剂等）和低毒短效农药 6 类（常用药有马拉硫磷、仲丁威、除虫菊素、西维因、代森锌、地乐胺等）。

为了实用简便，通常按照防治对象或作用方式综合分类，如图 7-1 所示。

7.2.1.1 杀虫（螨）剂

主要是用于防治害虫（或害螨）的农药。按作用方式又可以具体将其分为：①胃毒剂，例如敌百虫、除虫脲等，此类药剂随着食物进入消化道后，在肠液中溶解或者被肠壁细胞吸收转运到致毒位置，致使害虫中毒死亡。②触杀剂，例如甲基对硫磷、氰戊菊酯、氯氰菊酯等，此类药剂可通过虫体的表皮渗入到虫体内，使害虫受到干扰或者破坏某些组织而致死。③熏蒸剂，例如氯化苦、磷化铝等，该类药剂在一般气温下即升华、挥发成有毒的气体，或者经过一定的化学作用而产生有毒气体，然后经由害虫的呼吸系统进入虫体内，使害虫中毒死亡。④内吸剂，例如乐果、甲拌磷、克百威等，这类药剂无论施到作物的哪一部位，都

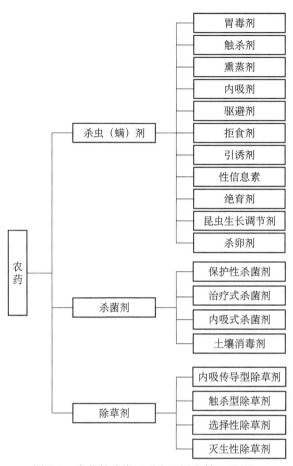

图 7-1　农药的分类（引自王罗春等，2019）

能够被作物吸收到体内，并能随着植株体液传导到全株各部位。传导到植株各部位的药量足以使危害此部位的害虫中毒死亡；同时药剂可在植物体内储存一定时间且不妨碍作物的生长发育。适用于防治那些藏在隐蔽处的害虫。⑤特异性杀虫剂，特异性杀虫剂主要包括：a. 驱避剂，由于具有某种特殊气味或颜色，施药后可以使害虫不愿接近或者避开，如用于预防蚊虫的避蚊胺。b. 拒食剂，害虫在接触或者摄食这类药剂后，会拒绝取食因而饥饿死亡，从各种植物中人工分离出可作为拒食剂的物质至今已有 300 多种，例如糖苷类、萜烯类、香豆素等，都有较强的广谱拒食作用。c. 引诱剂，是由植物产生或人工合成的对特定昆虫有引诱作用的活性物质，在自然界多为能够产生气味而弥散于空间的有机物，例如诱杀地老虎成虫的糖醋酒诱杀剂、诱集棉铃虫产卵的嫩玉米丝提取液等。d. 性信息素，是多数雌性昆虫释放出的一种极微量的化学物质，用以引诱同种的雄性昆虫进行交配繁殖。仅鳞翅目昆虫已知有 170 多种。人们通过活体提取，或者人工合成性信息素，以引诱雄虫进行灭杀；或者用于预测害虫的发生期、发生量及危害情况，以便做出防治决策。应用较为广泛的有棉铃虫性信息素、棉红铃虫性信息素、玉米螟性信息素、家蝇性信息素等。e. 绝育剂，这类药剂被昆虫摄食后，能够影响受精过程 [如双（对氯苯基）三氟乙醇等]，或影响生殖细胞的成熟分裂（如秋水仙素、氮芥等），或影响生殖细胞生长成熟中代谢过程（如 N-[（对 2，4-二氨基-6-甲基蝶啶甲胺）苯基] 谷氨酸，可能影响卵黄成熟），从而破坏害虫生殖功能，使其失去繁殖能力。在农业上一般可与杀虫剂结合使用。f. 昆虫生长调节剂，如保幼激素、蜕皮激素、几丁质酶抑制剂等，对目标害虫施用后，能够扰乱害虫正常生长发育而使其死亡或者生活能力减弱。g. 杀卵剂，这类药剂与虫卵接触后，进入卵壳降低卵的孵化率或者直接进入卵内使虫胚中毒死亡。例如石灰硫黄合剂，可以使卵壳变硬、胚胎干死，一些油剂可以阻碍蚊卵、叶螨卵、苹果小卷蛾卵的呼吸，累积有毒代谢物使其中毒死亡。

7.2.1.2 杀菌剂

泛指具有杀死植物病原菌或者抑制其生长发育的农药。按其使用方式可分为保护性杀菌剂、治疗性杀菌剂、铲除性杀菌剂三类，按传导特性可分为内吸性杀菌剂和非内吸性杀菌剂两类，也可根据使用方法分为种子处理剂、土壤消毒剂、喷洒剂等。

（1）按杀菌剂的使用方式分类

①保护性杀菌剂，是在病原微生物没有接触植物或没浸入植物体之前，用药剂处理植物或周围环境，以抑制病原孢子萌发或杀死萌发的病原孢子，以保护植物免受其害。如用波尔多液防治多种作物的霜霉病；对植物种子或幼苗进行处理，以防治种传病害的侵染，如三唑酮拌种防治禾谷类黑穗病；甘薯幼苗浸蘸多菌灵以防治苗期病害；福美双、多菌灵土壤处理防治多种作物的土传病害，如猝倒病和立枯病等。这里杀菌剂主要有：硫及无机硫化合物，如硫黄悬浮剂、固体石硫合剂等；铜制剂，如波尔多液、铜氨合剂等；有机硫化合物，如福美双、代森锌、代森铵、代森锰锌等；酰胺亚胺类，如克菌丹、敌菌丹和灭菌丹等；抗生素类，如井冈霉素、灭瘟素、多氧霉素等；其他类，如叶枯灵、叶枯静、百菌清、禾穗宁等。②治疗性杀菌剂，是在病原微生物已经浸入植物体内，但植物表现病症处于潜伏期，将药物从植物表皮渗入植物组织内部，经输导、扩散或产生代谢物来杀死或抑制病原，使病株不再受害，并恢复健康、常见的有多菌灵、托布津、春雷霉素、嘧菌酯、百菌清等。③铲除性杀菌剂，指在植物感病后能通过施药直接杀死已侵入植物的病原物的杀菌剂。该类杀菌剂对病原菌有直接强烈杀伤作用，但生长期植物对这类药剂不耐受，故只能在播种前用于土壤的处理、植物体眠期或者种苗的处理。常见的有福尔马林消毒带菌种子，戊唑醇对小麦条锈病、白粉病的铲除治疗作用。

（2）按杀菌剂的传导特性分类

①内吸性杀菌剂，能被植物吸收进入植物体内，可防治一些深入到植物体内或种子胚乳内的病害，以保护作物不受病原物的浸染或对已感病的植物进行治疗。如多菌灵、力克菌、氯亨2号、多霉清、霜疫清、噻菌铜、甲霜灵、乙磷铝、甲基托布津、敌克松、粉锈宁、甲霜铜、杀毒矾、拌种双等。②非内吸性杀菌剂，不能被植物内吸并传导、存留，不易使病原物产生抗药性，比较经济，但大多数只具有保护作用，不能防治深入植物体内的病害。如硫酸锌、硫酸铜、多果定、百菌清、氯乳铜、表面活性剂、增效剂、硫合剂、草木灰、波尔多液、代森锰锌、福美双等。

7.2.1.3 除草剂

泛指用于消灭或控制杂草生长的农药。按其作用方式可分为选择性除草剂和灭生性除草剂两类，按传导性能可分为触杀型除草剂和内吸传导型除草剂两类。也可根据使用方法将除草剂分为土壤处理剂和茎叶处理剂两类。

（1）按除草剂的作用方式分类

①选择性除草剂，具有一定的选择性，即能毒害或杀死杂草而不伤害作物，甚至只毒杀

某种杂草，而不损害作物和其他杂草，如精喹能用于花生、大豆、西红柿等阔叶作物田防除狗尾草等禾本科杂草，莠去津能用于玉米田防除阔叶杂草和部分禾本科杂草。②灭生性除草剂，对植物缺乏选择性或选择性小，能杀死玉米等所有植物，如百草枯。

（2）按除草剂的传导性能分类

①触杀型除草剂，与杂草接触后，只对接触部位起作用，而不能或很少在植物体内传导。这类除草剂在施用时要求尽量均匀，如百草枯施用时只覆盖了少量杂草叶面，其余的大量叶面仍能正常进行光合作用，杂草会表现出受害症状，受到一定程度的抑制，但会慢慢恢复生长能力。②内吸传导型除草剂，在被杂草吸收后，能够在其体内传导，药剂能到达未着药部位，甚至传遍全株。如草甘膦，由杂草茎叶吸收后，经传导到达其余部位，甚至到达根部而使杂草彻底死亡。有的除草剂既可触杀，也可内吸。例如虎威可以触杀叶片，也可以被根吸收，但在应用中以触杀叶片为主。

7.2.2　农药的环境残留与污染

农药对环境的污染是指由于人类活动直接或间接地向环境中排入了超过其自净能力的农药，从而污染了土壤、水、大气和动植物等环境介质，以至影响人类及其他环境生物安全的现象。

7.2.2.1　农药的性质与残留

农药残留是指农药施用后残存于生物体、农产品和环境中的微量或痕量农药亲体及其具有毒理学意义的杂质、代谢转化产物和反应物等所有衍生物的总称。农药残留如果超过最大残留量，将会对人畜产生不良影响或通过食物链对生态系统中的生物造成毒害。根据使用有机溶剂和常规提取方法能否从基质中提取出来，农药残留可分为可提取残留和不可提取残留，不可提取残留又可分为结合残留与轭合残留。不可提取残留在一定条件下可以重新游离、释放出来造成对生态环境的再次污染。一般易被水解、光解、生物体内酶解或微生物降解而失效不稳定的农药，残留毒性问题不明显。相反，性质稳定且毒性较大的农药，残留毒性问题比较严重。此外，同种农药不同异构体也因其性质不同而表现出不同程度的残留毒性。有些农药性质虽然不十分稳定，但对高等动物却有异常的生理效应，也会存在残留毒性问题。

7.2.2.2　土壤中农药的来源与污染

土壤中的农药主要来源于：①为防治农林牧业病、虫、草害直接向土壤施用的农药，不论采取何种方式使用农药，黏附在作物上的药量一般只占 30%左右，其余大部分落于土壤。使用除草剂及应用浸种、拌种、毒谷等方式施药，更是直接将农药施入土壤中；②农业生产、加工企业废气排放中夹带的粉尘颗粒降落到土壤上；③农药生产、加工企业废水、废渣向土壤的直接排放以及农药运输过程中的事故性泄漏；④被污染植物残体分解以及随灌溉水或降水带进到土壤中等。进入土壤的农药，将经历被土壤胶粒及有机质吸附、随地表水径流向四周移动或经淋溶向深层土壤移动、向大气中挥发扩散、被作物吸收、被土壤微生物降解等一系列物理化学过程。

农药对土壤的污染取决于使用农药的基本理化性质、施药地区的土壤质地、土壤有机质含量、土壤微生物种类和数量等自然环境条件，光照、降水等气候条件，以及农业耕作方式、栽培措施等众多因素。不同农药，因其理化特性不同，其在土壤中的降解速率也不一样，从而决定了其在土壤中的残留时间也不一样。通常农药在土壤中的降解速率越慢，其残留期就越长，就越容易对土壤造成污染。另外，农药使用的种类、频次和用量决定了某一地区土壤受农药污染的类型与程度。

1981 年 1 月至 1982 年 12 月对福建省沿海、山区不同地理条件下土壤的农药污染及其在稻谷上的残留水平进行了检测，发现沿海土壤有机氯农药含量为 161.0 ng/g，山区土壤为 120.8 ng/g。由于沿海地带雨量充沛，吸附在土壤表面的农药可被雨水冲刷，且沿海气温高于山区，也可加快农药的降解速率。因此，尽管沿海农药施用量大于山区，但 2 个区域的农药残留量差异并不很大。沿海稻米有机氯农药含量为 629.8 ng/g，远高于沿海山区稻米的 124.7 ng/g，这是由于沿海气候温和，病虫害比山区严重，农药用量大，使用次数多，从而使稻谷中的残留量较高。

7.2.2.3 水体中农药的来源与污染

水体中的农药主要来自于：①直接向水体施药，例如为控制水体中蚊虫、钉螺及杂草等有害生物直接向水体中施药，这类情况对水域产生的污染一般只限于局部地区；②农田施用的农药随雨水或灌溉水向水体的迁移；③农药生产、加工企业废水的排放；④大气中的残留农药随降雨进入水体；⑤农药使用过程中产生的雾滴或粉尘微粒随风飘移并落入水体以及施药工具和器械的清洗等。

不同自然条件下，农药在不同区域的使用率和使用方式不同，且不同农药品种间物理化学特征也不同，导致农药到达水环境的数量不同，对其造成的污染程度也就不同。通常易溶于水、残效期长的农药易污染水体，即溶解度大于 30 mg/kg、土壤有机吸附常数低于 300 及田间降解半衰期大于 3 周，具有这样性质的农药对水环境易造成污染。据调查，喷施的农药是粉剂时，仅有 10% 左右附着在植物上；若是液体时，也仅有 20% 左右附在植物上，0～60% 降落到地面上，5%～30% 飘浮于空气中，空气中的农药又可通过降水返回到陆地，降落到陆地土壤上的农药随降雨或灌溉水在地表流失，或随地下渗水进入含水层，污染水资源。另外，已明确规定禁用的品种仍在使用（发展中国家居多），农药工业废水任意排放，农民使用技术和机械落后，农药监督与管理工作不到位，等等，都会引起农药对饮用水源的污染。例如，有机氯杀虫剂已大部分被禁用，但在印度仍有 70% 的禁用品种还在使用。到达表面水和地下水的农药及其代谢物最终会降低水质，对水生态系统中的各种生物产生不利影响，也会直接或间接地危害人类健康。

一般情况下受农药污染最严重的是农田水，浓度最高时可达到每升几十毫克数量级，但其污染范围较小。随着农药在水体中的迁移扩散，从田沟水至河流水，污染程度逐步减弱，其浓度通常在每升微克至毫克数量级之间，但污染范围逐渐扩大。自来水与深层地下水因经过净化处理或土壤的吸附作用，污染程度减轻，其浓度通常在每升纳克至微克数量级之间。海水因其巨大水域的稀释作用而污染最轻，其浓度常在每升纳克以下。不同水体遭受农药污染程度的次序依次为农田水＞田沟水＞塘水＞浅层地下水＞河流水＞自来水＞深层地下水＞海水。

自 20 世纪 50 年代中期开始广泛检测环境中农药污染状况以来，全世界主要河流及湖泊都发现有农药的存在。美国自 20 世纪 60 年代开始在其国境内进行了相当大范围的河流水质监测，1975～1980 年扩大到全美 160～180 个监测点进行调研，其中检出有机氯农药 11 种，有机磷农药 7 种和除草剂 4 种。3000 份水样中约有 10% 可检出农药。美国地质调查局在 2009 年和 2010 年对采自加利福尼亚州、科罗拉多州、乔治亚州、爱达荷州、路易斯安那州、缅因州和俄勒冈州共 29 个地点的水和沉积物样本进行了检测，共检测到了 22 种农药有效成分，其中检出率较高的农药为咯菌腈（fludioxonil）、联苯菊酯（bifenthrin）和戊唑醇（tebuconazole）。2013 年 12 月～2014 年 10 月，我国长江、太湖、黄河、松花江、黑龙江、东江等流域的 27 个采样点中，共检出了 α-六六六、α-氯丹、γ-氯丹、西玛津、阿特拉津、乙草胺、扑草静、噁草酮和敌敌畏 9 种农药，其中阿特拉津、乙草胺、扑草静和敌敌畏的检出率分别达到 100.0%、74.1%、59.3% 和 37.0%。通常水体中检出的多为有机氯农药，其中 DDT、DDE、DDD 最常见，其次为狄氏剂、艾氏剂、七氯等。此类农药溶解度极低，常附于颗粒物上悬浮于水中，进而可在静止水体或缓流水中逐步沉陷，因而常富集于河流或湖泊底泥中。只有在湍流的水环境中，农药有可能送至较远的地方。农药在海洋环境中可被大量稀释，一般难以测到。联合国教科文组织于 1998 年 11 月公布称：近 20 年来世界饮用水源减少 50%，主要指河流、湖泊、地下水质量遭到严重威胁，农药污染占了相当大的一部分。饮用水源污染将会造成居民饮水困难，居民癌症和肠胃病等疾病发病率逐年上升等问题。

地表水体中残留的农药，除发生水解作用外，还可通过光解、向大气层中挥发、底泥吸附、被水生生物吸收、富集、代谢以及向水域其他地区迁移等一系列转化过程而逐渐消失。与地表水体不同，因为地下水水温低，微生物数量少、活性弱，而且又缺乏阳光的直接照射，故农药在地下水中的消失速率要缓慢得多，如涕灭威在自然地表水体中的降解半衰期一般在两个月左右，当其进入酸性地下水中后，其降解半衰期可长达数年之久。

7.2.2.4　大气中农药的来源与污染

大气中农药污染的途径主要来源于：①地面或飞机喷洒施药；②农药生产、加工企业废气直接排放；③残留农药的挥发等。大气中的残留农药飘浮物或被大气中的飘尘所吸附，或以气体与气溶胶的状态悬浮在空气中，将随着大气的运动而扩散，使大气的污染范围不断扩大。早在 20 世纪 60 年代人们就已查知，施用于西非洲的农药被东北风吹刮，跨越大西洋落到 5000 km 之外的巴巴多斯岛上。大气中的农药残留浓度与距施药地区的距离和使用后的时间有关。距离越远，时间越长，农药残留浓度越低，反之则越高。通常农田上方空气中的农药浓度在农药使用后的一至两天内最高。在农药生产、加工和使用之外的地区，大气农药残留一般均很低，通常每立方米不超过 1 ng 水平。

农药对大气造成的污染程度主要取决于施用农药的品种、数量及其所处的大气环境密闭状况和介质温度。在一个封闭的空间范围内，大气中的农药残留可以达到很高的浓度水平，如仓储粮食、温室以及果树苗木灭虫杀菌用的四氯化碳、氯化苦、溴甲烷、二氯硝基乙烷等熏蒸剂类农药，用量通常在每立方米几克至几十克之间，这类农药因蒸气压很大，具有极高的挥发性能，使用后很快就会挥发殆尽，弥漫于整个密闭的空气中，致使农药残留浓度在特定时间段内可达到每立方米几千毫克，即使它会不断地降解消失或被粮食、温室作物、苗木与墙壁等吸附，在通风透气前，空气中的农药浓度一般可保持在每立方米几十至几百毫克之间。另外，农药生产加工企业的生产车间、厂区内以及废气排放口周围，大气中的农药残留通常也较高。随生产农药的品种性质,农药生产、加工、处理工艺水平的先进程度,生产条件以及企业管理水平的不同而存在较大的差异,浓度低的只有每立方米零点几毫克,高的则可达每立方米几十甚至近百毫克,通常在每立方米十毫克范围内。

农业生产过程中使用的农药,有一部分将通过挥发作用进入大气中。各种农药通过挥发作用而损失的量,因使用农药的品种、剂型、所采用的施药方式以及用药时的自然环境与风速、气温等的不同而异。如在有风时进行飞机喷洒施药时,损失率可达到70%以上,而土壤穴施颗粒剂类农药,挥发损失率极小,几乎可以忽略不计。农药的挥发一般存在以下规律。①不同品种的农药:蒸气压越高,挥发能力也越强,通过挥发作用进入到大气中的农药量也就越大;②同种农药的不同剂型:烟剂>粉剂与水剂>乳油>颗粒剂;③施药方式:飞机喷施>地面喷施>地面泼浇>地面撒施>条施或穴施;④自然环境与气候条件:风速越大,气温越高,挥发量也越大。

农药污染大气的情况,自20世纪70年代才进入广泛深入的研究阶段,目前已明确,除某些极易降解的农药外,大气中农药污染普遍存在,即使在未喷施农药的地区甚至远离大陆的地方,均可测得农药的踪迹。例如太平洋 Enewetak 环礁是一处远离城市和农药生产和使用的地方,但在那里可从大气中检出 α-六六六、γ-六六六、氯丹、狄氏剂等多种农药。又如在南极,随着地点和季节的不同亦可检出多种农药,DDT 在南纬23°处为 0.028 ng/m³,而在南纬69°处则下降到 0.020 ng/m³。六六六也呈现出这种随纬度上升而下降的趋势。在距离喷施农药地点一定距离的村庄或城镇,其大气也会受到一定程度的农药污染,如美国的辛辛那提市大气飘尘中即含有 DDT、氯丹、DDE、皮硫磷、环氧七氯、2,4,5-T、狄氏剂等多种农药成分。在香蕉生产中使用的有机磷杀虫剂毒死蜱,已从中美洲的热带雨林地区转移至南极地区。在喜马拉雅山的高原地区也可以监测到微量的农药残留。

7.2.3 农药污染的危害

7.2.3.1 对农田动物的危害

农药污染对农田动物的危害主要体现在以下几个方面:①食物源种类和数量的减少。由于杀虫剂和除草剂等农药的使用,使某种害虫和杂草数量大大减少,从而间接影响主要取食这些害虫或杂草的动物,生长繁殖减缓,数量减少。②栖息场所的变化。植物不但是多数昆虫和其他动物的食料,也是它们的栖息场所。故使用除草剂可以改变多种昆虫和动物的栖息场所,而使它们难以适应。③消除了竞争种。在使用一些除草剂防治某些杂草时,会出现原来没有达到危害程度的新杂草;防治土壤病害时反而增加了新的土壤病害;为了防治某种主要害虫,使用有针对性的杀虫剂,那么在主要害虫被杀死的同时,主要害虫的天敌和次要害虫却繁殖起来,经过一段时间后就会出现次要害虫大发生,结果次要害虫上升为主要害虫。④消灭了天敌。喷施杀虫剂后,有时因影响或杀死害虫天敌,使其数量减少,反而增加了害虫的危害。例如,果园中喷施杀虫剂防治叶螨,也会杀死相应的天敌,而使叶螨危害更为严重;稻田使用杀虫剂防治黑尾叶蝉时,因同时消灭了捕食性天敌蜘蛛,使黑尾叶蝉在水稻生长后期大量爆发。

7.2.3.2 对鸟类的危害

农药对鸟类发生危害的途径有:①食用含有农药的昆虫、蚯蚓、植物种子和果实等而发生农药中毒；②鸟类因某类昆虫或植物等的数量减少或灭绝而被迫迁移；③因食物链发生农药慢性中毒而降低鸟类的生活能力，甚至威胁生命。例如，我国使用量较大的氨基甲酸酯类广谱内吸农药呋喃丹可用于防治多种作物土壤内及地面上的 300 多种害虫和线虫，为高毒杀虫剂。据江苏盐城丹顶鹤保护区的资料记载，1995 年因使用呋喃丹作为小麦拌种剂，导致有 6 只丹顶鹤因食用麦粒而致死。

7.2.3.3　对畜禽养殖的危害

①因农药使用量、次数和范围不断增加，使得畜禽的饲料和饮用水源很容易受到污染，从而畜禽饮用后会影响其正常的生长发育、抗病能力以及肉蛋等畜禽产品的质量。②对于那些放养的畜禽来说，除了受到被化学农药污染后的水和饲料的威胁外，因在户外活动还容易受到喷洒农药时的直接接触性危害，危及其健康和生命安全。例如，有些地方可能刚刚施过农药，放养的畜禽就有可能喝那里刚被农药污染的水、吃那里刚被农药污染的草，很容易引起急性中毒，甚至造成死亡。

7.2.3.4　对水产养殖的危害

①水产品的养殖离不开水，水生动物长期生活在农药污染的水环境中，其生长发育、抗病能力和产品质量自然要受到严重影响。②水产动物饲料容易受到化学农药的污染，吃了受到化学农药污染的饲料，势必会影响水生动物的产量和质量。例如，受到了酚类污染的一些鱼，煮熟后吃起来会有股煤油味。

7.2.3.5　对农药抗药性的影响

农药的抗药性指的是在多次使用农药后，害虫、病原菌和杂草等有害生物会对所使用药剂的抗药力有明显增加的现象，且这种由使用农药而增大的抗药力是可以遗传的。害虫对农药的抗药性尤为突出，抗药性的产生减弱了有害生物种群对相关防治药剂的反应而降低了药剂的效率。由于害虫抗性的发展，我国北方棉区的棉蚜对有机磷农药的抗性大大增加，有的农药用量甚至增加了 100 倍；蔬菜害虫小菜蛾对多类农药产生了抗性，甚至有时陷入"无药可治"的状况。为了达到必需的防治效果就得对有抗性的害虫增加农药药量或防治次数，从而导致农产品成本增加、质量下降，并加重农药对生态环境的污染。

7.2.3.6　对食品安全的影响

农药在发挥其防治病虫草害等功能的同时，也给食品安全带来了一定的隐患。一方面，人们在日常生活中偶然会直接食用到一些因为施药不当，或采摘时间不对，或处理方式方法不妥的水果和蔬菜等农产品，就有可能发生食物中毒，危害健康甚至生命安全。例如 1972年 2 月到 8 月，在伊拉克全国爆发了甲基汞中毒。住院患者达 6530 人，死亡 459 人。原因是伊拉克于 1971 年 9 月、10 月进口了 7320 t 已用甲基汞处理过的小麦种，将其中的一部分磨成面粉并制成面包供食用，从而引起甲基汞中毒暴发流行。另一方面，农药大量使用后，致使农作物及畜产品中出现微量的残留农药，再通过食物链的传递、转化和生物放大，污染食品，影响食品安全，使食用者间接中毒，危害人类的身体健康。

7.2.3.7 对住宅及生活环境的污染

在住宅内及其周围使用农药杀灭宅内卫生害虫和防治白蚁等也可造成室内空气受到农药污染。例如在疟疾流行猖獗的国家，曾使用过 DDT 等多种农药来消灭蚊虫。为防治白蚁危害，常将农药施于建筑物地基的土壤中，在美国用得最多的是氯丹，而氯丹的蒸气可缓慢地传入室内，浓度可达 2～5 μg/m³。欧洲各国常用五氯酚和林丹进行木材防腐，而用这种经过农药防腐处理过的木材建造住宅，室内空气会受到污染。如德国的一项调查显示，在 104 家住宅内，室内空气中五氯酚高达 6 μg/m³，989 名接触者尿中五氯酚含量比对照组高出 3 倍以上，达到 44 μg/mL。因此德国已禁止将五氯酚用于木材防腐。生活用品也会受到农药的污染，如多种皮毛保护剂的主要成分皆为农药，不适当使用也会造成对健康的影响。曾有因对硫磷污染的牛仔裤和速灭磷污染的绒布床单而引起儿童发生急性有机磷中毒的报道。美国也曾报道过一例"衣源性"农药中毒的流行，在前后差不多 4 个月的时间内，一所医院共出现 20 余例住院患者发生急性中毒的病例，其中重症 9 人，并有 2 名新生儿死亡。主要原因是该医院洗衣房使用了一种含有五氯酚钠的消毒剂，致使人们经皮肤接触而中毒。

7.2.3.8 对人体健康的危害

环境中存在的农药或残留可通过接触、呼吸、饮水和食物链等方式，直接或间接地被人体吸收，同时还能在母亲的妊娠期或通过母乳转移到胎儿和婴、幼儿的体内，不但会造成人体因急性中毒而导致的各种症状甚至死亡；还可以在人体内长期积累，造成慢性中毒，影响人体生理生化进程、新陈代谢水平、发育过程、生殖能力等多种功能；另外部分农药也已被证明具有致癌、致畸、致突变的"三致"危害，使人类癌症发病率逐年提升。

据世界卫生组织和联合国环境署报告，全世界每年有 300 多万人农药中毒，其中约有 20 万人死亡。我国每年大约有 50 万人农药中毒，死亡近万人。导致人们化学农药急性中毒的主要原因，除了直接接触化学农药外，主要是人们误食被农药污染的食品，如喷洒过剧毒农药的蔬菜瓜果或者其他食物，而造成农药中毒甚至死亡。轻度中毒者会出现头痛、恶心、胸闷、哮喘、无力等症状；中度中毒者则会显现出呼吸稍困难、流涎、腹痛、腹泻、意识不清等症状；重度中毒者会有肺水肿、昏迷、呼吸麻痹、脑水肿等症状，甚至死亡。

长期接触或者食用含有农药残留的食品，可使农药在体内不断地蓄积，对于人体健康构成潜在的威胁，即慢性中毒。如长期直接接触化学农药的农药生产和使用者，长期生活在被农药污染的环境中的农药生产厂附近居民，长期饮用被农药污染的水源或长期食用被农药污染的各类食品的人群，虽然他们不会立即表现出各种不良的反应和症状，但被人体吸收的农药残留可在人体的多种器官和组织内富集，进而产生和形成慢性中毒。慢性中毒可以影响神经系统，破坏肝脏功能，造成生理障碍，影响生殖系统，产生畸形怪胎，导致癌症等。具体来说，根据人体长期摄入的不同种类的农药残留以及这些残留在人体不同器官或组织中的富集，慢性中毒对人体可造成以下几种主要的影响：①在人体中富集的有机磷、氨基甲酸酯、甲基溴（熏蒸剂）类农药残留可抑制胆碱酯酶的活性，逐渐影响和破坏人体中枢神经的功能，表现出神经功能紊乱、震颤、反应迟钝、精神错乱、语言失常等症状。②主要在人体脂肪组织中富集的有机氯、除草剂类农药可影响和破坏人体的内分泌系统，导致成年男性雄性激素分泌紊乱，精子质量和数量下降，受孕率降低；还可通过母体影响胎儿的生长发育，使胎儿畸形、早产或死亡，并导致新生儿、儿童、青少年出现发育迟缓或早熟、智商低下。越战期间，美军在越南使用了大量高浓度的脱叶剂，如 2，4-D 和 2，4，5-T，造成许多美国军人回国后生的孩子患有遗传缺陷症和其他多种疾病，同时也造成越南出现约 5 万名畸形儿童。③在人体内积累的除虫菊酯类、有机磷类杀虫剂农药也会引起皮肤的多种不适和疾病，例如对硫磷能引起全身皮肤出现红斑，严重者会出现表皮坏死松解症，这是一种可威胁生命的皮肤病，表现为表皮大片脱落，留下广泛的裸露区域。许多化学农药，特别是 20 世纪大量使用的半衰期可长达 60 年以上的有机氯、有机磷等，不但可在环境中长期存在，还能通过大气、水流等运动以及生态循环和食物链，长期不断地影响和破坏人体健康，特别是对孕妇、新生儿以及成长的孩子们所造成的影响和破坏是值得关注和必须解决的一个重要问题。

根据大量的流行病学调查研究，农药慢性中毒所致的长期临床效应主要有如下几类：①杀真菌剂烷基汞引起运动、感觉与中枢神经系统损害；②杀鼠剂铵盐引起多种神经病与中枢神经系统的损害；③含砷农药可引起皮炎；④作为土壤熏蒸剂和杀线虫剂的二溴氯丙烷引起男性不育；⑤杀虫剂开蓬引起脑及末梢神经和肌肉的综合征；⑥某些有机磷杀虫剂可引起迟发性神经毒；⑦2，3，7，8-四氯二苯并对二噁英（TCDD）为除草剂 2，4，5-T 中所含的一种杂质，引起氯痤疮；⑧抗鼠灵增加孕期出血；⑨对草快引起肺纤维化；⑩杀真菌剂六氯苯可引起卟啉症等。除了这些已经确证的长期临床效应之外，还有引发肿瘤、再生障碍性贫血、影响生育机能以及多种器官组织效应等方面的报道。

在已经禁止使用和目前仍在使用的农药中，已发现至少有几十种农药具有诱导和促进癌症发生的作用。例如，代森锌、代森锰、代森锰锌等代森类杀菌剂具有致畸作用，并对胚胎有毒害作用，在代谢过程中与亚硝酸作用可生成致癌的亚硝胺。另外，有调查显示，美国加利福尼亚州 1988～2010 年共有 139 000 名从事农业生产活动的工人，由于长期接触和暴露在含有大量农药的环境中，其中有 3600 名工人被检查出前列腺、肾脏、大脑、肝脏、胃、乳腺、子宫颈、皮肤、结肠和直肠等部位患有不同种类的癌症，发病率达 2.58%。此外，不仅从事农药生产和使用的工作者属于癌症高发人群，同时他们的家属，特别是孩子也有患脑癌、白血病、尤因肉瘤和生殖细胞瘤的高风险性。

由农药造成的环境问题与农药的生产、使用、处理处置等环节密切相关，其中比较突出的是农药生产过程中产生的废水、废气、废渣排放引起的点源污染，高毒农药不当使用造成的急性中毒事故，环境水体（尤其是作为生活和饮用水源的地表水及地下水）以及农副产品中残留的超标农药通过食物链的传递造成对人体健康的危害。我国农药生产厂家规模较小，数量多，技术力量薄弱，资金相对短缺，因此致使三废不达标现象严重，污染事故时有发生，如 1997 年吉林某生产阿特拉津的工厂其污水排入河道后流入辽宁境内，农民用河水灌溉稻田后造成 2600 多公顷水稻受害的特大污染事故。而在农药使用量较大的地区，由于管理不善及使用不科学，经常发生高毒农药引起急性中毒事故。据统计，1992～1996 年间我国共发生农药中毒事故 247 349 例（不包括食用被农药污染蔬菜造成的中毒事故），死亡24 612 人。引起中毒事故的主要农药品种为甲胺磷、对硫磷、氧乐果等高毒有机磷农药。除了生产性和生活性农药中毒事故外，这些高毒农药的大量使用与滥用还造成了部分农产品的污染。近年来各地因食用含过量农药蔬菜而引发的中毒、死亡事故屡有发生，粮食及蔬菜中的农药超标已成为威胁人体健康的重要问题。

7.2.4　毒性作用机理

目前世界各国的化学农药品种 1400 多个，作为基本品种使用的有 40 种左右。农药除了可造成人体的急性中毒外，绝大多数对人体产生慢性危害，多是通过污染食品的形式造成。某些农药对人和动物的遗传和生殖造成影响，产生畸形和引起癌症等方面的毒素作用。目前污染情况比较严重的农药主要涉及有机氯农药、有机磷农药、氨基甲酸酯类农药和除草剂等，而除草剂中污染报道频率最多的是阿特拉津。故下面主要就有机氯农药、有机磷农药、氨基甲酸酯类农药和除草剂阿特拉津的主要特点及毒性作用机理进行介绍。

7.2.4.1　有机氯农药

自首次证明 DDT 具有显著的杀虫效果以后，又陆续合成了狄氏剂、艾氏剂、异狄氏剂、六六六、氯丹、毒杀芬等有机氯杀虫剂，广泛应用于杀灭农林业害虫及卫生害虫，是杀虫剂中使用量最大的一类农药。可分为氯化苯及其衍生物，如六六六、DDT 等；氯化钾撑萘类，如狄氏剂、艾氏剂、异狄氏剂、氯丹、七氯及毒杀芬等两大类。

有机氯农药的主要特点是化学性质稳定，环境残留持久，可在环境中存在数十年，而且脂溶性较高，易于在有机质含量较高的环境相或生物体内积累和富集。对于有些挥发性较强的有机氯农药，能进行长距离甚至全球范围的传输，在从未使用过农药的南北极地区已经检测出六六六、DDT 等有机氯农药，尽管这类农药早已在世界范围内停止大量使用。

有机氯农药可通过胃肠道、呼吸道和皮肤进入机体。也可在哺乳动物、蔬菜、禽蛋类、奶制品、水产品等动、植物体内蓄积和富集，并通过食物链进入人体，经消化道吸收后，主要分布于脂肪组织中，尤以肾周围和大网膜脂肪中含量最多，其次是骨髓、肾上腺、卵巢、脑、肝、肾等。在体内代谢后，经尿、粪、乳汁等排出体外。此外还能经胎盘传递给胎儿。

有机氯杀虫剂的作用机理在于它的脱氯反应，当有机氯杀虫剂进入血液循环后，即与基质中氧活性原子作用，发生脱氯的链式反应，产生不稳定的氧化产物，后者分解很慢，于是成为新的活性中心。这种链式反应很慢，因此未起作用的杀虫剂即被血液带到脂肪组织中长期贮存。有机氯农药的主要靶器官是神经系统，DDT 对神经系统的作用可能是由于其作用于神经类脂膜上的胆固醇，降低了膜对钙离子的渗透性，干扰了轴突膜去极化后恢复正常电位所需的表面重新钙化。目前认为 DDT 分子与神经膜上受体结构互补是毒作用的基础。有人认为 DDT 的靶子是一种 ATP 酶，其作用与 Na^+/K^+-ATP 酶相似。有机氯农药的潜在危害主要在于其在人体内可长期蓄积。

有机氯农药急性中毒主要表现为对中枢神经系统的作用，症状可有肌肉震颤、阵发性及强直性抽搐，最后可由于全身麻痹而死亡。急性中毒的动物可见有肝脏肿大、肝细胞脂肪变性及坏死，并可有肌肉、胃肠道黏膜坏死等病变。据观察，当人体摄入的 DDT 每千克体重达 10 mg 时，即可出现中毒症状；16 mg 时可出现痉挛。DDT 对人的口服致死量约为每公斤体重 150 mg。六六六的急性中毒症状与 DDT 类似，常表现为震颤、抽搐、麻痹、虚弱，并伴有刺激性呼吸。估计六六六对人的口服致死量为每公斤体重 400 mg，丙体六六六约为每公斤体重 71.4 mg。

有机氯农药的慢性毒性作用主要表现为对肝、肾的损害。慢性中毒的动物常见有不同程度的贫血、白细胞增高和中枢神经性病变。长期小剂量饲养动物，可有体重下降、发育停滞、全身状况不良及实质脏器的退行性病变等。

（1）对神经系统的影响

已知 DDT 能降低神经膜对 K^+ 的通透性，改变神经膜电位，抑制神经末梢 ATP 酶的活性，对 Na$^+$/K$^+$-ATP 酶的抑制更为明显。有人认为作用机理是 DDT 抑制了 Na$^+$/K$^+$-ATP 酶，影响神经末梢的离子转运，改变了神经细胞的功能。也有人提出，DDT 可抑制多种 ATP 酶，影响了其他需要 ATP 参加的神经活动过程。DDT 中毒时神经过度兴奋，组织中释放乙酰胆碱增加，抑制单胺氧化酶，使脑组织中 5-羟色胺含量增加，影响脑的功能。

（2）对酶活性的影响

有机氯农药对肝脏微粒体细胞色素 P450 等酶具有诱导作用。DDT 能诱发产生较多的脱氯化氢酶加速转化为 DDE 的过程，致使肝细胞肿大，重量增加，影响其他药物的代谢。随着 DDE 的蓄积，加强了对某些酶的抑制，肝细胞脂肪变性或萎缩乃至死亡。六六六还能诱导肝脏中 ALA 合成酶，促进卟啉合成。因此长期接触六六六的人，部分患有卟啉症。由于血液中卟啉的增加，皮肤对光过敏或发生痤疮。

（3）对类固醇激素功能和代谢的影响

有机氯农药是一类典型的内分泌干扰物，包括雌激素效应、雄激素效应、甲状腺激素效应等。由于其物理化学性质存在差异，故内分泌干扰效应的作用靶点也存在差异，可归纳为以下 4 种。①某些有机氯农药的结构与天然激素化学结构相同或相似，因此可以直接与激素受体特异性结合，激活受体通路，从而产生各种毒性作用。研究较多的是雌激素受体介导、雄激素受体介导、甲状腺激素受体介导和糖皮质激素受体介导的反应。如艾氏剂、狄氏剂、氯丹、硫丹、滴滴涕、甲氧-滴滴涕、异狄氏剂均能和雄激素受体结合，表现出雄激素活性。②有机氯农药与体内的天然激素竞争靶细胞上的受体，与靶细胞上的受体竞争性结合，阻碍受体与天然激素的正常结合，阻断了激素信号在细胞、组织和器官中的传递，导致机体功能失调。③一些有机氯农药会产生与雌激素受体的信号传递途径无关的类似雌激素的效应，产生抗雌激素效应，包括降低内源雌激素水平，降低雌激素受体的结合活性以及降低雌激素受体介导的基因表达等。④有机氯农药可以直接对激素的合成、活化、释放、转运和清除产生影响。可改变雌、雄激素以及肾上腺皮质激素的代谢，影响体内各种类固醇激素的水平。例如，暴露于硫丹 30 d 的鳉鱼睾丸组织中的睾酮水平显著降低；在被硫丹、七氯和滴滴涕污染的流域捕获的野生雄性鲶鱼和罗非鱼的血浆中睾酮水平明显降低。此外，DDT 的代谢产物 DDD 还能抑制肾上腺皮质分泌激素，降低肾上腺皮质对促肾上腺皮质激素的反应。

（4）对生殖机能的影响

有机氯农药可以直接影响雌性动物卵巢的卵泡发育、排卵、类固醇激素合成的过程，表现为性周期障碍，胚胎宫内发育障碍，子代死亡及发育不良等。在对哺乳动物进行实验时，雌性动物表现为动情期发育迟缓、月经延迟、胎数减少、乳量减少及胚胎存活不良等。有机氯农药对人类女性的生殖影响主要表现在通过胎盘影响胚胎发育，导致畸形、死胎、发育迟缓等现象。有机氯农药还能导致雄性生殖器官畸形，影响精子浓度以及精子活力，最终影响雄性的生殖能力。如杀虫剂林丹能通过干扰大鼠睾丸间质细胞的正常功能，使精原细胞的细胞形态改变，导致睾丸合成睾酮水平降低，产生精子的数量下降。硫丹可通过上调小鼠精原细胞基因表达，导致生殖细胞凋亡；还可通过影响雄激素合成相关的蛋白和酶，如类固醇激素合成急性调控蛋白（StAR）、细胞色素 P450 胆固醇侧链裂解酶（P450scc）、17β-羟化类固醇脱氢酶（17β-HSD）和 3β-羟化类固醇脱氢酶（3β-HSD）等的表达和活性来影响睾酮的产生。

（5）在动物试验和职业暴露人群中发现某些有机氯农药表现出骨髓毒性和免疫调节效应

这和某些能引起白血病的酚、儿茶酚、氢醌等苯的衍生物的毒性作用机理类似。并且由于氯原子的引入，提高了此类化合物的亲脂性，可降解性更低，因此这类农药可在骨髓中大量积累，其毒性作用更强。通过研究林丹、五氯酚、六氯苯等有机氯农药的代谢产物四氯氢醌、四氯对苯醌、四氯儿茶酚、四氯邻苯醌、2，4，6-三氯酚对鼠科动物骨髓细胞增生和分化的影响，发现这五种化合物都可以减少胸腺嘧啶脱氧核苷结合到 FDCP 细胞上，其中四氯儿茶酚及其氧化形式四氯邻苯醌的毒性较高，其 LC_{50} 为 15～60 μmol/L。

已经有明确的证据表明某些农药可以对生物体的免疫系统造成损伤或抑制。实验和临床观察同时表明农药化合物可以以免疫系统的任何细胞、亚细胞、分子组分等作为毒性作用的靶部位。小鼠暴露于 50 ppm 或 100 ppm 的 DDT 12 周后，发现小鼠的初级和次级激素免疫反应减弱，并且与 DDT 剂量相关。

（6）致病、致畸、致突变作用

有人用 60 ppm 六六六加入饲料中饲养 20 只小鼠，24 周后发现所有试验鼠均出现了肝癌。对于人体来说，有机氯农药暴露与乳腺癌发生有一定的关联性。对大鼠进行 DDT 显性致死试验，结果有 13%幼鼠死亡，说明可能引发基因突变，同时还发现 DDT 可对染色体造成损害。六六六对小鼠试验可表现有胚胎生长迟缓以及早期死亡等变化，有机氯农药在一定剂量下可引起动物发生畸变。且采用小鼠骨髓细胞微核试验、蚕豆根尖微核试验和斑马鱼胚胎发育试验均证实五氯酚钠具有一定的致突变性。

7.2.4.2　有机磷农药

有机磷农药大多为磷酸酯或硫代磷酸酯类化合物，其结构通式如下：$\begin{matrix} R_1 \\ R_2 \end{matrix} > P \begin{matrix} Z \\ X \end{matrix}$

R_1、R_2 多为甲氧基或乙氧基，Z 为氧或硫原子，X 可为烷氧基、芳氧基或其他更复杂的取代基团。除少数品种外，有机磷农药多为油状液体，工业品呈淡黄色至棕色，具有类似大蒜臭味。一般不溶于水，而溶于有机溶剂及动植物油，对光、热、氧等较稳定，遇碱后易分解破坏，残效期一般较短。与有机氯杀虫剂相比，有机磷农药具有毒力大、杀虫谱广、易于分解，残留期较短的特点。有机磷农药有 50 余种，我国常见品种有对硫磷、敌敌畏、敌百虫、乐果、杀螟松及马拉硫磷等。杀虫方式有触杀、胃毒、熏杀及内吸等。常用剂型有乳剂、油剂、粉剂及颗粒剂等。

有机磷农药进入体内后经由多种酶的转化而被降解，通过降解，其毒性可增加或降低。虽然不同有机磷农药的化学结构及其毒性差别很大，但是在动物体内的代谢过程有许多相似之处，一般可归纳为两种类型：一是氧化作用。①氧化脱硫反应：分子式中含有 P═S 的有机磷农药的脂溶性较强，它们能通过皮肤侵入机体，在肝细胞微粒体混合功能氧化酶作用下进行氧化脱硫反应，使 P═S 转化为 P═O，其抗胆碱酯酶活性增加，毒性增强。例如，对硫磷被氧化脱硫成为对氧磷后，半数致死剂量可降低 1/5～1/4；马拉硫磷转化为马拉氧磷后的抗胆碱酯酶活性可以增加 1000 倍。由于氧原子的负电性大于硫原子，从而促使磷原子的正电性增大，更易与胆碱酯酶的活性中心相结合，进而抑制酶活性，所以凡含有 P═O 的有机磷农药的抗胆碱酯酶活性都较含有 P═S 的为强。②O-脱烷基反应：进入机体内的有机磷农药在混合功能氧化酶的作用下，进行 O-脱烷基反应而消除毒性。例如，甲基对硫磷脱去一个甲基后可迅速排出体外，由于有机磷农药分子中烷基的不同，其脱除速率也有差别，含有两个乙基的对硫磷比含两个甲基的对硫磷要慢得多，通过这种反应解毒就很困难。由于 O-脱烷基反应中脱下的烷基能与血清中含—SH 基的蛋白结合，故对硫磷中毒的患者各脏器中含—SH 基蛋白显著降低，尤以肾脏中的下降最为明显，恢复至正常水平也很缓慢，因此含—SH 基的蛋白具有解毒作用。③*S*-氧化反应：分子结构中含有硫醚基（—C—S—C—）的有机磷农药也可在混合功能氧化酶的催化作用下进行 *S*-氧化反应，转化为毒性增加 5～10 倍的亚砜型或砜型衍生物，此反应也是有机磷农药在体内的一种激活过程。二是水解作用。某些有机磷农药在多种水解酶的催化作用下能通过降解使其毒性减低。主要有如下三种水解酶。①磷酸酶：它能使磷酸酯和硫代磷酸酯类发生水解，有机磷农药在其作用下生成烷基磷酸或烷基硫代磷酸，这些物质仍能与胆碱酯酶的活性中心结合，具有一定的毒性作用，例如，对硫磷脱下的对硝基苯酚可与硫酸或葡萄糖醛酸结合，而后随尿排出，故可借助尿中对硝基苯酚的排出量来诊断对硫磷中毒和恢复的程度。②羧基酯酶：可作用于某些有机磷农药分子中的酯键，使其水解而降低抗胆碱酯酶的活性。③酰胺酶：可水解分子结构中含有酰胺键（—CO—NH—）的有机磷农药而降低其抗胆碱酯酶的活性。

　　有机磷杀虫剂的毒性作用机制主要是能够抑制乙酰胆碱酯酶（AChE）和其他胆碱酯酶（ChE）的活性。AChE 被有机磷化合物抑制后引起乙酰胆碱（ACh）在突触内的迅速积累，因而导致突触传导中断，甚至可引起机体死亡。脊椎动物的 AChE 受抑制后影响呼吸中枢，由于呼吸中断，机体窒息死亡。此外，有机磷杀虫剂导致氧自由基产生过多，进而造成染色体、DNA 损伤，细胞增殖减少，细胞凋亡增多，并通过干扰影响细胞的代谢过程，尤其是葡萄糖和线粒体代谢，进一步导致机体出现中毒症状。也有研究表明有机磷杀虫剂也能影响电压门控通道等重要信号通路，如马拉硫磷能特异性激活瞬时受体电位阳离子通道（transient receptor potential cation chancel），增加细胞内钙水平，并上调小鼠背根神经节神经元兴奋性。

　　有机磷杀虫剂对水生动物的毒性研究主要是以鱼类为对象。在河川沙塘鳢幼鱼急性毒性试验中发现幼鱼的死亡率随着毒死蜱浓度和染毒时间的增加而上升，并可对过氧化氢酶和超氧化物歧化酶活性产生影响。当斑马鱼卵暴露于一定浓度的毒死蜱环境中，会使孵化后幼鱼的空间辨识能力以及游泳能力减弱，成年后还会出现类似情况。另有研究表明毒死蜱在锦鲤体内富集后对其精巢发育会有一定延迟的效果，并且由于肌肉中缺少相关解毒酶类，使得毒死蜱在肌肉中富集量相对稳定。除了常见的鱼类，有机磷杀虫剂对于溞类、介形虫、剑水蚤和花翅摇蚊等其他水生动物也有明确毒性。

　　相对于鱼类及水生动物，有机磷农药对藻类的毒性较低，72 h 或 96 h 的半效应浓度（EC_{50}）大于 1 mg/L。通常低浓度有机磷农药可以作为藻类生长的磷源，促进藻类的生长，而高浓度则抑制藻类的生长。例如低浓度（<1 mg/L）的磷胺可作为念珠藻的营养元素刺激其生长，而 1 mg/L 以上则抑制其生长。此外，不同藻类对农药的敏感性是有差异的，如与小球藻 *Chlorella saccharophila* 和蛋白核小球藻 *Chlorella pyrenoidosa* 相比，弯曲栅藻 *Scenedesmus arcuatus* 和斜生栅藻 *Scenedesmus obliqnus* 对哒嗪硫磷的毒性更为敏感，96h EC_{50} 值要高出 10～15 倍。不同有机磷农药对藻类生长的毒性大小也有所不同，农药的毒性与其结构密切相关，含有苯环结构的有机磷农药毒性较大，脂溶性大、分子类型复杂的较大，而辛硫磷有苯环结构，并带有氰基，因此毒性特别高，48 h EC_{50} 为 1.25 mg/L，为高毒农药。某些有机磷农药的代谢产物也具有毒性，其毒性甚至高于母体，如水解产物苯胺磷砜苯酚和苯胺磷亚砜苯酚对绿球藻的毒性就高于苯胺磷。有机磷杀虫剂对微藻的毒性机制主要是使藻细胞内胆碱酯酶活性下降，细胞膜受损逐渐加剧并引起细胞蛋白外流，从而影响微藻的生长或导致其死亡；还能降低藻细胞抗氧化系统酶的活性，使细胞内自由基过量产生和积累，对

藻细胞造成伤害；此外有机磷农药对藻细胞的光合色素、光合作用电子传递以及光合效率也有一定影响。

人体对有机磷农药较为敏感，如成人的致死剂量对硫磷为 15～30 mg、内吸磷为 10～20 mg、敌敌畏为 1～2 g。有机磷农药易从无损皮肤吸收，故对哺乳动物的经皮毒性较大。有机磷农药吸收后经血液循环很快分布全身。对人畜的急性毒性主要是对乙酰胆碱酯酶的抑制，引起乙酰胆碱积蓄，导致先兴奋后衰竭的一系列毒蕈碱样、烟碱样和中枢神经系统等症状，严重患者可因昏迷和呼吸衰竭而死亡。体内的胆碱酯酶可分为乙酰胆碱酯酶和非特异性胆碱酯酶，前者主要存在于中枢运动神经系统灰质、红细胞表面、交感神经节和运动终板中，作用为水解乙酰胆碱；后者存在于中枢神经白质及血清、肝、肠黏膜下层和一些腺体中。非特异性胆碱酯酶对有机磷酸酯敏感，抑制后恢复较快。神经末梢中的乙酰胆碱酯酶恢复也较快，部分抑制时，第二天基本上即可恢复，若抑制严重时，则逐日恢复。人红细胞表面的乙酰胆碱酯酶被抑制后，一般不能自行复原，只能待红细胞再生，严重抑制后，要经数月才可复原。胆碱酯酶抑制后，胆碱能神经的突触间隙中乙酰胆碱不能被水解而积聚，致使后续神经元或效应器官持续兴奋。乙酰胆碱过量本身也能抑制乙酰胆碱酯酶，使病情加剧。最后效应器官由过度兴奋而转入抑制。一般急性中毒时血液胆碱酯酶活力水平与中毒程度呈正相关，急性中毒时，分辨、定向、思考和判断等与智力活动相关的能力均减退，恢复期伴有头昏、头痛等症状，但会较快消失。急性中毒时对凝血也有干扰，表现为先加速、后抑制，有时还出现一时性糖尿。有些有机磷农药急性中毒后可发生迟发性神经毒作用，仅见于少数人，且多发生于大剂量或反复接触之后。迟发性神经毒作用的发病机制目前主要有两种解释：曾有英国学者 20 世纪 60 年代，利用放射性同位素标记技术，在鸡的脑组织中找到了磷酸化位点，即神经毒性酯酶，该酶又称作"神经病靶酯酶"，继而提出神经毒性酯酶是迟发性神经毒性的起始靶标。有美国学者最近提出神经骨架蛋白质异常磷酸化假说。认为迟发性神经毒性的产生是由于 Ca/Ca 调素激酶的自动磷酸化的异常增加以及细胞骨架蛋白质磷酸化的增加所致。另有研究发现某些有机磷农药的致敏作用导致人或动物细胞免疫或体液免疫障碍，提示个体素质在迟发性神经毒性中也有一定的作用。

在少量有机磷酸酯长期影响下，同样干扰体内胆碱酯酶的活力。少量接触时酶活力代偿性增加，神经细胞及效应器官对乙酰胆碱的耐受性也增加，造成一定限度的适应性。有机磷农药对人类及哺乳动物的慢性损害，常在从事生产、使用的工人中间流行。主要临床症状表现为血液中胆碱酯酶活性降低及不同程度的植物性神经调节障碍，迷走神经兴奋性增高。长期接触这类化合物的人员，在没有出现临床症状时，就有脑电图、肌电图等的病理生理变化。近年来报道这类农药损害视觉机能，表现近视、眼睑充血、水肿、角膜上皮细胞肿胀等变化。溴苯磷、苯硫磷等具有迟发性神经毒害作用，一般发生在急性中毒症状出现后 8～14 天，症状为下肢共济失调，肌肉无力，直到下肢麻痹。组织学检查可见脑、脊髓与坐骨神经等有脱髓鞘变化。敌敌畏、马拉硫磷对大鼠精子有损害，对其受孕力与生育力也有影响。内吸磷对动物有致畸性，敌百虫、敌敌畏及乐果在体内有强烈的烷化作用，可与脱氧核糖核酸中的鸟嘌呤反应，使基因发生突变。敌百虫还能使受试动物良性乳腺瘤发生率增高。甲基对硫磷对机体免疫器官、细胞和体液免疫功能均有一定的抑制作用。

7.2.4.3 氨基甲酸酯类农药

氨基甲酸酯类农药对昆虫有胃毒、触杀、熏蒸等毒作用，且又具有残效短、选择性强、对天敌影响较小及对人畜毒性较低等优点。自 1953 年甲萘威被发现以来，短短的几年中相继开发了涕灭威、灭多威、甲萘威（西维因）、异丙威（叶蝉散）、克百威（呋喃丹）、残杀威、茚虫威等一大批氨基酸甲酯类杀虫剂。其基本结构式为：

$$N \overset{R'}{\underset{R''}{\diagdown}} \overset{O}{\overset{\parallel}{C}} - C - X$$

根据 R′、R″ 和 X 取代基团的不同可形成如下五类主要化合物。①萘基氨基甲酸酯类，代表性商品为西维因，化学名为 *O*-(1-萘基)-*N*-甲基氨基甲酸酯。残效期短，毒性低，经口 LD_{50} 大鼠为 250～560 mg/kg，小鼠为 260 mg/kg。②苯基氨基甲酸酯类，代表性商品为叶蝉散，化学名为 2-异丙基苯基-*N*-甲基氨基甲酸酯。残效期长，经口 LD_{50} 大鼠为 260～800 mg/kg，小鼠为 150～300 mg/kg。③杂环二甲基氨基甲酸酯类，代表性商品为异索威，化学名为 *O*-(1-异丙基-3-甲基-5-吡唑基)-*N*，*N*-二甲基氨基甲酸酯。残效期短，大鼠经口 LD_{50} 为 11～50 mg/kg。④杂环甲基氨基甲酸酯类，代表性商品为呋喃丹（呋灭威），化学名为 *O*-(2，3-二氢-2，2-二甲基-7-苯并呋喃基)-*N*-甲基氨基甲酸酯。残效期短，大鼠经口 LD_{50} 为 8～14 mg/kg。⑤肟类，代表性商品为涕灭威，化学名为 2-甲基-2-(甲硫基)-*O*-(甲氨甲酰基）丙醛肟。残效期长达 10 周，大鼠经口 LD_{50} 为 1～30 mg/kg。

氨基甲酸酯类农药可经消化道、呼吸道及皮肤吸收，在体内一部分经水解、氧化或与葡萄糖醛酸、磷酸及氨基酸结合而解毒，一部分以原形或代谢物形式迅速经肾排出。代谢产物毒性一般较母体化合物小。动物经口给药后，脏器内含量在 15 min 左右最高，4 h 后几乎不能测出。90% 以上在 24 h 内经肾排出。在哺乳动物体内常结合成 β 葡萄糖醛酸苷，也可能形成硫酸盐。西维因在某些哺乳动物体内可能与某些物质直接结合形成 *O*-和 *N*-葡萄糖醛酸苷西维因，则潜在的危险较大。通常氨基甲酸酯的酯键可经水解很快生成 CO_2 和甲胺，而酚的部分与葡萄糖醛酸等结合排出。除个别外，一般在代谢过程中很少形成毒性增强的产物。

氨基甲酸酯类农药与有机磷农药相似，也是一种胆碱酯酶抑制剂，可以整个分子与胆碱酯酶形成疏松的复合体而直接抑制胆碱酯酶，使其失去水解乙酰胆碱的能力。但氨基甲酸酯及其复合体分解较快，故胆碱酯酶抑制的表现一般较轻，恢复也较快。在急性中毒时可表现有恶心、呕吐、腹痛、流泪、流涎、肌肉颤抖、瞳孔缩小等症状。重度患者可出现肺水肿、脑水肿、昏迷等。西维因还有一时性的麻醉作用，剂量增大时可表现有深度麻醉及严重的呼吸困难等。该类农药中毒血液胆碱酯酶活力可轻度下降，但病程一般较短，恢复也较快，有的尚可引起接触性皮炎等。

慢性毒作用方面，研究较多的是西维因的致畸作用。例如狗在全部妊娠期每日摄入超过 3125 mg/kg 的西维因可导致畸胎，每日摄入量 300 mg/kg 对豚鼠也有致畸性。另外，代森锌、代森锰、福美双等对某些动物也表现有致畸作用。在致癌作用方面，已有许多报道乙基氨基甲酸酯可引起小鼠和大鼠的肺肿瘤。氨基甲酸酯类农药在生物体内或体外可被亚硝化成为亚硝基类化合物，后者酷似亚硝胺，具强诱变性能。例如，西维因在生物体内外均能与亚硝酸钠发生反应，生成 *N*-亚硝基西维因，它既是一种碱基取代型诱变物，在某些诱变试验中呈阳性反应；也是一种弱致畸物，因其结构中有萘环，生物活性较小，仅当较大剂量时才使小鼠胚胎发育迟缓和死胎率增高。大剂量时对动物可能有致癌作用，如经口给大鼠大剂量西维因可引起肉瘤，这是因为西维因在胃内酸性条件下与食物中亚硝酸基团起反应而形成 *N*-亚硝基西维因。用西维因和亚硝酸钠饲喂小鼠可致癌。2008 年欧盟化学品审查委员会第四次会议中的附件Ⅱ里明确提出了禁止甲萘威的使用，认为甲萘威除了吞食和内吸性毒性以外，能引发人体所有脏器肿瘤（其中以消化道癌最为常见），属于第三类致癌物质。

其他慢性毒作用方面：西维因喂猪时，可见有肌无力，共济失调，动作性震颤，甚至截瘫等。尸检可见有中枢神经系统的病理改变，肌肉外观灰白，类似牛羊的白肌病表现。对大鼠经口给予西维因 2～5 mg/kg，经 5 代观察（包括母代），可引起睾丸、卵巢及垂体的促性腺功能紊乱逐代加重，雌鼠的生育机能下降，雌性的动情期延长，雄性精母细胞数减少，精子活动能力降低等。西维因可通过氧化应激导致精子 DNA 的损伤而影响成年男子的精液质量。另外，尚有西维因对实验动物的免疫系统有所影响的报道，而且调查发现：长期接触氨基甲酸酯杀虫剂（克百威）的职业人群体液免疫和细胞免疫水平降低，特别对人体细胞免疫水平影响更显著，表明该农药具有一定的免疫毒性。

将赤子爱胜蚓暴露于不同浓度的呋喃丹中，发现各个浓度处理组中蚯蚓幼虫的数目均远少于对照中的蚯蚓数目，且当呋喃丹浓度为 0.3 mg/kg 时可以引起蚯蚓繁殖能力显著降低。用西维因染毒青蛙后发现，西维因对曲细精管的影响存在剂量–反应关系，在高剂量组（0.2 mg/g）时，大部分曲细精管失去了其正常功能，出现直径缩小，间隙增大，生殖细胞坏死、出血、充血，细胞浸润和纤维化的现象，可能会导致曲细精管堵塞，导致不育。长期暴露氨基甲酸酯类杀虫剂，对硬骨鱼红细胞的形态、红细胞总数、血红蛋白含量、血细胞压积、血小板数量等均有不利影响，并产生生殖毒性和遗传毒性。西维因可以导致鱼体内甲状腺功能的异常和循环甲状腺激素的改变，还可以抑制甲状腺激素的活性。20 μg/L 灭多威对罗非鱼的肝脏抗氧化酶、超氧化物歧化酶和过氧化氢酶产生不可逆的不利影响。甲萘威对鲇鱼 72 h 的半致死浓度为 17.5 mg/kg，虽然浓度低于 12.5 mg/kg 时在 72 h 之内不会导致鲇鱼死亡，但会影响脑的功能，引起鲇鱼一系列回应甲萘威毒性压迫的异常活动；持续 27 d 暴露于存在次致死浓度甲萘威的环境中，明显减少了鲇鱼的食量、降低了生长速率。甲萘威 24 h 内对蜗牛的半致死浓度为 20.05 mg/L，96 h 对蟾蜍的半致死浓度为 12.3 mg/L，96 h 对彩虹鳟鱼的半致死浓度为 1.88 mg/L，96 h 对蝌蚪的半致死浓度为 6.2 mg/L。

有人研究比较了 6 种氨基甲酸酯类农药对水华鱼腥藻的毒性效应，发现 96h EC_{50} 值从小到大依次为：甲萘威<速灭威<克百威<残杀威<异丙威<丁硫克百威。其中丁硫克百威 96h EC_{50} 值达到 163.49 mg/L，毒性最小，是毒性最大的甲萘威毒性的 1/40。以羊角月牙藻、四尾栅藻、斜生栅藻、普通小球藻和蛋白核小球藻 5 种绿藻作为供试生物，用克百威、叶蝉散、丁硫克百威、残杀威、速灭威、甲萘威共 6 种氨基甲酸酯类农药对其进行 96 h 的急性毒性实验研究，结果表明，6 种氨基甲酸酯类农药对 5 种绿藻都有不同程度的毒性，但不同藻类对不同农药的敏感性不同，四尾栅藻对速灭威、叶蝉散较为敏感，普通小球藻对这 6 种农药均较敏感，而蛋白核小球藻对 6 种农药均不敏感。3 mg/L 禾草丹对鱼腥藻生长率、光合作用活性和呼吸速率均有不同程度的抑制作用，高剂量禾草丹对鱼腥藻有明显毒性作用。

7.2.4.4 阿特拉津

阿特拉津，又名莠去津，化学名称：2-氯-4-乙胺基-6-异丙氨基-1，3，5-三氮苯，英文名称：Atrazine，Atrasine，Candex，Fenamin，Gesaprim，Cekuzina-T，相对分子质量215.69，分子式：$C_8H_{14}ClN_5$，是一种人工合成的三嗪类除草剂，主要用于玉米、高粱和甘蔗等作物田地防治与去除各种阔叶杂草及一年生禾本科杂草。化学结构式如下：

阿特拉津为无色晶体，化学性质稳定，密度为 1.2 g/mL（20℃），熔点 173～175℃，沸点为 200℃，20℃时蒸汽压为 40.00 μPa（3.0×10⁻⁷mmHg）。溶解度数据（25℃）：水中为 33 mg/L，甲醇中 18 000 mg/L，二氯甲烷中 18 000 mg/L，三氯甲烷中 52 000 mg/L。在微酸及微碱性介质中稳定，但在高温下，碱和无机酸可将其水解为无除草活性的羟基衍生物。原药为白色粉末，纯度 92%以上，常温下储存 2 年，有效成分含量基本不变。莠去津常见使用剂型为 40%悬浮剂、50%可湿性粉剂。

阿特拉津由 Geigy 化学公司 1952 年开发，1958 年申请瑞士专利，20 世纪 60 年代开始进入市场，我国在 70 年代开始生产并使用，因具有生产成本低、除草效果好的特点，很快成为应用最广泛的除草剂，但阿特拉津的水溶性使它易于经由渗滤迁移等途径进入江湖和地下水层，对水生生态环境和饮用水源造成污染。世界上具有多年阿特拉津使用历史的国家的地表水和地下水均受到了不同程度的污染。一些欧盟国家已禁止它的使用，原先使用量最大的美国也将其列入控制使用类农药。

阿特拉津进入生物体内，在细胞 P450 酶系的作用下，主要发生去烷基化反应，生成乙基莠去津、去异丙基莠去津和脱乙基脱异丙基莠去津，另外还有羟基莠去津、脱乙基脱异丙基-2-羟基莠去津、2-羟基脱乙基莠去津和 2-羟基-脱异丙基莠去津等代谢物。进入体内后，阿特拉津在动物组织和体液中存留时间较短，主要通过尿液和粪便排出体外。研究发现大鼠染毒阿特拉津 72 h 后，65.5%的阿特拉津存在于尿液中，20.3%在粪便中，只有不足 0.1%经气体呼出，组织分析结果显示，高浓度染毒大鼠阿特拉津主要蓄积于肝脏、肾脏和肺中，而低浓度染毒大鼠阿特拉津则主要蓄积于肌肉和脂肪中。

阿特拉津是一种对人、畜均为低毒的除草剂。大鼠急性经口 LD₅₀ 为 1780 mg/kg，对兔急性经皮 LD₅₀ 为 7000 mg/kg，对大鼠慢性毒性经口无作用剂量为 1000 mg/kg，对家兔皮肤和眼睛均无刺激性，对豚鼠皮肤无致敏性。

阿特拉津对濒危鱼类、水生无脊椎动物以及陆生和水生植物能造成危害，可能对濒危两栖和爬行动物产生不利影响，尤其是对蛙类有性别逆转作用。对被阿特拉津污染的八个地区的蛙类及环境中阿特拉津含量进行研究后发现，这些地区中有 92%的蛙类发生了性腺变异，精巢和卵形态异常。实验室研究也发现了类似的结果，在阿特拉津浓度为 0.1 μg/L（美国环保法规定饮用水中的阿特拉津含量不允许超过 3 μg/L）的情况下，就有三分之一的美洲豹纹蛙蝌蚪体内出现了变异的混合性腺；此外，研究发现雄性非洲爪蛙出现类似的变异。对于鼠类，3 μg/L 阿特拉津即可使仓鼠染色体破裂，在一定剂量下则对小鼠生殖细胞可能产生遗传损伤，且干扰精子的正常生成与成熟过程。对雄性大白鼠投放的阿特拉津进入体内后，出现与 5α-双氢睾酮（5α-DHT）受体结合的特异现象，并会出现体重减轻、交尾减少等现象。此外，阿特拉津还会导致大白鼠白细胞减少等免疫系统异常现象，痉挛、筋挛缩等神经系统急性中毒现象。阿特拉津对中华绒螯蟹生精细胞存在毒性影响，有一定的生殖毒性。阿特拉津对水生低等动物毒性极大，当浓度达到 3 μg/L 时，可杀死水中的节肢动物。另外，阿特拉津能有效抑制植物和藻类的光合作用和生长。当阿特拉津浓度达到 15 μmol/L 时，小球藻的生长会立即受到抑制。地球上 90%的光合作用是由藻类植物完成的，藻类植物受到危害会引起食物链的改变，以致影响整个生态系统。

长期暴露在阿特拉津污染环境中，人的免疫系统、淋巴系统、生殖系统和内分泌系统都会受到影响，有可能产生畸形、诱导有机体突变。用阿特拉津处理体外培养的人体淋巴细胞，当浓度为 1 ng/L 时，淋巴细胞染色体轻微受损，当处理浓度达到 5 mg/L 时，染色体发生显著损伤。另外，长期接触阿特拉津的人患前列腺癌比率要比平均水平高出 3.5 倍以上，还可能导致乳腺癌和卵巢癌的发生，也可能会造成人类血管系统发生问题和再生繁殖困难。近年来又发现阿特拉津有内分泌干扰作用，已认定它为内分泌干扰剂类物质。有研究表明阿特拉津对雌性和雄性大白鼠血清中雌二醇含量均有影响，血液中雌激素含量的变化直接影响到成鼠的生殖功能及雄鼠的性征变化。另外，阿特拉津可使人体内 CYP19 酶（细胞色素 P450 的 19 亚族）活性升高，干扰人体内分泌平衡。阿特拉津已经被世界野生动物基金会（WWF）列为环境内分泌干扰剂的可疑物质，被联合国认定为 27 种持久性有毒化学污染物之一，是人类潜在的致癌物，包括中国在内，欧盟、美国、日本等均对地表水、食品等阿特拉津的限量进行了规定，欧盟规定水果、蔬菜、粮食和茶叶等食品中除草剂阿特拉津的最大残留限量为 0.05ppm，我国规定地表水中阿特拉津限量为 0.003mg/ L。

阿特拉津在土壤中的残留期很长并具有生物活性，容易对某些后茬敏感的作物，如小麦、大豆、水稻等作物产生药害，对粮食和食品安全构成潜在的威胁。残留在土壤中的阿特拉津可以与土壤腐殖质相结合，此外还可以与镉、锌、铜等重金属结合形成复合物，这种结合残留物通过自然环境因素很难将其去除，因此这种结合残留对整个生态系统构成威胁，在积累到一定程度后，可能对环境造成极大的破坏。

7.2.5 调控措施

为了生态环境安全，保障物种和人类的健康发展，必须采取多种措施以减少和消除农药的环境污染。

7.2.5.1 农药的更新换代

一些持久和剧毒农药，如 DDT、六六六、内吸磷、对硫磷以及汞砷类的重金属农药，因具有较高毒性，对环境污染的危害性也较大，已被逐渐淘汰。同时由于农药的反复使用，导致害虫抗药性增加，所以必须研制和开发出高效、低毒和低残留新农药品种，并对非靶标生物特别是温血动物无毒或毒性很低。这就要求对害虫与高等动物，亦即靶标生物与非靶标生物的代谢机理、毒理机制进行深入了解，从而研制出选择性强的农药，对人畜无毒或低毒。

通过微生物、植物、动物活体或者具有抗菌、抗病毒、抗虫害、抗氧化等特点的代谢产物对抗植物病虫害、保护植物免受病虫害侵染、并促进植物生长的生物农药，具有低残留、高效益、低副作用的特点，可以减轻化学农药残留造成的环境污染，促进农业的可持续性发展，有望成为化学农药的理想替代品。在应用上可将生物农药分为三类：①微生物农药，包括来自细菌、真菌、病毒、原生动物和藻类等微生物的产品；②无毒的生物化学农药，有信息素、生长素、萘乙酸等；③转基因生物农药，主要以微生物转基因为主。在我国农业农村部发布的《我国生物农药登记有效成分清单（2020 版）》（征求意见稿）中，列出了 101 个处于登记状态的生物农药种类，包括了微生物源、植物源、动物源、生物化学方面的农药，涉及了杀菌、杀虫、杀鼠、杀病毒的功效。除了登记在册的生物农药之外，还有许多正在研发的生物农药。以各种植物衍生物制作的木醋液生物农药有很优质的抑菌杀虫效果；从刺糖多孢菌中分离的多杀菌素是非常良好的生物杀虫剂；井冈霉素、中生菌素、武夷菌素等各种农用微生物抗生素已在农业生产中广泛使用。此外，基于 RNAi 技术开发的各种新型高效益、低污染的生物农药也正在迅速发展。

7.2.5.2　化学农药的安全生产

农药生产厂要改进生产工艺，加快无废或少废生产工艺的开发研究，更新落后的生产工艺和设备，对农药生产过程中产生的废气、废水和废渣做到达标排放。对农药生产、销售、使用全过程进行有效管理，禁止生产销售高毒禁用农药。建立农药和农产品监管体系，对违反规定，制造销售假冒伪劣农药的行为，依照有关法律法规进行处罚。对有关人员进行安全生产和使用的教育，使其了解农药对人体健康的危害、中毒表现、预防办法及急救措施。农药的存放和分发应用相应的制度，农药务必用贴有标签的原容器存放，以免误用。用过的盛药器具应交回具有农药保管责任的单位或个人，切不可随意扔掉，以免误用。在家庭中使用杀虫剂时一定要注意其使用方法，并适当保管，切忌误食。

7.2.5.3　农药的科学选择

科学选择农药品种。选择农药应该按照农药产品登记的防治对象和安全使用间隔期。严禁选用国家禁止生产、使用的农药，不得选择剧毒、高毒农药用于蔬菜、茶叶、果树、中药材等作物和防治卫生害虫。施药前应调查病、虫、草和其他有害生物发生情况，对不能识别和不能确定的，应查阅相关资料或咨询有关专家，明确防治对象后，再选择合适的农药品种。应选择对处理作物和周边作物安全的农药品种，选择对天敌和其他有益生物安全的农药品种，选择对生态环境安全的农药品种。根据土壤类型、作物生长特性、生态环境及气候特征，合理选择农药品种，减少农药在土壤中的残留。结合病虫草害发生情况、科学控制农药使用量、使用频率、使用周期等，减少进入土壤的农药总量。改变耕作制度，提高土壤自净能力。采用土地轮休、水旱轮换、深耕暴晒、施用有机肥料等农业措施，提高土壤对农药的环境容量。施用具有农药降解功能的微生物菌剂，促使土壤中残留农药的降解。此外，还要科学选择农药防止地下水和地表水污染以及有益生物受害。

7.2.5.4　农药的合理施用

按规范配制农药。农药配制场所应远离水源、居所、畜牧栏等。农药应现用现配，不宜久置；短时存放时，应密封并安排专人保管。应选择没有杂质的清水配制农药，不应用配制农药的器具直接取水，药液不应超过额定容量。应根据农药剂型，按照农药标签推荐的方法配制农药。量取和称量农药时，应在避风处操作。所有称量器具在使用后都要清洗，清洗方法应采用"少量多次"的办法，即用少量清水清洗 3 次；冲洗后的废液应在远离居所、水源和作物的地点妥善处理。用于量取农药的器皿不得作其他用途。农药在使用前应始终保存在其原包装中。在量取农药后，封闭原农药包装并将其安全贮存。配制现混现用的农药，应按照农药标签上的规定或在技术人员的指导下进行操作。

应根据病、虫、草和其他有害生物发生程度和药剂本身性能，结合植保部门的病虫情报，确定是否施药或者施药适期。不应在极端低温、高温、雨天时施药。应按照农药产品标签或说明书规定，根据农药作用方式、农药剂型、作物种类及防治对象及其生物行为情况选择合适的施药方法，如喷雾、撒颗粒、喷粉、拌种、熏蒸、涂抹、注射、灌根、毒饵等。应根据施药机械喷幅和风向确定田间作业行走路线。使用喷雾机具施药时，作业人员应站在上风向，顺风隔行前进或逆风退行两边喷洒，严禁逆风前行喷洒农药和在施药区穿行。

应根据不同的施药方法和防治对象、作物种类和生长周期确定用药量、使用频率等，节制用药。采取有助于阻止害虫抗药性产生的各种措施、提高药效，如：①混合用药。两种或两种以上的不同作用机制或抗性机制的药剂混合使用，不仅能克服和延缓抗药性产生，并能起到兼治多种害虫，增强药效，减少药剂用量，降低成本的作用。②交替用药。选择无交互抗性的药剂轮换使用，能阻止害虫抗性的发展。如有机氯与有机磷杀虫剂轮换使用，能延缓红蜘蛛抗性产生。菊酯类与有机磷、有机氮类农药没有交互抗性，可以混用。③更换药剂品种。害虫抗性出现后，换用无交互抗性或负交互抗性的农药，如抗六六六的蛆虫，换用杀虫双，抗滴滴涕、乙基对硫磷的棉铃虫，换用甲胺磷、菊酯类农药，可以明显提高防治效果。④适当放宽防治指标，减少用药次数与面积，同时将施药剂量和浓度控制在一个有效低水平上，也有助于阻止害虫抗药性的产生。⑤在农药中加入增效剂，以增强农药的活性，提高药效。

施药工作结束后应在田边设立警示标记，施药后 24h 内禁止进入。残余药液应喷洒到作物上，剩下的农药应用牢固不易碎的容器包装，并有清楚的标识。施药结束后，喷雾器的内部和外表面应在施药地块进行彻底清洗，避免在小溪、河流或池塘等水源中清洗施药器械；清洗液不应倾倒入饮用水水源、渔业水域、居民点等地，应该喷洒到该农药登记注册使用的目标作物上，并要保证这种重复喷洒不会超过推荐的施药剂量；整个输液管路和喷雾系统应全部清洗；防护用具应清洗干净，晾干后存放。空农药包装容器也应进行清洗，并集中收集，不得随意丢弃。

7.2.5.5 剩余农药处理

剩余农药若处理不当，不但容易造成人畜中毒，而且还会因保存方法不当造成失效浪费。为了预防事故，从安全着眼，剩余农药最好放在木箱内，并在外面贴标签加锁。农药标签不可丢失，因水湿等原因造成字迹不清时，要人工抄写，贴在外包装上。

农药不可与粮食、菜、饲料同室，远离易燃物，如鞭炮、火药等；农药原包装瓶、袋禁止用来装食品及家庭日常用品。农药多数都有挥发性，存贮要密封。乐果、敌敌畏、辛硫磷等挥发极易造成空气污染，一定要拧紧瓶盖，密封保存。

不得用其他容器盛装剩余农药，严禁用空饮料瓶分装剩余农药。没用完时两种农药不可混在一个瓶、袋内，以免产生化学反应失效。也有些农药互相间隔要有较大距离，如碱性、酸性、中性农药混放在一起会导致药效降低、变质或失效。农药要存放在阴凉、干燥、通风的地方。储存温度不超 35℃，高温会破坏乳剂农药的乳化性能，降低其药效，高温也会降低粉剂农药的药效。存放粉剂农药的相对湿度要保持在 75% 以下，以防因潮湿结块。过低温度会使液体农药结冰、冻裂，液体农药保存温度要保持在 1℃ 以上。许多农药都要避光保存，长期阳光照射会使农药分解变质、失效。

7.2.5.6　农药污染的治理

（1）农药污染过程阻断技术

1）农田内部的拦截，包括稻田生态田埂技术、生态拦截缓冲带技术、设施菜地增设填闲作物种植技术、果园生草技术等。其中生态田埂技术就是通过建设生态田埂可有效减少暴雨条件下因田间水漫溢而造成的残留农药向水体迁移流失。生态田埂一般布设在河道两侧、湖库周边的耕地地块，通过对原有偏矮、偏窄的田埂进行加高、加宽构建、并在田埂上栽植固土效果好、吸收能力强的植物，形成隔离带。现有农田的田埂一般只有 20 cm 左右，遇到较大的降雨时，很容易产生地表径流。将现有田埂加高 10～15 cm，可有效防止 30～50 mm 降雨时产生地表径流。如太湖地区将田埂高度增加 8 cm，稻季径流量降低了 73%。生态拦截缓冲带是利用植物减少农药进入地表水和地下水的一种可持续防控技术，其形式多样，有生物篱和农田边缘植物缓冲带等。植物缓冲带是目前最为常用且效果较好的一种植物防控农药流失技术。利用植物缓冲带技术防控农药流失，指在易发生农药流失的土地上种植覆盖度高、根系发达、固土能力强的植物，通过植物冠层对雨滴击溅的保护作用、植物根系对土壤的固持作用、以及植物茎秆对径流泥沙的拦截作用等途径减少农药流失。在我国西北黄土高原区、西南岩溶区、西南紫色土区、东北黑土区、南方红壤区、北方土石山区等以坡耕地农业为主的地区，水土流失严重，生物篱是阻截控制农田面源污染物的重要措施之一。而在介于水体和高地之间的生态过渡区，建植植物缓冲带可有效拦截污染物进入受纳水体。

2）污染物离开农田后的拦截阻断技术，包括生态拦截沟渠技术、生态护岸边坡技术等。这类技术多通过对现有沟渠的生态改造和功能强化，或者额外建设生态工程，利用物理、化学和生物的联合作用对氮、磷和农药等主要污染物进行强化净化和深度处理，不仅能有效拦截、净化农田污染物，而且还可以将其滞留于田内和（或）沟渠中，实现污染物的减量化排放或最大化去除以及资源化利用。

（2）农药污染的生态修复技术

农药污染物离开农田、沟渠后的汇流被收集，再采用生态修复技术（如前置库技术、生态塘技术、人工湿地技术等）进行末端强化净化与资源化处理，通过对现有塘池的生态改造和功能强化，或者额外建设生态工程，利用物理、化学和生物的联合作用对农药进行强化净化和深度处理，不仅能有效拦截、净化种植区农药污染物，还能滞留种植区农药污染，回田再利用，实现种植区农药污染物减量化排放或最大化去除。前置库净化面源污染的原理，包括沉淀、自然降解、微生物降解、水生植物吸收等。生态塘池系统主要用于收集、滞留沟渠排水。一个区域应建设若干个生态塘系统-梯级生态塘系统，经过生态塘系统处理的水可以进一步流入下游湿地系统，或直接用于农田灌溉。人工湿地是由人工模拟自然湿地建造和控制的，由土壤—植物—微生物形成的生态系统，利用生态系统中的物理、化学和生物的直接和协同作用，通过过滤、吸附、沉淀、离子交换、植物吸收和微生物降解来实现污水高效净化的一种废水处理技术。常见的人工湿地根据系统布水方式及水流动方式，分表面流人工湿地和潜流人工湿地，潜流人工湿地又分为水平潜流人工湿地和垂直流人工湿地。

（3）农药残留物的物理吸附

生物质炭，是指由富含碳的生物质在厌氧或者缺氧的条件下通过裂解或者不完全燃烧，生成的一种含碳丰富的固体物质。生物质炭具有非常复杂的微孔结构，比表面积很大，性质比较稳定，且表面含有很多活性基团。向农田中添加生物质炭，一方面能够对受农药痕量面源污染的农业土壤进行修复；另一方面，将生物质炭添加到低原生有机质土壤中，能够提高土壤肥力，并通过吸附作用减少污染物的淋溶流失和对地下水的渗滤。

活性炭是一种性能优良的吸附剂，具备独特的吸附表面结构特性和表面化学性能，化学性质稳定，机械强度高，耐酸、耐碱、耐热，不溶于水与有机溶剂。改性活性炭材料被广泛用于污水处理、大气污染防治等领域。也可以用于农药残留物污染防治领域。2，4-滴为氯化苯氧乙酸类农药，呋喃丹和甲萘威为氨基甲酸酯类农药，莠去津为三嗪类农药，均为弱极性化分物，在水中有一定的溶解性。分别向 0.15 mg/L 2，4-滴、0.035 mg/L 呋喃丹、0.25 mg/L 甲萘威、0.01 mg/L 莠去津的实验用水中加入 20 mg/L 的煤质粉末活性炭，磁力搅拌 30 min 后，粉末活性炭对 4 种农药的吸附去除率均在 80% 以上。在 pH 范围为 6～9 的 1 μg/L 甲氰菊酯浓度的水样中，加入 40 mg/L 的木质粉末活性炭，70 min 内木质粉末活性炭对甲氰菊酯的去除率可达 81.6%。

腐殖酸（HA）是一种天然产物，含有芳香核及羟基、羧基等多种活性官能团，具有亲芳香性、络合性，与醇或环氧化合物的反应活性，是一种极具应用前景的吸附剂。

蒙脱土（MMT）属于硅酸盐类黏土，是典型的 2：1 型层状晶体，它是由 2 层硅氧四面体和 1 层铝氧八面体通过共用氧原子所形成的一种层状结构的化合物。这些片层表面有过剩的负电荷，能够吸附阳离子，而 MMT 的端面带有可变电荷，在一定条件下又可吸附阴离子。双十二烷基二甲基溴化铵（DDAB）是一种双链的阳离子表面活性剂，它既有亲水基团又有疏水基团。选用 DDAB 为插层剂对钠基蒙脱土（Na-MMT）进行插层改性，因 DDAB 具有较长的烷基链，使得其易于进入 MMT 片层之间的纳米空间，能显著增加各片层之间的重复间距。有机改性后的 MMT 是很好的载体材料，可用于农药残留物的处理。

自然条件下农作物皮壳、秸秆燃烧形成的草木灰，不仅是农用钾肥的替代品，对残存农药也有很好的吸附稳定化效果。田间燃烧小麦或水稻秸秆产生的炭灰对除草剂敌草隆的吸附强度较土壤高 400～2500 倍，而且当土壤中添加这种炭灰后，对农药的吸附作用会大大提高。

土壤保水剂又称土壤保墒剂、抗蒸腾剂、贮肥蓄药剂，是一种具有三维网状结构的有机高分子聚合物。在土壤中能将雨水或灌溉水迅速吸收并保持，变为固态水而不流动、不渗失，长久保持局部恒湿，干旱时缓慢释放供植物利用。因此，保水剂的应用可有效改善农田土壤水分状况，提高水分和农药利用率。土壤保水剂的种类很多，其中聚丙烯酰胺（PAM）是目前应用较多的土壤改良剂之一，PAM 具有较好地抑制土壤水分蒸发的能力，能够改善土壤的结构和增加土壤中团聚体的稳定性，防止土壤结皮和流失、增加土壤的入渗率，减少地表径流。施用土壤改良剂（PAM、硫酸亚铁和硫酸铝）后，农业土壤和坡耕地土壤径流水中总磷和溶解性总磷显著降低。

（4）农药残留物的化学分解

水解作用是农药与水之间的重要反应。农药通过水解反应而改变了原化合物的化学结构。对于许多农药来说，水解作用是其在环境中消失的重要途径。在环境条件下，可能发生水解的官能团类有烷基卤、酰胺、胺、氨基甲酸酯、羧酸酯、环氧化物、腈、磷酸酯、磺酸酯、硫酸酯等。一般说来，杀虫剂较杀菌剂、除草剂和植物生长调节剂易于发生水解，有机磷酸酯类农药和氨基甲酸酯类农药较有机氯类农药易于发生水解，一些拟除虫菊酯类农药也易发生水解反应。影响农药水解因素很多，其中 pH 和温度是影响农药水解的主要因素。

常用的化学氧化剂有高锰酸钾、次氯酸钠、过氧化氢和臭氧等，其对农药的氧化分解效果与农药的种类、反应的 pH 密切相关。

在太阳辐射和紫外线照射下，大多效农药都会发生分解。太阳辐射和紫外线照射能引起有机磷农药中的磷脂键即 P—O 键和 P—S 键断裂而使农药分解。当喷洒拟除虫菊酯后，该类农药会存在于植物表面、大气、土壤以及水体中，无论是残留在哪个界面上，均能在太阳光的辐射下进行降解反应，这是农药在环境中最直接也是最有效的降解方式。采用 UV_{254} 对 4 种 100 μg/L 农药残留（二嗪磷、马拉硫磷、精异丙甲草胺和西维因）进行照射，四种农药在各自适宜的 pH 条件下都有较好的降解效果。

（5）农药残留物的微生物降解

降解农药的微生物有细菌、真菌、放线菌、藻类等，大多数来自土壤微生物类群。其中假单胞菌属是最活跃的菌株，对多种农药有分解作用。

细菌降解农药的本质是酶促反应，即化合物通过一定的方式进入细菌体内，然后在各种酶作用下，经过一系列的生化反应，最终将农药完全降解或分解成分子量较小的无毒或毒性较小化合物的过程。如假单胞菌 ADP 菌株以阿特拉津为唯一碳源，有 3 种酶参与了降解阿特拉津的过程，使其最终被降解为 CO_2 和 NH_3。

农药的种类繁多，而微生物的降解一般具有特异性，因此需要针对不同的农药品种进行降解性微生物的分离筛选。表 7-9 为经实验筛选得到的降解性微生物资源。

分子生物学的迅猛发展为农药降解菌从实验室走向实际应用提供了可能。人们寄希望通过基因工程技术将农药降解酶基因或降解质粒克隆到合适的宿主菌中并使其高效表达，构建"高效农药降解菌"，为农药的微生物降解开辟一条新途径。这一领域已成为当今环境生物技术的研究热点之一，也是今后工作的重点。如，除草剂 2,4-滴降解质粒、阿特拉津降解酶基因等已成功地克隆表达。

表 7-9　降解农药的微生物资源（引自王罗春等，2019）

农药	降解菌	农药	降解菌
异丙隆	*Sphingomonas* sp. Y57	菊酯类除草剂	*Rhodococcus* sp. CDT3
	Sphingobium sp. YBL1, YBL2, BL3		*Pseudomonas* sp. PBM11
阿特拉津	*Pseudomonas* sp. SA1		*Flavobaeterium haoranii* LQY-7
	Arthrobacter sp. AG1		*Sphingobium wenxiniae* JZ-1
磺酰脲类除草剂	*Pseudomonas* sp. SW4		*Sphingobium faniae* JZ-2
	Methylopila sp. S113	阿维菌素	*Burkholderia cepacia-like* GB-01
	Psendomonas aeruginosa L36	灭多威	*Paracoccus* sp. mdw-1
	Ancylobacter sp. XJ-412-1	西维因	*Sphingobium qiguonii* X23
	Pseudomonas sp. LW3	扑虱灵	*Pseudomonas* sp. DFS35-4
氟磺胺草醚	*Lysinibacillus* sp. ZB-1	多菌灵	*Rhodococcus* sp. Djl-6
咪草烟	*Pseudomonas* sp. IM4		*Rhodococcus jialingiae* djl-6-2
乳氟禾草灵	*Brevundimonas* sp. LY-2	孔雀石氯	*Pseudomonas* sp. MDB-1
精噁唑禾草灵	*Rhodococcus* sp. T1	百菌清	*Lysobacter ruishenii* CTN-1
酰胺类除草剂	*Paracoccus* sp. FLY-7		*Pseudomonas* sp. CTN-3
	Paracoccus sp. FLN-8		*Ochrobactrum* sp. CTN-11
	Catellibacterium caeni DCA-1	对硝基苯酚	*Pseudomonas* sp. P3
有机磷类杀虫剂	*Pseudomonas putida* DLL-1		*Pseudomonas* sp. PDS-3
	Plesiomonas sp. M6		*Pseudomonas putida* DLL-E4
	Stenotrophomonas sp. SMSP-1	邻硝基苯甲醛	*Pseudomonas* sp. ONBA-17

续表

农药	降解菌	农药	降解菌
有机磷类杀虫剂	*Paracoccus* sp. M-1	苯酚	*Pseudomonas* sp. PHD-1, PHD-3
	Paracoccus sp. L-3		*Ralstonia* sp. PHD-2
	Paracoccus sp. Lgjj-3		*Acinetobacter* sp. PHD-4
	Ochrobactrum sp. DDV-1		*Microbacterium* sp. PHD-5
	Burkholderia sp. FDS-1		*Pseudomonas* sp. PND-1, PND-2
	Sphingomonas sp. Dsp-2		*Acinetobacter* sp. PND-4, PND-5
	Delftia sp. XSP-1		*Comamonas* sp. PND-3
	Ochrobactrum sp. mp-4		*Cupriavidus* sp. PND-6
	Diaphorobacter sp. CS-1		*Comamonas* sp. PND-3, PND-6
	Arthrobacter sp. sc1-2	联苯	*Achromobacter* sp. BP3
	Luteibacter jiangsuensis JW-64-1	菲	*Sphingobium* sp. 2F5-2
六六六	*Sphingomonas* sp. BHC-A	3, 5, 6-三氯-2-吡啶	*Ralstonia* sp. T6
甲氰菊酯	*Sphingobium* sp. JQIA-5		

7.2.5.7 加强有害生物综合治理，减少农药施用量

随着人类对环境的日益重视，要求减少化学农药的使用也成为人们的共识，在美国公众调查中 92%的人希望使用相对无害的农药，66%的人则赞成严惩滥用农药者，为此美国和欧洲国家均制定了相应的农药法规，严格限制农药的生产和使用。我国政府也十分重视农药污染问题，除限制某些高毒、高残留农药生产而外，还对农药安全生产和使用制定了有关制度，并积极研制高效低毒低残留新农药。

农业生产过程中对病虫害的防治应按照"预防为主，综合防治"的植保方针，坚持"农业防治、物理防治、生物防治为主，化学防治为辅"的无害化治理原则，进一步改进栽培技术、改良品种，生产中选用高抗病品种，实行严格轮作制度，最大限度地利用自然控制因素，使用各种相互协调的方法以求获得对病虫害的最佳防治和对环境的最小破坏。随着生物技术的进步，人类将会更加关注我们的生活环境和生活质量，探索与大自然和谐的行为方式，避免化学农药带来的恶果。

7.3 硫氧化物

生态系统中气态污染物主要有硫氧化物、氮氧化物、臭氧、碳氧化物和氟化物等。硫氧化物包括二氧化硫（SO_2）和三氧化硫（SO_3）。其中 SO_2 是最重要的气体污染物。在燃烧过程中，SO_2 是通过硫和氧气以及氧自由基反应形成。从释放到大气中的量来看，SO_2 可能在所有的气态污染物中最具危险性。

7.3.1 环境污染源

SO_2 为无色、具辛辣及窒息性气味的气体，属中等毒性物质。沸点-10℃。易溶于水（在水中溶解度 8.5%，25℃）形成亚硫酸。SO_2 在空气中可在亚铁和锰等金属离子的催化下进一步氧化形成 SO_3。在洁净的大气中氧化很慢，但在污染大气中，氧化速度迅速提高，可

为清洁空气的 10~100 倍。SO_3 化学性质活泼，可溶于空气的水分中形成硫酸，并以气溶胶状态在空气中存在。SO_3 的毒性较 SO_2 大 10 倍左右。亚硫酸和硫酸均有腐蚀作用，可与空气中存在的 NH_3 和金属阳离子形成相应的盐。

SO_2 是大气中最常见的污染物。含硫石油、煤、天然气的燃烧，硫化矿石的熔炼和焙烧、石油精制、硫酸制造、硫黄精制、造纸、硫化橡胶等各种含硫原料的加工生产过程等均能产生 SO_2 而污染大气。由于煤和石油是主要能源，含硫量分别达 0.3%~7% 和 0.2%~1.7%，燃烧所产生的 SO_2 占大气中 SO_2 的 70%。

全世界 SO_2 的人为排放量每年约 1.5 亿 t，矿物燃料燃烧产生的占 70% 以上。自然产生的 SO_2 数量很少，主要是生物腐烂生成的硫化氢在大气中氧化而成。SO_3 常和 SO_2 一同排放，数量仅为 SO_2 的 1%~5%，且很不稳定，能迅速与水结合成为硫酸。SO_2 的排放源，90% 以上集中在城市和工业区，造成这些地区大气污染问题。早在 1930 年代初期，世界上发生的多起大气污染事件如伦敦烟雾事件、日本的四日市哮喘等即与 SO_2 对大气的污染有关。大气 SO_2 污染严重时，往往大气颗粒物等有害物的污染也相应严重，故常以大气中 SO_2 浓度水平作为评价大气环境质量的一项重要指标。

7.3.2 吸收、分布和排泄

SO_2 在呼吸道中主要是被鼻腔和上呼吸道黏膜吸收。由于 SO_2 易溶于水，故多数被黏膜的湿润表面吸收而生成亚硫酸，一部分进而氧化为硫酸。SO_2 虽然不易进入肺部，但其能吸附于大气颗粒物的表面而进入呼吸道深部。

当吸入空气中 SO_2 浓度为 290 μg/m³ 时，家兔可通过鼻腔和咽喉吸收 40% 左右；如 SO_2 浓度为 29~290 mg/m³ 时，可吸收 95% 左右。在吸入空气中 SO_2 浓度为 2.9~140 mg/m³ 时，狗可通过鼻腔吸收 99% 以上。当 SO_2 浓度为 2.9~420 mg/m³ 时，接触时间为数分钟（较低浓度时）至 40 min（较高浓度下），人类也可吸收 99% 以上。总之，SO_2 在上呼吸道可被吸收 40%~90%。

被上呼吸道吸收以后，SO_2 进入血液分布全身。其在气管、肺、肺门淋巴结和食道中含量最高，其次为肝、肾、脾等器官。进入体液的 SO_2 立即以亚硫酸根离子和亚硫酸氢根离子的形式存在。在体内经过进一步代谢后，以硫酸盐的形式随尿排出。

7.3.3 污染作用机理

SO_2 在大气中一般只存留几天，除被降水冲洗和地面物体吸收一部分外，大多被氧化为硫酸雾和硫酸盐气溶胶，是环境酸化的重要前驱物。硫酸盐在大气中可存留一个星期以上，飘移至 1000 km 以外，造成远离污染源处的污染或广域污染。通过它的迁移转化，可远距离输送或被雨水冲刷，抵达地面，造成土壤、水体酸化，影响植物、水生生物的生长，给人类生产和生活造成危害。

SO_2 氧化为硫酸盐气溶胶的机制很复杂，大体可归纳为 3 种：①光化学氧化。SO_2 在大气中吸收特定波长光波，形成激发态 SO_2，经与氧分子作用后，再与水蒸气结合成硫酸，进而形成硫酸盐气溶胶。大气中的氮氧化物和碳氢化合物相互作用产生的氧化性自由基，也可氧化 SO_2，称为间接光化学氧化，其氧化速率明显高于前者。②液相氧化。SO_2 溶解在微小水滴中再氧化为硫酸，有锰、铁、钒等起催化作用的金属离子或强氧化剂臭氧和过氧化氢存在时，氧化速率增大。③颗粒物表面反应。SO_2 被颗粒物吸附后再氧化，这种反应受湿度、pH、金属离子等的影响。SO_2 氧化成的硫酸雾和硫酸盐称为二次颗粒物。这种颗粒物的粒径大多在 2 μm 以下。

在水中，SO_2 是高度溶解的。SO_2 一旦释放到大气中，就经过气态相的氧化，形成硫酸气溶胶。气态的 SO_2 也可以逐步溶解在水滴中，随后氧化，形成硫酸气溶胶悬滴。这样所形成的两种形式硫酸可以通过沉降形式到达地球表面，形成酸雨。酸雨是酸性强于正常雨水的降水，其酸度可能高出正常雨水的 100 倍以上。酸雨的形成是一种复杂的大气化学和大气物理现象。酸雨中含有多种无机酸和有机酸，绝大部分是硫酸和硝酸，多数情况下以硫酸为主。燃料燃烧所产生的 SO_2、氮氧化物，工业加工和矿石冶炼过程产生的 SO_2 是造成酸雨的主要大气污染物。

SO_2 胁迫植物的机理。①离子学说。SO_2 进入植物细胞中与水生成亚硫酸氢根离子（HSO_3^-）、亚硫酸根离子（SO_3^{2-}）和氢离子（H^+），亚硫酸氢根离子和亚硫酸根离子对植物组织、细胞和生物大分子有毒性作用，其中，在植物组织内直接起毒害作用的主要是亚硫酸氢根离子，为一种生理学上的 SO_2，是 SO_2 溶解在组织细胞液中的主要形式。亚硫酸根离子对组织伤害较小，但其是一种亲核剂，能够与烯烃类化合物、嘧啶、辅酶等结合，形成不解离的复合化合物，新的复合物又会间接地使植物受伤害；还能够使蛋白的双硫键断裂，造成膜蛋白结构的破坏，使酶失活，进而干扰生物体内正常代谢。氢离子能降低胞内 pH，从而影响细胞中的酶化学反应，此外 pH 变化也会影响胞间、胞内的 H^+ 梯度传递。②自由基学说。SO_2 以气体方式进入植物细胞内产生 HSO_3^-、SO_3^{2-}，在 SO_3^{2-} 被氧化成 SO_4^{2-} 过程中会产生大量的活性氧和其他各种自由基，从而产生氧化胁迫。植物体内活性氧产量的增加，会导致活性氧参与的代谢系统失去平衡，从而引起细胞膜脂过氧化，膜系统结构和功能的破坏，膜透性改变，内质网扩张，核糖体脱落，线粒体、溶酶体破裂等，并使与脂蛋白结合的酶活性降低等；活性氧还会破坏核酸结构，攻击核酸碱基，导致 DNA 损伤和基因突变、阻断 DNA 复制和转录；活性氧也能诱发细胞抗逆基因表达增强，提高植株对逆境的适应性，但胞内活性氧过量时，会导致细胞氧化损伤。自由基能引发亚硫酸氧化，损伤抗氧化系统，使抗氧化酶活性降低，还可使细胞膜磷脂中的饱和脂肪酸含量升高，不饱和脂肪酸含量下降，膜透性增大，线粒体中的呼吸链损伤，电子传递出现短路，ATP 生成减少，氧化损伤后可造成碱基片段缺失及突变等，对细胞产生毒害作用。

7.3.4 毒理效应

7.3.4.1 对植物的影响

植物受 SO_2 伤害后的症状主要表现在叶部。SO_2 通过下表皮的气孔进入叶片，破坏叶片脉间组织，叶片会逐渐出现伤斑，再慢慢变黄直至黄化干枯。受害症状开始只在叶背气孔附近，慢慢地从叶背到叶面，伤斑的发展也由点到面，严重时叶片萎蔫。受害起始位置多位于脉间，也有从叶缘或先端开始的，一般情况下，嫩叶从边缘开始居多，而单子叶植物常在尖端先开始坏死。有人将植物叶片的伤害症状归纳为 4 种类型：脉间扩展灰白斑型，如白菜、油菜、甘蓝和萝卜；沿脉扩展黄斑型，如西葫芦、南瓜、黄瓜和西瓜；沿叶尖叶缘扩展卷曲型，如小麦和玉米；混合型，如大豆和菜豆。且发现伤斑颜色因植物种类不同、SO_2 剂量不同而异。此外，伤害症状与植株的叶龄、叶形和发育状况也有关。

SO₂ 对果实也有很大影响，在盛花期 SO₂ 可以抑制花粉管正常生长，进而造成有花不育或落花落果，长时间污染能致使许多病原菌不断侵入，诱发更多病虫害，最后造成树势衰退。

气孔是外界与植物体内气体进行交换的通道，SO₂ 最起始是通过叶片上的气孔进入植物叶组织，是植物叶片受害的最初途径，所以一切有利于气孔开放的条件，均易使植物受害。气孔同样也是植物抗逆反应的第一道防线，适当的逆境条件会使气孔关闭，植物就可能免受伤害，但当亚硫酸根离子积累到一定浓度时就会影响气孔的正常开启与关闭。不管是急性或慢性伤害，低浓度 SO₂ 可促使植物的气孔关闭，导致气孔开度减小，SO₂ 浓度越高，气孔关闭越快。高浓度 SO₂ 会造成气孔保卫细胞的结构性损伤，在气体超过阈值后，气孔的关闭往往变得不可逆转。处理浓度是影响气孔舒张的主要因素，处理时间是次要因素。

当叶肉组织积累 SO₂ 量过高时，会影响到其参与光合作用的海绵细胞和栅栏细胞，植物体的光合作用就会受到干扰。低浓度的 SO₂ 可促进植物的光合作用，而高浓度的 SO₂ 则会降低植物叶片的光合作用，SO₂ 浓度越高、处理时间越长，对植物光合作用影响越大。此外，长期 SO₂ 处理还能够引起光系统 I 和光系统 II 结构破坏，影响电子传递链的正常传递途径，导致光能转换效率和系统潜在活性下降。据报道 SO₂ 可使水稻的光合速率降低 30%～60%；当大麦暴露于 0.23 μg/m³ 的 SO₂ 中 75 d，叶片没有可见的伤害症状时，光合作用系统中的电子传递活性降低。

SO₂ 进入叶肉细胞后，一部分会转化成亚硫酸盐，它会破坏叶绿体结构，分解叶绿素。叶绿体先逐渐褪色成浅黄褐色，并出现明显的质壁分离现象，之后叶绿体开始逐渐变得模糊，细胞开始皱缩并解离，最后导致叶表面受害组织全部坏死。SO₂ 浓度越高，叶绿素含量下降越快，如用 10 mg/m³ SO₂ 处理蓖麻 10 h，叶绿素含量下降 4%；而用 40 mg/m³ SO₂ 处理 10 h 后，叶绿素含量下降近 10%。SO₂ 对叶绿素组成比例也有明显影响，叶绿素 a/叶绿素 b 比值的变化能反映叶片光合活性的强弱，经 SO₂ 处理的叶片叶绿素 a、叶绿素 b 遭分解破坏，两者之间的比例发生变化，低浓度下叶绿素 b 下降较快、两者比率增大，高浓度下叶绿素 a 下降较快、两者比率减小。

当植物细胞受到 SO₂ 胁迫时，最初受害的部位就是植物细胞的细胞膜。在低浓度时，气体浓度增加对膜透性的影响不大，但当气体浓度增大到一定值时，质膜透性随气体浓度的增加而显著增加。SO₂ 对植物细胞膜通透性的影响与植物种类有关，对 SO₂ 抗性强的植物细胞膜对其不敏感，抗性弱的对其相当敏感。一般情况下，植物幼叶的抗性最强，受 SO₂ 影响最小，成熟叶片最敏感，而老叶介于两者之间。SO₂ 能够引起膜透性的改变是因为脂质和蛋白质组成的细胞膜成分发生了变化。脂质具有通透性，受 SO₂ 伤害后，脂质的某些合成途径被抑制，导致固醇类物质和半乳糖甘油二酯合成减少，进而引起膜脂类过氧化。此外，SO₂ 还能诱导植物的细胞凋亡过程。在模式植物拟南芥、农作物蚕豆以及观赏园林植物萱草中发现，SO₂ 均可诱导保卫细胞凋亡过程。

SO₂ 还可以通过多种途径影响植物酶的活性和新陈代谢。如促进磷酸盐的代谢和降低叶片中叶绿素的含量。低水平的 SO₂ 可以增加糖类的含量，而高浓度的 SO₂ 则减少其含量。

7.3.4.2 对动物的影响

尽管 SO₂ 对眼睛和上呼吸道是一种刺激性的气体，但是在试验动物暴露于适量的 SO₂ 时还没有严重伤害的证明。甚至暴露于高于环境浓度 50 倍的纯 SO_2 气体时，仅仅产生很小的伤害。要使小动物致死，需要暴露于高于环境浓度 100 倍的浓度，甚至更高。小鼠吸入 SO_2 1 h 的 LC_{50} 为 1600 mg/m^3。对呼吸道及眼有强烈刺激作用。可引起气管和支气管的反射性收缩，也可引起分泌物增加和局部炎症反应。SO_2 高浓度急性接触往往引起喉痉挛和支气管痉挛而死亡。短时间内大量吸入 SO_2 时，也可引起喉头水肿、声带痉挛而窒息死亡。小鼠暴露于 SO_2 浓度为 28 mg/m^3 中 24 h，鼻腔黏膜发生炎症变化，72 h 鼻上皮细胞坏死和脱落。

大鼠接触 2.9 mg/m^3 SO_2 170 h 后，呼吸道对黏着微粒的清除能力显著降低。大鼠接触 4.86 mg/m^3 浓度的 SO_2 65 d，可出现气管炎、呼吸道上皮细胞脱落和局部性肺炎。豚鼠在 3 mg/m^3 SO_2 浓度下，接触 120 h，出现增生性间质肺炎、支气管炎和气管炎。动物同时接触 SO_2（0.15 mg/m^3）和 NO_2（0.1 mg/m^3）3 个月，发现二者有相加作用。SO_2 也能引起牛、羊、狗、猪等其他动物的疾病或致死。

许多研究表明，在其他因素尤其是在相对湿度提高的情况下，将会加强动物对 SO_2 的毒性反应。在这种情况下，SO_2 雾化和其他一些颗粒状的硫酸盐强化了动物对 SO_2 的毒性反应。表明 SO_2 变化为高度氧化态，能够增加对动物的伤害。这些相互作用对控制大气污染具有很重要的指导意义，即 SO_2 转化为酸性硫酸盐的速率要比 SO_2 在大气中的浓度本身可能会有更大的健康意义。

7.3.4.3 对人类健康的影响

（1）对呼吸道的刺激作用

一定浓度的 SO_2 对呼吸道有刺激作用，并可影响呼吸功能。此外，SO_2 对眼结膜也有刺激作用并可引起炎症。不同的人对 SO_2 的嗅觉灵敏性差异很大。一般情况下，大气中 SO_2 浓度为 290～860 $\mu g/m^3$ 时，一般不能闻到它的气味，大多数人仅可由味觉感知；1.45 mg/m^3 SO_2 可被嗅觉感知；10 mg/m^3 以上时可闻到刺鼻的硫臭味；14.3 mg/m^3 时可引起呼吸道阻力增加，暴露 3 h，肺功能轻度减弱，但是黏液分泌和纤毛运动能力尚未改变；28.6～42.8 mg/m^3 时呼吸道纤毛运动和黏液分泌功能均受到抑制；57 mg/m^3 时鼻腔和上呼吸道受到明显刺激，引起咳嗽，眼睛也有不适感；286 mg/m^3 时支气管和肺组织明显受损，可引起急性支气管炎、肺水肿和呼吸道麻痹，症状为咳嗽、胸闷、胸痛、呼吸困难；1142～1428 mg/m^3 时可因反射性声门痉挛、声门水肿而引起窒息死亡，危及生命。

低浓度的 SO_2 就能引起肺功能的改变。急性吸入 <2.9 mg/m^3 SO_2 便可产生轻微的呼吸道症状，引起细支气管的微弱改变，包括细支气管的收缩及正常人和哮喘患者的呼吸道气流的改变。即使在 1.45 mg/m^3 SO_2 暴露 10 min 也能引起轻度哮喘患者呼吸功能的改变。这些效应是暂时的、可逆的，一般在 1 h 后可恢复正常。干燥或寒冷的空气、用口呼吸、体育运动、颗粒物中的氯化钠和硫酸铁等因素可使这些反应加重。在 28.6 mg/m^3 SO_2 的浓度下可看到明显的肺组织病理学损伤。

不同的人对 SO_2 的敏感性不同，个体差异较大。一般患有肺功能不全及呼吸循环系统疾病的患者、老年人和儿童对 SO_2 较敏感。普通人在 2.9～23 mg/m^3 SO_2 浓度下，呼吸 10 min 即可发生呼吸道阻力增加。个体对 SO_2 的敏感程度还与呼吸途径和活动程度有关。经鼻呼吸，由于鼻腔能吸收一部分 SO_2，降低了对气管和支气管的刺激作用。哮喘患者在休息时吸入 2.8 mg/m^3 浓度的 SO_2 才引起支气管收缩和呼吸道阻力增加，但在活动时哮喘患者只要吸入 280～700 μg/m³ SO₂ 便可引起支气管收缩和呼吸阻力增加。

SO₂ 引起气管收缩、通气阻力增加的原因，主要是由于上呼吸道的平滑肌内有末梢神经感受器，受到 SO₂ 刺激后引起平滑肌反射性收缩，使气管和支气管的管腔缩小，气道阻力增加；也有人认为是由于 SO₂ 或 SO_4^{2-} 刺激化学感受器——肥大细胞，使之释放化学介质组织胺，间接地激活迷走神经引起支气管平滑肌反射性收缩，导致呼吸道阻力增加。

流行病学调查表明，大气 SO₂ 的平均浓度超过 0.28 mg/m³ 时，城市居民中慢性支气管炎患病率上升。SO₂ 和烟尘的 24 h 平均浓度均为 250 μg/m³ 时，呼吸道患者病情可恶化；500 μg/m³ 时，中老年人群和慢性病患者人群中可出现超额死亡。SO₂ 和烟尘的年平均浓度分别为 100 μg/m³ 时，居民呼吸道疾病症状加重，儿童呼吸道疾病发病率增加。

由于呼吸道收缩、阻力增加和炎症的发生引起的通气障碍，加之 SO₂ 刺激肺泡，引起肺泡壁弹力蛋白和胶原蛋白的破坏，可导致肺气肿和支气管哮喘等疾病。慢性支气管炎、支气管哮喘和肺气肿三者合称为慢性阻塞性呼吸道疾病，它们可以继发地引起心脏疾患。上海市分析了 1974～1982 年共 9 年中大气污染与呼吸道疾病死亡率的关系，得出大气中 SO₂ 浓度增加 10 μg/m³，则呼吸系统疾病死亡人数将递增 5%。

（2）致癌变、致突变作用

大多数流行病学调查表明，单纯的 SO₂ 暴露似与肺癌死亡无关。动物实验表明，单纯的 SO₂ 暴露也不能诱发动物肿瘤。SO₂ 促进癌症的发生可能与其抗营养作用有关。SO₂ 能吸收紫外线，从而引起暴露人群维生素 D 缺乏，由于维生素 D 可减少大肠癌和乳腺癌的危险性，这样 SO₂ 污染间接增加了这类癌症的危险性。

SO₂ 可在锰、铁等金属离子的催化下进一步氧化生成 SO₃。SO₂ 和 SO₃ 可溶于水生成硫酸、亚硫酸、重亚硫酸及各自的盐，并通过肺毛细血管进入血流。硫酸及其盐可通过尿排出体外，亚硫酸和重亚硫酸及其盐类可进一步自氧化，产生超氧阴离子自由基引起细胞及其遗传物质的损伤。研究发现，接触 SO₂ 的工人，其外周血淋巴细胞染色体畸变、姐妹染色单体互换及微核率增高，用 SO₂ 体内衍生物（亚硫酸盐和亚硫酸氢盐）处理体外培养的人血淋巴细胞，这些指标同样增高，故认为 SO₂ 是人血淋巴细胞染色体断裂剂和基因毒性因子。

（3）对人体的其他作用

①低浓度 SO₂ 对大脑皮质机能有影响，如 0.9 mg/m³ SO₂ 可使脑电波阻断，光敏感度增加，暗适应受到抑制。②SO₂ 可与血中维生素 B1 结合，使体内维生素 C 的平衡失调，从而影响机体新陈代谢。正常情况下，维生素 B1 和维生素 C 能形成不易氧化的结合性维生素 C，以满足机体对维生素 C 的需要。维生素 B1 与 SO₂ 结合后，不能再与维生素 C 结合，加速维生素 C 的氧化失活过程，使其在体内的平衡破坏。此外，由于 SO₂ 能够吸收紫外线，含有 SO₂ 和硫酸盐的大气酸危害可导致暴露人群维生素 D 的缺乏。③SO₂ 能抑制某些酶的活性。如在 SO₂ 作用下，肺组织中的三磷酸腺苷含量显著下降，糖分解酶活性增加，蛋白质和糖代谢发生紊乱。④SO₂ 对呼吸防御系统有抑制作用。即使暴露在 2.9 mg/m³ 的低浓度 SO₂下，正常人和哮喘患者的呼吸防御系统便受到抑制，表现在气道上皮纤毛运动减弱，对异物的清除作用受抑制，鼻黏膜和呼吸道其他部分黏膜分泌黏液的能力和黏液的流动减弱，从而使呼吸防御功能降低，容易发生呼吸感染。⑤职业接触 SO₂ 的工人，其外周血淋巴细胞分裂指数降低，细胞周期迟缓。体外培养的人血淋巴细胞受到 SO₂ 体内衍生物亚硫酸氢钠和亚硫酸钠处理后，其分裂指数减少和细胞分裂迟缓，且与剂量呈正相关。用亚硫酸氢钠处理体外培养的人类细胞株 Hep-2，能减少细胞形成克隆能力，且形成的克隆也较小，表明对细胞生

长有抑制作用。

（4）与颗粒物的联合作用

SO_2 与颗粒物常共存于大气中，二者有很强的联合作用。一旦 SO_2 与可吸入颗粒物结合，便可随颗粒物进入细支气管和肺泡等肺部较敏感的部位。颗粒物不仅可携带 SO_2 进入呼吸道深部，颗粒物还含有锰、铁等金属氧化物，可催化 SO_2 氧化成 SO_3 并形成硫酸。硫酸的刺激和腐蚀作用比 SO_2 大 4~20 倍。随颗粒物进入呼吸道深部的 SO_2，一部分可进入毛细血管随血流分布在全身各个器官而造成全身性损害；另一部分则沉积在肺泡内或黏附在肺泡壁上，产生刺激和腐蚀作用，引起细胞破坏和纤维断裂，形成肺气肿。长期作用下将引起肺泡壁纤维增生而发生肺纤维变性。此外，吸附有 SO_2 的细小颗粒物也是一种变态反应原，能引起支气管哮喘发作，日本四日市的哮喘病就是典型例症。四日市是日本的石油工业基地，据 1962 年统计，该市工厂年排放 SO_2 和颗粒物达 13 t，大气 SO_2 浓度高达 2.1~2.9 mg/m³。据对四日市哮喘的研究，40 岁以上人群发生哮喘，可能与硫酸雾损伤呼吸道黏膜而引起继发感染产生自身免疫有关；11 岁以下人群发生哮喘可能与高浓度 SO_2 诱发过敏有关。

7.3.5　酸雨的形成及危害

大气中酸性气体如 SO_2 和氮氧化物（NO_x）浓度增高，在大气颗粒物中所含的 Fe、Cu、Mg、V 等金属氧化物的催化下，SO_2 和 NO 分别氧化生成 SO_3 和 NO_2，可溶于雨雪中生成 H_2SO_3、H_2SO_4、HNO_2、HNO_3，使降水呈酸性，pH 降低至 5.6 之下，就称为酸雨。目前我国大气 SO_2 污染比 NO_x 严重。因此，我国酸雨是硫酸型的，且主要来自 SO_2 和 SO_3 的云下洗脱。其危害或影响主要有：①酸雾对人体健康的直接危害。空气中的酸雾可吸入肺部组织，引起肺部炎症、肺水肿。特别对婴儿影响更大，甚至引起突发性婴儿死亡综合征。酸雾制成的水液可引起体外培养的家兔肺泡巨噬细胞死亡，抑制细胞吞噬能力和酸性磷酸酶的活性，推测酸雾能减弱呼吸道免疫功能。②对水生生物的影响。酸雨可使水体 pH 降低，影响鱼卵孵化和鱼类生长，鱼类种群减少甚至消失，使食物链中相关的上下游生物受到影响。鲢鱼、鳙鱼、鲤鱼三种鱼的 96 h LC_{50} 分别是 pH5.34、4.51 及 3.80，不同生长发育期的敏感性为受精卵＞鱼苗＞成鱼。大型蚤的 24 h LC_{50} 和 48 h LC_{50} 为 pH4.66 和 4.94。当水体的 pH 为 3.6、3.8、4.0、4.2 时，椭圆萝卜螺的 96 h 累积死亡率分别为 100%、60%、20%、10%。水体酸化后，水生植物也受到严重伤害，从而影响水体的生物自净作用。③土壤硬化及其生物学作用。如果酸雨 pH 过低，会降低土壤 pH，从而抑制土壤硝化和反硝化细菌的繁殖和生长，降低腐殖质的合成和分解，生物固氮作用也受到抑制。土壤酸化也可导致土壤中 Ca^{2+}、Mg^{2+}、K^+ 等无机养分的淋溶，还可抑制植物根系的正常生长，导致农作物产量降低甚至枯死。此外，酸雨对建筑物和金属构筑物（如输电装置、无线电发射塔及天线）、油漆及名胜古迹等有严重腐蚀作用，严重者可影响建筑物的安全、引起供电故障和通信中断等事故。

7.3.6　调控措施

7.3.6.1　大力推广清洁能源

积极调整能源结构，大力推广清洁能源，交通运输部门优先安排低硫煤、洗精煤向高硫煤地区的调运。部分城市制订了当地使用燃料的含硫量限值，通过监督管理，促进低硫煤的使用。如北京市规定燃煤含硫量<0.5%，上海市规定燃煤含硫量<0.8%。

7.3.6.2　关停高硫煤矿、小火电机组、小水泥、小玻璃、小钢铁等污染严重的企业

如我国曾在 2000 年计划关停高硫煤矿 4000 个，当年 5 月底已关停 4492 个，减少高硫煤产量 1763 万 t。2000 年计划关停小火电机组 135 台（装机容量 2200 MW），当年 5 月底已关停 78 台（装机容量 1040 MW），关停率为 57.8%，减少 SO_2 排放量 10.85 万 t。2000 年计划关停小水泥、小玻璃 1300 条生产线，当年 5 月底已关停 784 条，关停率为 60.3%，减少产量 1944 万 t，削减 SO_2 排放量 2.33 万 t。2000 年计划关停小钢铁 615 条生产线，当年 1～5 月已关停 404 条，关停率为 65.7%，减少产量 447 万 t，削减 SO_2 排放量 1.26 万 t。到 2000 年 5 月各地还关停其他污染源 1422 个，削减 SO_2 3.28 万 t。

7.3.6.3　SO_2 的控制技术

主要分三大类：一是源头控制，即燃料脱硫技术，通过各种技术手段，降低燃料中的硫含量；二是燃烧过程脱硫，即燃料在燃烧过程中生产的 SO_2 与碱土金属氧化物 CaO、MgO 反应生产 $CaSO_4$、$MgSO_4$ 等而被脱除；三是末端控制，即烟气脱硫技术，是目前应用最广、脱硫效率最高的方法，即把已生成的 SO_2 通过各种技术手段从烟气中脱除，从而降低排放量。

（1）燃料脱硫技术

①煤的洗选。洗选是利用煤和杂质物理性质、化学性质的差异，通过物理选煤、物理化学选煤、化学选煤或者微生物选煤等方式除去或减少原煤中硫分、灰分等杂质，可有效减少烟尘、二氧化硫、氮氧化物的排放。实际选煤生产中常采用物理选煤和物理化学选煤，可有效脱除燃煤中的无机硫（黄铁矿硫）。②煤的气化和液化技术。煤的气化是指在一定温度和压力下，将经过预处理的煤送入专用的煤反应器内，通过空气或氧和蒸汽等气化剂，对煤进行热化学加工，将煤中的有机质转变为煤气的工程。煤的液化是指煤经化学加工，通过煤的直接液化或煤间接液化转化为液体燃料（包括烃类及醇类燃料）的过程。③水煤浆技术。水煤浆是指由煤粉（约占 70%）、水（约占 30%）及少量化学添加剂混合制成的一种浆体燃料。水煤浆可以像油一样泵送、雾化、贮存和稳定燃烧，优点是其热值相当于燃料油的一半，可代替燃料油用于电站、锅炉以及其他工业窑炉等，用于代替煤炭燃用，燃烧效益高、环境污染小。④型煤加工技术。型煤加工是通过煤粉或低品质煤混入黏合剂后，制成具有一定强度和形状的煤制品，分为工业型煤和民用型煤。高硫煤制备工业型煤时，加入适量的固硫剂，可大幅减少烟尘中二氧化硫的排放。

（2）燃烧过程脱硫技术

常使用炉内喷钙技术，即用压缩空气将 150 目左右的石灰石粉喷射到炉内最佳温度区，使脱硫剂石灰石与烟气充分接触，保证足够的反应时间，使石灰石粉在炉内煅烧分解生成氧化钙，利用生成的氧化钙与炉内烟气中的二氧化硫进行反应实现炉内脱硫。该技术的优点是以石灰石等钙基物料作为吸着剂，来源广泛，价格低廉，脱硫渣为中性固态渣，无二次污染；既可用于燃用中低硫煤，也能用于燃用高硫煤。在合理的钙硫比（Ca/S≤2）情况下，脱硫率高达 75% 以上。

（3）烟气脱硫技术

1）湿法烟气脱硫。指应用液态吸收剂吸收烟气中的 SO_2，脱硫产物的最终形态为溶液或浆液的状态。该法具有脱硫效率高、技术成熟、运行稳定可靠、脱硫副产物可以利用等优点；缺点是存在脱硫废水处理的问题，容易造成二次污染，且由于洗涤后烟气温度低，不利于烟囱排气的扩散，需要设置烟气再热器，能耗高，管道及设备腐蚀严重等。主要的湿法脱硫技术有：①石灰石/石灰-石膏法。将石灰石粉制成浆液，在吸收装置中与 SO_2 反应，脱除二氧化硫的同时可以回收副产物石膏。为了降低脱硫设备的负荷，通常将其布置在烟气除尘系统之后。该方法脱硫效率高达 95% 以上，技术成熟，运行可靠，可用于高、中、低硫煤。缺点是浆液 pH 过高时，会使脱硫设备内结垢、堵塞，存在设备运行隐患。②双碱法。双碱法烟气脱硫是利用碱或碱金属盐类（如氢氧化钠、碳酸钠和碳酸氢钠）等的水溶液来吸收烟气中的 SO_2，利用石灰反应器中的石灰使脱硫后的水溶液再生，再生后的吸收液可以循环利用。可回收亚硫酸钙和石膏脱硫副产品。此方法反应机理与石灰石/石灰-石膏法类似，是为了克服石灰石/石灰-石膏法容易结垢的缺点而发展起来的。③氨法。采用氨水作为吸收剂吸收烟气中的 SO_2，由于是气-液或气-气相反应，反应速率快，吸收剂利用率高，吸收设备体积小，可回收硫酸铵脱硫副产品。④氧化镁法。烟气经预除尘和除氯后，利用氧化镁浆液或水溶液作为吸收剂吸收烟气中的 SO_2。吸收了 SO_2 的亚硫酸盐和亚硫酸氢盐在一定温度下分解产生富 SO_2 气体，可用于制造硫酸，而分解形成的氧化镁得到再生，可循环使用。

2）干法烟气脱硫。指以干粉状或粒状吸收剂、吸附剂或催化剂来脱除烟气中的 SO_2。具有工艺过程简单、无脱硫废水、能耗低、管道及设备腐蚀小等优点；缺点是脱硫效率较低，且设备庞大、占地面积较多，投资费用较高。主要的干法脱硫技术有：①烟气循环流化床。指经预除尘的烟气进入吸收塔后，以石灰石干粉做吸收剂，同时少量水作为增湿水分别进入脱硫反应塔中，使烟气与加入的吸收剂及再循环灰分充分混合、反应，脱除烟气中 SO_2 等酸性气体，烟气由脱硫塔上部出口排出，经二次除尘后，固体颗粒被分离，大部分送入塔内进行再循环；脱硫后的烟气排入大气。此法脱硫效率高，无脱硫废水，脱硫副产品成干态，不会造成二次污染。②电子束法。是利用在反应器内用电子束对烟气进行照射，用氨作为吸收剂。烟气在反应器内照射后，分解产生了大量强氧化性的氢氧基和氧原子等自由基，将烟气中二氧化硫和氮氧化物氧化成高价态，与水反应后生成硫酸和硝酸，继而与氨反应得到硫酸铵、硝酸铵副产物。此法可达到烟气同时脱硫脱氮的效果，脱硫效率高达 95% 以上，脱氮效率高达 80% 以上。

问题与思考

1. 试解释重金属、农药、阿特拉津。
2. 简述铅的暴露途径。
3. 简述铅的吸收、分布、排泄与蓄积。
4. 简述铅对植物的影响。
5. 简述铅对动物的影响。
6. 简述铅对人体的影响。
7. 简述铅对动物和人体的毒性作用机理。

8. 简述铅对植物的毒性作用机理。

9. 铅对高等植物的毒性效应试验主要有哪些？

10. 简述铅污染的物理化学法调控措施。

11. 简述铅污染的生物调控措施。

12. 简述农药的分类。

13. 简述土壤中农药的来源与污染。

14. 简述农药污染对农田动物的危害。

15. 简述农药污染对畜禽和水产养殖的危害。

16. 简述农药污染对人体健康的危害。

17. 简述有机氯农药的毒性作用机理。

18. 简述有机磷杀虫剂的毒性作用机理。

19. 简述氨基甲酸酯类农药的毒性作用机理。

20. 应用上可将生物农药分为哪三类？

21. 如何做到农药的合理施用？

22. 简述农药污染过程阻断技术。

23. 简述农药污染的生态修复技术。

24. 简述硫氧化物的环境污染源。

25. 简述 SO_2 在人体内的吸收、分布和排泄。

26. 简述 SO_2 胁迫植物的机理。

27. 简述 SO_2 对植物的影响。

28. 简述 SO_2 对动物的影响。

29. 简述 SO_2 对人类健康的影响。

30. 简述酸雨的形成及危害。

31. 简述燃料脱硫技术。

32. 简述湿法烟气脱硫技术。

33. 简述干法烟气脱硫技术。

主要参考文献

蔡卓平，刘伟杰，骆育敏，等. 2019. 重金属镉和铅胁迫对海洋微藻的毒性效应研究. 生态科学，38（3）：211-217

曹玲，刘沁雨，郑豪杰，等. 2021. 农药对两栖动物的生态风险评估研究进展. 农药学学报，23（3）：456-468

曹梦思，陈锦瑶. 2014. 铅的心血管系统毒性研究进展. 卫生研究，43（6）：1051-1056

陈绍芳，林斌. 1997. 氨基甲酸酯类农药中毒 152 例临床分析. 浙江医学，19（4）：229-230

陈学国，滕姣，赵丹，等. 2019. 莠去津及代谢物研究进展. 福建分析测试，28（2）：23-28

程新伟. 2011. 土壤铅污染研究进展. 地下水，33（1）：65-68

丛志远，康世昌，郑伟，等. 2010. 偏远地区铅和汞的现代过程与历史记录研究综述. 地理学报，65（3）：351-360

崔俊芳, 胡春胜, 张玉铭, 等. 2010. 重金属铅对不同品种小麦种子发芽和幼苗生长的影响. 安徽农业科学, 38 (2): 622-623

邓代莉, 石清清, 薛圣炀, 等. 2018. 外源铅污染对紫色土中微生物酶活性的影响研究. 环境污染与防治, 40 (10): 1095-1100

邓红平, 朱士新, 蔡见远, 等. 2011. 一起疑似职业性慢性铅中毒的案例评析. 职业与健康, 27 (7): 757-758

杜蕙. 2010. 农药污染对生态环境的影响及可持续治理对策. 甘肃农业科技, 11: 24-27

杜佳, 董碧群, 张亨宇, 等. 2015. 二氧化硫对植物光合作用影响的研究. 北京农业, 3: 7

段代祥, 刘俊华. 2021. 重金属铅胁迫对绿豆种子萌发及幼苗生长的抑制效应. 种子, 40 (1): 84-87

高登涛, 李秋利, 魏志峰, 等. 2016. 植物对二氧化硫胁迫反应与应答机制研究进展. 广东农业科学, 43 (11): 27-35

高丽蕙, 杨丽莉. 2010. 一起群体性急性铅中毒临床表现分析. 职业与健康, 26 (6): 623

顾宗濂, 谢思琴, 吴留松, 等. 1987. 土壤中铜、砷、铅的微生物效应及其临界值. 土壤学报, 24 (4): 318-324

胡凡, 顾爱华, 吉贵祥, 等. 2009. 西维因致男性工人精子 DNA 损伤的机制初探. 南京医科大学学报 (自然科学版), 29 (10): 1380-1383

黄格娜, 徐林, 徐陶, 等. 2012. 醋酸铅对雄性小鼠睾丸 Y 染色体基因 Ddx3y 蛋白表达的影响. 毒理学杂志, 26 (5): 347-350

黄会, 刘慧慧, 王共明, 等. 2016. 氨基甲酸酯类杀虫剂的毒性、检测方法及其在水环境中残留研究进展. 中国渔业质量与标准, 6 (4): 23-29

阚秀荣, 王致峰, 陈连生, 等. 2003. 氨基甲酸酯杀虫剂对生产工人免疫水平的影响. 中国工业医学杂志, 16 (3): 180-181

李军, 孙春宝, 李云, 等. 2009. 我国大气铅浓度水平与污染源排放特征. 化工环保, 29 (4): 376-380

李倩, 李鲁美, 姜丝涛, 等. 2018. 汞和铅的单一和复合作用对斑马鱼胚胎发育的毒性效应研究. 烟台大学学报 (自然科学与工程版), 31 (4): 348-353

李勇, 黄占斌, 王文萍, 等. 2009. 重金属铅镉对玉米生长及土壤微生物的影响. 农业环境科学学报, 28 (11): 2241-2245

李子璇, 杨雪葳, 任利翔, 等. 2021. 有机氯农药介导的内分泌干扰相关不良结局通路 (AOP) 的研究进展. 农药, 60 (10): 703-711

林璐, 赵德发. 2017. 职业性急性铅中毒诊断 3 例. 职业卫生与病伤, 32 (4): 221-222

刘嫦娥, 肖艳兰, 谭佳欣, 等. 2021. 铅单一及铅镉复合暴露对赤子爱胜蚓急性毒性效应及其掘穴行为响应. 农业现代化研究, 42 (2): 330-338

刘俊华, 陈印平, 赵西梅. 2017. 重金属铅胁迫对黄瓜种子萌发及幼苗生长的影响. 种子, 36 (11): 76-80

刘娜, 周健, 任越. 2014. 浅谈二氧化硫污染控制技术. 中国新技术新产品, 4: 181

刘秋香, 张沐, 杨程. 2016. 土壤铅污染及其超富集植物研究进展. 江苏科技信息, 5: 71-73

罗永宏, 宋超, 陈家长. 2012. 氨基甲酸酯类农药甲萘威的毒理学及环境归趋研究进展. 江苏农业科学, 40 (1): 316-318

马万里, 安鹏, 强晓鸣, 等. 2018. 有机磷农药毒死蜱对水生动物毒性的研究进展. 安徽农学通报, 24 (18): 70-72

孟紫强. 2000. 环境毒理学. 北京: 中国环境科学出版社

莫芹，徐莉莉，吕贝贝. 2022. RNAi 生物农药在作物保护上的应用. 上海农业学报，38（2）：136-142

秦文弟，强继业，夏更寿. 2005. 氨基甲酸酯类农药对水华鱼腥藻的毒性效应. 安徽农业科学 33（3）：391-392

邱罡，谢凝子. 2008. 农药莠去津的危害与非生物降解研究进展. 广东化工，35（1）：73-77

邱清华，邓绍云，黄娟，等. 2010. 铅胁迫对十字花科种子萌发及幼苗生长的影响. 中国农学通报，26（18）：175-179

任红菲，梁尧，姜晓莉. 2015. 铅胁迫对药用植物生长和代谢影响的研究进展. 中药材，38（7）：1536-1539

邵泽强，王开爽，李翠兰，等. 2013. 螯合剂在植物修复铅污染土壤中应用的研究现状及展望. 环境科学与管理，38（12）：31-34

石汝杰，陆引罡. 2008. 酸性黄壤铅污染下植物根际微生物和酶活性研究. 水土保持学报，22（1）：115-117

仕影，陈景三，于稳欠，等. 2022. 农药对人体健康及生态环境的影响. 安徽农业科学，50（6）：53-59

宋波，曾炜铨，徐婷. 2015. 工程修复铅污染土壤的植物筛选与分类. 土壤修复，9：144-147

宿文姬. 2014. 认识重金属污染. 广州：华南理工大学出版社

隋健鸿，黄文章，王永红，等. 2020. 重庆某铅污染场地稳定化修复技术研究. 化工环保，40（1）：59-62

孙娟. 2020. 重金属铅污染土壤治理修复的最新研究进展. 中国资源综合利用，38（9）：129-131

孙自国，吴嘉荔，杨立山，等. 2018. 急性有机磷农药中毒机制及治疗的研究进展. 临床急诊杂志，19（6）：419-422

谭雪莹，李东，李洋，等. 2014. 污染土壤电动淋洗联合异位修复实验. 重庆工商大学学报（自然科学版），31（11）：89-97

田贺忠，陆永祺，郝吉明，等. 2001. 我国酸雨和二氧化硫污染控制历程及进展. 中国电力，34（3）：51-56

万玉山，韩惠，沈梦，等. 2018. 铅污染土壤的电动修复实验研究. 常州大学学报（自然科学版），30（6）：66

王朝晖，梁菊芳，林朗聪. 2012. 有机磷农药对微藻的毒性作用研究概述. 生态科学，31（6）：678-682

王广昊，孔星杰，孙彩丽，等. 2022. 铅锌废渣场周边土地利用方式转变对土壤胞外酶活性的影响. 生态学杂志，https://doi.org/10.13292/j.1000-4890.202301.028

王罗春，白力，时鹏辉，等. 2019. 农村农药污染及防治. 北京：冶金工业出版社

王品维，黄诚，王芸，等. 2007. 6 种氨基甲酸酯类农药对绿藻的毒性试验. 浙江林业科技，27（3）：45-50

王晓光，宋阳. 2003. 农药的新分类及性能. 林业科技，28（6）：25-27

王欣若. 2015. 土壤重金属 Pb、Cd 污染对植物的影响. 四川水泥，6：133

王彦雨，夏远巧，葛高飞，等. 2021. 铅胁迫对黄褐土微生物区系和功能多样性的影响. 土壤通报，52（5）：1114-1120

王泽镕，宋超，陈家长. 2011. 氨基甲酸酯类农药的环境激素效应研究进展. 安徽农业科学，39（18）：10942-10943

吴家燕，夏增碌，巴音，等. 1900. 土壤重金属污染的酶学诊断-紫色土中的镉、铜、铅、砷对水稻根系过氧化物酶的影响. 环境科学学报，10（1）：73-77

武瑞平，薛金辉，王莹. 2018. 腐殖酸对铅污染土壤理化性质的影响. 环境科学导刊，37（2）：56-61

夏世钧. 2008. 农药毒理学. 北京：化学工业出版社

肖龙恒，唐续龙，卢光华，等. 2022. 重毒性铅污染土壤清洁高效修复研究进展. 工程科学学报，44（2）：289-304

徐芬芬，袁盼，邹阿凤. 2011. 重金属铅胁迫对小白菜种子萌发的影响. 湖南农业科学，9：68-74

徐晓新，罗金水，李发林，等. 2004. 土壤农药残留对生态环境的影响及其修复. 福建热作科技，29（1）：

35-38

徐韵，李兆利，李梅，等. 2007. 五氯酚钠的遗传毒性效应研究. 南京大学学报（自然科学），43（4）：372-376

杨景哲，胡大为. 2013. 有机氯农药暴露与乳腺癌发生关系的研究进展. 中国妇幼保健，28：4066-4069

曾凡夫，段燕英. 2016. 氨基甲酸酯类农药生殖毒性及其机制研究进展. 卫生研究，45（1）：159-162

张聪，王志新，刘新会，等. 2021. 河北黄壤中铅和铬（Ⅵ）对赤子爱胜蚓的毒性效应. 环境化学，40（6）：1683-1690

张轶群，师玉琼，罗玉田，等. 2005. 一起慢性铅中毒事件的调查报告. 职业与健康，21（10）：1472

张元元，郭少娟，王菲菲，等. 2021. TCDD 和汞、镉、铅、砷联合毒性效应及机理研究进展. 环境工程技术学报，11（2）：332-342

郑江平，肖长峰，李复煌. 2020. 重金属元素对动物和生态环境的影响研究. 饲料研究，43（8）：152-156

郑琰，刘兴元，张建强. 2021. 离子液体——苹果酸淋洗修复矿区铅污染土壤的研究. 能源环境保护，35（3）：12-17

钟振宇，赵庆圆，陈灿，等. 2018. 殖酸和含磷物质对模拟铅污染农田土壤的钝化效应. 环境化学，37（6）：1327-1336

周启星，孔敏翔，朱琳. 2004. 生态毒理学. 北京：科学出版社

周翊. 2017. 有机磷农药的神经毒性作用及其机制. 当代化工研究，6：159-161

朱强，李瑞，刘玉娟. 2013. 铅胁迫对十字花科 5 种植物生长及生理特性的影响. 农业科技通讯，4：88-90

朱权辉. 2021. 生物农药开发与运用的现状及其在西藏的前景和可行性初探. 河南农业，23：42-43

卓丽玲，张春岭，张少东，等. 2014. 钙和铅相互作用对鲫鱼毒性效应的影响. 环境科学学报，34（8）：2175-2178

Achal V，Pan X，Zhang D，et al. 2012. Bioremediation of Pb-contaminated soil based on microbially induced calcite precipitation. Journal of Microbiology Biotechnology，22：244-247

Alho LOG，Gebara RC，Paina KA，et al. 2019. Responses of *Raphidocelis subcapitata* exposed to Cd and Pb：Mechanisms of toxicity assessed by multiple endpoints. Ecotoxicology and Environmental Safety，169：950-959

Baranowska-Bosiacka I，Dziedziejko V，Safranow K，et al. 2009. Inhibition of erythrocyte phosphoribosyltransferases（APRT and HPRT）by Pb^{2+}：A potential mechanism of lead toxicity. Toxicology，259：77-83

Chen WM，Wu CH，James EK，et al. 2008. Metal biosorption capability of *Cupriavidus taiwanensis* and its effects on heavy metal removal by nodulated *Mimosa pudica*. Journal of Hazardous Materials，151（2-3）：364-371

Douay F，Pruvot C，Roussel H，et al. 2008. Contamination of urban soils in an area of northern France polluted by dust emissions of two smelters. Water Air Soil Pollut，188（1-4）：247

Ezzouhri L，Castro E，Moya M，et al. 2009. Heavy metal tolerance of filamentous fungi isolated from polluted sites in Tangier，Marocco. African Journal of Microbiology Research，3：35-48

Iram S，Shabbir R，Zafar H，et al. 2015. Biosorption and bioaccumulation of copper and lead by heavy metal-resistant fungal isolates. Arabian Journal for Science and Engineering，40：1867-1873

Khan S，Cao Q，Hesham AE，et al. 2007. Soil enzymatic activities and microbial community structure with different application rates of Cd and Pb. Journal of Environmental Sciences，19：834-840

Li X，Peng W，Jia Y，et al. 2016. Bioremediation of lead contaminated soil with *Rhodobacter sphaeroides*. Chemosphere，156：228-235

Povedano-Priego C，Martín-Sánchez I，Jroundi F，et al. 2017. Fungal biomineralization of lead phosphates on the surface of lead metal. Minerals Engineering，106：46-54

Renu K，Chakraborty R，Myakala H，et al. 2021. Molecular mechanism of heavy metals（Lead，Chromium，Arsenic，Mercury，Nickel and Cadmium）-induced hepatotoxicity，A review. Chemosphere，271：129735，https://doi.org/10.1016/j.chemosphere.2021.129735

Rhee YJ，Hillier S，Gadd GM. 2012. Lead transformation to pyromorphite by fungi. Current Biology，22：237-241

Rigoletto M，Calza P，Gaggero E，et al. 2020. Bioremediation methods for the recovery of lead-contaminated soils：A review. Applied Sciences，10：3528，doi：10.3390/app10103528

Teng Z，Shao W，Zhang K，et al. 2019. Pb biosorption by *Leclercia adecarboxylata*：Protective and immobilized mechanisms of extracellular polymeric substances. Chemical Engineering Journal，375：122113

Tiquia-Arashiro SM. 2018. Lead absorption mechanisms in bacteria as strategies for lead bioremediation. Applied Microbiology Biotechnology，102：5437-5444

Wang ZZ，Wang HB，Wang HJ，et al. 2020. Effect of soil washing on heavy metal removal and soil quality：A two-sided coin. Ecotoxicol Environ Saf，203：110981

Wu XY，Cobbina SJ，Mao GH，et al. 2016. A review of toxicity and mechanisms of individual and mixtures of heavy metals in the environment. Environ Sci Pollut Res，23：8244-8259

第8章 污染生态风险评价

8.1 环境污染与生态风险

引发生态风险的重要源头之一就是化学品的环境污染与危害。从 1940~1982 年，人工合成化学品的生产量增加了 350 倍，对人类、野生生物及生态系统造成了严重的影响。全球流通的合成化学品有 10 万余种，每年还有 1000 种左右的新化学品投入市场，其中部分是没有经过严格的安全性检测。20 世纪 70 年代发达国家禁用的 15 000 种含氯化学品，至今在发展中国家仍有使用。2019 年欧洲食品安全局在对苹果、卷心菜、生菜、桃子、菠菜、草莓、西红柿和葡萄等农作物进行采样检测中，发现 2%的样品含有超过法定范围的农药残留物。虽然已有大量化学品广泛应用于工业、农业和人们生活用品中，但其中被详细研究的只有几百种，且多数仅局限于致畸、致癌方面的研究，有关内分泌、代谢和遗传方面的研究则很少。故多数化学品对生态环境和人体健康的影响我们还知之甚少。

21 世纪以来，随着人口数量的不断增加、社会经济的高速发展、城市化水平的深入推进，各类环境污染和生态风险问题频发，对种群、群落、生态系统及景观水平等层次的受体产生了明显的影响，破坏了当地生态环境，进而危害到人民的健康和生命财产（详细内容请见本书第 3 和第 6 章内容）。生态风险是由环境的自然变化或人类活动引起的生态系统组成、结构的改变而导致系统功能损失的可能性。按照尺度大小，生态风险发生的规模可以分为：①局部生态风险，指特定事件对较小范围内环境产生的生态风险，如某些化工或冶金企业排放的污染物对其周围环境的影响等；②区域生态风险，指特定事件对较大范围内环境产生的生态风险，如 1986 年苏联切尔诺贝利核电站的核泄漏对周围环境产生的影响以及过程等，我国在黄河三角洲开发石油对环境的影响等；③景观生态风险，指特定事件对大范围内环境产生的生态风险，如我国南水北调工程对沿线自然景观的影响等。评价是定量预测各种风险源对生态系统产生风险的方法。对生态系统发生的风险进行正确有效的评价有助于环境管理决策和区域生态环境保护。

生态风险除了具有一般意义上的"风险"含义外，还具有如下 4 个特点：①不确定性。生态系统具有哪种风险和造成这种风险的源头是不确定的。危害性事件是否会发生以及发生的时间、地点、强度和范围等都很难事先准确预料，只能根据这些事件先前发生的概率信息去推断和预测。②危害性。意指某些事件发生后对风险承受者（这里指生态系统及其组分）具有的负面影响。这些影响将有可能导致生态系统结构和功能的损伤、生态系统内物种的病变、植被演替过程的中断或改变、生物多样性的减少等。生态风险评价所关注的事件主要就是危害性事件。③内在价值性。生态风险评价的目的是评价具有危害和不确定性事件对生态系统及其组分可能造成的影响，在分析和表征生态风险时应体现生态系统自身的价值和功能，不可以将风险值用简单的物质或经济损失来表示。生态系统最重要的价值在于其本身的健康、安全和完整,例如某一物种的灭绝并不会给人类造成多大的直接经济损失,但再多的经济投入也是难以挽救的。故分析和表征生态风险一定要与生态系统自身的结构和功能相结合,以生态系统的内在价值为依据。④客观性。任何生态系统都会受到具有不确定性和危害性因素的影响,而必然存在某些风险。由于生态风险对于生态系统来说是客观存在的,所以,人们在进行区域开发建设和土地再利用等活动,特别是涉及影响生态系统结构和功能活动的时候,对生态风险要有充分的认识。

8.2 生态风险评价

8.2.1 概述

生态风险评价主要以环境学、化学、生态毒理学、地理学和生物学等多学科综合知识为理论基础,采用数学、物理学、计算机科学和概率论等量化分析技术手段,预测、评价、分析研究某些污染物或人类活动对一个种群、生态系统及整个景观的不利影响,以及在现阶段和未来一段时期内,减少该种群、生态系统及整个景观内某些自身要素的健康、生产力、遗传结构、经济价值和美学价值的可能性,最终为生态风险管理和环境决策提供依据。为控制这些不利影响,除了科学的努力外,还应有一些法律、法规对污染物的产生、排放进行控制。因此有效合理的科学评价方法对法律、法规的制订者显得尤为重要。

由于生态系统的多样性和环境污染的复杂性,具体的风险评价类型是多种多样的。①回顾性生态风险评价着重评价已经发生或正在发生的污染事件,如废弃物堆场、酸雨、残留杀虫剂。它的特点是评价毒理学试验数据必须结合污染现场的生物学研究结果,而且现场数据有时对问题的形成和分析会起重要的作用。生态系统风险评价需要在时间和空间上综合毒性效应,并且往往评价的重点集中在系统的耐性和恢复能力上,这与通用程序中毒理学效应分析有较大的不同。②监视性生态风险评价是通过对环境关键组分的监视性监测对生态质量趋势进行分析。这种类型的评价不仅涉及发现风险的能力,而且有助于风险防范。③生物安全性风险评价起源于外来生物的风险评价,现在已扩大为对现代生物技术的环境释放进行分门别类的风险评价。

生态风险的评价需要环境化学、生物学和生态毒理学等跨学科的知识与技术,其目的就是使用有效的毒理学与生态学信息估计有害的生态事件发生的可能性。这些事件称为生态终点,常见的生态终点有:出现某些物种的灭绝;某些经济价值很高的种属产生急剧的衰退,如观赏和商品鱼类;某个生物种群丧失了它在维持生态系统功能完整性中的重要作用;某些情况下出现的个别有害种群或物种丰度剧烈膨胀,如有毒藻类或传染病病毒或外来物种。从理论上分析,生态终点不局限于特定的物种效应,生态系统中任何基本生态过程的不可接受的改变均可视为终点,如初级生产力、物质分解、营养元素循环等过程受到干扰,会影响到生态系统的正常功能,从而对物种组成、基础生命维持能力等方面产生长期的不利结果,这些在生态风险评价中都是可利用的终点。此外,生态风险的终点不仅是种群的大小与系统内的能流物质变化,特定生境的消失也是污染等不利因素干扰的终点。故根据干扰的性质选择特定的合适的终点是很重要的。

风险评价不同于简单的生物学评价,其对环境问题中的不确定性给出了明确的解答并最终给出了所估计效应的定量解释。在一定条件下,生态风险的讨论可以归结到概率,生态效应的量化估计是重要的,同时估计的准确性及精确性也很重要,概率基础上的效应预测强化了不确定性的识别和定量。

8.2.2 发展史

生态风险评价的产生是适应 20 世纪 80 年代出现的环境管理目标和环境管理观念的转变。在 20 世纪 70 年代,各工业化国家的环境管理政策目标是力图完全消除所有的环境危害,或将危害降到当时技术手段所能达到的最低水平。这种"零风险"的环境管理逐渐暴露出其弱点,在进入 80 年代后便产生了风险管理这一全新的环境政策。风险管理观念着重权衡风险级别与减少风险的成本,着重解决风险级别与一般社会所能接受的风险之间的关系。生态风险评价正是为风险管理提供科学依据和技术支持的,因而得到了迅速发展。

最早的环境风险评价代表作是由美国原子能委员会提出的一份"大型核电站中重大事故的理论可能性和后果"的研究报告,目的在于减少核电工程事故的风险损失。经历了多年的发展,评价内容、范围和方法等都有了很大的改变和进步。由单一化学污染物、单一受体发展到错综复杂的更大、更广的时空尺度。20 世纪 70 年代至 80 年代初,风险评价以单一化学污染物的毒理研究到人体健康的风险研究为主要内容,风险源以意外事故发生的可能性分析为主,没有明确的风险受体、暴露评价和风险表征,整个评价过程以简单的定性分析为主,尚处于萌芽阶段。

20 世纪 80 年代初开始提出环境影响评价,并采用毒理分析的方式进行化学污染物的生态影响研究。毒理评价依据等级试验的方法,通过生态终点污染物浓度与环境期望值的比较确定污染状况。等级试验可以包括物种、生活史、生物组织等多个层次。期间对人体健康的评价除了毒理评价以外,主要集中在致癌风险方面的评价。因毒理评价与人体健康评价之间存在着显著的区别和不同,故美国环保署(EPA)计划制定一个统一的概念模型进行风险评价。1981 年,美国橡树岭国家实验室(ORNL)进行综合燃料的风险评价中提出了一系列针对组织、种群、生态系统水平的生态风险评价方法,并将该方法类推到人体健康的致癌风险评价中,确定生态风险评价应该估计那些可以明确表述影响的可能性,并强调相应的组织水平,为人体健康风险评价框架的建立奠定了基础。美国国家研究委员会 1983 年提出的风险评价框架,其核心内容也是围绕人体健康与安全的,指出生态风险评价不但要有可以明确表述影响的可能性,而且要有一个包含标准方法途径的明确框架。此后美国 EPA 制定和颁布了一系列技术性文件、准则或指南,但大多是人体健康风险评价方面的,例如 1986 年发布了致癌风险评价、致畸风险评价、化学混合物健康风险评价、发育毒物健康风险评价、暴露评价、超级基金场地(Superfund sites)危害评价和风险评价等指南,1988 年又发布了内吸毒物和男女繁殖性能毒物等评价指南。1989 年美国 EPA 还对 1986 年指南进行了修改,自此风险评价的科学体系基本形成,并处于不断发展和完善的阶段。这一时期的风险评价方法已由定性分析转向定量评价;评价过程已系统化,具体包括危害鉴别、剂量-效应关系、暴露评价和风险表征四个步骤;进一步明确了风险源和风险受体,特别是针对不同组织水平的评价方法的提出为生态风险评价奠定了良好的基础。

20 世纪 90 年代,风险评价的热点已经从人体健康评价转入生态风险评价。风险压力因子已从单一的化学因子扩展到多种化学因子及可能造成生态风险的事件;风险受体也从人体发展到种群、群落、生态系统、流域景观水平。经世界卫生组织(WHO)对 EPA(1998)

的评价框架进行修改和补充，形成了比较完善的生态风险评价框架，把生态风险评价与风险管理、所有者参与放在并列的位置，进一步强调管理者与所有者的地位，更有助于生态风险评价参与决策管理。在评价的数学方法上主要采用污染物扩散模型、种群动态模型等，风险影响效果多以定量化的生物有机体死亡率、生长发育、繁殖力等指标来表示。

20 世纪 90 年代末至今，进一步扩大了风险源范围，除了化学污染、生态事件外，开始考虑河流形态、径流流量、沉积、营养物质等非污染化学因子，以及城市化、土地覆被变化、渔业等人类活动的影响，评价范围也扩展到流域及景观区域尺度。近期国外生态风险评价围绕区域、流域、沿海、土地利用展开了一些新的研究与探索，生态风险评价正向大区域、多层次与计算机辅助分析的方向发展，特别是多层次模型与统计学工具的应用将起到更大的作用。

国内生态风险评价研究相对较晚，于 2003 年和 2004 年先后颁布了《新化学物质环境管理办法》和《新化学物质危害评估导则》，2011 年发布了《化学物质风险评估导则》（征求意见稿），规定了生态风险评价的原则、内容、程序、方法和技术要求等，促进了生态风险评价的发展。国内生态风险评价的研究着重点主要围绕以下 6 个方面展开：①生态风险评价指标体系建立与评价标准确定的探讨。指标体系直接影响评价结果，现阶段生态风险评价指标体系构建存在主观性强和可比性差等问题。因此，建立指标体系不仅要考虑内在因素，还要考虑外在的生态风险因素，且要遵循客观性、整体性、层次性和可比性的原则，分层次构建指标体系，其中，构建受体生态地位和价值的评价指标体系最为复杂，可通过建立必选指标和可选指标来完善，以增强区域之间生态风险评价结果的可比性。②水环境化学生态风险评价。主要研究有毒有机化合物、重金属及营养盐富集等对水生生态系统的影响和危害，今后应进一步划分和识别污染物潜在的危险区域和赋存形态。③区域生态风险评价。由于遥感和 GIS 等空间分析工具的利用，使评价范围得以向更大尺度扩张，今后需要围绕风险压力–生态受体–生态效应多重因子之间的相互作用和影响，开展区域多因子多风险评价分析，并在不同空间尺度下整合区域生态风险评价结果，探索减小区域风险评价不确定性的手段。④景观生态风险评价。由于景观格局和空间异质性的量化集成尚显薄弱，加之尺度问题，给景观生态风险评价的发展带来一定的局限性。未来的研究应该做到生态内涵要更加明晰；注重格局过程与人和自然的耦合；从景观方法拓展到区域和全球尺度；更注重尺度推绎在风险评价中的应用，推动学科应用到相关领域的景观评价。⑤流域生态风险评价。以流域内水为单元，通过上、中、下游和子流域组成的具有相关联系的复合生态系统，分析流域水文变化、地质灾害、环境恶化和人为活动对区域内生态系统结构和功能等产生的不利影响，并进一步开展流域生态风险评价与生态修复研究，为流域和区域经济可持续发展提供技术支撑。流域系统在水环境、水循环、水灾害和水资源等方面相互关联，存在着能量、物质和信息流动。故今后应从综合全视角方面对整个流域开展生态风险研究，内容从流域内水生生态系统逐渐过渡至陆地生态系统。⑥"3S"技术在生态风险评价中的应用。"3S"技术应用主要围绕地理信息系统、全球定位系统、遥感技术的优点及其在生态风险评价中较成熟的技术体系开展研究。"3S"技术作为辅助工具，在生态风险评价的各个阶段发挥了重要作用，下一步需要继续加强"3S"技术与多学科的交融，扩大研究尺度范围，发挥其在空间分析和表达上的优势，并不断将空间数据整合到评价体系中，宏观地反映区域生态信息。

8.2.3 对环境决策的作用

生态风险评价是环境决策的基础，对有害物处理立法、工业化学品立法、流域管理等一系列环境决策意义重大。生态风险评价过程中的基本要素对决策的具体影响如下：①生态效应是压力暴露改变的函数，有助于决策者对备选方案的权衡和检验；②不确定性给出了一个可信度范围，使决策者关注那些可以进一步提高可信度的研究；③风险评价能提供风险的比较、排序和区分优先级，使管理者便于选取和优化管理对策；④风险评价强调良好的定义和相关的终点，并以便于管理者使用的方式表达评价结果。

8.2.4 法律基础

欧美的生态风险评价都有其法律基础。生态风险评价是欧盟法律体系中的一部分，1993年欧盟就颁布了对化学品进行生态风险评价的规定和技术指导文件，次年修订了现存化学品的生态风险评价规定以及相关的评价纲要，两年后又对这些文件作了综合修订。欧盟成员国也有相应的法规，在此法律框架下，欧洲各国进行了系统的化学品生态风险评价和广泛的工业污染物排放的生态风险评价。美国针对不同对象制定实施了毒物控制法，清洁空气法，清洁水法，联邦杀虫剂、杀真菌剂和杀鼠剂法和环境责任、补偿及义务法等一系列与生态风险评价有关的法律。且美国环保局于1998年正式颁布了生态风险评价指南。我国对风险评价的关注主要在化学品的突发性事故上。因此有关法规也主要是化学危险品管理方面。

8.2.5 生态风险评价程序

8.2.5.1 生态风险评价的规划

在全面论述生态风险评价的框架和流程前，首先必须要进行整个评价工作的规划。风险评价者与管理者就所评价的问题进行充分交流是评价的基础性工作，目的是使管理者做出有见识的环境决策。它是生态风险评价第一阶段"问题形成"的基础，是管理者和评价者之间界面的起点，在图8-1中已有表示。规划过程有助于在评价之前确认有关政治和社会问题，定义风险评价目标而不是纯科学的生态风险研究。因为风险管理者负责保护社会的价值（人类健康和环境健康），要求评价者提供与决策相关的信息。

为了落实生态风险管理者的责任，风险管理者就需要：说明为何要风险评价；风险评价支持什么；向风险评价者要求什么内容。而生态风险评价者则需要：考虑过去的时段中有什么问题与风险决策有关；风险一旦发生有何建议给管理者；可能存在的不确定性。

风险管理者和风险评价者有责任确定评价目标、范围和时间以及达到目的的有效资源和必要性；综合生态系统、法规要求、公众的价值等信息来解释评价目标。规划首先要确定风险评价是否是决策的最佳选择？对风险程度所知多少？有什么管理措施可降低或消除风险？是否有其他方法能更有效了解和追溯环境问题？确定评价的必要性后，规划集中在以下三个方面：①建立统一、清晰并含有检验评价成功与否的尺度的管理目标；②明确定义在管理目标范围内的决策；③确定风险评价的范围、复杂性和评价焦点，包括结果输出和技术、财政的准备。

一个完整的评价规划，在管理者和评价者之间应就管理目标、评价对象、风险评价的焦点和范围、资源有效性（技术方法）、风险评价所要支撑的决策类型等达成一致。规划结束，正式的风险评价过程开始，依次分为问题形成、分析、风险表征共三个阶段。

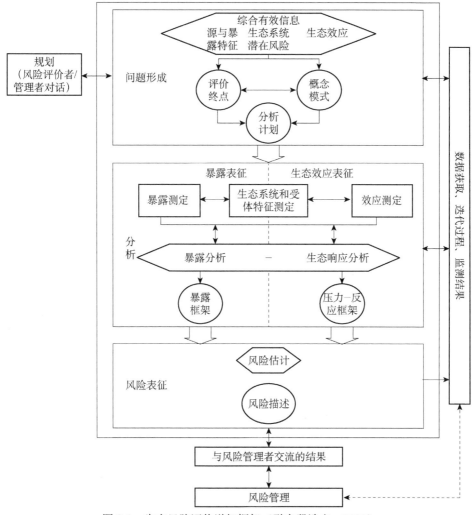

图 8-1　生态风险评价详细框架（引自殷浩文，2001）

8.2.5.2　问题形成

问题形成阶段是生态风险评价的第一个阶段，主要是建立风险评价目标，确定存在问题以及制定一个分析数据和表征风险的计划。其成功与否关键取决于以下三个输出的质量：评价终点充分反映管理目标和它们所代表的生态系统；压力和终点之间的概念模型；分析计划。

要使问题形成阶段能有效地达到目标，需要综合在数量和质量上都有保证的关键数据。部分相关数据缺失会导致风险评价结论模糊。如果不能获得新的数据，风险评价只能依赖于已知信息及从这些信息中获得的外推结果。许多风险评价开始时信息是不完整的，"问题形成"就应帮助识别缺失什么关键数据，提供获取这些数据的进一步的工作框架。如果数据很少，在"风险表征"阶段，结论的局限性或不确定性就很显著。

（1）评价终点

评价终点与生态风险评价的关联取决于它们对敏感的生态完整性的反映程度。这些终点对风险管理决策的支持取决于它们如何表征生态系统的可测度特性，而这些特性充分代表了风险管理目标。首先要确定应该保护的对象，然后才能选定正确的评价终点。

评价终点常常反映法律保护的环境价值，如果资源被改变，生态功能将显著削弱。可以直接测度的评价终点不需要外推，结果中没有不确定性；不可直接测度的评价终点，可以通过相对容易的测度和模型来预测，为风险评价提供良好的基础；不可定量测度的评价终点不适宜用于风险评价。

终点选择的三个准则：①生态相关性。终点的生态相关性指它反映系统的重要特征，以及与其他终点在功能上的关联，如维持自然系统的结构和功能、多样性。生态相关终点的改变可导致不可预测的大范围效应。终点如与生态无关，评价结果和预测的风险会严重误导管理。②对已知和潜在压力的敏感性。化学敏感性取决于个体生理和代谢的途径，也取决于群落的生活史特点。如生活史长和繁殖力低的生物对死亡更敏感。噪音、生境改变或丧失、群落结构改变等压力的存在及自然条件会改变敏感性。敏感性的测度有行为异常、食源或巢穴的改变、捕食产物的损失等。暴露是另一个敏感性的关键测度。暴露的量和条件与生态完整性相关。特定压力的不利效应在生物体的某一生活史阶段会十分重要，表现为暴露的响应或关键生活史阶段中必要资源的缺乏，如鱼类没有适宜的产卵场，即便水质很好或资源充足，风险仍是明显的。延迟效应和多重压力暴露增加了敏感性研究的复杂性。如标准毒性试验可以确定受体的单个压力敏感性，而生态系统的敏感性程度取决于共存的其他压力共同作用的结果，这些压力可以明显改变受体对单个压力的反应。概念模型需要反映这些因素。③管理目标的表述。风险评价的价值取决于对管理决策的支持程度。当风险评价基于一些生态价值和人们关心的生物体时，风险管理者就非常愿意在决策中使用评价结果。从评价终点联系管理目标所做的解释，提供了可以定义和可测度的实体。这些实体包括濒危物种、经济和景观物种、支持系统的食物链、控制洪水的能力、审美价值等。但是，若仅以公众认识为基础来选择评价终点，将会忽视许多重要的生态问题，从而缺乏严格的科学性。如小鱼在一个复杂的食物网中有支撑作用，当小鱼和其他鱼类是生态系统重要组分时，选择渔业为评价终点，并且用小鱼作为关键生态指标可以评价对应的整个生态系统。这种选择既有风险评价的科学性，又有管理目标的关联性。当风险评估者选用这样一个公众不是很了解的关键评价终点时，应说清楚它的科学意义。

评价者根据评价终点可确定量化的和可预测的变化对风险的贡献，以及管理目标是否已经或可能实现。定义终点有两个要素：第一是有价值的生态要素，如物种；功能性群体，如食肉类；生态系统功能或特征；特殊生境或保留地。第二是要素特征，即需要保护或可能面临风险的特征，如濒危物种的保护（大熊猫、白鳍豚）、有经济价值的资源保护（各类渔场），或水质（特别是饮用水水源）的保护。

专家的判断及对生态系统功能和特征的了解，是将管理目标转化到有用的评价终点的关键。狭义的终点定义可能不足以有效评价生态风险。如风险评价集中于保护濒危物种的生境，则有可能忽略了生态系统重要特征和关键变量。比如河流中生存的蚌类，因为生境丧失而面临危险，仅维护好生境是不够的。因为特定的蚌类，发育早期时段都必须特异性地附着在某种寄主鱼类的鳃上数十天。如果危害蚌类的压力因子同样危及这些鱼类，则因寄主的丧失使这些蚌类，尚未成熟就大量死亡了。故蚌类的恢复还与相关鱼类的恢复密切关联。

明确定义评价终点可使风险评价有确切的边界，可以减少误解和降低不确定性。如"池塘无脊椎动物的卵孵化"与"流域水生群落结构和功能"在数据类型、群落特征和生态系统定位上完全不同。如果考虑局部，评价终点不需要关注景观水平；如果考虑生态系统过程和景观镶嵌，单一物种的存活则不足以代表全部。

多重压力将影响评价终点选择。如果能够选择一个评价终点，它能以不同的方式，表现出对许多已知压力敏感，就有可能在区别各种效应的基础上表达多重压力的综合效应。精心选择的评价终点可以提供一个比较不同压力的基础。如美国的"国家农作物损失评估网"用收获量作为评价终点研究多重压力的累积效应。虽然臭氧是主要压力，终点也包括了二氧化硫和土壤湿度的影响。但是当多重压力作用于流域内水生或陆生群落结构组成和功能过程时，单一评价终点不如一组评价终点有效。一组终点能够识别不同压力产生的效应。多重压力暴露在不同的生物结构层次上产生不同的效应，一组终点能反映不利效应的串联。

终点选择并不与终点测定的可行性直接关联。如果终点不能直接测定，可以从周围类似实体的反应预测。虽然使用已有的试验方法、野外测定技术和预测模型对实际评价非常有用，但是许多方法正在开发之中。研究风险评价中，暴露终点的一般测度常常在概念模型阶段被确定，较特殊的在分析阶段确定。

风险评价者和风险管理者就评价终点所代表的生态管理目标达成一致是关键，相互关系要清楚。在问题形成阶段评价终点选择是评价者和管理者的重要检查点。

（2）概念模型

在问题形成阶段，概念模型是要保护的生态完整性对所暴露的压力的响应的文字描述和形象表示，模型包括影响这些响应的生态过程。建立概念模型的过程有助于确定未知的评价要素。概念模型的复杂性取决于问题性质、压力和评价终点的数量、效应性质和生态系统特征的复杂性。单一压力和单一评价终点相对简单。一些概念模型描述压力与评价终点的一一对应关系，有时需要用子模型描述单独的作用途径，然后用其他的模型研究各个作用途径间的相互作用。概念模型有两个基本组成：一个是一套描述预测的压力、暴露和评价终点的合理关系的风险假定；另一个是表示风险假定中各种关系的框架。

风险假定是基于有效信息基础上的风险假设表述。它们是潜在压力、压力特征和观察或预测的评价终点的综合评判。这些假定首先假设已发生的生态效应和引起效应的源和压力，然后据此预测压力效应。虽然风险假定在信息不太完整的情况下形成，数据的数量和质量将影响风险假定和由此形成的概念模型的不确定性。如果初步信息是矛盾的，风险假定可针对不同预测的特点分别构建。然后在分析阶段采用有效数据或收集新数据进行系统研究。假定和预测为研究功能关系（如剂量-反应关系）提供了一个框架。初级的概念模型范围应广泛，确认尽可能多的潜在关系。随着更多的信息进入，特定的风险假定的合理性将帮助评价者分类大量的压力-效应关系和生态系统过程，以确定哪些是分析阶段最合适的风险假定，保留合理假定。

概念模型框架来自于理论、逻辑、经验数据和数学模型。该过程对形成合理的风险假定有帮助。开发概念模型的过程是一个学习的过程；概念模型将随着知识的增加而提高；概念模型可以提示对风险问题的哪些过程还缺乏了解并指导未来的工作；概念模型明确表述了对评价系统的假定，同时提供了预测框架和更多风险假定的模板。框架提供一个可运作和动态的关系表征。可用于研究发现问题的不同方式并选择一个或几个来指导分析。

如果在概念模型中遗漏了重要关系或定位不准，可能在风险表征阶段过高或过低估计风险。产生不确定性的来源主要有：不了解生态系统功能；错误识别或关联了时空参数；遗漏压力或压力组；不了解次生效应。当简化和信息缺乏不可避免时，风险评价者应整理已知的信息，鉴别模型，根据不确定性排列模型组分。可以用替代模型降低概念模型的不确定性。然后，在分析阶段评价者再决定各个子模型中最适宜的或能够综合成好的概念模型的那些子模型。在评价中概念模型的回顾很重要。对风险管理者而言，在分析阶段开始之前进行回顾，确保概念模型正确和代表管理者关心的问题是首要问题。

问题形成过程中概念模型的含糊、错误和不一致都产生不确定性。应通过周密的计划尽可能消除不确定性源头。如明确定义评价终点，包括性质和可测定的属性；仔细限定评价范围，降低或限制变异性；明确概念模型中描述的关系和途径的强度性和限制性；由于信息缺乏，模型简化、近似和外推，需识别和描述关键假定的基本原理；描述数据的局限性等。

（3）分析计划

分析计划包括在分析阶段研究的及问题形成阶段定义的最重要风险途径和关系。分析计划要考虑分析阶段中与管理决策有关的，必要的置信水平所需的数据要求和分析方法。当需要新的数据进行分析时，应考虑获取数据的可行性。在概念模型中，为确保所分析的问题是风险评价中的关键，其选择准则如下：信息有效性；压力和效应之间的关系的强度；评价终点与生态系统功能之间的关系；压力影响和作用方式的相对重要性；已知暴露途径的完整性等。

在数据缺少并且无法获得新数据的情况下，只能用外推模型和已有数据。需考虑数据的可用性，如营养要素和藻类生长关系，虽然需要在特定的生态系统动态基础上确认，但关系的趋势还是一致的。当需要外推数据，重要的是确认数据来源，证明外推方法的正确性并讨论主要的不确定性。当数据要重新收集时，迭代或层次方法是提供初步管理决策的理想方法。

分析计划阶段中，测度被用于研究风险假定。有三种测度类型：①效应测度，是研究评价终点在压力暴露下的响应；②暴露测度，是测量暴露发生的过程，包括压力在环境中是如何运动的，以及压力与终点之间的联系；③生态系统和受体特征测度，包括影响评价终点定位和表现、压力分布以及可能影响暴露或压力响应的生态系统特征。分析计划提供一个研究风险假定的测度大纲。它阐述潜在外推、模型特征、数据类型及质量和计划中的分析。分析计划还提供用于风险评价的数据集合的选择，包括数据分析如何解释各个假定；假定的剔除和增加，包括测度选择；计划的分析方法、风险表征的选择和考虑，如概率化的压力-响应曲线等。

分析计划是风险管理和评价者相互的校验点和技术评估点。双方的讨论有助于确保分析提供的信息类型和范围能支持管理者的决策。讨论也可在问题形成阶段确定初步研究的方向。采用迭代过程有利于在决策要求、数据有效性和资源三者之间获得平衡。应建立数据质量目标程序，该程序由问题确认、明确决策目标、明确决策所需输入、定义研究边界、开发决策规则、明确可接受的不确定性、优化设计共 7 个步骤组成，强调建立研究边界以确定问题性质和决策必要的数据质量、数量和有效性，采用"如果……那么……"的决策规则使决策者可以有所选择。分析计划是风险评价进行前最后的综合，它总结了问题形成阶段的工作，表明计划如何与将要做出的管理决策的互相配合，指明如何使用数据和分析生态风险。当确认问题明确，并且有足够的数据，则可进入分析阶段。

8.2.5.3 分析阶段

分析阶段是数据的技术研究，归纳出生态暴露以及压力与生态效应的关系。在分析阶段风险评价者将暴露、效应以及生态系统和受体的测度、研究问题和问题形成阶段已鉴定的结果相关联。分析阶段的输出是描述暴露及压力-效应关系。这些结果是风险表征阶段的风险结论的基础。

分析阶段有暴露表征和生态效应表征两个基本活动。暴露表征：分析描述污染源的数据，环境中压力的贡献，生态受体对压力的关联和共现（co-occurrence）。生态效应表征：分析描述压力-效应贡献，证实暴露所形成的压力引发的反应。许多情况下需要将效应测度外推到评价终点上。这两个表征为风险表征阶段提供了最有用的信息。表征的结果是书面文件或大系统过程模型。另一种方式是将文件的形成延迟到风险表征阶段。无论哪一种方式，分析阶段的工作结果是要保证收集和研究风险表征阶段所需的信息。

当存在次生压力和效应时，可在不同生态实体中迭代进行暴露和效应分析，两种分析密切相关很难分开。有时，分析阶段开发的模型可直接用于风险表征。分析阶段的结果依据压力和评价范围可以是定性或定量的。化学压力如化学品暴露估计强调生物体接触和吸收，效应评估需从试验生物体外推目标生物。物理性压力可能与评价终点最密切，如湿地变丘陵；次生效应，如湿地中的生物改变则是主要考虑的问题。由于不利效应可以在受体没有关联或生境没有被扰动的情况下发生，暴露分析更强调共现而不是关联。生物学压力可以增值并随时间进化，暴露和效应较难确认。因此，暴露效应常常由专家定性提出。

（1）数据和模型研究

在问题形成阶段，评价者已确定了分析阶段所需的信息和收集新数据的计划。分析阶段的第一步是数据和模型的鉴定研究，以确保它们能支持风险评价。研究包括三部分：原始数据研究、模型数据研究和不确定性研究。

不同数据类型的作用和限制。数据可以是特定生态风险评价的产物，也可以采用其他研究项目的结果。各类数据的基本作用是提高风险评价的置信度。一般而言，实验室对各类响应研究的变异性较小，结果之间的差别容易检测；缺点是受控条件限制了响应的范围。野外研究在暴露和效应（包括次生效应）方面更具代表性；缺点是条件不受控，变异很高，很难检测出差异。在实验室和野外建立联系的桥梁是使用来自野外的环境介质在实验室内进行受控的效应研究。这种研究能提高识别差异的能力，可提供具有因果关系的证据。模型开发和使用是风险评价的一部分。尤其当测度不能进行时，模型输出特别有用。有人指出"模型的质量不在于它有多少真实，而在于它能否达到建立它时确立的目标。"模型是真实的简化，关键是它能否回答评价者关心的问题。数据和模型在风险评价中常常以层次方式发展。最先使用的简单模型是偏保守的，随后的模型提供更真实的估计。效应数据收集也是层次方法，短期-急性数据最先考虑，如化学物表现高毒性或初步表征有风险。更复杂、长期的亚急性测度（生长、繁殖）的考虑，多物种试验和野外试验的考虑属于较高层次。必须依据决策的性质来决定研究的层次。因为，低层次数据不能支持较高要求的决策。

测度或模型数据的评估。已有的各类研究结果的可用性取决于仔细比较这些研究的目的和风险评价的目标。检查研究方法以确保达到既定目标和有充分数据支持风险评价。风险评价者应确定哪些方面数据不能满足风险评价的要求并要求收集新数据。生态风险评价的质量控制还能够通过下述两方面工作得以加强：①研究目标和范围的评估，评价者应经常检验有关研究的目标和范围是否与风险评价关联。检查重要的不确定性，以保证信息的适用性。②研究设计和实施的评估，所有设计问题中最重要的是该研究是否有足够的能力识别重要的差异和改变。实验室研究要确定试验条件控制是否恰当，受控反应是否在可接受的范围内；野外研究要确定对易混淆的变量的识别和控制，以及参照点的选择；模型要确认程序的结构和逻辑性，以及正确的算法等。

研究不确定性。不确定性分析贯穿整个分析阶段，目标是描述所评估的系统的暴露与效应的可能性。通过明确描述不确定性的数量级和方向，增加分析的可信度，为有效数据收集和更为精细的方法的应用提供基础。许多不确定性是生态效应和暴露表征过程中产生的，具体包括交流不清楚、描述错误、变异性、数据漏洞、定量真值的不确定性、模型构造的不确定性（过程模型）、模型类型的不确定性（经验模型）等。

（2）暴露表征

暴露表征描述了压力与生态学受体的接触和共存。暴露框架与效应框架结合才能估计风险，它的有效性体现在效应表征阶段的压力–反应关系中。

暴露分析有三大目标：源和释放的描述、压力在环境中的分布、接触和共存的范围和方式。①源描述。定义压力起源、压力类型和其他的压力来源，可以是已知源，也可能是先知道暴露结果而后溯源。压力特征的调查涉及：压力的源在哪里？最先接受压力的环境介质是什么？有何影响压力的环境分布的要素？是否有其他源可产生同样的压力？背景环境是否有压力？压力源的状态是否激活？源是否在环境、生物或群落中有明显的特征？等几个方面。可以有几种方法定义一个源：压力释放的地方（烟囱，污染的沉积物）；产生压力的有关活动（如挖掘）。在有些评价中，原始压力已不存在，仅有当前的压力源。评价者还要确定压力产生的强度、时间和地方。另外，源表征应考虑其他排放特征对压力的转移、转化和生物有效性的影响（如铬的价位）。在最佳实践中，压力应可用检测和模型定量的方式确定，但有时它们只能定性确认。分析阶段所研究的多重压力要依据问题形成阶段确认的评价目标，研究选择：只关注那些对生态风险增加有贡献的源（多用于已明确的源或压力）；考虑所有源，并计算对压力的总的风险贡献；考虑影响评价终点和所有压力，并计算对终点的累积风险（多用于生态价值评价）。用于降低风险的策略注重在第一场合防止风险发生，新的生物学压力在源表征中尤为重要。一旦确认这类源，可以定性确认风险发生的可能性。②压力分布或分布环境的描述。环境压力分布的研究应描述压力的形式和次生压力的结果。环境中有许多压力转移的途径，研究这些途径有助于在适当的介质和场合中采取措施。如化合物的亲脂性使它们在有机碳中有高比例累积，如土壤、沉积物和生物体。黏土的粒径决定了它们最终在河流的何处沉降。生物学压力的传播有两种方式：扩散和跳跃传播。前者是繁殖和死亡率的函数，后者是以某个载体进行跨时间的不稳定传播。生物学压力能同时兼备两种方式传播。由于生物的生存和繁殖的复杂性以及具备多种不利环境条件下的生存对策，预测传播速率很困难。如真菌的菌核体和厚壁孢子、有些两栖生物在干旱期的休眠等。生态系统特征会影响各类压力的传递，确定生态系统的特殊部分是问题的关键。次生压力能够改变分析结果。次生压力由生物或非生物转化过程形成，并且与原始压力影响不同。化合物经生物或非生物过程的代谢或降解改变了原来的特征，如微生物能够将无机汞转化为有机汞而增加生物累积。含氮染料因分子大而低毒，但在厌氧环境中聚合物水解为水溶性的有毒物。干扰也可成为次生压力，较难确定特定的影响评价终点的结果。如郊区植被消失引发的升温、沉降增加和河流流量改变。在美国，这些因素甚至增加了鲑鱼的死亡率。环境中的压力分布可由测定和模型分别或联合研究。化合物压力分布研究可参见有关暴露评价的指南；生物压力分布定量研究则比较困难，可依据转移、生存和繁殖的潜能进行定性研究。③接触或共现的描述。暴露描述是风险估计的关键要素，如果没有暴露便没有风险。描述接触和共现的问题包括：不利效应的发生是否一定有压力与受体的接触？产生不利效应的压力是否一定是被受体摄入？受体的哪些性质会影响接触或共现？环境中哪些非生物特性会影响接触和共现？生态系统或群落水平的相互作用是否会影响接触和共现？描述包括压力与受体共现、压力与受体急性接触、压力被受体摄入。共现现象在研究无急性接触的受体压力时特别有效，如在沙州筑巢的鹤，会受桥梁的视觉影响而改变筑巢行为。大部分的压力必须接触受体，有的还必须被摄入。接触是环境中压力的量以及受体接触压力的活动或行为的函数。对生物压力而言，接触往往两者交叠；对化合物，接触（摄入、吸入或皮肤接触）是定量的。摄入是指压力被吸收入有机体内。它是压力（化合物形态、价位）、介质（吸附性和溶解性）、生物膜（完整性和渗透性）和生物体（健康和有效吸收）的函数。吸收的评估通常是修改一个接触估计，用来指示该压力在有效吸收中的作用或实际吸收。化合物、生态系统、生物体的吸收因子和生物有效性可以通过药物动力学模型、生物标记或受体残留来研究。生态系统和受体的特征研究必须考虑适当的暴露情况。非生物因素会影响压力接触，如污染沉积物表面的厌氧层，减少了底栖鱼类的污染暴露；生物的作用也会影响暴露，如对优质资源的竞争迫使某些生物只能利用受干扰的区域，也有生物因污染而降低了逃生的能力，从而增加了暴露于捕食者的风险。强度、时间和空间是暴露估计的三个向量。

暴露框架是一个书面文件或大型过程模型的流程图。它确保风险表征的信息被收集和研究，并核实概念模型中确认的重要暴露途径。暴露框架确定了受体和暴露途径的强度和时-空范围。描述暴露估计的变异性和不确定性并表明暴露发生的可能性，即暴露是如何发生的？什么受到暴露？暴露的时间、地点和量？暴露变异如何？暴露估计的不确定性？暴露发生的可能性有多少？变异性通过分布描述或用期望分布的点估计描述。累积分布函数（CDFs）和概率密度函数（PDFs）是常用的表达方法。当没有足够信息描述分布时，采用点估计/符号描述方法。暴露框架应归纳重要的不确定性：如确认关键假设并描述如何处理；讨论取样规模和（或）测量误差；确定影响暴露的最敏感变量；确定哪些不确定性可以通过进一步收集数据降低。暴露框架是分析阶段的成果之一。它在风险表征阶段被综合到压力-反应框架中。

（3）生态效应表征

生态效应的表征描述了压力引发的效应，它将效应与评价终点联系在一起，研究不同的压力水平是如何改变效应的。生态效应分析有三个基本要素：压力水平和生态效应的关系；可能发生或正在发生的压力暴露结果的或然性研究；当评价终点不能直接测定时，寻找与之关联的可测度的生态效应。①压力-效应分析。在特定评价中使用的压力-效应关系是问题形成阶段依据风险评价的范围和性质确定的，并且在分析阶段得到反映。如评价者可能需要将一个效应的点估计（LC_{50}）与来自其他压力的点估计比较。压力-效应关系曲线对决定一个效应阈值是否出现或研究风险的增量是关键的，该曲线也可作为生态效应模型的输入。如果数据充分有效，评价者可以使用效应的多点估计构造累积分布函数，或者评价者可以使用压力-效应关系合成的过程模型。压力-效应分析过程需要评价者确认：是需要点估计还是压力-效应曲线；是否需要建立一个"无效应"水平；是否要构造累积效应分布函数。应定性研究压力-效应关系，并鼓励定量研究。这种关系实际上是很复杂的，生态系统的效应常常是不连贯的。效应可能是一个变量，而大部分的定量技术是用于非变异分析的。如果目标效应是由多个独立变量组成（如水生态系统的物种丰度），应采用多变量统计技术。采用暴露向量（强度、时间、空间）描述压力-效应关系。生物压力可以采用单点估计或压力-效应曲线。个体试验数据可以建立带有或不带有不确定性估计的曲线。其优点是拟合曲线使用了全部实验数据并且可以解释数据点以外的数值。需要外推时，评价者应决定实验关系是否仍然有效。其缺点是需要完整的数据点，但对一些野生物种就不可能。常常选用中位效应水平是因为在回归曲线的中点处不确定性最小。在低风险压力水平条件下考虑风险压力的效应，应在处理与对照之间建立无效应水平，常用统计假设来研究这类问题。在观察性的野外研究中，统计假设试验常将试验点位与参比点位比较。这些研究不能重复，很难得出适当的结论。风险评价者应检查研究位点之间压力以外的差异是否降到最低，并且考虑是否存在协变量。实验性的模拟野外研究的优点是可以重复，增加因处理引起的差异的置信度。多重实验的数据可以产生多点估计，这些多点估计显示为累积分布函数（如某个效应浓度水平的物种累积函数，横坐标：污染物浓度；纵坐标：物种引发在特定效应浓度水平以上效应的数量）。这些分布有助于确定受压力影响的物种是多数还是少数。当多重压力存在时，压力-效应风险评估难度极大。可分别研究，然后合并压力-效应关系；也可将多重压力与效应一并研究。一般认为，直接研究环境中的混合压力更恰当，如排放废水，污染土壤等。但关键要弄清受试样本与化合物的时空变异性关系。多重压力评估方法的选择取决于多重压力测度的可行性和评价目标是否就是报告综合压力。②建立因果关系。如果没有明确的因果联系，生态风险评价中的不确定性是高的。有人提出了观察数据为基准的因果研究，以后有人修正了因果实验研究的附加基准。因果证据可以来自观察（如农药引起的鸟类死亡）或实验数据（在与野外浓度相似的室内试验中证实鸟类死亡），如果两方面数据都有效，因果关系得以强化。但不是所有情况都这么理想，科学家要有其他方法，主要基于联系的强度、预测性特性、压力-响应关系的证据、联系的一贯性等观察而不是试验，来支撑一个似是而非的因果关系。压力和响应之间的联系强度常常是不利效应（如鸟类死亡）首先被发现的原因。对一个假定的原因而言，较强的响应可能指示了真实的原因。生物学梯度或压力-效应关系的存在是因果性的重要依据。压力-效应关系不一定是线性的，可以是一个阈值、S曲线、抛物线。实践中，一个毒物的排放降低和下游生物的梯度改变的关系常作为原因成立证据。③关联效应测定和评价终点。评价终点表达了风险评价所关心的环境价值，但常不能直接测定。风险评价者在分析阶段进行关联，尤其是关联依靠专家判断时，评价者通过风险估计（风险表征阶段）测定效应，然后将它与评价终点关联。当时间、人力、物力或实际手段受到限制时，可采用以下的外推，解决数据有效性的缺点：同类生物之间；效应之间；实验室到野外；地理区域之间；不同空间；短期试验数据和长期效应之间。在层次风险评价的初级阶段，存在较大不确定性的有限数据的外推是可接受的。它的基本目的是确定在给定的最坏暴露和效应条件下是否存在风险。在评价的后续阶段，为了进一步确定风险问题，要增加数据和采用更精细的方法。一般营养水平的初步风险评价，如鱼和鸟类，可以在不同属、科之间外推以获得压力的敏感性。分析阶段可以建议所需的外推程度。暴露研究显示了不同的时空尺度。如果尺度大，需要在外推模型中增加受体。如果压力是持续的，应考虑比较长期的暴露，种群水平的效应可能更为重要。无论采用何种方法关联评价终点和效应，都必须遵从生态学原理和考虑相应的数据库有效性。如：用结构活性关系预测化学品毒性必须是该化学品与参照化学品有相似的毒作用模式。许多外推方法受到数据库的限制。水生物种的毒性数据也未覆盖所有分类或效应。哺乳类、两栖类、爬行类的数据更少。风险评价者应意识到外推的有效取决于数据，如果缺少充分的经验或对作用机理、原理不了解，外推的不确定性很大。

风险评价者使用的效应测定和评价终点关联的方法主要有二个：一个是专家判断，该方法不如经验或机理方法理想，但在缺少数据情况下是唯一的选择；另一个是经验或机理模型，经验外推使用实验或观察数据（可能已形成数据库）。机理外推是基于对目标系统关键组分运作过程的理解。在所有影响外推的因素中，暴露改变影响是最大的。实验室中无法研究的捕食、竞争或其他生物、非生物因素的影响也可能很显著。单纯的化学品效应外推变异在不确定性的份额中所占比例不大。多物种实验有时用于预测野外效应。其优点是比单物种实验更具真实生态系统的特点，但还存在尺度上的局限，如顶级营养水平的缺乏。野外系统重要特征相对评价终点而言，还不充分。评价者常需要将一个区域的野外数据外推到其他目标区域，或从实验室数据外推不同的区域。这两种情况都应考虑区域间的环境变异、空间尺度和异质性、生态强制函数（指那些对生态系统结构和功能产生主要影响的非生物变异：如温度波动、火灾频率、光强和水力学状况等）。经验和机理方法包括效应测定和评价终点之间的数值外推。应用不确定因子的复杂模型需要较多效应测定、系统测定和受体特征输入。但是最精确的定量模型也需要定性要素和假设并要求专业判断。①经验方法。当效应数据充分，机理或生态原则所知有限时，进行以不确定性因子或分类学为基础的经验外推。不确定因子用于保证效应测定能充分保护评价终点，它是不利效应测度与经验数值的比值。依据生态毒理数据库可以确定化学品的不确定因子，尤其是水生生物。在需要立即做出压力危害对策，而相关信息又较少时，不确定因子很有效。不确定因子用于补偿终点之间（急性到慢性效应）、物种之间和试验状况之间（如实验室到野外、效应测定）的差异。效应测定有效性的类型和数量与不确定因子成反比。不确定因子主要用于新化学品筛选水平的评价、农药对水生、陆生生物的风险评价和人类健康效应基准的研发。②机理方法。机理模型是外推一个系统或过程的特征或概要，并结合因果关系提供一种预测能力。这种能力不依赖于经验模型所需的压力-反应信息。评价者使用机理模型将单独的效应数据（死亡、生长、繁殖）落实到关联的种群、群落或生态系统的改变上。这些模型可以研究实验室不能获得的评价终点在时间和程度上的风险假设。模型有两种主要类型：一是种群模型，描述有限个体组合在时间上的动态，用于生态学、渔业管理和评估工业影响和毒物对特定鱼类种群的影响。种群模型在回答种群结构、规模的长、短期变化方面有用，而且能估计种群可能的丰度波动。种群模型应用较多的是陆地生态系统的风险评价。模型输入包括生长率、生理学速率、繁殖力和存活率，以及在压力下这些参数的改变。另一个是群落和生态系统模型，在评价那些终点涉及结构（群落组成）或功能（初级生产力）的风险时特别有效。这些模型对次生效应研究也有效。系统中各种组分，如种群、功能类型、食物链或环境过程都可估计。系统模型中的子模型可描述单独系统组分的动力学过程，可做多终点风险和大范围环境系统研究。参数的集中程度是此类模型成功应用的基础。

生态效应分析的最终结果是总结性的框架。框架以文件方式或一个机理模型表达。该框架的目的是使风险表征得以进行。风险评价应追溯如下压力-效应框架问题：生态完整性是否受到威胁？效应的属性是什么？效应的强度？生态恢复的时间尺度？压力与观察到的生态效应有何联系？效应测定是否随所评价的终点变化而改变？分析的不确定性？依据风险评价的类型，受影响的生态整体包括单一物种、种群、基本营养水平、群落、生态系统或景观。效应的性质与评价终点密切相关。如果风险是某个单一物种受影响，效应所代表的参数适宜在有机体水平；若群落水平，可在结构与功能两方面归纳效应；若景观水平，可能有一系列评价终点，应分别研究。理想的压力-效应框架应用评价终点来表达效应，但有时却不可能，尤其在评价终点和效应测定之间是定性外推情况下。这时，评价者首先应估计效应测定，将评价终点的外推留到风险表征阶段处理。风险评价者要清楚地描述生态效应分析中的不确定性，要描述外推的基础。同样，包括参比剂量或浓度的不确定性。分析阶段结束时，压力-效应和暴露框架被用于估计风险。这些框架提供了评估已知的和归纳的所有信息，并且这些信息的形式适宜于风险表征。

8.2.5.4 生态风险表征

风险表征是生态风险评价的最后阶段，就是使用分析阶段的结果，估计评价终点究竟面临多少风险、并解释风险估计和报告结果。它应该给出明确的信息，便于风险管理人员制定环境决策。如果不能充分定义生态风险，支持风险管理决策，风险管理者可能选择新一轮风险评价过程。

（1）风险估计

通过综合暴露和效应数据进行风险估计，并研究其不确定性，估计评价终点的不利效应的可能性。该过程使用暴露与压力-效应框架。风险可由以下方法估计：①定性分类表达的风险估计。在有些例子中通过使用诸如"低""中等""高"或"存在""不存在"等定性分类，可对风险进行最好的专业判断。这种方法多用于暴露、效应数据有限或定量术语不易表达的场合。②单点风险估计。当定量估计暴露和效应的数据充分，最简单的风险估计方法是两个数据的比值估计。比值（熵）由暴露浓度除以效应浓度而得出。熵经常在化学品压力评价中使用，参照物或毒性基准很多。③综合完整的压力-效应关系的风险估计。如果压力-效应框架描述一个压力水平与效应数量级关联的曲线，风险估计可以检验不同暴露水平上的风险。这些估计当风险评价结果没有超越预置的决策规则（毒性基准）时尤其有效。④综合暴露或效应变异性的风险估计。如果暴露或压力-效应框架描述了暴露或压力的变异，可以计算许多不同的风险估计。暴露变异可用于描述被调查种群的暴露是高的或是适宜的；效应变异用于描述是敏感种群的风险还是平均（一般）种群的风险。这种方法的主要优点是有能力预测不同风险暴露状况的规模和可能性，提供不同风险管理的比较。缺点是与前述方法比较，需要增加数据，并且提示效应和暴露的变异性的数据要充分。⑤机理模型的风险估计。机理模型是在对评价系统运作机制了解的基础上建立的数学表达。它们是分析阶段和风险表征阶段的工具。为表述方便，将机理模型分综合暴露、效应信息的风险估计模型，以及分析阶段单独用于暴露或效应研究的机理模型。机理模型的优点是能够考虑"假设条件"和预测构造风险估计技术所用的实验数据以外的风险状况。机理模型可以研究次生效应。有些机理模型可以估计单物种效应。⑥野外观察研究的风险估计。野外调查研究可作为风险估计，因为它提供了压力暴露与效应的直接证据。野外调查是通过在问题形成阶段确认的位点，收集暴露和效应数据来测量不受控条件下的生物学改变。关键是建立压力和效应间的因果关系。野外调查方法的优点是提供了比其他风险估计更真实的检验，它表征的天然系统中暴露和效应（包括次生效应）比实验室研究和理论模型更具有真实性。它的缺点是实验设计有缺陷，或者系统估计组分或随机变量测定有误，将失去真实性。

（2）风险解释

估计风险以后，风险评价者需要归纳和解释与风险评价终点有关的信息。有时评价者要确定评价终点和需要测定之间的关系（如在分析阶段进行的）。有时评价者要将生态风险定性到评价终点，作为风险解释的一部分。如评价终点是鱼类、水生无脊椎动物和藻类，可以用基于 LC_{50} 的熵值法估计风险。除了风险评价技术，从技术上叙述性地描述风险估计本身也是重要的。

风险描述包括支持和反对风险估计的证据的排列以及对评价终点不利效应的解释。

一个风险评价结论的置信度可以通过几项解释和比较风险估计的证据排列得以提高。这些证据来自不同的技术。这些技术是测定与评价终点有关的不利效应，如熵值估计、模型结果、田外实验或野外观察。所谓证据排列即是强调对所有定性或定量证据要加权。证据排列的因素主要有：证据和评价终点的关联；证据和概念模型的关联；关键研究中使用的数据的质量；因果关系；证据不确定性和方向等。评价者要列表仔细检查这些因素并研究它们对风险评价的贡献。有时证据不指向同一结论，需要区别是否真的不一致，还是检测统计能力的差异。如模型可以预测野外研究所不能预测的不利效应。评价者应考虑野外研究的实验设计是否有能力检测预计的差异，或者评价终点是否与使用的模型匹配。同样，模型也有预测不真实的情况。当可以使用数值加权研究不同的证据时，大部分实例中基于专业判断的定性研究在筛选相互冲突的证据时是有效的。进行风险评价和数据收集的迭代过程有助于解决不确定性，但并不总是有效的。

风险表征描述和估计了评价终点可能的变化。下一步是判断这些变化是否具有危害。有害的变化包括生态学和社会学广泛内容。决定危害性常常需要依靠风险评价者的专业判断。效应属性、效应强度、空间尺度、时间尺度、恢复的可能性为常用于研究评价终点中有害变化的五项判据。这五项判据的具体应用要视生态风险评价的范围和复杂性而定。了解基本假设和科学政策对做出正确的判断很重要。如将以前工作建立的决策规则（某个基准压力水平）的超出作为有害的证据，应明确了解超出的原因。为了区别正常生态灾害与生态系统模式变异或生物的轻微、不明显改变，可进行效应强度和属性识别。研究效应强度时，需要同时考虑效应的生态学和统计学意义。如统计学意义的鱼类生长率下降 1%，可能与鱼类种群变异的评价终点没有相关；繁殖率下降 10% 对一个繁殖缓慢的树种影响要比繁殖快速的浮游藻类严重得多。自然生态系统的变异使判别与压力相关的干扰很困难。如海洋鱼类种群的季节、年度变异有几个数量级自然波动。重复现象（迁徙、潮汐）在自然界很普遍。在背景变异的基础上预测人为压力较困难，故在评价效应危害时需要考虑时空尺度。空间维数包含效应的方式和程度及景观中效应的范围。考虑因素包括受影响的面积、与目标区域比较关键生境的被影响程度，以及受影响区域在景观中的用途和作用。有害效应是依据影响面积而变化的。大的影响面积可能：①受到多重压力影响，压力相互影响而增加；②很可能包括敏感物种和生境；③由于许多生态系统被压力改变，导致景观水平上不可接受。然而小影响区域也并不意味风险小。景观的功能比面积更重要。小而独特的区域的破坏，如关键湿地，对当地野生种群影响巨大。同样，在河流系统中浅滩和水塘提供了重要的小生境，对维持河流生态系统的结构和功能意义重大。对这些小生境的压力可能构成对整个系统的风险。生态景观和种群动力学之间的联系使空间因素对许多物种而言是重要的。景观可以向受影响的物种提供庇护，物种需要充分的生境之间的通道来保证迁徙。生态系统的时间尺度变化从秒（光合作用）到世纪（全球气候变化）。森林生态系统的改变是几十年或几百年的过程，可能受到外部因素如气候的影响。在评价生态危害时，评价者应认识到多重时间尺度内压力引起的改变。另外，生态系统响应有时滞。如水生态系统富营养化引发的可见改变（浊度、大型植物的过度生长、种群衰落），在最初营养水平增加的几年间可能找不到证据。在时间尺度上考虑危害效应自然引向对恢复的思考。恢复是指种群或群落回归压力引入以前的状况。虽然这个定义是指自然过程，风险削减选择可以包括实施或加速恢复过程中人为的恢复活动。生态系统是一个伴随物理环境（气候、自然灾害等）改变而恒定地改变的动态过程，期望系统静止在某个水平或完全回归到扰动以前的状态是不现实的。因此，一个"恢复的"系统的属性应仔细定义，如富营养系统中生产力下降、特定水平上的物种重建、受危害生境中的物种再拓殖，或染病生物的健康恢复。尽管预测生态系统恢复有困难，恢复仍可以研究。如区别可逆变化（受污水排放影响的河流），不太可逆（引入物种），以及不可逆（物种灭绝）变化。评价者要考虑系统是否发生了明显的不可逆的结构和功能改变。评价者在研究人为压力的恢复可能性时应注意自然干扰模式。受到重复自然干扰的生态系统对人为压力更脆弱（如过度捕捞、成熟原始森林的砍伐）。另一方面，如果系统适应了一个干扰模式，一旦干扰去除，系统将反而受影响。能够估计相关的恢复速率。如：暴露于可降解化合物污染的河流中的鱼类种群的恢复要比河道疏浚引发的生境改变的恢复快得多。生活史、物种补充能力、种群的种间或营养动态等因子可用于恢复速率估计。渔业储备或森林恢复需要几十年，底栖动物群落需要数年，浮游生物需要数周或数月。生态系统恢复不仅取决于压力消失的速度，而且也取决于人工措施如何影响恢复。

（3）报告风险

风险表征完成后，风险评价者能够估计生态风险，指出风险估计的置信度，列出支持风险估计的证据和解释生态危害。所有这些都是生态风险评价报告的内容。报告不需要很长或很复杂，完全取决于风险评价的性质和支持风险管理决策所需的信息。报告应具备以下要素：描述风险评价者或管理者的计划；综述概念模型和评价终点；讨论主要数据源和使用的分析程序；评估压力-反应和暴露框架；描述与评价终点关联风险，包括风险估计和危害研究；评估和总结主要的不确定性及方向，说明使用的方法。讨论主要的不确定性的程度；确认主要数据的缺陷，指出如增加数据收集是否会提高评价结果的置信度；讨论用于弥补信息不足而采用的科学政策判断或缺省假设以及这些假设的科学基础。

8.3 生态风险评价实例

已有大量研究实例报道，如基于 AQUATOX 模型的白洋淀湖区多溴联苯醚（PBDEs）的生态效应阈值与生态风险评价，基于物种敏感性分布法的毒死蜱对稻田生态系统生态风险评价，等等。下面主要具体介绍三氯乙酸和工业混合物排放的环境风险评价。

8.3.1 三氯乙酸环境风险评价

8.3.1.1 *暴露*

三氯乙酸（trichloroacetic acid，TCA）在印染过程中用于染料中作为固定活性染料的脱碱助剂，与染料之比是 1∶1，在配方中平均浓度是 40 g/kg，大约 2.9 g TCA 可染 100 g 纺织品。

8.3.1.2　环境迁移

TCA 在水中溶解度为 930g/L，纯固体化合物 50℃的蒸汽压为 120Pa，在溶液中离解和挥发均很小，非离解态的 TCA logKow 计算为 1.33，生物积累因子 0.4~1.0，鱼中的生物积累因此被认为很低。实验室试验表明其无法快速生物降解，但在废水处理厂却有显著消解，瑞士的五个处理厂的去除率为 24%~90%，平均 66%。

8.3.1.3　暴露估计和预测的环境浓度计算

在纺织染料行业，假设用户平均以每天处理 3000 kg 的纺织品，要使用 86 kg 的 TCA，在蒸汽染色过程中 TCA 分解为碳酸氢钠纯碱和三氯甲烷。实验室降解试验表明 TCA 分解了 96.5%，这样每天释放的量约为 3 kg（估算值）。每 1000 kg 纺织品的用水量为 250 m³，原废水中 TCA 浓度计算值为 4 mg/L。若废水厂从纺织企业接收的水量为每天 5000 m³/d，受纳河流流量是 45 000 m³/d，3 kg/d TCA 的释放，66%的废水厂去除率以及 50 000 m³ 的稀释量，结果局部的环境浓度是 20 μg/L。以上计算是以全部染色假设，另外印染工艺与染色不同，每天使用约 30 kg TCA，96.5%分解，1.05 kg 进入废水，废水厂去除 66%，稀释 50 000 m³/d 的局部环境浓度为 7 μg/L。

8.3.1.4　生物效应

除非说明，试验是用中和的酸或钠盐进行（浓度标有"*"指 TCA-Na-盐处理结果）

（1）鱼毒性

圆腹雅罗鱼 *Leuciscusidus*、孔雀鱼 *Poecilia reticulata* 的 48h LC$_{50}$ 分别为>10 000 mg/L 和 9160 mg/L。欧白鱼 *Alburnus alburnus*、黑头呆鱼 *Pimephales promelas* 的 96h LC$_{50}$ 分别为 9300 mg/L 和 2000 mg/L。鲤鱼 *Cyprinus carps* 的 63 d LOEC 为 7mg/L*，重量损失约 10%，无其他行为和临床变化，组织生理学变化是肌萎缩和透明蛋白退化，并有鳍细胞坏死。

（2）无脊椎动物毒性

大型蚤 *Daphnia magna* 的 TCA 的 24h EC$_{50}$ 和 48h EC$_{50}$ 分别为 8270 mg/L 和 2000 mg/L，TCA-Na-盐 24 h EC$_{50}$>10 000 mg/L*。*Nitocra spinipes* 的 TCA 48 h EC$_{50}$ 为 4800 mg/L。

（3）藻类毒性

四尾栅藻 *Scenedesmus quadricauda* 的 7 d 毒性阈值为 200 mg/L。以生物量作为生长抑制效应来计算，蛋白核小球藻 *Chlorella pyrenoidosa* 14d EC$_{50}$ 为 0.3 mg/L*、14d NOEC 为 0.01 mg/L*；*Chl.mucosa* 的 14d EC$_{50}$ 为 0.46 mg/L*、14d NOEC 为 0.01 mg/L*；绿球藻 *Chlorococcum* sp.、美丽胶网藻 *Dictyosphaerium pulchellum*、尖头栅藻 *S. acutus* 的 14d EC$_{50}$ 分别为 1.2 mg/L*、7 mg/L*、8.8 mg/L*。

（4）微生物毒性

原生动物、蓝藻试验和其他的细菌试验最低值 14d EC$_{50}$ 为 5 mg/L（蓝藻试验）。

8.3.1.5　水中预测的无效应浓度

最低的水效应是藻类（14 d 无效应浓度为 0.01 mg/L TCA-Na-盐和 0.0086 mg/L TCA）和无脊椎动物（显著效应小于 0.01 mg/L）。急性亚致死效应突出了某些生物对 TCA 的高敏感性。由于这种试验类型与常规评价程序不吻合，这里的评价用藻类效应数据。根据欧盟评价现存化合物技术指南文件，作为长期试验并在两个营养层次上获得数据，安全因子 F=50 用于最低的无效应浓度是适当的，然而蚤类的毒性比藻类低 4 个数量级，长期试验可能产生一个不切实际的无效应浓度，所以评价因子被调整为 10。预测出的无效应浓度是 0.9 μg/L。

8.3.1.6　风险表征

预测环境浓度是 7～27 μg/L，预测的无效应浓度是 0.9 μg/L，环境浓度/无效应浓度的比值范围在 8～30 之间，因此，在此数据基础上水体的生态风险是存在的。

8.3.2　工业混合物排放对河流中鱼类致死的风险评价

以某药厂的废水排放为例，其水生态风险评价的目的是评估排放水在受纳水体中引发鱼类急性毒性的程度与范围，针对混合物评价的特点，着重在以下三方面进行研究：混合物毒性估计；快速毒性筛选技术与风险终点的关系；不同类型的模型的衔接。

8.3.2.1　排放估计

此药厂有四个废水排放口 1～4 号，其中 1，3 和 4 号排放口含生产废水，2 号排放口主要是冷水。为了识别污染源特征，以厂方提供的 1994 年排放口监测资料为准，按春、夏、秋、冬四季及年均值统计，表明各排放口排污有以下特征。①排放物以有机物为主，其浓度与季节无关，而仅与生产过程有关，排污方式为连续排放；②在四个排放口中 1，4 号流量较大（约 200 t/h），其中以 4 号排放口污染物含量最高，CODcr 年均达 3778.5 mg/L，为其他排放口的 3～7 倍，苯胺 68.26 mg/L，为其他排放口的 3～10 倍；③3 和 4 号排放口排出物酸碱不确定，最低 pH<2，最高 pH>10；④从污染物浓度分析，3 和 4 排放口两个排污量较大的排放口浓度方差非常大，说明废水性质变化较大；⑤2 号排放口是污染物最少、波动也最小的排放口。

8.3.2.2　排放的毒性估计

该药厂排放水进入厂边河中，此河宽 31 m，长度 25 km 以上，根据现场水文测试，排放口上游来水 10.46 m³/s。是废水流量的 75 倍。由于长宽比悬殊，故暴露模型采用一维水动力-水质模型，因此废水毒性也采用多排放口比例混合的方法，以多排放口混合废水评估毒性。对所有排放口进行三天两夜的连续毒性监测，采用快速 Microtox 法测试混合废水的 EC_{50}、EC_{10} 和全废水毒性，并计算 EC_{50} 值。与此同时同步监测混合水的苯胺、CODcr、pH，以供毒性详细分析，并以这些数据为基础建立急性毒性实验模型。测试发现酸、碱废水毒性强烈，因此测试分成三个部分即中性、酸性和碱性。为了确认现场这三种状态出现的环境条件，采用 SAES-Microcosmos 模拟系统，测量 pH 变化的特征，结果如下：①3 号、4 号排放口排出水为非中性废水，占总废水排放的 76%，pH 最低小于 2，最高达 10。②四个排放口等比混合后 pH，受到流量最大的 4 号排放水的 pH 影响。③混合废水经过模拟系统试验表明在排入的河内，当废水含量为 1.6% 时为酸性废水中和临界点，大于该浓度河水可能呈酸性；废水含量 7.1% 时为碱性废水中和临界点，大于该浓度河水可能呈碱性。④生物毒性次序为：酸性废水>碱性废水>中性废水。

进一步分析混合物毒性的方法是进行全废水毒性检测，检测结果与 CODcr 和苯胺的关系呈有规律的非线性关系：$Z=18.2816+0.0437X-1.6525Y+0.0003X^2-0.0050XY+0.1889Y^2$，方程 Z 的回归系数 $r=0.89$，其中：Z 为废水综合效应值；X 为 CODcr 浓度（mg/L）；Y 为苯胺浓度（mg/L）。根据该模型绘制的三维曲面图和等值线图表明该药厂排放水毒性有以下特征：①Z 值在 30 以下表明全废水的生物毒性效应仅 30%，该值是一个毒性较低的数值；②CODcr 对毒性的影响大于苯胺，说明该厂废水中另有复杂的有机毒物存在，因此控制有机物总量仍是降低废水毒性的有效途径；③CODcr 浓度如能降低到 870 mg/L，苯胺浓度降低到 17 mg/L，毒性将有较大的缓解。

8.3.2.3　环境暴露模型与结果

混合物水生态风险评价对环境暴露数学模型提出了新的要求。要求模型输出的不是化学物质而是混合废水的含量。还要求在计算中按生物毒性试验要求的时间尺度输出结果，因为只有做到这两条生物学实验模型和数学模型才有连接的基础。选择由连续方程和动量方程构成的平面河网型圣维南水动学模型，配合以动态河网水质模型，两类模型分别进行模型标定和与实际测量值验证，达到设计要求。输出为间隔 15 min 的废水浓度动态变化。由于水文调查发现废水排入的河水下游受长江潮汐影响在一年之内发生数次较大规模的流向反转，即逆流场，因此计算输出分正流场和逆流场两种，结果第十个河段（药厂排放口位置）及附近在正常流场情况下与逆流场情况下发生的浓度差异较大，河道中正流场条件下最大废水浓度为 1.5%，发生在第十河段中。逆流场情况下最大废水浓度为 2.5%，发生在第九河段中，与前面的 SAES-Microcosmos 模拟结果比较可以得出以下结论：①正流场条件下河水中最大废水浓度小于 1.6%，因此全部废水毒性均为中性条件下的毒性概率。②逆流场情况下最大废水浓度大于 1.6% 小于 2.6%，因此河道中会出现酸性和中性两种情况，但不会出现碱性毒性，因最大的废水浓度没有超过 7.1% 的临界值。

8.3.2.4　快速毒性与水体风险事件的关系

在美国的某些州和一些北美、欧洲国家，快速毒性测试方法如 Microtox 被法律指定为污染控制的效果评价方法。Microtox 结果与鱼类急性毒性的关系在 0.8 以上，与常用的标准鱼类毒性试验的相关高于 0.9。Microtox 预测鱼类毒性试验的结果已为许多生态毒理学者采用。最为明显的是有机毒物的 QSAR 研究的基础数据大部分从 Microtox 或类似快速方法取得。

从毒性试验数据集合中依据其 EC_5 的数值（即产生 5% 生物效应的混合废水浓度）可以识别出有三个样品毒性最大，它们的 EC_5 分别为 2.7%、1.6% 和 2.0%，而这些样品的 1% 水样中的 COD 值平均为 11.33 mg/L，苯胺为 0.1 mg/L。文献检索获得苯胺的鱼类最低半致死浓度为 10 mg/L。按欧盟使用的 0.01 系数外推得到的浓度为 0.1 mg/L，是不发生鱼类急性毒性的安全值。COD 没有鱼类试验数据，但国家一类水标准规定小于 15 mg/L 是以保护鱼类不发生急性死亡为目标的。因此通过 Microtox 现场测试和同步化学分析及文献检索，1% 以上废水当它产生 Microtox EC_5 时是可能会发生鱼类急性死亡的，EC_5 是生物效应的最低值。1% 混合废水浓度可视为可能致鱼死亡的临界值，而 Microtox EC_5 则等效于鱼类死亡的阈值，这是从化学、生物学测试结果及文献统计得出的结果。

8.3.2.5　鱼类急性毒性风险评价

风险值的计算分两种流场进行，即正流场和逆流场。风险值的组成分两种条件，即中性条件和酸性条件（因废水在河道中浓度不超过 7%，不会发生碱性毒性作用）。中性条件下，是废水超过 1%临界值的不同废水等级频率与在不同废水等级条件下生物效应的频率之积；酸性条件下是酸性废水排放的可能性与在河流中形成酸性废水等级的频率以及相应的生物效应的频率之积。当某一河段混合废水浓度大于 1%，而且有的数值超过 1.6%，定性是中性毒性和酸性毒性之和。由于模型输出是 15 min 一个数据，河段是以 500～600 m 长分隔，因此最终水生态风险值是每天每个计算河段内废水造成死鱼事件的可能性（频率）。不同酸碱度废水浓度等级是依据数值模型模拟的废水浓度场及毒性试验结果计算的，不同等级死鱼的频率是参照现场毒性结果求算的。计算结果显示：①正流场条件下，排放口以下 2.1 km 河段有一定的风险，取值范围在 0.02～0.04，最大风险段为排放口附近的 0.5 km，风险顺流减少。②正流场条件下废水在河道中最高不超过 1.6%，因此毒性完全受中性毒性影响，这是风险值较小的原因。③逆流场条件下，排放口以上 3.0 km 有死鱼风险，其中排放口以上 1.6 km 为高风险区，最大风险区在排放口 0.5～1.1 km 段，风险值高达 0.25。④逆流场排放口上 1.6 km 之内的高风险区废水浓度较高，河道处于中性毒性与酸性毒性的共同作用下，这种情况到 1.6 km 以外才明显改变。

8.4 生态风险管理

8.4.1 生态风险管理的定义

生态风险管理（ecological risk management，简称 ERM）是根据 ERA 的结果和适当的法规条例，选用有效的控制技术，进行消减风险的费用和效益分析，确定可接受风险度和可接受的损害水平，进行政策分析及考虑社会经济和政治因素，决定适当的管理措施并付诸实施，以降低或消除不利因素的风险度，保护人群健康与生态系统的安全。

生态风险管理分析主要包括以下 3 个方面：①确定风险容忍度，通过设计半结构化问卷抽样调查各亚区内群众对生态风险的态度，主要与群众关注程度、风险值高低、潜在后果和潜伏期等密切相关；②风险决策，根据生态风险管理的目标，在生态风险综合评价和分析风险容忍度的基础上，合理选择降低风险的措施，以制定风险管理方案；③实施降低风险措施。在洪水灾害风险管理研究中也有人将风险管理的内容概括为风险分析、维护改进、行动准备和灾害响应 4 个部分。其中，风险分析包括危险性确定、易损性分析和风险确定；维护改进包括工程措施和非工程措施两方面；行动准备包括减灾规划、早期预警和避难系统；灾害响应则包括应急救援、公众救助和恢复重建。

8.4.2 生态风险管理与生态风险评价的关系

广义的生态风险评价（ecological risk assessment，简称 ERA）包括风险管理、风险评价和风险信息沟通，总称为风险分析。其中，风险管理先为风险评价划定界限，然后利用风险评价的结果作为决策依据，而风险评价则提供了一种发展、组织和表征科学信息的方式以供管理决策。生态风险评价的设计和实施为生态风险管理提供了关于生态管理措施可能引起的不良生态效应的信息，而且通过风险评价的过程可以整合各种新的信息，从而改善环境决策的制定。生态风险评价的最终目的是生态风险管理，生态风险管理是生态风险评价的最后一个环节。生态风险评价为生态风险管理的决策和执行提供科学依据，为生态风险管理创造了条件：一是为决策者提供了计算风险的方法，并将可能的代价和减少风险的效益在制定政策时考虑进去；二是对可能出现和已经出现的风险源进行风险评价，可事先拟定可行的风险控制行动方案，加强对风险源的控制。生态风险管理的目标是将生态风险减少到最小，管理决策的正确与否将直接决定风险是否得到控制。另外，对于生态风险管理的结果可进行生态风险评价以不断改进管理政策。

生态风险评价与生态风险管理的关系如图 8-2 所示：生态风险评价通过危害识别、暴露评价、剂量–效应关系评价等为生态风险管理决策的制定整合提供了各种生态风险信息，其评价结果作为生态风险预警和防范措施等级确定的重要依据，整个生态风险管理工作在风险表征的基础上展开，针对不同风险源的特点和不同的风险等级，在风险来临前发布相应的风险预警等级，并在风险来临时依据经济、技术、法律和政策手段采取综合的控制措施。

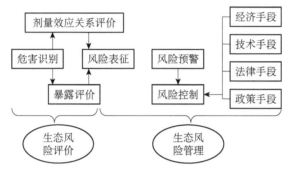

图 8-2　生态风险评价与生态风险管理关系图（引自周平和蒙吉军，2009）

问题与思考

1. 简述生态风险及其特点。
2. 简述生态风险评价及其发展史。
3. 简述生态风险评价规划。
4. 评价终点选择的三个准则是什么？
5. 暴露分析有哪三大目标？
6. 生态效应分析有哪三个基本要素？
7. 生态风险可由哪些方法进行估计？
8. 通过查找文献简述某一具体污染物的生态风险评价实例。
9. 生态风险管理分析主要包括哪 3 个方面？
10. 简述生态风险管理与生态风险评价的关系。

主要参考文献

陈辉，刘劲松，曹宇，等. 2006. 生态风险评价研究进展. 生态学报，26（5）：1558-1566
孟紫强. 2009. 生态毒理学. 北京：高等教育出版社
肖鹏飞，林晓雅，刘毅华，等. 2017. 基于物种敏感性分布法的毒死蜱对稻田生态系统生态风险评价. 生态毒

理学报, 12 (3): 398-407

殷浩文. 2001. 生态风险评价. 上海: 华东理工大学出版社

曾建军, 邹明亮, 郭建军, 等. 2017. 生态风险评价研究进展综述. 环境监测管理与技术, 29 (1): 1-6

张璐璐, 刘静玲, 张少伟, 等. 2014. 基于 AQUATOX 模型的白洋淀湖区多溴联苯醚 (PBDEs) 的生态效应
阈值与生态风险评价研究. 生态毒理学报, 9 (6): 1156-1172

周平, 蒙吉军. 2009. 区域生态风险管理研究进展. 生态学报, 29 (4): 2097-2106

周启星, 孔敏翔, 朱琳. 2004. 生态毒理学. 北京: 科学出版社